试卷标识码：

中西医结合执业医师资格考试
最后成功四套胜卷（一）

（医学综合考试部分）

第一单元

考生姓名：＿＿＿＿＿＿

准考证号：＿＿＿＿＿＿

考　　点：＿＿＿＿＿＿

考　场　号：＿＿＿＿＿＿

内部发行资料

中西医结合执业医师资格考试
最后冲刺四套模拟卷（一）

（医学综合笔试部分）

第一单元

主编：李雪峰
副主编：杨亚平
秘书：高 磊
　　　李艳萍

A1 型题

答题说明

每一道考试题下面有 A、B、C、D、E 五个备选答案。请从中选择一个最佳答案，并在答题卡上将相应题号的相应字母所属的方框涂黑。

1. 中医学整体观念的内涵是
   A. 人体是一个有机的整体
   B. 自然界是一个整体
   C. 时令、晨昏与人体阴阳相应
   D. 五脏与六腑是一个有机整体
   E. 人体是一个有机整体，人与自然相统一

2. 同病异治的实质是
   A. 证同治异
   B. 证异治异
   C. 病同治异
   D. 证异治同
   E. 病同治同

3. 以一日分阴阳，则上午为
   A. 阴中之阳
   B. 阳中之阳
   C. 阳中之阴
   D. 阴中之阴
   E. 阴中之至阴

4. "寒极生热，热极生寒"说明了阴阳之间的哪种关系
   A. 相互转化
   B. 相互交感
   C. 对立制约
   D. 互根互用
   E. 消长平衡

5. 下列关于五行生克规律的叙述，错误的是
   A. 木为水之子
   B. 火为土之母
   C. 水为火之所不胜
   D. 金为木之所胜
   E. 木为土之所不胜

6. 下列各项中，属于相乘传变的是
   A. 肺病及肾
   B. 肺病及心
   C. 心病及肝
   D. 肝病及肾
   E. 脾病及肾

7. 与血液生成关系最密切的脏腑是
   A. 心
   B. 肺
   C. 脾
   D. 肝
   E. 肾

8. 心为五脏六腑之大主的理论依据是
   A. 心主血
   B. 心主神志
   C. 心主思维
   D. 心总统魂魄
   E. 心总统意志

9. 肺为娇脏的主要依据是
   A. 肺主一身之气
   B. 肺外合皮毛
   C. 肺朝百脉
   D. 肺为水之上源
   E. 肺气通于天，不耐寒热

10. 肾主纳气的主要生理作用是
    A. 使肺之呼吸保持一定的深度

B. 有助于元气的固摄
C. 有助于精液的固摄
D. 有助于元气的生成
E. 有助于肺气的宣发

11. "气之根"指的是
    A. 脾
    B. 心
    C. 肺
    D. 肝
    E. 肾

12. 最易发生阴阳互损的脏是
    A. 心
    B. 肝
    C. 脾
    D. 肺
    E. 肾

13. 与血液运行关系最密切的脏腑是
    A. 肝脾肾
    B. 心肝脾
    C. 心肺肾
    D. 心肝肾
    E. 肺脾肾

14. 患者，男，45岁。心烦不寐，眩晕耳鸣，健忘，腰酸梦遗，舌红少津，脉细数。其病变所在脏腑是
    A. 心、脾
    B. 肺、肾
    C. 肺、肝
    D. 心、肾
    E. 肝、胃

15. 脏腑中有"主津"作用的是
    A. 脾
    B. 胃

C. 大肠
D. 小肠
E. 三焦

16. 下列被称为"元神之府"的是
    A. 脑
    B. 髓
    C. 骨
    D. 脉
    E. 胆

17. 患者自汗，多尿，滑精，是因气的何种作用失常所致
    A. 推动
    B. 温煦
    C. 防御
    D. 固摄
    E. 气化

18. 按十二经脉的流注次序，小肠经流注于
    A. 膀胱经
    B. 胆经
    C. 三焦经
    D. 心经
    E. 胃经

19. 三焦经在上肢的循行部位是
    A. 外侧前缘
    B. 内侧中线
    C. 外侧后缘
    D. 内侧前缘
    E. 外侧中线

20. 寒邪袭人，导致肢体屈伸不利，是由于
    A. 其性收引，以致经络、筋脉收缩而挛急
    B. 其为阴邪，伤及阳气，肢体失于温煦
    C. 其性凝滞，肢体气血流行不利
    D. 其与肾相应，肾精受损，不能滋养肢体

E. 其邪袭表，卫阳被遏，肢体肌肤失于温养

21. 患者久病湿疹，面垢多眵，大便溏泄，时发下痢脓血，小溲混浊不清，湿疹浸淫流水，舌苔白厚腻，脉濡滑。病属湿邪为患，此证反映了湿邪的哪种性质
    A. 重着
    B. 黏腻
    C. 趋下
    D. 秽浊
    E. 类水

22. 七情刺激，易导致心气涣散的是
    A. 喜
    B. 怒
    C. 悲
    D. 恐
    E. 惊

23. 依据《素问·宣明五气》理论，久卧易伤及的是
    A. 气
    B. 血
    C. 肉
    D. 精
    E. 筋

24. 患者久病，纳食减少，疲乏无力，腹部胀满，但时有缓减，腹痛而喜按，舌胖嫩而苔润，脉细弱而无力。其病机是
    A. 真实假虚证
    B. 真实病证
    C. 真虚假实证
    D. 真虚病证
    E. 虚中夹实证

25. 患者，男，40岁。素有高血压病史，现症见眩晕耳鸣，面红头胀，腰膝酸软，失眠多梦，时有遗精或性欲亢进，舌红，脉沉弦细。其病机是
    A. 阴虚内热
    B. 阴损及阳
    C. 阴虚阳亢
    D. 阳损及阴
    E. 阴虚火旺

26. 患者发病初起恶寒发热，头痛无汗，咳吐白痰，舌苔白，脉浮紧。2日后壮热而不恶寒，面赤口渴，溲赤便干，舌红而干，脉数。其证候是
    A. 真热假寒
    B. 表热里寒
    C. 表寒里热
    D. 由寒转热
    E. 真寒假热

27. 用寒远寒，用热远热，属于
    A. 因病制宜
    B. 因地制宜
    C. 因人制宜
    D. 因时制宜
    E. 因证制宜

28. 《素问·上古天真论》指出，养生的重要原则，除下列哪一项以外均是
    A. 法于阴阳
    B. 和于术数
    C. 起居有节
    D. 禁服药物
    E. 食饮有节

29. 《素问·阴阳应象大论》指出对"精不足者"，宜采取的治则是
    A. 温之以气
    B. 补之以味

C. 阴阳双补
D. 掣引之
E. 引而竭之

30. 据《灵枢·本神》篇所述，随神往来者谓之
    A. 精
    B. 魂
    C. 魄
    D. 气
    E. 意

31. 《素问·评热病论》中"劳风"证病位在
    A. 腠理
    B. 肌肤
    C. 肺下
    D. 半表半里
    E. 太阳

32. 据《灵枢·决气》所述，脉的作用是
    A. 熏肤充身泽毛
    B. 宣五谷味
    C. 补益脑髓
    D. 发泄腠理
    E. 壅遏营气，令无所避

33. 对"阳浮而阴弱"理解错误的是
    A. 既指脉象又指病机
    B. 阳指浮取，阴指沉取
    C. 病机言则阴寒内盛，格阳于外
    D. "而"字有因果转属之意
    E. 可以揭示营卫不和的病理机制

34. 患者见发热恶风，汗出，口渴，小便不利，少腹胀满，渴欲引饮，水入即吐，舌苔白滑，脉浮。选方最宜
    A. 小青龙汤
    B. 茯苓甘草汤

C. 五苓散
D. 猪苓汤
E. 以上都不是

35. 下列除哪项外均用辛开苦降之法
    A. 生姜泻心汤
    B. 干姜黄芩黄连人参汤
    C. 黄连汤
    D. 小柴胡汤
    E. 甘草泻心汤

36. 患者高热，大汗，大渴引饮，饮则喜冷，心烦，张目不眠，神昏谵语，手足厥冷，面红，唇、舌红，苔厚，脉洪大。选方最宜
    A. 栀子豉汤
    B. 白虎汤
    C. 白虎加人参汤
    D. 猪苓汤
    E. 茵陈蒿汤

37. 阳明中寒证与太阴病的主要鉴别在于
    A. 前者为实证，后者为虚证
    B. 前者虚寒较轻，后者虚寒较甚
    C. 前者仅见不能食，后者还有下利腹痛等
    D. 前者为胃阳亏虚，寒邪内盛，后者为脾虚不运，寒湿中阻
    E. 前者为小便不利，后者为小便利

38. 厥阴病的提纲证不包括
    A. 气上撞心
    B. 饥而不欲食
    C. 厥逆
    D. 消渴
    E. 心中疼热

39. 下列哪项不是百合地黄汤中百合的炮制方法

A. 水洗
B. 水渍去沫
C. 炙
D. 以泉水煎
E. 擘

40. 麦门冬汤中麦冬与半夏的比例为
    A. 3∶1
    B. 4∶1
    C. 7∶1
    D. 10∶1
    E. 6∶1

41. 患者症见恶风，身热，汗出不口渴，全身浮肿，选方最宜
    A. 越婢汤
    B. 防己黄芪汤
    C. 杏子汤
    D. 防己茯苓汤
    E. 越婢加术汤

42. 温病的首发病位为
    A. 心
    B. 肝
    C. 脾
    D. 肺
    E. 肾

43. 叶天士提出，若斑出热不解者，治宜
    A. 苦寒清热泻火
    B. 辛寒清气泄热
    C. 甘寒清热生津
    D. 咸寒凉血养阴
    E. 咸寒软坚增液

44. 吴鞠通作为选用辛温法和辛凉法的重要依据是
    A. 恶风寒与否

B. 身重与否
C. 头痛与否
D. 发热与否
E. 见汗与否

45. 原文"阳明温病，无汗，实证未剧……小便不利者"，选方最宜
    A. 猪苓汤
    B. 白虎加人参汤
    C. 导赤散
    D. 冬地三黄汤
    E. 五苓散

46. 外感热病中，正邪相争，提示病变发展转折点的是
    A. 战汗
    B. 自汗
    C. 盗汗
    D. 冷汗
    E. 热汗

47. 有形实邪闭阻气机所致的疼痛，其疼痛性质是
    A. 胀痛
    B. 灼痛
    C. 冷痛
    D. 绞痛
    E. 隐痛

48. 患者口淡乏味，常提示的是
    A. 痰热内盛
    B. 湿热蕴脾
    C. 肝胃郁热
    D. 脾胃虚弱
    E. 食滞胃脘

49. 主水饮，肾虚水泛，气血受困的面色特点是

A. 面色白

B. 面色黧黑

C. 眼眶黑

D. 面色紫黑

E. 黄如烟熏

A. 子暗

B. 金破不鸣

C. 金实不鸣

D. 少气

E. 短气

50. 舌绛少苔有裂纹，多见于

A. 热邪内盛

B. 气血两虚

C. 阴虚火旺

D. 瘀血内阻

E. 脾虚湿侵

55. 下列脉象，除哪项外，均主实证

A. 弦

B. 濡

C. 滑

D. 紧

E. 长

51. 患者，男，60岁。形寒便溏，完谷不化，夜尿频多清长，下肢不温，舌质淡白，脉沉细。其舌苔应是

A. 透明苔

B. 白干苔

C. 黄苔

D. 黄腻苔

E. 灰苔

56. 寒邪中阻，宿食不化，腹痛拒按，舌苔白厚，脉象可见

A. 滑数

B. 弦紧

C. 结代

D. 细涩

E. 迟缓

57. 腹内结块，痛有定处，按之有形而不移，其证为

A. 臌胀

B. 痞满

C. 积聚

D. 水臌

E. 结胸

52. 独语，病因多属

A. 热扰心神

B. 痰火扰心

C. 风痰阻络

D. 心气不足

E. 心阴大伤

53. 肺气不得宣散，上逆喉间，气道窒塞，呼吸急促称为

A. 喘证

B. 哮证

C. 上气

D. 短气

E. 少气

58. 患者身热不恶寒，反恶热，烦渴喜冷饮，神昏谵语，便秘溲赤，手足逆冷，舌红苔黄而干，脉沉数有力。其证候是

A. 表寒里热

B. 表热里寒

C. 真热假寒

D. 真寒假热

E. 上热下寒

54. 外感风寒或风热之邪，或痰湿壅肺，肺失宣肃，导致的音哑或失音，称为

59. 患者，男，35岁。2日来发热微恶寒，

口苦，胁痛，尿短黄，大便黏臭，舌红苔薄白，脉数。其证候是
A. 表里俱热
B. 表寒里热
C. 真寒假热
D. 真热假寒
E. 表热里寒

60. 阳虚证最主要的表现是
A. 舌质淡白苔薄白
B. 口不渴或少饮
C. 面色白而无华
D. 脉沉细无力
E. 经常畏寒肢凉

61. 患者，男，56岁。素患眩晕，因情急恼怒而突发头痛而胀，继则昏厥仆倒，呕血，不省人事，肢体强痉，舌红苔黄，脉弦。其病机是
A. 气郁
B. 气逆
C. 气脱
D. 气陷
E. 气结

62. 患者，男，46岁。腹痛腹泻2天，日泻10余次水便，经治已缓。目前口渴心烦，皮肤干瘪，眼窝凹陷，舌淡白苔薄黄，脉细无力。其证候是
A. 津亏
B. 阴虚
C. 亡阴
D. 外燥
E. 实热

63. 大便中夹有不消化的食物，酸腐臭秽，其常见病因是
A. 肝脾不调

B. 寒湿内盛
C. 大肠湿热
D. 脾胃虚弱
E. 食滞胃肠

64. 患者，男，50岁。咳嗽喘促，呼多吸少，动则益甚，声低息微，腰膝酸软，舌淡，脉沉细两尺无力。其病机是
A. 肺气虚损
B. 肺阴虚亏
C. 肺肾气虚
D. 肺肾阴虚
E. 肾气虚衰

65. 患者身目发黄，黄色鲜明，腹部痞满，肢体困重，便溏尿黄，身热不扬，舌红苔黄腻，脉濡数。其证候是
A. 肝胆湿热
B. 大肠湿热
C. 肝火上炎
D. 湿热蕴脾
E. 寒湿困脾

66. 患者，女，26岁，已婚。胃脘痞满，不思饮食，频频泛恶，干呕，大便秘结，舌红少津，脉细弱。其病机是
A. 脾阴不足
B. 胃阴不足
C. 胃燥津亏
D. 胃热炽盛
E. 肝胃不和

67. 阳明经证与腑证的鉴别要点是
A. 有无发热
B. 有无汗出
C. 有无神志改变
D. 有无燥屎内结
E. 有无舌苔黄燥

68. 患者心烦不得卧，口燥咽干，舌尖红，脉细数。其诊断是
   A. 太阴病证
   B. 厥阴病证
   C. 少阳病证
   D. 少阴热化证
   E. 少阴寒化证

69. 解表药的味多是
   A. 辛味
   B. 酸味
   C. 甘味
   D. 苦味
   E. 咸味

70. 蝉蜕的主要归经是
   A. 肺、脾
   B. 肺、肾
   C. 肺、心
   D. 肺、肝
   E. 肺、大肠

71. 人参配莱菔子在药物七情配伍关系中属
   A. 相使
   B. 相畏
   C. 相杀
   D. 相反
   E. 相恶

72. 孕妇应慎用的药物是
   A. 金银花
   B. 连翘
   C. 牛黄
   D. 鱼腥草
   E. 蒲公英

73. 入汤剂宜另煎的药物是
   A. 人参
   B. 当归
   C. 黄芪
   D. 杜仲
   E. 石斛

74. 既治风寒表实无汗，又治风寒表虚有汗的药物是
   A. 麻黄
   B. 紫苏
   C. 桂枝
   D. 香薷
   E. 荆芥

75. 下列药物中，能燥湿止带的是
   A. 防风
   B. 白芷
   C. 羌活
   D. 苍耳子
   E. 藁本

76. 患者外感风寒，恶寒发热，无汗，腹痛，吐泻，舌苔白腻。治疗宜选用
   A. 麻黄
   B. 桂枝
   C. 香薷
   D. 防风
   E. 白芷

77. 下列各项，不属薄荷功效的是
   A. 疏散风热
   B. 疏肝行气
   C. 清热凉血
   D. 透疹利咽
   E. 清利头目

78. 患者，男，50岁。自觉两目模糊，视物不清，伴有头痛，眩晕，舌红少苔，脉细弦。治疗应首选
   A. 升麻

B. 葛根
C. 薄荷
D. 柴胡
E. 菊花

B. 玄参
C. 牡丹皮
D. 赤芍
E. 羚羊角

79. 治疗热病伤津，烦热口渴，呕逆时作，舌燥少津者，应首选
    A. 石膏
    B. 知母
    C. 天花粉
    D. 芦根
    E. 栀子

80. 下列具有清热生津，止呕，除烦功效的药物是
    A. 大青叶
    B. 鱼腥草
    C. 夏枯草
    D. 蒲公英
    E. 芦根

81. 具有燥湿功效的药物是
    A. 蒲公英
    B. 紫花地丁
    C. 鱼腥草
    D. 穿心莲
    E. 青黛

82. 治疗咽喉红肿疼痛，兼有肺热咳嗽痰多者，应首选
    A. 射干
    B. 鱼腥草
    C. 马勃
    D. 板蓝根
    E. 山豆根

83. 治疗血热妄行，应首选
    A. 生地黄

84. 既能润肠通便，又能利水消肿的药物是
    A. 知母
    B. 杏仁
    C. 决明子
    D. 郁李仁
    E. 火麻仁

85. 白花蛇的功效是
    A. 祛风，解表，止痛
    B. 祛风，通络，利尿
    C. 祛风，活络，定惊
    D. 祛风湿，强筋骨
    E. 祛风湿，治骨鲠

86. 具有燥湿健脾，祛风湿，发汗，明目功效的药物是
    A. 苍术
    B. 厚朴
    C. 藿香
    D. 佩兰
    E. 砂仁

87. 泽泻具有的功效是
    A. 泄热
    B. 清肝
    C. 健脾
    D. 清肺
    E. 解暑

88. 治疗夏伤暑湿，身热烦渴，小便不利，泄泻者，应首选
    A. 茯苓
    B. 猪苓

C. 金钱草
D. 滑石
E. 泽泻

B. 莱菔子
C. 神曲
D. 鸡内金
E. 麦芽

89. 治疗脾胃虚寒，脘腹冷痛，兼寒饮伏肺，咳嗽气喘，痰多清稀者，应首选
   A. 附子
   B. 肉桂
   C. 干姜
   D. 生姜
   E. 高良姜

94. 白茅根具有的功效是
   A. 解毒敛疮
   B. 消肿生肌
   C. 清热利尿
   D. 祛痰止咳
   E. 活血祛瘀

90. 丁香主治的病证是
   A. 蛔虫腹痛
   B. 脚气肿痛
   C. 阳虚外感
   D. 胃寒呃逆
   E. 寒湿痹痛

95. 善治血热便血、痔血及肝热目赤头痛的药物是
   A. 虎杖
   B. 槐花
   C. 小蓟
   D. 地榆
   E. 大蓟

91. 既能疏肝破气，又能散结消滞的药物是
   A. 陈皮
   B. 青皮
   C. 枳实
   D. 木香
   E. 香附

96. 患者胸部刺痛，固定不移，入夜更甚，时或心悸不宁，舌质紫暗，脉沉涩。治疗宜选用
   A. 艾叶
   B. 白及
   C. 三七
   D. 槐花
   E. 小蓟

92. 患者，男，50岁。素体肥胖，胸闷憋气，时感胸痛，甚则胸痛彻背，舌质紫暗，苔薄腻，脉弦滑。治疗应首选
   A. 青皮
   B. 乌药
   C. 薤白
   D. 木香
   E. 香附

97. 患者外感风邪，头痛较甚，伴恶寒发热，目眩鼻塞，舌苔薄白，脉浮。治疗宜选用
   A. 川芎
   B. 丹参
   C. 郁金
   D. 牛膝
   E. 益母草

93. 患者痰壅气逆，咳嗽喘逆，痰多胸闷，食少难消，舌苔白腻，脉滑。治疗宜选用
   A. 山楂

98. 患者腰痛以酸软为主，喜按喜揉，腿膝无

力，遇劳更甚，卧则减轻。治疗应选用

A. 牛膝
B. 桃仁
C. 红花
D. 郁金
E. 鸡血藤

99. 治疗痰壅气逆，咳喘痰多，胸闷食少，甚则不能平卧。宜选用的药物是

A. 紫苏子、白芥子、莱菔子
B. 紫菀、款冬花、川贝母
C. 桑叶、贝母、北沙参
D. 杏仁、麻黄、甘草
E. 麻黄、石膏、杏仁

100. 能止咳平喘，润肠通便，且无毒性的药物是

A. 葶苈子
B. 杏仁
C. 白芥子
D. 黄药子
E. 苏子

101. 患者，女，36岁。面色萎黄，头晕眼花，心悸失眠，舌淡少苔，脉细弱。治疗应首选

A. 酸枣仁
B. 合欢皮
C. 磁石
D. 远志
E. 朱砂

102. 羚羊角具有的功效是

A. 平肝潜阳，软坚散结
B. 息风止痉，降逆止血
C. 平肝潜阳，清热解毒
D. 平肝潜阳，祛风止痛
E. 息风止痉，通络散结

103. 具有开窍醒神，化湿和胃功效的药物是

A. 石菖蒲
B. 苏合香
C. 麝香
D. 冰片
E. 牛黄

104. 治疗大失血、大吐泻所致体虚欲脱，脉微欲绝之证宜首选

A. 西洋参
B. 太子参
C. 人参
D. 党参
E. 黄芪

105. 生用燥湿利水，炒用健脾止泻的药物是

A. 西洋参
B. 白术
C. 黄芪
D. 人参
E. 甘草

106. 补骨脂具有的功效是

A. 补气健脾
B. 温脾止泻
C. 祛风除湿
D. 固表止汗
E. 益气生津

107. 具有补肾益精，养血益气功效的药物是

A. 沉香
B. 磁石
C. 蛤蚧
D. 益智仁
E. 紫河车

108. 具有清心安神功效的药物是

A. 玉竹
B. 龙眼肉

C. 人参
D. 莲子
E. 百合

109. 具有固表止汗，益气除热功效的药物是
   A. 麻黄根
   B. 浮小麦
   C. 麻黄
   D. 五味子
   E. 山茱萸

110. 具有涩肠，止血，杀虫功效的药物是
   A. 椿皮
   B. 苦楝皮
   C. 贯众
   D. 榧子
   E. 肉豆蔻

111. 适宜用开窍剂治疗的证候是
   A. 阳明腑实，神昏谵语
   B. 阴虚风动，神倦瘛疭
   C. 瘀热扰神，谵语如狂
   D. 热陷心包，窍闭神昏
   E. 火毒扰神，错语不眠

112. 止嗽散的组成药物中含有
   A. 青皮
   B. 木香
   C. 香附
   D. 厚朴
   E. 陈皮

113. 柴葛解肌汤与大柴胡汤的组成药物中均含有的是
   A. 枳实、芍药
   B. 桔梗、芍药
   C. 黄芩、半夏
   D. 黄芩、桔梗
   E. 黄芩、芍药

114. 不属于麻子仁丸组成药物的是
   A. 芍药
   B. 杏仁
   C. 大黄
   D. 厚朴
   E. 甘草

115. 小柴胡汤的组成药物中不含有的是
   A. 柴胡
   B. 黄芩
   C. 干姜
   D. 人参
   E. 大枣

116. 清营汤的功用是
   A. 泻火养阴，凉血散瘀
   B. 益气养阴，宁心安神
   C. 清热凉血，养阴生津
   D. 清营透热，养阴活血
   E. 泻火解毒，凉血止血

117. 四妙勇安汤的组成药物是
   A. 玄参、甘草、当归、金银花
   B. 陈皮、地丁、川芎、连翘
   C. 连翘、蒲公英、苦参、板蓝根
   D. 野菊花、黄连、地丁、桑叶
   E. 赤芍、苦参、甘草、大青叶

118. 具有解表通便功用的方剂是
   A. 麻黄杏仁甘草石膏汤
   B. 葛根黄芩黄连汤
   C. 防风通圣散
   D. 大柴胡汤
   E. 凉膈散

119. 青蒿鳖甲汤主治证的热型是
   A. 骨蒸潮热
   B. 夜热早凉
   C. 日晡潮热
   D. 身热夜甚

E. 皮肤蒸热
120. 吴茱萸汤除温中补虚外，还具有的功用是
　　A. 缓急止痛
　　B. 散寒止痛
　　C. 降逆止呕
　　D. 降逆止痛
　　E. 降逆止呃

B 型题

答题说明

以下提供若干组考题，每组考题共用在考题前列出的 A、B、C、D、E 五个备选答案。请从中选择一个与问题关系最密切的答案，并在答题卡上将相应题号的相应字母所属方框涂黑。每个备选答案可能被选择一次、多次或不被选择。

（121～122 题共用备选答案）
　A. 滑
　B. 促
　C. 弦
　D. 涩
　E. 数
121. 胸痹心痛患者，脉象多见
122. 心烦不寐患者，脉象多见

（123～124 题共用备选答案）
　A. 气能生血
　B. 气能摄血
　C. 气能行血
　D. 血能载气
　E. 血能生气
123. 治疗血虚，常配伍补气药，其根据是
124. 气随血脱的生理基础是

（125～126 题共用备选答案）
　A. 肝阳化风证
　B. 阴虚动风证
　C. 血虚生风证
　D. 热极生风证
　E. 肝阳上亢证
125. 可见步履不稳，眩晕欲仆症状的是
126. 可见眩晕肢体震颤，面白无华症状的是

（127～128 题共用备选答案）
　A. 新加黄龙汤
　B. 宣白承气汤
　C. 导赤承气汤
　D. 牛黄承气汤
　E. 增液汤
127. 治疗"阳明温病，下之不通"，吴氏称其法为"脏腑合治法"的是
128. 治疗"阳明温病，下之不通"，吴氏称其法为"两少阴合治法"的是

（129～130 题共用备选答案）
　A. 连翘
　B. 白头翁
　C. 土茯苓
　D. 蒲公英
　E. 板蓝根
129. 被誉为"治痢要药"的药物是
130. 被誉为"疮家圣药"的药物是

（131～132 题共用备选答案）
　A. 独活
　B. 秦艽
　C. 防己
　D. 狗脊
　E. 川乌
131. 既能祛风湿，又能温经止痛的药物是
132. 既能祛风湿，又能退虚热的药物是

（133～134题共用备选答案）
 A. 丁香
 B. 细辛
 C. 花椒
 D. 小茴香
 E. 高良姜

133. 治疗睾丸偏坠胀痛，应选用
134. 治疗阳痿肾阳不足证，应选用

（135～136题共用备选答案）
 A. 侧柏叶
 B. 仙鹤草
 C. 白及
 D. 三七
 E. 炮姜

135. 具有温经止血功效的药物是
136. 具有凉血止血功效的药物是

（137～138题共用备选答案）
 A. 补阳
 B. 通阳
 C. 升阳
 D. 潜阳
 E. 壮阳

137. 石决明具有的功效是
138. 桂枝具有的功效是

（139～140题共用备选答案）
 A. 黄连
 B. 杏仁
 C. 细辛
 D. 熟地黄
 E. 石膏

139. 小青龙汤的组成药物中含有
140. 九味羌活汤的组成药物中含有

（141～142题共用备选答案）
 A. 四逆散
 B. 逍遥散
 C. 大柴胡汤
 D. 葛根芩连汤
 E. 小柴胡汤

141. 和解少阳的代表方剂是
142. 和解少阳，内泻热结的代表方剂是

（143～144题共用备选答案）
 A. 清骨散
 B. 知柏地黄丸
 C. 清营汤
 D. 黄连解毒汤
 E. 五味消毒饮

143. 有清骨蒸潮热作用的方剂是
144. 有清血分之热作用的方剂是

（145～146题共用备选答案）
 A. 渗湿
 B. 通便
 C. 升阳
 D. 补血
 E. 疏肝

145. 参苓白术散的功用是
146. 炙甘草汤的功用是

（147～148题共用备选答案）
 A. 杏苏散
 B. 清燥救肺汤
 C. 桑杏汤
 D. 麦门冬汤
 E. 养阴清肺汤

147. 含有半夏、麦冬、人参的方剂是
148. 含有生地黄、麦冬、玄参的方剂是

（149～150题共用备选答案）
 A. 温中补虚，理气健脾
 B. 温中补虚，和里缓急
 C. 温中补虚，降逆止痛
 D. 温中补虚，降逆止呕
 E. 温中补虚，散寒止痛

149. 大建中汤的功用是
150. 吴茱萸汤的功用是

试卷标识码：

中西医结合执业医师资格考试
最后成功四套胜卷（一）

（医学综合考试部分）

第二单元

考生姓名：＿＿＿＿＿＿＿＿

准考证号：＿＿＿＿＿＿＿＿

考　　点：＿＿＿＿＿＿＿＿

考 场 号：＿＿＿＿＿＿＿＿

A1 型题

> **答题说明**
>
> 每一道考试题下面有 A、B、C、D、E 五个备选答案。请从中选择一个最佳答案，并在答题卡上将相应题号的相应字母所属的方框涂黑。

1. 诊断 COPD 的主要依据是
   A. 病史和症状
   B. 阳性体征
   C. 胸部 X 线检查
   D. 心电图改变
   E. 肺功能检查

2. 治疗支气管哮喘寒哮证应首选
   A. 射干麻黄汤
   B. 玉屏风散
   C. 六君子汤
   D. 定喘汤
   E. 金匮肾气丸

3. 哮病发生的"夙根"是
   A. 风
   B. 痰
   C. 气
   D. 虚
   E. 瘀

4. 患者，女，21岁。春季旅游途中突感胸闷，呼吸困难，大汗。查体：口唇稍发绀，呼吸急促，听诊双肺布满干啰音，心率 96 次/分。既往有类似发作，有时休息后可缓解。应首先考虑的是
   A. 过敏性休克
   B. 支气管哮喘
   C. 喘息性支气管炎
   D. 心源性哮喘
   E. 癔症

5. 患者，女，40岁。突起呼吸困难，两肺满布以呼气相为主的哮鸣音，无湿啰音，心率 100 次/分，心界不大，心脏听诊无杂音，并见咳嗽，痰涎稀白，口不渴，面色晦滞带青，形寒肢冷，舌苔白滑，脉浮紧。应首先考虑的治疗药物是
   A. β 受体激动剂与射干麻黄汤
   B. 氨茶碱与玉屏风散
   C. 西地兰与六君子汤
   D. 异丙肾上腺素与金匮肾气丸
   E. 糖皮质激素与定喘汤

6. 肺炎链球菌肺炎叩诊呈
   A. 浊音
   B. 实音
   C. 过清音
   D. 清音
   E. 鼓音

7. 患者，男，35岁。高热 2 天余，咳嗽，咳痰，伴右侧胸痛。X 线检查右中肺实变阴影。其诊断是
   A. 急性支气管炎
   B. 肺炎链球菌肺炎
   C. 肺炎支原体肺炎
   D. 病毒性肺炎
   E. 原发型肺结核

8. 治疗急性上呼吸道感染暑湿伤表证，首选
   A. 麻黄汤合华盖散
   B. 麻杏石甘汤
   C. 桑白皮汤
   D. 二陈汤
   E. 新加香薷饮

9. 下列哪项不是肺心病的常见临床表现
   A. 缓解期可有咳嗽、咳痰、气促
   B. 可有不同程度的发绀和肺气肿体征
   C. 急性发作期常呼吸困难加重，夜间为甚
   D. 急性发作期间可出现心悸、食欲不振、腹胀、恶心等右心衰竭症状
   E. 有发作性胸痛，唇暗舌紫

10. 患者，男，56岁。肺心病病史6年，前日酒后受凉，发热，喘息气粗，烦躁，胸满，咳嗽，痰黄，黏稠难咳，溲黄便干，口渴，舌红，舌苔黄腻，边尖红，脉滑数。其证型是
    A. 痰浊壅肺证
    B. 痰热郁肺证
    C. 痰蒙神窍证
    D. 阳虚水泛证
    E. 肺肾气虚证

11. 呼吸衰竭迁延不愈，除哪一项外多可累及
    A. 肺
    B. 脾
    C. 肾
    D. 肝
    E. 心

12. 患者，女，60岁。肺心病病史，咳喘加重1周，神志恍惚，谵语，烦躁不安，嗜睡，颜面发绀。舌暗紫，舌苔白腻，脉滑数。动脉气血分析：PaO_2 50mmHg，$PaCO_2$ 55mmHg。其诊断是
    A. Ⅰ型呼衰痰蒙神窍证
    B. Ⅱ型呼衰痰蒙神窍证
    C. Ⅰ型呼衰脾肾气虚证
    D. Ⅱ型呼衰脾肾气虚证
    E. Ⅱ型呼衰痰浊壅肺证

13. 治疗心力衰竭痰饮阻肺证，应首选
    A. 真武汤加减
    B. 生脉散加减
    C. 养心汤合补肺汤加减
    D. 三子养亲汤合真武汤加减
    E. 人参养荣汤合桃红四物汤加减

14. 急性心肌梗死最常见的心律失常是
    A. 房室传导阻滞
    B. 心房扑动
    C. 室性早搏及室性心动过速
    D. 阵发性室上性心动过速
    E. 窦性停搏

15. 治疗快速性心律失常心脉瘀阻证，应首选
    A. 归脾汤加减
    B. 天王补心丹加减
    C. 生脉散加减
    D. 黄连温胆汤加减
    E. 桃仁红花煎加减

16. 患者，男，35岁。心悸时发时止，胸闷烦躁，失眠多梦，口干口苦，大便秘结，小便黄赤，舌苔黄腻，脉象弦滑。其证候是
    A. 阴虚火旺证
    B. 气血不足证
    C. 气阴两虚证
    D. 痰火扰心证
    E. 心阳不振证

17. 心肺复苏时，出现心室颤动或持续性快速室性心动过速，应立即用多少能量双相波进行直流电除颤
    A. 50J
    B. 100J
    C. 200J

D. 300J

E. 360J

18. 天麻钩藤饮加减治疗的高血压病中医证型是
   A. 肝阳上亢证
   B. 痰湿内盛证
   C. 瘀血内停证
   D. 肝肾阴虚证
   E. 肾阳虚衰证

19. 患者有高血压病史7年，今晨起突然言语不清，口角歪斜，左侧肢体活动障碍，首选的检查项目是
   A. 腰穿脑脊液
   B. 颅脑CT
   C. 脑血管造影
   D. 脑超声波
   E. 脑电图

20. 心绞痛发作时，首选的速效药物是
   A. 普萘洛尔（心得安）
   B. 硝苯地平（心痛定）
   C. 硝酸异山梨醇酯（消心痛）
   D. 硝酸甘油
   E. 阿司匹林

21. 胸痹的病机，总属
   A. 气血失和
   B. 寒热错杂
   C. 气血两虚
   D. 本虚标实
   E. 上盛下虚

22. 患者，男，62岁。胸闷痛，心悸盗汗，虚烦不寐，腰膝酸软，头晕耳鸣，舌红少苔，脉沉细数。其治法是
   A. 活血化瘀，通脉止痛
   B. 益气活血，通脉止痛
   C. 益气壮阳，温络止痛
   D. 益气养阴，活血通络
   E. 滋阴益肾，养心安神

23. 缓解急性心肌梗死疼痛的最有效药物是
   A. 硝酸异山梨醇酯（消心痛）
   B. 硝酸甘油
   C. 吗啡
   D. 安痛定
   E. 硝苯地平（心痛定）

24. 患者，男，74岁。胸痛剧烈，如割如刺，胸闷如窒，气短痰多，心悸不宁，腹胀纳呆，恶心呕吐，舌质紫暗，舌苔浊腻，脉滑。诊断为急性前壁心肌梗死，其证型是
   A. 气滞血瘀证
   B. 寒凝心脉证
   C. 心阳欲脱证
   D. 阳虚水泛证
   E. 痰瘀互结证

25. 患者，男，48岁。有冠心病病史3年。今晨胸痛持续剧烈，甚则心痛彻背，背痛彻心，含服硝酸甘油后不能缓解，且喘促心悸，气短乏力，畏寒肢冷，腰部、下肢浮肿，面色苍白，唇甲淡白，舌淡胖，苔水滑，脉沉细。检查：心电图示Ⅰ、Ⅱ、aVF导联ST段呈弓背向上的抬高，血清酶学检查示CK-MB活性增高。其证型是
   A. 气阴两虚证
   B. 寒凝心脉证
   C. 痰瘀互结证
   D. 气虚血瘀证
   E. 阳虚水泛证

26. 慢性胃炎脾胃虚弱证的治法是
   A. 温中散寒，和胃止痛
   B. 健脾益气，温中和胃
   C. 养阴益胃，和中止痛
   D. 清利湿热，醒脾化浊
   E. 化瘀通络，和胃止痛

27. 患者胃脘灼热胀痛，嘈杂，脘腹痞闷，口干口苦，渴不欲饮，身重肢倦，尿黄，舌红，苔黄腻，脉滑。其方剂应选
   A. 失笑散合丹参饮加减
   B. 益胃汤加减
   C. 三仁汤加减
   D. 四君子汤加减
   E. 柴胡疏肝散加减

28. 消化性溃疡肝胃不和证的治法是
   A. 疏肝理气，健脾和胃
   B. 温中散寒，健脾和胃
   C. 健脾养阴，益胃止痛
   D. 清胃泄热，疏肝理气
   E. 活血化瘀，通络和胃

29. 胃癌病位在胃，与下列关系密切的是
   A. 肝、脾、肾
   B. 肝、心、肾
   C. 脾、肺、肾
   D. 心、肺、肾
   E. 心、脾、肾

30. 早期胃癌是指病变局限在
   A. 黏膜层
   B. 黏膜层和黏膜下层
   C. 黏膜层和肌层
   D. 肌层
   E. 胃全层，未发生远处转移

31. 患者，男，51岁。患胃癌2年，现症见脘痛剧烈，痛处固定，拒按，上腹肿块，肌肤甲错，眼眶暗黑，舌质紫暗，舌下脉络紫胀，脉弦涩。实验室检查：大便隐血试验弱阳性。自服三七粉止血。治疗应首选
   A. 海藻玉壶汤加减
   B. 膈下逐瘀汤加减
   C. 柴胡疏肝散加减
   D. 血府逐瘀汤加减
   E. 玉女煎加减

32. 中医学认为肝硬化之病位主要在
   A. 肝、胆、脾、胃
   B. 肝、胆、肺、肾
   C. 肝、心、脾、肾
   D. 肝、脾、肾
   E. 肝、心、脾

33. 患者，男，42岁。4年来经常腹胀，下肢浮肿。查体：前胸有蜘蛛痣，有腹水，肝未触及，脾大。应首先考虑的是
   A. 普通型病毒性肝炎
   B. 门脉性肝硬化
   C. 酒精性肝炎
   D. 肝细胞肝癌
   E. 慢性肝淤血

34. 治疗原发性肝癌湿热瘀毒证，应首选
   A. 逍遥散合桃红四物汤
   B. 茵陈蒿汤合鳖甲煎丸加减
   C. 犀角地黄汤
   D. 失笑散合丹参饮
   E. 柴胡疏肝散

35. 患者，男，52岁。右上腹疼痛2个月，右胁胀满，胁下癥块触痛，烦躁易怒，恶心纳呆，面色萎黄不荣，舌暗有瘀斑，苔薄白，脉弦涩。实验室检查：甲胎球

蛋白 510μg/mL，B 型超声波示右肝叶占位性病变，直径 5cm，其证型是

A. 热毒伤阴
B. 湿热瘀毒
C. 气滞血瘀
D. 水湿内停
E. 肝脾瘀血

36. 急性胰腺炎起病后，血清淀粉酶开始升高的时间是

A. 1～2 小时
B. 6～12 小时
C. 13～16 小时
D. 20～24 小时
E. 26～48 小时

37. 患者，男，27 岁。诊断为急性胰腺炎。上腹胀痛，痛引两胁，恶心呕吐，口干苦，大便不畅，舌淡红，苔薄白，脉弦。其证型是

A. 肝郁气滞
B. 肠胃热结
C. 肝胆湿热
D. 肝郁脾虚
E. 血瘀内停

38. 治疗上消化道出血脾不统血证，应首选

A. 泻心汤合十灰散加减
B. 龙胆泻肝汤加减
C. 归脾汤加减
D. 独参汤加减
E. 四味回阳饮加减

39. 下列各项与慢性肾小球肾炎发病初期病变关系最密切的是

A. 肾、肺、脾
B. 肺、肾、心
C. 脾、肾、肝

D. 肝、肾、心
E. 心、肾、脾

40. 患者，男，50 岁。反复浮肿、尿血 3 年，经常感冒。症见面色无华，少气乏力，午后低热，口干咽燥，舌红少苔，脉细。检查：血压 140/95mmHg，尿蛋白定性（++）、定量 3g/24h，内生肌酐清除率 48%，血尿素氮 10mmol/L。除对症治疗外，还应加

A. 参芪地黄汤加减
B. 六味地黄汤加减
C. 右归丸
D. 左归饮
E. 大补元煎

41. "诸有水者，腰以下肿，当利小便，腰以上肿，当发汗乃愈" 的治疗原则见于

A.《金匮要略》
B.《伤寒论》
C.《难经》
D.《备急千金要方》
E.《黄帝内经》

42. 尿路感染的主要病机是

A. 湿热蕴结下焦，膀胱气化不利
B. 湿热蕴结中焦，膀胱气化失司
C. 湿热蕴结肝胆，肝胆疏泄失常
D. 肾气亏虚，肾失蒸化开阖
E. 肾阴亏虚，湿热蕴结

43. 淋证的病理因素主要是

A. 风寒
B. 痰凝
C. 瘀血
D. 湿热
E. 肝郁

44. 患者，女，22岁。寒战高热，腰痛，尿频、尿急、灼热刺痛，舌红苔黄腻，脉濡数。检查：体温38℃，双肾区叩击痛，血中白细胞 $19.5×10^9/L$，中性90%，尿中白细胞20/HP，治疗应首选
   A. 庆大霉素加八正散
   B. 氟哌酸加易元散
   C. 氟哌酸加龙胆泻肝汤
   D. 庆大霉素加萆薢分清饮
   E. 庆大霉素加知柏地黄汤

45. 慢性肾功能不全的主要病机是
   A. 肺脾气虚，卫表不固
   B. 肾与膀胱，气化失司
   C. 肺气不宣，脾失健运
   D. 脾肾两虚，精微下注
   E. 脾肾两虚，湿浊内聚

46. 下列除哪项外，均是缺铁性贫血脾胃虚弱证的临床表现
   A. 面色萎黄
   B. 神疲乏力
   C. 纳少便溏
   D. 口唇色淡
   E. 腰膝酸软

47. 患者患贫血3年。经常头晕眼花，面黄浮肿，活动后则头晕心悸，气促。饮食尚可，有食生米、木炭等异食癖。实验室检查：大便常规发现钩虫卵，血红蛋白80g/L。应是
   A. 缺铁性贫血
   B. 再障性贫血
   C. 溶血性贫血
   D. 海洋性贫血
   E. 肾性贫血

48. 白细胞减少症与粒细胞缺乏症的中医病机多与哪些脏器关系密切
   A. 肺、脾、肾
   B. 心、脾、肾
   C. 肝、脾、肾
   D. 心、肝、肾
   E. 肺、肝、肾

49. 白血病中医病位在
   A. 脑髓
   B. 骨髓
   C. 肝
   D. 脾
   E. 肾

50. 儿童中枢神经系统白血病最常见的是
   A. 急性粒细胞白血病
   B. 急性单核细胞白血病
   C. 急性巨核细胞白血病
   D. 急性淋巴细胞白血病
   E. 急性红白血病

51. 患者，男，21岁。患急性淋巴细胞白血病，壮热口渴，头痛面赤，咽喉肿痛，时有鼻衄，便秘，舌红绛，苔黄，脉洪大。其证型是
   A. 阴虚火旺
   B. 气阴两虚
   C. 热毒炽盛
   D. 痰热瘀阻
   E. 肝火上炎

52. 治疗特发性血小板减少性紫癜出血，应首选
   A. 免疫抑制剂
   B. 输新鲜血液
   C. 脾切除
   D. 抗生素
   E. 糖皮质激素

53. 下列哪个方剂为治疗紫癜血热妄行证的首选
   A. 桃红四物汤加减
   B. 茜根散或玉女煎加减
   C. 归脾汤
   D. 犀角地黄汤加减
   E. 龙胆泻肝汤

54. 甲状腺功能亢进症气阴两虚证的治法是
   A. 疏肝理气，化痰软坚
   B. 清肝泻火，消瘿散结
   C. 滋阴清热，软坚散结
   D. 益气养阴，消瘿散结
   E. 清肝泻火，化痰散结

55. 瘿病之阴虚火旺证治宜
   A. 六味地黄汤合黄连阿胶汤
   B. 丹栀逍遥散合消瘰丸
   C. 生脉散加味
   D. 一贯煎合消瘰丸
   E. 天王补心丹加减

56. 消渴病变的脏腑以哪一脏最为关键
   A. 心
   B. 肺
   C. 脾
   D. 肝
   E. 肾

57. 患者查体发现尿糖（+++），为明确诊断，应进一步检查
   A. 24小时尿糖定量
   B. 空腹血糖
   C. 血脂
   D. 肾功能
   E. 葡萄糖耐量试验

58. 下列各项，不属糖尿病主要中医病因的是
   A. 禀赋不足
   B. 饮食失节
   C. 气血瘀滞
   D. 情志失调
   E. 劳欲过度

59. 患者，男，58岁。糖尿病病史15年。检查：双下肢浮肿，尿蛋白（+++），空腹血糖8.0mmol/L，餐后2小时血糖13mmol/L，血压150/100mmHg。其诊断是
   A. 高血压Ⅰ期合并糖尿病
   B. 糖尿病肾病
   C. 慢性肾炎合并糖尿病
   D. 糖尿病合并肾盂肾炎
   E. 糖尿病肾炎

60. 低钾血症常见原因，哪一项除外
   A. 反复呕吐
   B. 长期腹泻
   C. 水中毒
   D. 碱中毒
   E. 酸中毒

61. 低钾性碱中毒常出现于
   A. 尿毒症
   B. 胃肠减压
   C. 术后少尿
   D. 挤压创伤
   E. 输血过量

62. 男性，45岁。腹胀呕吐已半年，多于午后发作，吐出隔夜食物，吐量较大，吐后舒服。由于长期呕吐除脱水外还会造成
   A. 低氯、高钾性碱中毒
   B. 低氯、低钾性碱中毒

C. 低氯、高钾性酸中毒
D. 低氯、低钾性酸中毒
E. 低钾性酸中毒

63. 患者关节微肿疼痛，活动不利，心悸气短，自汗，时有胸痛，失眠，纳差，乏力，舌质红，脉弱或细数。治宜选用
    A. 白虎桂枝汤加减
    B. 蠲痹汤加减
    C. 防风汤加减
    D. 渗湿汤加减
    E. 五阴煎加减

64. 痹证的病因病机主要是
    A. 素体阴虚，阴血无以濡养筋络
    B. 素体阳虚，阳气不得布达周身
    C. 湿热痰瘀痹阻经络，流注骨节
    D. 素体气虚，无力推动气血运行
    E. 血虚脉络失养

65. 系统性红斑狼疮气营热盛证的治法是
    A. 清热解毒，凉血化斑
    B. 养阴清热
    C. 清热凉血，活血散瘀
    D. 益气养血
    E. 疏肝清热，凉血活血

66. 患者，女，23岁。面部蝶形红斑，关节、肌肉酸痛，低热绵绵，口苦纳呆，两胁胀痛，月经提前，经血暗紫带块，烦躁易怒，肝脾肿大，皮肤瘀斑，舌质紫暗，脉弦。其治法是
    A. 清热解毒，凉血化斑
    B. 清热蠲饮
    C. 清心开窍
    D. 疏肝清热，凉血活血
    E. 清热凉血，活血散瘀

67. 患者，男，28岁。癫痫大发作。眩晕，两目干涩，心烦失眠，腰膝酸软，舌红少苔，脉细数。其中医治法是
    A. 补益肝肾，育阴息风
    B. 健脾和胃，化痰息风
    C. 清肝泻火，化痰息风
    D. 涤痰息风，开窍定痫
    E. 活血化瘀，通络息风

68. 患者，男，16岁。有头部外伤史。猝然昏仆，肢体抽搐，颜面、口唇青紫，舌质紫暗有瘀斑，脉涩。查体：脑电图示癫痫波形。其证型为
    A. 肝风痰浊证
    B. 肝火痰盛证
    C. 脾胃虚弱证
    D. 肝肾阴虚证
    E. 瘀阻清窍证

69. 治疗中风肝阳暴亢，风阳上扰证，应首选
    A. 镇肝熄风汤
    B. 天麻钩藤饮
    C. 星蒌承气汤
    D. 二陈汤合桃红四物汤
    E. 补阳还五汤

70. 治疗中风后遗症气虚血瘀证，治疗应选用
    A. 天麻钩藤饮加减
    B. 半夏白术天麻汤加减
    C. 镇肝熄风汤加减
    D. 补阳还五汤加减
    E. 局方至宝丹加减

71. 患者，男，58岁。清晨活动时突然昏仆，不省人事，牙关紧闭，口噤不开，痰涎壅盛，静而不烦，四肢欠温，舌淡，苔

白滑而腻，脉沉。其证型是
A. 肝阳暴亢，风阳上扰证
B. 痰热腑实，风痰上扰证
C. 元气败脱，心神涣散证
D. 痰热内闭清窍证
E. 痰湿壅闭心神证

72. 急性中毒者，呼吸带有苦杏仁味，可见于
A. 有机磷杀虫药中毒
B. 乙醇中毒
C. 氰化物中毒
D. 一氧化碳中毒
E. 氯丙嗪中毒

73. 一氧化碳中毒，可见
A. 皮肤黏膜呈樱桃红色
B. 皮肤干燥
C. 皮下气肿
D. 皮肤瘀斑
E. 皮肤潮湿

74. 对重症煤气中毒的昏迷患者，最有效的抢救措施是
A. 鼻导管吸氧
B. 20%甘露醇快速静脉推入
C. 冬眠疗法
D. 血液透析
E. 送入高压氧舱治疗

75. 对口服有机磷农药中毒患者，清除其未被吸收毒物的首要方法是
A. 催吐和洗胃
B. 利尿和导泻
C. 腹膜透析
D. 血液净化
E. 静注50%葡萄糖溶液

76. 消化性溃疡形成的主要病因是
A. 遗传因素
B. 精神因素
C. 非甾体类抗炎药的应用
D. 幽门螺杆菌感染
E. 长期饮用烈酒、浓茶、咖啡等

77. 急性心力衰竭为本虚标实之证，本虚指
A. 肾阳虚衰
B. 心阳虚衰
C. 肾气虚衰
D. 心气虚衰
E. 脾阳虚衰

78. 患者肺痨已多年，现仍咳嗽，痰中带血，潮热，颧红，自汗盗汗，面白神疲，气短声怯，倦怠乏力，食欲不振，舌质光红，苔剥，脉细数无力。治疗方剂最宜用
A. 保真汤
B. 月华丸
C. 百合固金汤
D. 沙参麦冬汤
E. 补肺阿胶汤

79. 急性肾功能衰竭病位在肾，涉及
A. 肝、脾（胃）、三焦、膀胱
B. 肺、脾（胃）、三焦、膀胱
C. 肝、肺、三焦、膀胱
D. 心、脾（胃）、三焦、膀胱
E. 心、肺、三焦、膀胱

80. 冷秘的治法是
A. 泄热导滞，润肠通便
B. 肝脾气滞，腑气不通
C. 温里散寒，通便止痛
D. 益气润肠
E. 养血润燥

81. 肺癌的中医病因病机是
   A. 正气不足，外邪入侵
   B. 宿痰内伏于肺
   C. 脾虚生痰
   D. 肾气虚衰
   E. 慢性咳喘反复发作，迁延不愈

82. 治疗慢性胃炎和防止复发的关键是
   A. 抗幽门螺杆菌的治疗
   B. 制酸剂
   C. 促进胃肠动力药
   D. 增强胃黏膜防御
   E. 对症处理

83. 臌胀的基本病理变化与哪几个脏腑有关
   A. 肝、心、脾
   B. 肝、心、肾
   C. 肝、脾、肾
   D. 脾、肺、肾
   E. 肺、心、肾

84. 男性肝硬化患者常出现性欲减退，睾丸萎缩，乳房发育，蜘蛛痣。其主要原因是
   A. 垂体功能减低
   B. 雌激素过多
   C. 雄激素过多
   D. 肾上腺皮质激素过多
   E. 脾功能亢进

85. 下列各项中，除哪项外，均是原发性高血压（风眩）的病理因素
   A. 风
   B. 火
   C. 痰
   D. 瘀
   E. 燥

86. 下列关于脑血栓的说法不正确的是
   A. 以中老年人多见
   B. 多在剧烈活动后发病
   C. 大多数病人意识清楚
   D. 发病前可有短暂性脑缺血发作
   E. 脑脊液检查多正常

87. 患者痫病日久，神疲乏力，眩晕时作，面色不华，胸闷痰多，恶心欲呕，纳少便溏，舌淡胖，苔白腻，脉濡弱，治疗首选
   A. 定痫丸
   B. 通窍活血汤
   C. 黄连温胆汤
   D. 左归丸
   E. 醒脾汤

88. 治疗中风之中经络的阴虚风动证首选
   A. 镇肝熄风汤
   B. 天麻钩藤饮
   C. 星蒌承气汤
   D. 桃红四物汤
   E. 补阳还五汤

89. 右心功能不全较早出现的临床表现是
   A. 上腹胀满
   B. 肝肿大
   C. 水肿
   D. 颈静脉怒张
   E. 紫绀

90. 治疗骨髓增生异常综合征瘀毒内阻证，首选
   A. 当归四逆汤
   B. 血府逐瘀汤
   C. 生脉散
   D. 养心汤合补肺汤
   E. 桃仁红花煎

91. 下列哪种 X 线改变是肺癌的表现
    A. 大片状阴影，呈肺叶或肺段分布
    B. 大片状阴影，内有空洞液平
    C. 空洞形成，空腔是偏心性，壁厚，内壁凹凸不平
    D. 空洞形成，同侧或对侧有片状或条索状阴影
    E. 腔性阴影，圆形，其壁薄而均匀

92. 目前唯一比较有效的治疗胃癌的方法是
    A. 放射治疗
    B. 抗癌治疗
    C. 支持治疗
    D. 手术切除
    E. 心理治疗

93. 慢性粒细胞白血病最突出的体征是
    A. 皮肤黏膜苍白
    B. 胸骨明显压痛
    C. 脾脏明显肿大
    D. 浅表淋巴结肿大
    E. 绿色瘤

94. 患者，女，22岁。起病急骤，现症见五心烦热，口苦，渴喜饮水，盗汗，乏力，体倦，皮肤瘀斑，齿龈出血。舌质红，苔黄，脉细数。实验室检查：骨髓象示有核细胞增生明显，西医诊为"急性白血病"，其中医证型应为
    A. 热毒炽盛
    B. 痰热瘀阻
    C. 阴虚火旺
    D. 气虚血瘀
    E. 气阴两虚

95. 患者，女，40岁。精神恍惚，心神不宁，多疑易惊，悲忧善哭，喜怒无常，舌质淡，脉弦。其证候是

    A. 肝气郁结
    B. 痰气郁结
    C. 心神失养
    D. 心脾两虚
    E. 心肾阴虚

96. 悬钟穴位于
    A. 外踝后缘中点上3寸，腓骨前缘
    B. 外踝前缘中点上3寸，腓骨前缘
    C. 外踝下缘中点上3寸，腓骨前缘
    D. 外踝高点上3寸，腓骨前缘
    E. 外踝上缘中点上3寸，腓骨前缘

97. 治疗癃闭、遗尿的穴位是
    A. 太冲
    B. 大陵
    C. 神门
    D. 内关
    E. 阴郄

98. 针刺肌肉浅薄部位的腧穴，常用的进针法是
    A. 指切
    B. 挟持
    C. 舒张
    D. 提捏
    E. 套管

99. 化脓灸属于
    A. 直接灸
    B. 间接灸
    C. 温和灸
    D. 回旋灸
    E. 实按灸

100. 下列哪项不宜用三棱针治疗
    A. 高热
    B. 脱证

C. 昏迷
D. 惊厥
E. 咽痛

101. 下列属于原络配穴法的是
    A. 合谷、偏历
    B. 太溪、大钟
    C. 太渊、列缺
    D. 合谷、列缺
    E. 冲阳、丰隆

102. 采用背俞穴治疗皮肤痒疹，应首选
    A. 肝俞
    B. 肺俞
    C. 脾俞
    D. 三焦俞
    E. 心俞

103. 下列各项，在五输穴中属"水"的是
    A. 少府
    B. 大陵
    C. 后溪
    D. 曲泉
    E. 经渠

104. 患儿，女，10岁。阵发性右上腹绞痛，伴恶心呕吐，腹部平软。用特定穴治疗，应首选
    A. 原穴
    B. 络穴
    C. 背俞穴
    D. 八会穴
    E. 下合穴

105. 患者，男，50岁。肩关节疼痛，痛有定处，抬举困难，夜间痛甚，劳累加剧。治疗应首选
    A. 手太阳经穴

B. 近取穴为主
C. 分部近取穴与远取穴相结合
D. 循经取穴
E. 手少阳经穴

106. 患者，男，24岁。颈项强痛，活动受限，头向患侧倾斜，项背牵拉痛，颈项部压痛明显，兼见恶风畏寒。治疗除取主穴外，还应选用的穴位是
    A. 内关、外关
    B. 肩井、后溪
    C. 风池、合谷
    D. 血海、阴陵泉
    E. 肾俞、关元

107. 患者，男，55岁。1年来每日黎明之前腹微痛，痛即泄泻，或肠鸣而不痛，腹部和下肢畏寒，舌淡苔白，脉沉细。治疗除取主穴外，还应加
    A. 胃俞、合谷
    B. 肝俞、内关
    C. 三焦俞、公孙
    D. 命门、关元
    E. 关元俞、三阴交

108. 患者，男，22岁。发热恶寒，寒重热轻，头痛身痛，鼻塞流涕，咳嗽，咳痰清稀，舌苔薄白，脉浮紧。治疗应首选
    A. 手太阴、手阳明、足太阳经穴
    B. 手少阴、手太阳、手太阴经穴
    C. 手太阴、足太阳、手少阳经穴
    D. 手太阴、手少阳、足少阳经穴
    E. 手阳明、足阳明、手太阴经穴

109. 患者，女，26岁。下肢弛缓无力1年余。肌肉明显萎缩，功能严重受限，并感麻木，发凉，腰痛，头晕，舌红少苔，脉细数。治疗应选取何经穴为主

A. 督脉经
B. 太阳经
C. 阳明经
D. 少阳经
E. 厥阴经

110. 患者，男，45岁。大便秘结不通，排便艰难，伴腹胀痛，身热，口干口臭，喜冷饮，舌红，苔黄，脉滑数。治疗除取主穴外，还应选用的穴位是
A. 足三里、三阴交
B. 中脘、太冲
C. 神阙、关元
D. 合谷、内庭
E. 气海、脾俞

111. 患者，男，32岁。恶寒发热2天，伴咽喉肿痛，口渴，舌苔薄黄。治疗除取主穴外，还应选用的穴位是
A. 风门、肺俞
B. 外关、身柱
C. 曲池、中府
D. 阴陵泉、委中、中冲
E. 曲池、尺泽、鱼际

112. 患儿，男，7岁。睡中遗尿，白天小便频而量少，劳累后遗尿加重，面白气短，食欲不振，大便易溏，舌淡苔白，脉细无力。治疗除取主穴外，还应选用的是
A. 神门、阴陵泉、胃俞
B. 气海、肺俞、足三里
C. 次髎、水道、三阴交
D. 百会、神门、内关
E. 关元俞、肾俞、关元

113. 患者，女，45岁。2天前感觉胁肋部皮肤灼热疼痛，皮色发红，继则出现簇集性粟粒状大小丘状疱疹，呈带状排列，兼见口苦，心烦，易怒，脉弦数。治疗除取主穴外，还应选用的穴位是
A. 大椎、曲池、合谷
B. 行间、大敦、阳陵泉
C. 血海、隐白、内庭
D. 足三里、阴陵泉、阳陵泉
E. 内庭、曲池、太白

114. 患者，男，43岁。两耳轰鸣，按之不减，听力减退，兼见烦躁易怒，咽干，便秘，脉弦。治疗应首选
A. 手、足太阴经穴
B. 手、足少阴经穴
C. 手、足少阳经穴
D. 手阳明经穴
E. 足太阳经穴

115. 患者，女，64岁。耳中如蝉鸣4年，时作时止，劳累则加剧，按之鸣声减弱。治疗应首选
A. 太阳、听会、角孙
B. 丘墟、足窍阴、外关
C. 太阳、听会、合谷
D. 听会、侠溪、中渚
E. 太溪、照海、听宫

116. 患者，男，62岁。外出散步时，突然昏仆，不省人事，伴口噤不开，牙关紧闭，肢体强痉。治疗应首选
A. 督脉、任脉经穴
B. 督脉、足太阳经穴
C. 督脉、手厥阴经穴
D. 任脉、手厥阴经穴
E. 任脉、足太阳经穴

117. 患者，男，56岁。患慢性支气管炎10余年，近日来胸中烦闷胀痛，痰多色黄

黏稠，咳吐不爽，或痰中带血，渴喜冷饮，面红咽干，尿赤，便秘，苔黄腻，脉滑数。治疗应首选
　A. 青霉素加麻杏石甘汤
　B. 青霉素加桑白皮汤加减
　C. 麦迪霉素加泻白散
　D. 复方新诺明加二陈汤
　E. 庆大霉素加清金化痰汤

118. 支气管哮喘的临床特征是
　A. 反复发作的呼吸困难
　B. 反复发作的混合性呼吸困难
　C. 反复发作的呼气性呼吸困难
　D. 反复发作的夜间阵发性呼吸困难
　E. 两肺散在干湿啰音

119. "阴脉之海"是指
　A. 带脉
　B. 任脉
　C. 冲脉
　D. 阴跷脉
　E. 阴维脉

120. 脾之大络，名为
　A. 天池
　B. 俞府
　C. 鸠尾
　D. 大包
　E. 虚里

B 型题

答题说明

以下提供若干组考题，每组考题共用在考题前列出的 A、B、C、D、E 五个备选答案。请从中选择一个与问题关系最密切的答案，并在答题卡上将相应题号的相应字母所属方框涂黑。每个备选答案可能被选择一次、多次或不被选择。

（121～122 题共用备选答案）
　A. 甘露醇
　B. 低分子右旋糖酐
　C. 川芎嗪
　D. 阿司匹林
　E. 肝素

121. 脑血栓形成急性期的血液稀释疗法，应首选

122. 脑 CT 示基底节区低密度影，周围有水肿带，视神经乳头水肿者，治疗应首选

（123～124 题共用备选答案）
　A. 口服氨茶碱
　B. 肌注氨茶碱
　C. 喷吸沙丁胺醇
　D. 吸入糖皮质激素
　E. 口服阿托品

123. 长期治疗支气管哮喘的首选药物是

124. 支气管哮喘急性发作的首选药物是

（125～126 题共用备选答案）
　A. 心悸，气短，肢倦乏力，神疲咳喘，面色苍白，舌淡或边有齿痕，脉沉细或虚数
　B. 心悸，气短，疲乏，动则汗出，头晕心烦，口干，面颧暗红，舌质红少苔，脉细数无力
　C. 心悸，气短，乏力，动则气喘，身寒肢冷，尿少浮肿，腹胀便溏，面颧暗红，舌质红少苔，脉细数无力
　D. 心悸气短，胸胁作痛，颈部青筋暴露，胁下痞块，下肢浮肿，面色灰青，唇

青甲紫，舌质紫暗有瘀点，脉涩

E. 心悸气短，咳吐泡沫痰，面肢浮肿，畏寒肢冷，烦躁出汗，额面灰白，口唇青紫，尿少腹胀，舌暗淡，舌苔白滑，脉细促

125. 心力衰竭气虚血瘀证的主要临床表现是
126. 心力衰竭阳虚水泛证的主要临床表现是

（127～128题共用备选答案）
A. 五皮饮合五苓散
B. 防己黄芪汤
C. 参芪地黄汤加减
D. 杞菊地黄丸
E. 真武汤

127. 治疗急性肾小球肾炎脾肾亏虚，水气泛溢证，应首选
128. 治疗慢性肾小球肾炎肺肾气阴两虚证，应首选

（129～130题共用备选答案）
A. 心、肝
B. 心、脾
C. 骨髓
D. 心、肝、脾、肾
E. 肺、心、脾、肾

129. 再障贫血的中医病位是
130. 再障贫血的关联脏腑是

（131～132题共用备选答案）
A. 蠲痹汤
B. 四妙丸加减
C. 桂枝芍药知母汤加减
D. 六味地黄丸
E. 丁氏清络饮加减

131. 治疗类风湿关节炎寒热错杂证，应首选
132. 治疗类风湿关节炎湿热痹阻证，应首选

（133～134题共用备选答案）
A. 痰饮
B. 伏饮
C. 悬饮
D. 溢饮
E. 支饮

133. 饮流于胃肠，称为
134. 水饮流溢于四肢，称为

（135～136题共用备选答案）
A. 越婢加半夏汤加减
B. 生脉散合血府逐瘀汤加减
C. 真武汤加减
D. 苏子降气汤加减
E. 补肺汤加减

135. 慢性肺心病，呼吸浅短，声低气怯，张口抬肩，不能平卧，心慌，形寒，汗出，舌淡紫，脉沉细微无力。治疗首选
136. 慢性肺心病，咳喘无力，气短难续，咳痰不爽，面色晦暗，心慌，唇甲发紫，神疲乏力，舌淡暗，脉沉细涩无力。治疗首选

（137～138题共用备选答案）
A. 80次/分
B. 100～150次/分
C. 150～250次/分
D. 250～350次/分
E. 350～600次/分

137. 房扑的心房率为
138. 房颤的心房率为

（139～140题共用备选答案）
A. 柴胡疏肝散合胃苓汤加减
B. 调营饮加减
C. 附子理中汤合五苓散加减
D. 一贯煎合膈下逐瘀汤加减
E. 中满分消丸合茵陈蒿汤加减

139. 治疗肝硬化脾肾阳虚证，应首选
140. 治疗肝硬化肝肾阴虚证，应首选

（141～142题共用备选答案）
A. 实脾饮加减
B. 左归丸加泽泻、茯苓、冬葵子
C. 参芪麦味地黄汤
D. 桂枝茯苓丸合五苓散
E. 知柏地黄丸

141. 治疗肾病综合征脾虚湿困证，应首选
142. 治疗肾病综合征肾阴亏虚证，应首选

（143～144题共用备选答案）
A. 足少阳胆经
B. 足少阴肾经
C. 足厥阴肝经
D. 足阳明胃经
E. 足太阴脾经

143. 行于下肢外侧前线的经脉是
144. 行于下肢外侧中线的经脉是

（145～146题共用备选答案）
A. 后溪
B. 公孙
C. 太渊
D. 列缺
E. 内关

145. 在八脉交会穴中，通任脉的是
146. 在八脉交会穴中，通督脉的是

（147～148题共用备选答案）
A. 地机
B. 养老
C. 中都
D. 郄门
E. 梁丘

147. 手厥阴心包经的郄穴是
148. 足厥阴肝经的郄穴是

（149～150题共用备选答案）
A. 膀胱俞、中极、行间、内庭
B. 阴谷、肾俞、三焦俞、气海、委阳
C. 脾俞、胃俞、足三里、血海
D. 三阴交、阴陵泉、膀胱俞、中极
E. 关元、中极、足三里、肾俞

149. 治疗癃闭湿热下注证应首选
150. 治疗癃闭肾气不足证应首选

试卷标识码：

中西医结合执业医师资格考试
最后成功四套胜卷（一）

（医学综合考试部分）

第三单元

考生姓名：_____

准考证号：_____

考　　点：_____

考 场 号：_____

A1 型题

答题说明

每一道考试题下面有 A、B、C、D、E 五个备选答案。请从中选择一个最佳答案，并在答题卡上将相应题号的相应字母所属的方框涂黑。

1. 下列中医外科疾病以脏腑命名的是
   A. 乳痈、子痈、对口疽
   B. 人中疔、委中毒、膻中疽
   C. 肠痈、肝痈、肺痈
   D. 蛇头疔、鹅掌风
   E. 白驳风、丹毒

2. 风痛的特点是
   A. 皮色焮红，灼热疼痛，遇冷则痛减
   B. 皮色不红，不热，酸痛，得温则痛缓
   C. 痛无定处，忽彼忽此，走注甚速，遇风则剧
   D. 攻痛无常，时感抽掣，喜缓怒甚
   E. 痛而酸胀，肢体沉重，按之出现可凹性水肿或见糜烂流滋

3. 下列除哪项外，均是腰麻（蛛网膜下腔阻滞）术的禁忌证
   A. 脑脊膜炎
   B. 颅内压增高
   C. 败血症
   D. 脊柱外伤
   E. 阑尾炎

4. 单纯代谢性酸中毒不会出现的血气分析结果是
   A. pH 值上升
   B. SB 下降
   C. BE 呈负值
   D. $PaCO_2$ 呈代偿性下降
   E. CO_2CP 下降

5. 外科中常见的两种休克是
   A. 低血容量性休克和感染性休克
   B. 过敏性休克和神经源性休克
   C. 过敏性休克和感染性休克
   D. 心源性休克和过敏性休克
   E. 心源性休克和低血容量性休克

6. 甲状腺术后切口愈合良好，切口分类分级为
   A. Ⅰ / 甲
   B. Ⅱ / 乙
   C. Ⅰ / 乙
   D. Ⅱ / 甲
   E. Ⅲ / 乙

7. 轻痛，不影响睡眠及食欲。按照 1987 年世界卫生组织曾介绍疼痛程度积分法，得分为
   A. 1 分
   B. 2.5 分
   C. 5 分
   D. 7.5 分
   E. 10 分

8. 目前已经普遍开展的腹腔镜手术有
   A. 解剖性肝切除术
   B. 门静脉断流术或转流术
   C. 疝修补术
   D. 胆囊空肠吻合术
   E. 胃切除术

9. 西医学的痈，相当于中医学的
   A. 疔
   B. 无头疽
   C. 有头疽

D. 附骨疽
E. 流注

10. 破伤风是可以预防的，最可靠的预防方法是
    A. 彻底清创
    B. 清创后口服蝉衣
    C. 受伤后服玉真散
    D. 受伤后注射破伤风抗毒素（TAT）
    E. 按一定的方法注射破伤风类毒素

11. 属于闭合性损伤的是
    A. 冲击伤
    B. 刺伤
    C. 裂伤
    D. 切伤
    E. 擦伤

12. 血胸中量积血的范围是
    A. 0.5L 以下
    B. 0.5～1L
    C. 1～2L
    D. 1L 以上
    E. 2L 以上

13. 下列关于内治法应用的叙述，错误的是
    A. 治疗外科疾病都应严格遵循消、托、补法的顺序
    B. 治疗肿疡早期用消法
    C. 治疗肿疡中期用托法
    D. 治疗肿疡后期用补法
    E. 托法中应用黄芪主要是透脓而不是补气

14. 进展期胃癌，按国际 Bomnann 分类，不包括哪个类型
    A. 息肉型
    B. 局限溃疡型
    C. 隆起型
    D. 浸润溃疡型
    E. 弥漫浸润型

15. 患者，男，52 岁。患急性阑尾炎，右下腹疼痛，高热，烦渴欲饮，呕吐不食，大便秘结，小便黄，舌红苔黄燥，脉洪大而数。诊断为热毒证，治疗应首选青霉素加
    A. 阑尾化瘀汤
    B. 黄连解毒汤
    C. 大黄牡丹汤和透脓散
    D. 阑尾清化汤
    E. 大承气汤

16. 患者，男，51 岁。阵发性腹痛，腹胀 2 天，伴恶心呕吐，大便秘结，舌质淡红，苔薄白，脉弦。查体：腹软，轻压痛，偶见肠型。诊断为肠梗阻，其证型是
    A. 肠腑热结
    B. 气滞血瘀
    C. 肠腑寒凝
    D. 水结湿阻
    E. 虫积阻滞

17. 辨别疮疡阴证、阳证的主要依据，下列哪一项是错误的
    A. 患处的皮肤红活与否
    B. 肿势高起或下陷
    C. 局部温度灼热与否
    D. 病发于皮肤还是筋骨
    E. 脓液有无

18. 单纯性甲状腺肿不需要手术治疗的是
    A. 巨大甲状腺肿影响生活和工作者
    B. 甲状腺肿大无压迫症状者
    C. 胸骨后甲状腺肿
    D. 结节性甲状腺肿继发功能亢进者
    E. 结节性甲状腺肿疑有恶变者

19. 患者，男，27岁。发现颈前肿块3个月，诊断为甲状腺瘤，局部时有发胀，胸闷，有痰难咳，舌淡红苔薄白，脉弦。治疗应首选
   A. 八珍汤
   B. 逍遥散与海藻玉壶汤加减
   C. 逍遥散
   D. 柴胡疏肝散
   E. 二陈汤

20. 关于急性乳腺炎酿脓期治疗方法的叙述，下列哪项是正确的
   A. 切开引流
   B. 乳房按摩
   C. 穿刺排脓
   D. 取芒硝热敷
   E. 内服瓜蒌牛蒡汤

21. 乳腺囊性增生病用逍遥散加味治疗，其证型是
   A. 肝郁气滞
   B. 痰瘀凝结
   C. 气滞血瘀
   D. 冲任失调
   E. 脾胃不和

22. 下列除哪项外，均是乳岩肿块常见的临床表现
   A. 乳房出现肿块
   B. 肿块无痛、无热、皮色不变
   C. 肿块表面光滑
   D. 可有乳头溢血
   E. 晚期肿块溃烂

23. 脑震荡临床表现不包括
   A. 意识障碍不超过30分钟
   B. 意识障碍期肌腱反射消失、皮肤苍白、血压下降
   C. 醒后常有头晕、头痛、恶心呕吐
   D. 腰穿脑脊液中红细胞1000×10^6/L（1000/mm³）
   E. 逆行性遗忘

24. 关于门静脉描述错误的是
   A. 门静脉主干的两端均为毛细血管
   B. 门静脉主干中有大量静脉瓣存在
   C. 门静脉与腔静脉系统之间存在多处交通支
   D. 交通支在正常情况下都很细小
   E. 门静脉压力增高时，交通支扩张成为血液分流的渠道

25. 能出现反常呼吸的肋骨骨折是
   A. 两根肋骨骨折
   B. 两根以上肋骨骨折
   C. 双侧肋骨单根骨折
   D. 多根多处肋骨骨折
   E. 多发性肋软骨骨折

26. 对于输尿管结石引起梗阻而致的肾功能明显受损，应采取的措施是
   A. 肾盂造瘘
   B. 膀胱造瘘
   C. 立刻使用利尿剂
   D. 立刻中药排石
   E. 输尿管切开取石

27. 患者，女，30岁。有内痔史，近日大便带血，血色鲜红，间或有便后滴血。舌淡红，苔薄黄，脉弦。其治法是
   A. 清热利湿
   B. 补气升提
   C. 清热凉血祛风
   D. 通腑泄热
   E. 润肠通便

28. 开放性气胸的急救首选是
    A. 充分给氧
    B. 肋间插管引流
    C. 开胸探查
    D. 迅速封闭胸壁伤口
    E. 气管插管辅助呼吸

29. 骨盆的分界以哪条线为主分为真假骨盆
    A. 髂耻线
    B. 骶髂线
    C. 髂前上棘连线
    D. 髂后上棘连线
    E. 耻骨联合水平

30. 在鉴别单纯性肠梗阻与绞窄性肠梗阻时，最有意义的化验检查项目是
    A. 血气分析
    B. 血红蛋白测定
    C. 血白细胞计数
    D. 尿常规检查
    E. 呕吐物隐血试验

31. 下列哪项是孕激素的生理功能
    A. 促进子宫发育
    B. 促进女性第二性征发育
    C. 使阴道上皮细胞增生、角化
    D. 通过中枢神经系统使体温升高0.3～0.5℃
    E. 对防止高血压及冠状动脉硬化有一定的作用

32. 其与胞宫的生理功能有关，被称为"血海"的是
    A. 冲脉
    B. 任脉
    C. 督脉
    D. 带脉
    E. 胃

33. 我国现阶段采用的围生期范围是
    A. 从胚胎形成至产后1周
    B. 从妊娠满20周至产后4周
    C. 从妊娠满28周至产后1周
    D. 从妊娠满28周至产后4周
    E. 从妊娠满24周至产后1周

34. 孕20周末胎儿发育特征，下列哪项是正确的
    A. 皮下脂肪开始沉着
    B. 用听诊器可在孕妇腹部听到胎心音
    C. 身长40cm
    D. 指甲已达指端
    E. 内脏器官已发育齐全

35. 妊娠禁用或慎用的中药不包括
    A. 峻下、滑利药
    B. 祛瘀、破血药
    C. 耗气、散气药
    D. 有毒药品
    E. 清热、解毒药

36. 决定胎儿能否顺利通过产道的胎儿因素不包括
    A. 胎位
    B. 胎儿大小
    C. 胎儿有无畸形
    D. 胎儿性别
    E. 胎儿颅骨过硬

37. 临产调护六字真言"睡、忍痛、慢临盆"出自
    A.《产宝》
    B.《十产论》
    C.《女科百问》
    D.《达生篇》
    E.《妇人大全良方》

38. 经阴道自然分娩的产后几小时可在室内随意走动
    A. 1～3小时
    B. 3～6小时
    C. 6～12小时
    D. 12～24小时
    E. 24～48小时

39. 早孕时最早及最重要的症状是
    A. 停经
    B. 早孕反应
    C. 尿频
    D. 腹痛
    E. 乳房胀痛

40. 下列哪项不是月经后期虚寒证的主症
    A. 经期延后，量少色淡，质清稀
    B. 小腹空痛，心悸失眠
    C. 腰酸无力
    D. 小便清长，大便稀溏
    E. 脉沉迟或细弱无力

41. 产后"三急"是指
    A. 呕吐、泄泻、盗汗
    B. 尿失禁、缺乳、大便难
    C. 血晕、发热、痉证
    D. 病痉、病郁冒、大便难
    E. 腹痛、恶露不下、发热

42. 灰黄色泡沫状带下为何种疾病的特点
    A. 子宫颈癌
    B. 子宫黏膜下肌瘤
    C. 宫颈息肉
    D. 子宫腺肌病
    E. 滴虫性阴道炎

43. 患者，女，26岁，已婚。停经48天，尿妊娠试验（+），1周来纳呆恶心，呕吐食物残渣，恶闻食气，口淡，神疲嗜睡，舌淡苔白润，脉缓滑无力。其证型是
    A. 脾胃虚寒
    B. 脾胃虚弱
    C. 痰湿中阻
    D. 肝胃不和
    E. 以上均非

44. 中医学认为，异位妊娠最主要的病因病机是
    A. 冲任虚弱
    B. 肾气不足
    C. 寒凝气滞
    D. 痰湿阻胞
    E. 少腹血瘀

45. 患者，女，31岁，已婚。停经2个月余，反复少量阴道流血18天，10天前曾下腹剧痛。现下腹坠胀，妇科盆腔及B型超声波检查：子宫大小正常，右附件包块约7cm×6cm×5cm大小，尿妊娠试验可疑（+）。应首先考虑的是
    A. 宫外孕未破损型
    B. 宫外孕不稳定型
    C. 宫外孕包块型
    D. 子宫内膜异位症
    E. 右附件炎性包块

46. 妊娠期高血压子痫有效解痉首选药物是
    A. 地西泮
    B. 冬眠合剂
    C. 丙戊酸钠
    D. 硫酸镁
    E. 苯巴比妥

47. 患者，女，26岁，已婚。孕36周余，小腿水肿，胸闷气短，疲乏无力，口淡纳少，腹胀便溏。舌胖嫩边有齿痕，苔薄

白，脉滑缓无力。检查：水肿（+），血压 130/90mmHg。治疗应首选
- A. 降压药肼苯哒嗪
- B. 利尿药氨苯蝶啶
- C. 补气方四君子汤
- D. 健脾行水方白术散
- E. 化气行水方真武汤

48. 患者，女，23 岁，已婚。停经 24 周余，脚肿渐及腿部，皮色不变，按之即起，伴头晕胀痛，胸胁胀满，舌苔薄腻，脉弦滑。其证型是
- A. 脾虚
- B. 肾虚
- C. 气滞
- D. 寒湿
- E. 血瘀

49. 羊水过多处理不正确的是
- A. 胎儿畸形，应立即终止妊娠
- B. 胎儿无畸形，孕妇症状较轻，妊娠不足 37 周者可继续妊娠
- C. 吲哚美辛治疗
- D. 高盐饮食
- E. 必要时服用利尿剂及镇静剂

50. 妊娠与心脏病的相互影响错误的是
- A. 妊娠激素变化可以部分对抗心衰
- B. 妊娠期血容量增加，心排出量增加，心率加快
- C. 妊娠显著加大心脏负担
- D. 子宫增大，机械性增加心脏负担，更易发生心力衰竭
- E. 要预防及治疗心衰，适时终止妊娠

51. 下列各项不是妊娠合并心脏病的主要症状的是
- A. 心悸
- B. 腹痛
- C. 浮肿
- D. 气短
- E. 乏力

52. 治疗胃热炽盛型妊娠糖尿病的首选方是
- A. 白虎汤
- B. 六味地黄丸
- C. 玉女煎
- D. 四君子汤
- E. 左归丸

53. 下列妊娠期急性肾盂肾炎的治疗，错误的是
- A. 首选氨苄西林、头孢菌素类药物
- B. 无症状性菌尿 2 周为 1 疗程
- C. 有症状性肾盂肾炎 4 周为 1 疗程
- D. 症状重者两药联合静脉滴注
- E. 选用喹诺酮类药物

54. 产后缺乳肝郁气滞型首选方剂是
- A. 柴胡疏肝散
- B. 龙胆泻肝汤
- C. 一贯煎
- D. 保阴煎
- E. 下乳涌泉散

55. 胎儿发育异常的分类错误的是
- A. 胎儿宫内发育迟缓
- B. 脑积水
- C. 联体儿
- D. 死胎
- E. 葡萄胎

56. 胎膜早破诊断常用检查方法及处理错误的是
- A. 阴道液酸碱度检查
- B. 阴道液涂片检查

C. 羊膜镜检查

D. 羊水涂片检查

E. 终止妊娠

57. 先兆子宫破裂表现不包括

A. 下腹部有压痛

B. 大便失禁

C. 烦躁不安

D. 感宫缩过强

E. 排尿困难

58. 晚期产后出血是指

A. 分娩1周后，产褥期内发生的子宫大量出血

B. 分娩48小时后，产褥期内发生的子宫大量出血

C. 分娩24小时后，产褥期内发生的子宫大量出血

D. 分娩72小时后，产褥期内发生的子宫大量出血

E. 分娩12小时后，产褥期内发生的子宫大量出血

59. 患者，女，26岁，已婚。孕2产1，现孕40周，来院途中分娩，总产程1小时。产后5天出现寒战、高热、下腹痛，无乳胀及腹泻。妇科检查：阴道内有脓血，宫颈轻度裂伤，子宫大而软，压痛明显。应首先考虑的是

A. 乳腺炎

B. 宫颈炎

C. 产褥感染

D. 产后细菌性痢疾

E. 泌尿系统感染

60. 黄芪桂枝五物汤用于治疗产后关节痛

A. 气虚证

B. 血虚证

C. 血凝证

D. 肾虚证

E. 外感证

61. 患者，女，29岁。外阴及阴中瘙痒，干涩难忍，局部皮肤变白，外阴萎缩，健忘失眠，神疲乏力。舌淡，苔薄，脉细无力。治疗首选

A. 萆薢渗湿汤

B. 知柏地黄汤

C. 当归饮子

D. 黑逍遥散

E. 二陈汤

62. 老年性阴道炎的病因是

A. 阴道毛滴虫

B. 白色念珠菌

C. 细菌感染

D. 雌激素水平不足

E. 免疫功能亢进

63. 治疗慢性宫颈炎湿热内蕴证，应首选

A. 龙胆泻肝汤

B. 止带方

C. 二妙丸

D. 五味消毒饮

E. 仙方活命饮

64. 下列各项，属黄体功能不足脾气虚弱证主要症状的是

A. 月经提前，量少，色淡暗

B. 精神倦怠

C. 腰背酸痛

D. 心悸失眠

E. 少腹胀痛

65. 患者，女，30岁，已婚。月经停止1年余，形体肥胖，胸胁满闷，神疲倦怠，

呕恶痰多，面浮足肿，带下量多、色白，舌苔腻，脉滑。妇科检查未见异常。其证型是

A. 气滞血瘀
B. 肝肾不足
C. 气虚血弱
D. 痰湿阻滞
E. 以上均非

66. 产后病的定义
A. 产妇在新产后及产褥期内发生的与分娩或产褥有关的疾病
B. 产妇在新产后发生的与分娩有关的疾病
C. 产妇在新产后及产褥期内发生的疾病
D. 产妇在产褥期内发生的与分娩或产褥有关的疾病
E. 产妇在产褥期内发生的疾病

67. 围绝经期综合征肝肾阴虚型首选方为
A. 逍遥散
B. 杞菊地黄丸
C. 调肝汤
D. 柴胡疏肝散
E. 乌药汤

68. 子宫肌瘤分类错误的是
A. 宫体肌瘤
B. 肌壁间肌瘤
C. 浆膜下肌瘤
D. 结缔组织肌瘤
E. 黏膜下肌瘤

69. 患者，女，39岁，已婚。已确诊为子宫肌瘤，症见腹有癥瘕，小腹胀痛，精神抑郁，经前乳房胀痛。舌边有瘀点，舌苔薄，脉弦涩。治疗应首选
A. 桂枝茯苓丸

B. 血府逐瘀汤
C. 膈下逐瘀汤
D. 真武汤
E. 理中汤

70. 恶性卵巢肿瘤与良性卵巢肿瘤相比错误的是
A. 病程短，迅速增大
B. 双侧多见
C. 肿块边界清晰
D. 逐渐出现恶病质
E. 表面不平

71. 绒毛膜癌临床表现不包括
A. 持续的阴道不规则流血
B. 闭经，然后阴道出血
C. 失血性贫血
D. 子宫增大变硬
E. 有酱油色和特臭的分泌物

72. 患者，女，32岁，已婚。继发加重性痛经伴经量过多4年，经服百消丹治疗，效果欠佳。经期小腹冷痛，喜温畏冷，经血有块，块下痛减，形寒肢冷，舌暗苔白，脉弦紧。已确诊为子宫内膜异位症，治疗应首选
A. 炔诺酮加膈下逐瘀汤
B. 炔诺酮加血府逐瘀汤
C. 甲羟孕酮加少腹逐瘀汤
D. 甲羟孕酮加膈下逐瘀汤
E. 炔诺酮加桃红四物汤

73. 以下不属于子宫腺肌病临床表现的是
A. 经量增多
B. 经期延长
C. 进行性加重的痛经
D. 子宫均匀增大
E. 小腹疼痛

74. 子宫脱垂湿热下注型，其治疗应选
   A. 清热解毒
   B. 宁心安神
   C. 补肾固脱
   D. 益气升提
   E. 清热利湿

75. 女性不孕因素错误的是
   A. 输卵管不通
   B. 双角子宫
   C. 排卵障碍
   D. 子宫内膜异位症
   E. 乳房发育不良

76. 不能产生避孕效果的是
   A. 宫内节育器
   B. 阴茎套
   C. 安全期性交
   D. 服用避孕药物
   E. 性交后冲洗

77. 患者，女，34岁，已婚未育。于12小时前性交后发现阴茎套破损，大部分精液积存于阴道中。她可以选择的补救方法是
   A. 阴道隔膜
   B. 体外射精
   C. 紧急避孕药
   D. 皮下埋植避孕法
   E. 输卵管绝育术

78. 患者，女，25岁，已婚。以往月经正常，50天前行人流吸宫术，出血少，现月经未潮，3天来感觉小腹胀痛，肛门坠胀。妇科检查：子宫后位，稍大而软，有明显压痛，双附件无异常，尿妊娠试验（一）。应首先考虑的是
   A. 闭经
   B. 早孕
   C. 妊娠腹痛
   D. 宫颈宫腔粘连
   E. 子宫内膜炎

79. 婴儿期是指
   A. 出生后到满1周岁之前
   B. 1周岁至满3周岁
   C. 自出生后脐带结扎时起，至生后足28天
   D. 3周岁后（第4年）到入小学前（6～7岁）
   E. 6～7岁至11～12岁

80. 小儿前囟闭合的正常时间是
   A. 4～6个月
   B. 8～10个月
   C. 12～18个月
   D. 18～20个月
   E. 20～22个月

81. 以下哪项不是小儿的生理特点
   A. 脏腑娇嫩
   B. 发育迅速
   C. 形气未充
   D. 肝常有余
   E. 生机蓬勃

82. 患儿咳嗽日久不愈，晨起及夜间明显，咽痒阵咳，情志变化时咳甚，胸胁胀痛，烦躁易怒，舌红，苔少，脉弦细。治疗首选
   A. 清气化痰丸
   B. 百合固金汤
   C. 黛蛤散合泻白散
   D. 补天大造丸
   E. 沙参麦冬汤

83. 辅助食品的添加原则错误的是

A. 从少到多

B. 由稠到稀

C. 由一种到多种

D. 由细到粗

E. 天气炎热和婴儿患病时，应暂缓添加新品种

84. 小儿药物剂量计算常用方法不包括

　　A. 按身高计算

　　B. 按体重计算

　　C. 按体表面积计算

　　D. 按年龄计算

　　E. 按成人量折算

85. 下列哪项是轻度小儿代谢性酸中毒的主要临床表现之一

　　A. 呼吸浅快

　　B. 心率不变

　　C. 厌食，恶心，呕吐

　　D. 血压升高

　　E. 呼吸浅慢

86. 患儿大便干硬，排出困难，面红身热，口干口臭，腹胀腹痛，小便短赤，舌质红，苔黄燥，脉滑数。治疗首选

　　A. 济川煎

　　B. 右归丸

　　C. 半硫丸

　　D. 温脾汤

　　E. 麻子仁丸

87. 在我国，1岁内小儿需完成的基础计划免疫中，不包括下列中哪项

　　A. 卡介苗

　　B. 脊髓灰质炎疫苗

　　C. 麻疹疫苗

　　D. 百日咳－白喉－破伤风混合疫苗

　　E. 乙型脑炎疫苗

88. 肺炎按病理分类的是

　　A. 间质性肺炎

　　B. 病毒性肺炎

　　C. 急性肺炎

　　D. 重症肺炎

　　E. 原虫性肺炎

89. 治疗肺炎喘嗽痰热闭肺证，应首选

　　A. 三拗汤

　　B. 五虎汤合葶苈大枣泻肺汤

　　C. 二陈汤

　　D. 定喘汤

　　E. 麻杏石甘汤

90. 小儿病毒性心肌炎临床表现不包括

　　A. 前期有轻重不等的呼吸道感染或消化道感染史

　　B. 可有头晕，疲倦乏力

　　C. 重症者可见肝大

　　D. 心尖区第一心音亢进

　　E. 反复发作心衰者，心脏明显扩大

91. 病毒性心肌炎湿热侵心证的治法是

　　A. 益气养阴，宁心安神

　　B. 豁痰活血，化瘀通络

　　C. 温振心阳，宁心安神

　　D. 清热化湿，宁心安神

　　E. 清热解毒，宁心安神

92. 婴儿腹泻重度脱水的主要诊断依据是

　　A. 皮肤弹性差

　　B. 哭无泪，尿量少

　　C. 眼眶及前囟凹陷

　　D. 周围循环衰竭

　　E. 精神萎靡

93. 小儿疱疹性口腔炎症见溃疡较少，呈灰白色，周围色不红或微红，口臭不甚，

反复发作，神疲颧红，口干不渴，舌红，苔少或花剥，脉细数。其中医分型是

A. 心火上炎
B. 虚火上炎
C. 风热乘脾
D. 气阴亏虚
E. 心阳虚弱

94. 患儿，3岁。腹痛、腹泻2天。2天前过食瓜果，出现腹痛欲泻，泻后痛减，腹胀，嗳腐，呕吐，吐泻物酸臭，舌苔黄腻，脉滑实。诊断为婴幼儿腹泻，其证型是

A. 风寒
B. 湿热
C. 伤食
D. 脾虚
E. 脾肾阳虚

95. 下列各项，与急性肾小球肾炎发病初期病变关系最密切的是

A. 肺、脾、肾
B. 肺、心、肾
C. 脾、肾、肝
D. 肝、肾、心
E. 心、肾、胃

96. 患儿，男，8岁。颜面眼睑浮肿，小便短赤，下肢疮毒，舌红苔薄黄，脉滑数。实验室检查：尿蛋白（++），镜下红细胞20～30/HP，白细胞5～6/HP，血清补体明显下降。治疗应首选青霉素加

A. 三妙丸合导赤散
B. 麻黄连翘赤小豆汤
C. 五苓散
D. 真武汤
E. 八正散

97. 患儿，4岁。反复浮肿5个月，面色萎黄，神疲乏力，肢体浮肿，晚间腹胀，纳少便溏。查体：全身浮肿呈凹陷性，舌淡苔白滑，脉沉缓。实验室检查：尿蛋白明显增高，血浆蛋白降低，血清胆固醇5.97mmol/L。诊断为肾病综合征，其证型是

A. 风水相搏
B. 湿热内侵
C. 脾虚湿困
D. 肝肾阴虚
E. 脾肾阳虚

98. 下列疾病中，脑脊液放置24小时后，可有纤细的网状薄膜形成的是

A. 化脓性脑膜炎
B. 病毒性脑膜炎
C. 结核性脑膜炎
D. 脑脓肿
E. 脑肿瘤

99. 患儿，1岁。高热剧烈呕吐2天入院，经腰穿脑脊液检查，确诊为"化脓性脑膜炎"。近1日昏睡，意识不清，颈强（+），反复抽搐，给予相应处理后，持续高热，并出现双瞳孔不等大，肢体张力增强。进一步紧急处理为

A. 给予速尿（呋塞米）脱水
B. 20%甘露醇脱水
C. 给予退热、止抽
D. 配伍更有效抗生素
E. 给予地塞米松静点

100. 患儿，3岁，起病急骤，体温39℃，神志不清，项背强直，阵阵抽搐，唇干，喉中痰鸣，恶心呕吐，舌红绛，苔黄腻，脉数。治疗应用

A. 清瘟败毒饮加减

B. 涤痰汤加减

C. 指迷茯苓丸合桃红四物汤加减

D. 麻杏石甘汤加减

E. 五味消毒饮加减

色素性贫血。治疗应首选

A. 八珍汤

B. 大补元煎

C. 参苓白术散

D. 保和丸

E. 补中益气汤

101. 癫痫发作时吐舌，惊叫，急啼，面色时红时白，惊惕不安，如人将捕之状，苔薄白，脉弦滑。治疗首选方为

A. 定痫丸

B. 涤痰汤

C. 镇惊丸

D. 六君子汤

E. 通窍活血汤

105. 哮喘的内因和外因包括

A. 遗传因素和免疫因素

B. 遗传因素和环境因素

C. 神经因素和精神因素

D. 精神因素和环境因素

E. 以上都不是

102. 以下诸项不符合儿童多动症的临床特征的是

A. 冲动任性

B. 女性多于男性

C. 智力正常或基本正常

D. 注意力不集中

E. 动作过多

106. 患儿，女，5岁。反复咳嗽2个月，咳嗽呈发作性，干咳痰少，夜间加剧，用抗生素治疗无效，口服氨茶碱能明显减轻症状。应首先考虑的是

A. 寒性哮喘

B. 热性哮喘

C. 急性上呼吸道感染

D. 咳嗽变异性哮喘

E. 急性支气管炎

103. 营养性缺铁性贫血实验室检查中，下列正确的是

A. 血清铁蛋白降低，血清铁降低，总铁结合力降低

B. 血清铁降低，总铁结合力增高，铁粒幼红细胞增加

C. 总铁结合力降低，血清铁降低，铁粒幼红细胞减少

D. 血清铁蛋白降低，红细胞游离原卟啉增高，血清铁降低

E. 红细胞游离原卟啉增高，铁幼粒红细胞增高，血清铁降低

107. 对哮喘持续状态的处理哪一项是错误的

A. 吸氧

B. 补液纠正酸中毒

C. 糖皮质激素类静脉滴注

D. 支气管扩张剂

E. 脱敏疗法

108. 确诊风湿热的主要表现哪项是错误的

A. 心肌炎

B. 游走性多发性关节炎

C. 舞蹈病

D. 发热

E. 环形红斑

104. 患儿，女，5岁。面色不华，指甲苍白，纳食不佳，四肢乏力，大便溏泄，舌淡苔薄白，脉细无力。血常规示小细胞低

109. 儿童风湿热的相关发病机制是
    A. 链球菌直接损害
    B. Ⅲ型变态反应
    C. Ⅳ型变态反应
    D. Ⅰ型变态反应
    E. 肠球菌的毒素作用

110. 过敏性紫癜血热妄行证的首选方剂是
    A. 银翘散
    B. 清瘟败毒饮
    C. 四妙散
    D. 葛根黄芩黄连汤
    E. 茜根散

111. 皮肤黏膜淋巴结综合征气营两燔主方是
    A. 银翘散加减
    B. 竹叶石膏汤加减
    C. 生脉散加味
    D. 清营汤加减
    E. 麻杏石甘汤加减

112. 痄证病机源于
    A. 心肾
    B. 脾胃
    C. 肝胆
    D. 脾肺
    E. 心肺

113. 佝偻病性手足搐搦症在幼儿及儿童多见的典型表现是
    A. 惊厥
    B. 手足搐搦
    C. 喉痉挛
    D. 枕秃
    E. 肋骨串珠

114. 一婴儿突发惊厥,无热,反复发作3次,惊厥后意识清,活泼如常,患儿为人工喂养,极少户外活动,未服鱼肝油。查体:出牙延迟,哈氏沟明显,方颅。最确切的诊断为
    A. 佝偻病早期
    B. 佝偻病的活动期
    C. 维生素D缺乏性手足搐搦症
    D. 低血糖症
    E. 低血镁症

115. 麻疹发病年龄多见于
    A. 1～5岁
    B. 5～10岁
    C. 6个月～1岁
    D. 3～5岁
    E. 10～18岁

116. 患儿,男,3岁。麻疹见疹已6日。高热不退,咳嗽气急,鼻翼扇动,口渴烦躁,舌红苔黄,脉数。其证型是
    A. 顺证,见形期
    B. 顺证,初热期
    C. 逆证,热毒攻喉
    D. 逆证,麻毒闭肺
    E. 逆证,邪陷心肝

117. 风疹的证候特点是
    A. 初起类似伤风感冒
    B. 轻度发热,咳嗽
    C. 特殊的皮疹细小如痧
    D. 耳后、枕部淋巴结肿大
    E. 以上都是

118. 以下属于水痘皮损表现的是
    A. 红色丘疹,大小形态不一
    B. 红色斑疹或斑丘疹,迅速发展为清亮、卵圆形、泪滴状小水疱
    C. 化脓性疱疹
    D. 周围红晕,有脐眼

E. 在一个患者身上只能看到斑疹、丘疹

119. 下列四种发疹性疾病中，具有杨梅样舌的是
   A. 麻疹
   B. 风疹
   C. 猩红热
   D. 幼儿急疹
   E. 以上都是

120. 以下哪项不是猩红热的并发症
   A. 化脓性中耳炎
   B. 类风湿关节炎
   C. 急性肾小球肾炎
   D. 中毒性关节炎
   E. 蜂窝织炎

121. 流行性腮腺炎的中医病因是
   A. 风热时邪
   B. 时行疫气
   C. 时行邪毒
   D. 风温邪毒
   E. 暑热时邪

122. 中毒型细菌性痢疾的临床表现错误的是
   A. 突然出现高热
   B. 未腹泻前即出现严重的感染中毒表现
   C. 开始即发热、腹泻，2～3天内再发展为中毒型
   D. 全身中毒症状严重
   E. 开始即出现米泔水样便

123. 传染性单核细胞增多症热毒炽盛证的方剂是
   A. 银翘散加减
   B. 普济消毒饮加减
   C. 黛蛤散合清肝化痰汤加减

D. 茵陈蒿汤加减
E. 犀角清络饮

124. 蛲虫病的预防措施不包括
   A. 在集体儿童机构开展普查普治
   B. 进行卫生宣教工作
   C. 每年预防性口服灭虫药物
   D. 培养良好的卫生习惯
   E. 集体儿童机构勤用湿扫法打扫室内

125. 感染性休克的最常见病因是
   A. 病毒
   B. 细菌
   C. 真菌
   D. 衣原体
   E. 支原体

126. 腹痛的主要病因病机不包括
   A. 感受寒邪
   B. 气阴亏虚
   C. 乳食积滞
   D. 脏腑虚冷
   E. 气滞血瘀

127. 脾虚夹积型积滞的首选方剂是
   A. 益脾散
   B. 健脾丸
   C. 保和丸
   D. 木香大安丸
   E. 七味白术散

128. 下列各项中，不属于惊风八候的是
   A. 搐
   B. 摇
   C. 搦
   D. 引
   E. 反

129. 下列不属于输血适应证的是
    A. 贫血或低蛋白血症
    B. 凝血机制异常和出血性疾病
    C. 重症感染
    D. 器官移植
    E. 一次失血量在500mL以内

130. 关于休克影响肺的因素，描述错误的是
    A. 创伤、失血及感染等直接影响
    B. 输血过程中小凝血块输入，脂肪和蛋白质颗粒等造成肺循环发生栓塞
    C. 严重肺部感染
    D. 血压过低，影响肺灌注
    E. 液体输入过多

131. 胃穿孔修补术后切口愈合欠佳，切口分类分级为
    A. Ⅰ／甲
    B. Ⅱ／乙
    C. Ⅰ／乙
    D. Ⅱ／甲
    E. Ⅲ／乙

132. 仅用于急性剧痛和生命有限的晚期癌症患者的药物种类是
    A. 解热镇痛抗炎药
    B. 麻醉性镇痛药
    C. 催眠镇静药
    D. 抗癫痫药
    E. 抗忧郁药

133. 属于特异性感染的疾病是
    A. 疖
    B. 痈
    C. 丹毒
    D. 破伤风
    E. 阑尾炎

134. 患者，男，30岁。右小腿出现水肿性红斑，灼热疼痛4天，伴发热、口渴。查体：右小腿肿胀，色鲜红，有小水疱，扪之灼热。其诊断是
    A. 痈
    B. 附骨疽
    C. 发
    D. 丹毒
    E. 蜂窝织炎

B 型题

答题说明

以下提供若干组考题，每组考题共用在考题前列出的 A、B、C、D、E 五个备选答案。请从中选择一个与问题关系最密切的答案，并在答题卡上将相应题号的相应字母所属方框涂黑。每个备选答案可能被选择一次、多次或不被选择。

（135～137题共用备选答案）
    A. 泻心汤合十灰散
    B. 白虎加人参汤合增液汤
    C. 玉女煎
    D. 失笑散合四生丸
    E. 六味地黄丸

135. 治疗儿童期糖尿病肺热津伤证，首选

136. 治疗儿童期糖尿病胃燥津伤证，首选

137. 治疗儿童期糖尿病肾阴亏损证，首选

（138～142题共用备选答案）
    A. 银翘散
    B. 羚角钩藤汤
    C. 琥珀抱龙丸

D. 清瘟败毒饮
E. 黄连解毒汤

138. 急惊风感受风邪证用方为
139. 急惊风邪陷心肝证用方为
140. 急惊风湿热疫毒证用方为
141. 急惊风暴受惊恐证用方为
142. 急惊风气营两燔证用方为

（143～144题共用备选答案）
A. 普鲁卡因
B. 乙醚
C. 利多卡因
D. 硫喷妥钠
E. 布比卡因

143. 吸入麻醉，应首选
144. 静脉麻醉，应首选

（145～146题共用备选答案）
A. 高烧，白带增多，子宫及附件区压痛，白细胞升高
B. 停经，下腹痛，阴道出血
C. 腹痛由脐周开始，后转移至右下腹麦氏点
D. 不孕，消瘦，输卵管碘油造影呈串珠状

E. 卵巢囊肿病史，运动后突发左侧下腹痛，B超检查囊肿消失，盆腔有少量积液

145. 急性盆腔炎常见的症状是
146. 输卵管结核常见的症状是

（147～148题共用备选答案）
A. 从规律宫缩到宫口开全
B. 宫口开全到胎儿娩出
C. 胎儿娩出至胎盘娩出
D. 从规律宫缩到宫口开大3cm
E. 胎盘娩出到产后2小时

147. 产程中第二产程是
148. 产程中第三产程是

（149～150题共用备选答案）
A. 排便可加重肛门疼痛，伴大便带鲜血
B. 肛周肿痛伴发热
C. 反复发作的肛周红肿疼痛，窦道外口流出脓性分泌物
D. 肛门疼痛，伴有局部暗紫色肿块
E. 排便时出血、无痛

149. 肛裂
150. 直肠肛管周围脓肿

试卷标识码：

中西医结合执业医师资格考试
最后成功四套胜卷（一）

（医学综合考试部分）

第四单元

考生姓名：_____
准考证号：_____
考　　点：_____
考 场 号：_____

A1 型题

答题说明

每一道考试题下面有 A、B、C、D、E 五个备选答案。请从中选择一个最佳答案，并在答题卡上将相应题号的相应字母所属的方框涂黑。

1. 下列哪项属于非感染性发热疾病
   A. 肺结核
   B. 肺炎
   C. 急性肾盂肾炎
   D. 伤寒
   E. 血清病

2. 体温在39℃以上，一日内波动范围超过2℃者。多见于
   A. 风湿热
   B. 伤寒
   C. 疟疾
   D. 大叶性肺炎
   E. 中暑

3. 下列除哪项外，均属急腹症
   A. 消化性溃疡病
   B. 急性胰腺炎伴黄疸
   C. 胃肠穿孔
   D. 肠梗阻
   E. 实质脏器破裂

4. 夜间咳嗽较重者，可见于
   A. 慢性支气管炎
   B. 支气管扩张
   C. 大叶性肺炎
   D. 肺结核
   E. 肺癌

5. 患者，男，26岁。淋雨后寒战、发热、咳嗽、咳铁锈色痰、胸痛。查体：口唇周围有单纯疱疹，叩诊右下肺轻度浊音，听诊呼吸音减低。应首先考虑的是
   A. 急性支气管炎
   B. 肺结核
   C. 急性肺脓肿
   D. 肺炎链球菌肺炎
   E. 病毒性肺炎

6. 下列哪项是支气管哮喘呼吸困难的类型
   A. 呼气性
   B. 吸气性
   C. 混合性
   D. 阵发性
   E. 腹式呼吸消失

7. 呕吐与头部位置改变有密切关系的疾病是
   A. 脑炎
   B. 耳源性眩晕
   C. 妊娠反应
   D. 尿毒症
   E. 糖尿病酮症酸中毒

8. 患儿发热，随后出现呕吐和意识障碍。应首先考虑的是
   A. 病毒性脑炎
   B. 尿毒症
   C. 癫痫
   D. 有机磷农药中毒
   E. 先天性心脏病

9. 下列关于溶血性黄疸的叙述，正确的是
   A. 直接迅速反应阳性
   B. 尿中结合胆红素阴性
   C. 血中非结合胆红素不增加
   D. 尿胆原阴性

E. 大便呈灰白色

10. 患儿，男，10岁。皮肤黄染伴右上腹绞痛2天。实验室检查：尿胆红素（+），尿胆原（-）。应首先考虑的是
    A. 蚕豆病
    B. 胃炎
    C. 胆道蛔虫症
    D. 急性病毒性肝炎
    E. 遗传性球形红细胞增多症

11. 下列除哪项外，均符合问诊的要求
    A. 态度和蔼，言语亲切
    B. 要将患者陈述的内容去粗取精，去伪存真
    C. 交谈时避免使用特定意义的医学术语
    D. 医生要多提出诱导性的问题
    E. 对危重患者只扼要询问，待病情缓和后再补充

12. 正常成人腋测法体温应是
    A. 36～37℃
    B. 36.2～37℃
    C. 36.2～37.2℃
    D. 36.4～37.4℃
    E. 36.5～37.5℃

13. 患者，男，28岁。高血压病史半年。近日头痛加重，恶心，呕吐，心悸，气短。检查：血压190/135mmHg。眼底视网膜出血。心电图示左室肥厚，心肌劳损。其诊断是
    A. 高血压脑病
    B. 缓进型高血压病
    C. 脑血管痉挛
    D. 急进型高血压病
    E. 急性心力衰竭

14. 患者，女，18岁。2周前患扁桃体炎，近日心悸，气短，发热，出汗，踝、膝关节游走性疼痛。查体：心率110次/分。第一心音减弱，上肢内侧皮肤有环形红斑。应首先考虑的是
    A. 病毒性心肌炎
    B. 类风湿关节炎
    C. 风湿热
    D. 亚急性感染性心内膜炎
    E. 痛风性关节炎

15. 下列各项，可出现双侧瞳孔散大的是
    A. 阿托品影响
    B. 氯丙嗪影响
    C. 有机磷农药中毒
    D. 毒蕈中毒
    E. 毛果芸香碱中毒

16. 患者咳嗽。查体：气管向左偏移，右侧胸廓较左侧饱满，叩诊出现鼓音。应首先考虑的是
    A. 右侧气胸
    B. 左侧肺不张
    C. 右下肺炎
    D. 肺气肿
    E. 右侧胸腔积液

17. 胸腔大量积气患者触觉语颤表现的是
    A. 增强
    B. 减弱或消失
    C. 稍增强
    D. 正常
    E. 无变化

18. 正常肺泡呼吸音的最明显听诊部位在
    A. 喉部
    B. 肩胛下部
    C. 胸骨角附近

D. 右肺尖

E. 肩胛上部

19. 患者，男，60岁。反复咳嗽、咳痰10年。近3年每当秋冬发病，天气变暖后逐渐减轻。检查：两肺闻及散在干啰音，X线显示肺纹理增多。其诊断是

A. 肺结核

B. 肺癌

C. 支气管扩张

D. 支气管哮喘

E. 慢性支气管炎

20. 肝硬化腹壁静脉曲张时，其血管杂音常可被闻及的部位是

A. 上腹部

B. 下腹部

C. 右侧腹部

D. 左侧腹部

E. 右肋缘下

21. 容易闻及二尖瓣杂音的体位是

A. 坐位

B. 立位

C. 平卧位

D. 右侧卧位

E. 左侧卧位

22. 下列疾病除哪项外，均可见到周围血管征

A. 主动脉瓣关闭不全

B. 发热

C. 贫血

D. 甲亢

E. 主动脉瓣狭窄

23. 患者多食，大便日2～3次。查体：血压140/60mmHg（18.67/8.00kPa）。双眼突出，心律不齐，脉搏短绌。应首先考虑的是

A. 糖尿病合并缺血性心脏病

B. 风心病伴心房纤颤

C. 高血压性心脏病伴心房纤颤

D. 肺心病伴心房纤颤

E. 甲状腺功能亢进症伴心房纤颤

24. 仰卧位时，前腹壁与胸骨下端到耻骨联合的连线大致在同一水平面上。称为

A. 腹部平坦

B. 腹部饱满

C. 腹部膨隆

D. 腹部低平

E. 腹部凹陷

25. 腹部叩诊出现移动性浊音，应首先考虑的是

A. 尿潴留

B. 幽门梗阻

C. 右心功能不全

D. 巨大卵巢囊肿

E. 急性胃炎

26. 患者，女，40岁。仰卧时腹部呈蛙状，侧卧时下侧腹部明显膨出。应首先考虑的是

A. 胃肠胀气

B. 腹腔积液

C. 巨大卵巢囊肿

D. 肥胖

E. 子宫肌瘤

27. 患者，男，24岁。近3年来反复餐后3～4小时上腹痛，持续至下次进餐后才缓解。应首先考虑的是

A. 消化性溃疡

B. 胃癌

C. 慢性胃炎
D. 胃肠神经官能症
E. 胆囊炎

28. 下列除哪项外，均可出现周围性呕吐
    A. 洋地黄中毒
    B. 急性胃炎
    C. 胃穿孔
    D. 胆囊炎
    E. 咽部受激惹

29. 下列不属锥体束病变时的病理反射的是
    A. 巴宾斯基征
    B. 查多克征
    C. 戈登征
    D. 拉塞格征
    E. 奥本海姆征

30. 下列可引起中性粒细胞生理性增多的是
    A. 睡眠
    B. 妊娠末期
    C. 休息
    D. 缺氧
    E. 情绪激动

31. 血清总胆红素、结合胆红素、非结合胆红素均中度增加，可见于
    A. 蚕豆病
    B. 胆石症
    C. 珠蛋白生成障碍性贫血
    D. 急性黄疸型肝炎
    E. 胰头癌

32. 下列各项，最易发生代谢性碱中毒的是
    A. 慢性肾功能不全
    B. 休克
    C. 肠瘘
    D. 幽门梗阻

E. 急性肾功能不全

33. 引起病理性血糖升高的原因不包括下列哪种疾病
    A. 甲状腺功能亢进症
    B. 嗜铬细胞瘤
    C. 糖尿病
    D. 肾上腺皮质功能亢进症
    E. 胰岛细胞瘤

34. 对诊断急性胰腺炎最有价值的血清酶检查是
    A. 谷草转氨酶
    B. 淀粉酶
    C. 碱性磷酸酶
    D. 谷丙转氨酶
    E. 乳酸脱氢酶

35. 下列情况，不出现尿酮体阳性的是
    A. 饥饿状态
    B. 暴饮暴食
    C. 妊娠剧烈呕吐
    D. 糖尿病酮症酸中毒
    E. 厌食症

36. 下列关于感染过程的描述，错误的是
    A. 病原体与人体相互作用，相互斗争的过程称为感染过程
    B. 感染过程的构成必须具备病原体、人体和外环境三个因素
    C. 病原体侵入人体，临床上出现相应的症状、体征则意味着感染过程的开始
    D. 病原体侵入的数量越大，出现显性感染的危险也越大
    E. 病原体的致病力包括毒力、侵袭力、病原体数量和变异性

37. 甲类传染病是指

A. SARS、狂犬病
B. 黑热病、炭疽
C. 高致病性禽流感、天花
D. 鼠疫、霍乱
E. 伤寒、流行性出血热

38. 下列各项，不属传染病基本特征的是
A. 有病原体
B. 有感染后免疫性
C. 有流行病学特征
D. 有发热
E. 有传染性

39. 患者，男，20岁。近2周自觉乏力，食欲不振，厌油，腹胀。检查：巩膜无黄染，肝肋缘下2cm，有压痛，丙氨酸转氨酶升高。应首先考虑的是
A. 急性肝炎
B. 慢性肝炎
C. 重型肝炎
D. 淤胆型肝炎
E. 肝炎肝硬化

40. 下列各项，不符合淤胆型肝炎临床表现的是
A. 黄疸深
B. 自觉症状重
C. 皮肤瘙痒
D. 大便颜色变浅
E. 血清胆固醇升高

41. 下列有关流行性出血热的描述，正确的是
A. 发病以青少年为主
B. 一般不经呼吸道传播
C. 无明显季节性
D. 所有患者均有五期经过
E. 可由母婴传播

42. HIV造成机体免疫功能损害主要侵犯的细胞是
A. CD_4^+ T淋巴细胞
B. CD_8^+ T淋巴细胞
C. B淋巴细胞
D. NK细胞
E. 浆细胞

43. 流脑普通型传染性最强的时期是
A. 前驱期
B. 败血症期
C. 脑膜炎期
D. 恢复期
E. 后遗症期

44. 高热，头痛，呕吐，全身皮肤散在瘀点，颈项强直，最可能的诊断是
A. 结核性脑膜炎
B. 流行性脑脊髓膜炎
C. 流行性乙型脑炎
D. 伤寒
E. 中毒性细菌性痢疾

45. 伤寒患者出现玫瑰疹，多见于
A. 潜伏期
B. 发热初期
C. 极期
D. 缓解期
E. 恢复期

46. 治疗伤寒应首选的药物是
A. 头孢唑林
B. 氯霉素
C. 链霉素
D. 环丙沙星
E. 庆大霉素

47. 腹痛、腹泻、黏液脓血便，伴发热恶寒，

最可能的诊断是

A. 细菌性痢疾

B. 阿米巴痢疾

C. 急性胃肠炎

D. 流行性脑脊髓膜炎

E. 霍乱

48. 发生霍乱时，对疫区接触者的检疫期是

A. 3 天

B. 5 天

C. 7 天

D. 9 天

E. 12 天

49. 伤寒菌血液培养，阳性率最高的时间是

A. 第1周

B. 第2周

C. 第3周

D. 第4周

E. 第5周

50. 撰写"医家五戒十要"的医家是

A. 李时珍

B. 陈实功

C. 孙思邈

D. 张仲景

E. 华佗

51. 根据美国哈佛医学院提出的"脑死亡"概念，不能确诊"脑死亡"的条件是

A. 自主运动和自主呼吸消失

B. 对外部刺激和内部需求毫无知觉和反应

C. 体温低于32.2℃或服用中枢抑制药物者

D. 脑电波平直或等电位

E. 诱导反射消失

52. 下列各项，不符合道德要求的是

A. 尽量为患者选择安全有效的药物

B. 要严格遵守各种抗生素的用药规则，尽可能开患者要求的好药，贵重药物

C. 在医疗过程中要为患者保守秘密

D. 对婴幼患儿、老年患者的用药应该谨慎，防止肾功能损害

E. 钻研药理知识，防止粗疏和盲目用药

53. 尊重患者知情同意权，其正确的做法是

A. 婴幼患儿可以由监护人决定其诊疗方案

B. 家属无承诺，即使患者本人知情同意也不得给予手术

C. 对特殊急诊患者的抢救都同样对待

D. 无须做到患者完全知情

E. 只经患者同意即可手术

54. 下列人体实验类型中，不需要付出道德代价的是

A. 自体实验

B. 自愿实验

C. 欺骗实验

D. 强迫实验

E. 天然实验

55. 卫生法的立法宗旨和最终目的是

A. 预防为主

B. 中西医并重

C. 保护公民健康

D. 动员全社会参与

E. 卫生工作法制化

56. 不属于卫生法基本原则的是

A. 预防为主

B. 卫生工作社会化

C. 保护公民身体健康

D. 兼顾经济与社会效益

E. 祖国传统医学与现代医学相结合

57. 我国卫生法律是由哪一级机构制定和颁

布的

A. 卫生和计划生育委员会

B. 国务院

C. 最高人民法院

D. 全国人大及其常委会

E. 地方人民政府

58. 目前，我国卫生法规中所涉及的民事责任的主要承担方式是

A. 恢复原状

B. 赔偿损失

C. 停止侵害

D. 消除危险

E. 支付违约金

59. 根据《中华人民共和国执业医师法》的规定，全国医师资格考试办法的制定部门是

A. 国务院

B. 国务院劳动部门

C. 国务院人事部门

D. 国务院卫生行政部门

E. 国务院教育行政部门

60. 受理申请医师注册的卫生行政部门对不符合条件不予注册的，应当自收到申请之日起多少日内给予申请人书面答复，并说明理由

A. 15 日

B. 20 日

C. 30 日

D. 40 日

E. 45 日

61. 受理申请医师注册的卫生行政部门除执业医师法第 15 条规定的情形外，应当自收到申请之日起多少日内准予注册，并发给由国务院卫生行政部门统一印制的医师执业证书

A. 15 日

B. 20 日

C. 30 日

D. 40 日

E. 45 日

62. 除特殊需要外，第一类精神药品的处方，每次不得超过多少日的常用量

A. 1 日

B. 3 日

C. 5 日

D. 7 日

E. 14 日

63. 《中华人民共和国药品管理法》规定对四类药品实行特殊管理。下列药品中，不属于法定特殊管理药品的是

A. 生化药品

B. 麻醉药品

C. 精神药品

D. 放射性药品

E. 医疗用毒性药品

64. 某药店经营者为贪图利益而销售超过有效期的药品，结果造成患者服用后死亡的特别严重后果，依据《中华人民共和国刑法》，给经营者的刑罚是

A. 处 3 年以下有期徒刑或拘役，并处罚金

B. 处 3 年以上 7 年以下有期徒刑，并处罚金

C. 处 3 年以上 10 年以下有期徒刑，并处罚金

D. 处 10 年以上 20 年以下有期徒刑，并处罚金

E. 处 10 年以上有期徒刑或无期徒刑，并处罚金

65. 传染性非典型肺炎防治工作应坚持的原则是
    A. 预防为主、防治结合、分级负责、依靠科学、依法管理
    B. 预防为主、及时隔离、依靠科学、防治结合、加强监督
    C. 有效预防、宣传教育、加强监测、防治结合、科学管理
    D. 预防控制、分级负责、依靠科学、防治结合、及时隔离
    E. 预防为主、及时控制、科学治疗、统一监测、防治结合

66. 属于丙类传染病的病种是
    A. 艾滋病
    B. 肺结核
    C. 传染性非典型肺炎
    D. 人感染高致病性禽流感
    E. 流行性和地方性斑疹伤寒

67. 疫情责任报告人发现乙类传染病患者、病原携带者或疑似传染病患者时，向发病地卫生防疫机构报告传染病，报告的时限为
    A. 城镇于3小时内，农村于6小时内
    B. 城镇于6小时内，农村于10小时内
    C. 城镇于6小时内，农村于12小时内
    D. 城镇于6小时内，农村于24小时内
    E. 城镇于12小时内，农村于24小时内

68. 《突发公共卫生事件应急条例》规定：突发事件应急工作应当遵循的方针是
    A. 完善并建立监测与预警手段
    B. 预防为主、常备不懈
    C. 积极预防、认真报告
    D. 及时调查、认真处理
    E. 监测分析、综合评价

69. 医疗机构发生重大医疗事故，主管部门接到报告后应依据《医疗事故处理条例》，立即
    A. 逐级报告
    B. 组织人员对事故进行调查处理
    C. 责令当事人书面检查
    D. 赔偿损失
    E. 提起诉讼

70. 必须按照国务院卫生行政部门的有关规定，严格执行消毒隔离制度，防止发生院内感染和医源性感染的机构是
    A. 疾病控制中心
    B. 卫生监督所
    C. 预防保健机构
    D. 医疗保健机构
    E. 卫生行政管理机构

71. 《医疗废物管理条例》中所称医疗废物，是指医疗卫生机构在医疗、预防、保健及其他相关活动中产生的
    A. 麻醉、精神性药品的废弃物
    B. 放射性、医疗用毒性药品的废弃物
    C. 具有直接或间接感染性、毒性以及其他危害性的废物
    D. 医院制剂配制中产生的中药材废渣
    E. 普通医疗生活用品废弃物

72. 以下关于选择性叙述错误的是
    A. 选择性是药物分类和临床选药的依据
    B. 选择性低的药物作用范围广
    C. 选择性低的药物不良反应多见
    D. 剂量增大，选择性提高
    E. 药物作用的选择性是相对的

73. 下列关于药物副作用叙述错误的是
    A. 治疗量时出现的与治疗目的无关的反应

B. 难以避免，停药后可恢复
C. 常因剂量过大引起
D. 常因药物作用选择性低引起
E. 副作用与治疗目的是相对的

74. 药物最主要的排泄器官是
    A. 肾脏
    B. 胆汁
    C. 肺脏
    D. 胃肠液
    E. 汗腺

75. 新斯的明治疗重症肌无力的机制是
    A. 兴奋大脑皮质
    B. 激动骨骼肌M胆碱受体
    C. 促进乙酰胆碱合成
    D. 抑制胆碱酯酶和激动骨骼肌N胆碱受体
    E. 促进骨骼肌细胞Ca^{2+}内流

76. 患者，女，23岁。被人发现时呈昏迷状态。查体：神志不清，两侧瞳孔呈针尖样大小，呼吸有大蒜臭味，应首先考虑的是
    A. 急性安眠药物中毒
    B. 急性毒蕈中毒
    C. 急性有机磷农药中毒
    D. 亚硝酸盐中毒
    E. 一氧化碳中毒

77. 阿托品对胆碱受体的作用是
    A. 对M、N胆碱受体有同样阻断作用
    B. 对N_1、N_2胆碱受体有同样阻断作用
    C. 对M胆碱受体具有高度选择性的阻断作用，大剂量也阻断N_1胆碱受体
    D. 对M胆碱受体具有高度选择性的阻断作用，大剂量也阻断N_2胆碱受体
    E. 对M胆碱受体具有高度选择性的阻断作用，对N胆碱受体无影响

78. 适当稀释后口服治疗上消化道出血的是
    A. 肾上腺素
    B. 去甲肾上腺素
    C. 异丙肾上腺素
    D. 多巴胺
    E. 间羟胺

79. 肾上腺素对心脏的作用不包括下列哪一项
    A. 收缩力增强
    B. 传导加快
    C. 自律性增加
    D. 耗氧量增加
    E. 减少心肌代谢

80. 异丙肾上腺素不宜用于
    A. 房室传导阻滞
    B. 心脏骤停
    C. 支气管哮喘
    D. 冠心病
    E. 感染性休克

81. 某男，50岁。右下肢跛行5年，诊断为雷诺综合征，首选的治疗药物为
    A. 间羟胺
    B. 阿拉明
    C. 酚妥拉明
    D. 普萘洛尔
    E. 多巴胺

82. 地西泮的药理作用不包括
    A. 抗焦虑
    B. 镇静催眠
    C. 抗惊厥
    D. 中枢性肌肉松弛
    E. 抗晕动

83. 苯巴比妥用于消除下列哪种之外的各型

癫痫
A. 强直阵挛发作
B. 肌阵挛性发作
C. 失神小发作
D. 强直发作
E. 失张力发作

84. 关于丙戊酸钠，下列叙述哪项不正确
A. 为广谱抗癫痫药
B. 其抗癫痫作用与 GABA 有关
C. 对小发作优于乙琥胺，为治疗小发作的首选药物
D. 对大发作疗效不及苯妥英钠
E. 对精神运动性发作疗效近似卡马西平

85. 左旋多巴抗帕金森病的机制是
A. 抑制多巴胺的再摄取
B. 激动中枢胆碱受体
C. 阻断中枢胆碱受体
D. 补充纹状体中多巴胺的不足
E. 直接激动中枢的多巴胺受体

86. 急性吗啡中毒的拮抗剂是
A. 肾上腺素
B. 曲马朵
C. 可乐定
D. 阿托品
E. 纳洛酮

87. 阿司匹林解热的作用机制是
A. 抑制环氧化酶（COX），减少 PG 合成
B. 抑制下丘脑体温调节中枢
C. 抑制各种致炎因子的合成
D. 药物对体温调节中枢的直接作用
E. 中和内毒素

88. 临床常选用对乙酰氨基酚治疗
A. 感冒发热

B. 急性痛风
C. 类风湿关节炎
D. 急性风湿热
E. 预防血栓形成

89. 长期应用可引起低血钾的降压药是
A. 利血平
B. 哌唑嗪
C. 硝苯吡啶
D. 氢氯噻嗪
E. 肼苯哒嗪

90. 氯沙坦的抗高血压机制是
A. 抑制肾素活性
B. 抑制血管紧张素转换酶活性
C. 抑制醛固酮的活性
D. 抑制血管紧张素Ⅰ的生成
E. 阻断血管紧张素受体

91. 有关硝苯地平降压时伴随状况的描述，下列哪项是正确的
A. 心率不变
B. 心排血量下降
C. 血浆肾素活性增高
D. 尿量增加
E. 肾血流量降低

92. 普萘洛尔抗心律失常的主要作用是
A. 治疗量的膜稳定作用
B. 扩张血管，减轻心脏负荷
C. 消除精神紧张
D. 加快心率和传导
E. 阻断心脏的 β 受体，降低自律性，减慢心率

93. 关于强心苷对心电图的影响，错误的是
A. Q-T 间期缩短
B. T 波幅度增大

C. P-P 间期延长

D. P-R 间期延长

E. ST 段降低呈鱼钩状

C. 拮抗维生素 K 的作用

D. 加速凝血因子 Ⅶa、Ⅸa 的灭活

E. 加速凝血因子 Xa、Ⅻa 的灭活

94. 利尿药抗心衰的作用机制是
    A. 只减轻前负荷
    B. 只减轻后负荷
    C. 既减轻前负荷又减轻后负荷
    D. 改善心脏泵血功能
    E. 正性肌力作用

99. 下列何种药物具有抑制胃酸分泌的作用
    A. 碳酸钙
    B. 三硅酸镁
    C. 氢氧化铝
    D. 西咪替丁
    E. 氢氧化镁

95. 某女，55岁。由于劳累、过度兴奋而突发心绞痛，请问服用下列哪种药效果好
    A. 口服硫酸奎尼丁
    B. 舌下含服硝酸甘油
    C. 注射盐酸利多卡因
    D. 口服盐酸普鲁卡因胺
    E. 注射苯妥英钠

100. 可以治疗胆绞痛的平喘药是
    A. 色甘酸钠
    B. 异丙肾上腺素
    C. 氨茶碱
    D. 沙丁胺醇
    E. 二丙酸氯地米松

96. 变异型心绞痛最好选用哪一种药物
    A. 普萘洛尔
    B. 吲哚洛尔
    C. 硝苯地平
    D. 硝酸异山梨酯
    E. 洛伐他汀

101. 患者，女，60岁。因全身关节疼痛，长期服用某药，昨日出现自发性骨折，导致该不良反应的药物
    A. 强的松
    B. 阿司匹林
    C. 消炎痛
    D. 保泰松
    E. 布洛芬

97. 对于应用甲氨蝶呤引起的巨幼红细胞性贫血，治疗时应选用
    A. 维生素 B_2
    B. 叶酸
    C. 叶酸+维生素 B
    D. 甲酰四氢叶酸钙
    E. 红细胞生成素

102. 下列可防止微血管病变的药物是
    A. 甲苯磺丁脲
    B. 氯磺丙脲
    C. 格列本脲
    D. 格列吡嗪
    E. 格列齐特

98. 香豆素类药物的作用机制是
    A. 加速凝血因子 Ⅱa 的灭活
    B. 激活抗凝血酶 Ⅲ

103. 吡格列酮的作用是
    A. 促进肝糖原合成
    B. 促进脂肪组织摄取葡萄糖

C. 增强靶组织对胰岛素的敏感性

D. 刺激胰岛 β 细胞释放胰岛素

E. 促进储存胰岛素释放

104. 抑制细菌二氢叶酸还原酶的药物是

A. 甲氧苄啶

B. 呋喃妥因

C. 氧氟沙星

D. 甲硝唑

E. 磺胺嘧啶

105. 治疗梅毒、钩端螺旋体病的首选药物是

A. 红霉素

B. 四环素

C. 氯霉素

D. 青霉素

E. 氟哌酸

106. 与青霉素 G 比较，红霉素的特点是

A. 属繁殖期杀菌剂

B. 抗菌效力强

C. 对绿脓杆菌感染有效

D. 对伤寒、副伤寒杆菌有效

E. 对抗药金黄色葡萄球菌感染有效

107. 对四环素不敏感的病原体是

A. 革兰阳性球菌

B. 结核杆菌

C. 革兰阴性菌

D. 肺炎支原体

E. 立克次体

108. 异烟肼与利福平合用治疗结核病，应定期检查

A. 心电图

B. 肾功能

C. 肝功能

D. 血象

E. 以上均非

109. 呕血呈暗红色，是由于

A. 在胃中停留时间长，被氧化

B. 是静脉血，非动脉血

C. 血红蛋白与胃酸结合而变性

D. 患者在缺氧情况下发生呕血

E. 血红蛋白与硫化物结合而变性

110. 肺炎链球菌肺炎的痰液特征是

A. 粉红色泡沫样痰

B. 鲜红色痰

C. 棕褐色痰

D. 铁锈色痰

E. 灰黄色痰

111. 患者26岁。近1个月来，以夜间咳嗽为主。痰中带血丝，伴低热，盗汗。应首先考虑的是

A. 肺结核

B. 支气管扩张

C. 肺癌

D. 风湿性心脏病（二尖瓣狭窄）

E. 急性肺水肿

112. 左心功能不全发生夜间阵发性呼吸困难的机制是

A. 通气功能障碍

B. 换气功能障碍

C. 呼吸中枢受抑制

D. 外周化学感受器调节紊乱

E. 酸中毒

113. 嘶哑样咳嗽，可见于

A. 急性喉炎

B. 声带疾患

C. 百日咳

D. 胸膜炎

E. 支气管扩张

114. 心功能不全肺淤血时，在痰中出现的是
A. 白细胞
B. 夏科－雷登结晶体
C. 上皮细胞
D. 色素细胞
E. 杜什曼螺旋体

115. 夜间咳嗽、咳痰比较明显者多见于
A. 肺炎
B. 肺结核
C. 喉炎
D. 肺癌
E. 胸膜炎

116. 下列除哪项外，均可引起阻塞性黄疸
A. 疟疾
B. 胆管癌
C. 胰头癌
D. 胆道蛔虫症
E. 总胆管结石

117. 流行性出血热患者全身各组织器官都可有充血、出血、变性、坏死，表现最为明显的器官是
A. 心
B. 肺
C. 肾
D. 脑垂体
E. 胃肠

118. 下列各项，不支持流行性脑脊髓膜炎诊断的脑脊液检查是
A. 外观混浊呈脓性
B. 蛋白质含量高
C. 细胞数 $< 0.5 \times 10^6$/L，以单核细胞为主
D. 糖含量明显减少
E. 氯化物含量减少

119. 下列不支持艾滋病诊断的是
A. 咽念珠菌感染
B. 持续发热
C. 头痛，进行性痴呆
D. 皮肤黏膜出血
E. 慢性腹泻

120. 乙型脑炎（简称乙脑）的主要传染源是
A. 猪
B. 乙脑病毒携带者
C. 乙脑患者
D. 蚊虫
E. 野鼠

121. 艾滋病患者肺部机会性感染最常见的病原体是
A. 白色念珠菌
B. 结核杆菌
C. 疱疹病毒
D. 巨细胞病毒
E. 肺孢子菌

122. 伤寒患者出现玫瑰疹，多见于
A. 潜伏期
B. 发热初期
C. 极期
D. 缓解期
E. 恢复期

123. 普通型流脑临床特征性体征是皮肤
A. 瘀点或瘀斑
B. 水疱
C. 黑痂

D. 斑丘疹

E. 脓肿

124. 目前认为志贺菌致病必须具备的条件是

A. 过度劳累

B. 暴饮暴食

C. 细菌变异性

D. 痢疾杆菌对肠黏膜上皮细胞的侵袭力

E. 发病季节

125. 下列不属急性重型肝炎典型表现的是

A. 黄疸迅速加深

B. 出血倾向明显

C. 肝肿大

D. 出现烦躁、谵妄等神经系统症状

E. 急性肾功能不全

126. 患儿近日常感无力，精神萎靡，食欲不佳，并诉右上腹隐痛。检查：面色黄，肝于肋缘下3cm可触及，有压痛。实验室检查：尿胆红素（+），尿胆原（+）。应首先考虑的是

A. 蚕豆病

B. 胃炎

C. 胆道蛔虫症

D. 急性病毒性肝炎

E. 胆结石

127. 某患者由印度尼西亚入境后2天，频繁腹泻，无腹痛及里急后重，伴有呕吐。最重要的检查是

A. 血常规

B. 尿常规

C. 电解质

D. 泻吐物悬滴检查

E. 以上均非

128. 血小板减少，常见于

A. 脾切除术后

B. 急性胃出血后

C. 急性溶血后

D. 急性白血病

E. 以上均非

129. 在使用辅助检查手段时，不适宜的是

A. 认真严格地掌握适应证

B. 可以广泛积极地依赖各种辅助检查

C. 有利于提高医生诊治疾病的能力

D. 必要检查能尽早确定诊断和进行治疗

E. 应从患者的利益出发决定该做的项目

130. 1976年美国学者提出的医患关系基本模式是

A. 主动－被动型，互相－合作型，平等参与型

B. 主动－合作型，相互－指导型，共同参与型

C. 主动－配合型，指导－合作型，共同参与型

D. 主动－被动型，指导－合作型，共同参与型

E. 主动－被动型，共同参与型，父权主义型

B 型题

答题说明

以下提供若干组考题，每组考题共用在考题前列出的 A、B、C、D、E 五个备选答案。请从中选择一个与问题关系最密切的答案，并在答题卡上将相应题号的相应字母所属方框涂黑。每个备选答案可能被选择一次、多次或不被选择。

（131～132 题共用备选答案）

A. 急性发热
B. 黄疸
C. 呕吐
D. 腹泻
E. 血便

131. 肠梗阻可见腹痛，并伴有
132. 肠套叠可见腹痛，并伴有

（133～134 题共用备选答案）

A. 癔病
B. 破伤风
C. 脑血管疾病
D. 中毒性痢疾
E. 菌膜炎

133. 抽搐伴高血压，肢体瘫痪，见于
134. 抽搐伴苦笑面容，见于

（135～136 题共用备选答案）

A. 指关节梭状畸形
B. 杵状指
C. 匙状甲
D. 浮髌现象
E. 肢端肥大

135. 支气管扩张，常表现为
136. 类风湿关节炎，常表现为

（137～138 题共用备选答案）

A. 红细胞管型
B. 白细胞管型
C. 上皮细胞管型
D. 透明管型
E. 蜡样管型

137. 正常人尿中可以偶见的管型是
138. 主要见于肾盂肾炎的管型是

（139～140 题共用备选答案）

A. 医疗事故损害后果与患者原有疾病状况之间的关系
B. 患者的经济状况
C. 患者亲友在纠纷处理过程中的态度
D. 无过错输血感染造成的不良后果
E. 医患双方协商解决

139. 医疗事故赔偿确定具体赔偿数额，应当考虑的因素是
140. 对发生医疗事故的赔偿等民事责任争议问题进行处理时，可以考虑的方式是

（141～142 题共用备选答案）

A. 医学关系中的主体在道义上应享有的权利和利益
B. 医学关系中的主体在道义上应履行的职责和使命
C. 医学关系中的主体对应尽义务的自我认识和自我评价的能力
D. 医学关系中的主体因履行道德职责受到褒奖而产生的自我赞赏
E. 医学关系中的主体在医疗活动中对自己和他人关系的内心体验和感受

141. 作为医学伦理学基本范畴的良心是指
142. 作为医学伦理学基本范畴的情感是指

（143～144题共用备选答案）
A. 后马托品
B. 托吡卡胺
C. 普鲁本辛
D. 山莨菪碱
E. 东莨菪碱

143. 治疗晕动病，应选用
144. 治疗感染中毒性休克，应选用

（145～146题共用备选答案）
A. 曲马朵
B. 罗通定
C. 哌替啶
D. 吗啡
E. 纳洛酮

145. 与氯丙嗪、异丙嗪合用组成冬眠合剂的药物是
146. 止泻效果明显的药物是

（147～148题共用备选答案）
A. 维拉帕米
B. 胺碘酮
C. 美西律
D. 普鲁卡因胺
E. 苯妥英钠

147. 治疗强心苷中毒所致的心律失常，应首选的是
148. 治疗冠心病并发阵发性室性心动过速，应首选的是

（149～150题共用备选答案）
A. 呼吸困难
B. 呕吐
C. 腰痛
D. 肌肉震颤
E. 腹泻

149. 属呼吸系统疾病问诊内容的是
150. 属循环系统疾病问诊内容的是

试卷标识码：

中西医结合执业医师资格考试
最后成功四套胜卷（二）

（医学综合考试部分）

第一单元

考生姓名：_____

准考证号：_____

考　　点：_____

考　场　号：_____

A1 型题

答题说明

每一道考试题下面有 A、B、C、D、E 五个备选答案。请从中选择一个最佳答案，并在答题卡上将相应题号的相应字母所属的方框涂黑。

1. 感冒的治疗，可分别采用辛温解表或辛凉解表，此属于
   A. 辨病论治
   B. 因人制宜
   C. 同病异治
   D. 异病同治
   E. 对症论治

2. 以昼夜分阴阳，后半夜为
   A. 阴中之阳
   B. 阳中之阴
   C. 阳中之阳
   D. 阴中之阴
   E. 阴中之至阴

3. "阴阳离决，精气乃绝"所反映的阴阳关系是
   A. 对立制约
   B. 互根互用
   C. 相互交感
   D. 消长平衡
   E. 相互转化

4. "壮水之主，以制阳光"的治法，最适于治疗的是
   A. 阴盛则寒之证
   B. 阴虚则热之证
   C. 阴盛伤阳之证
   D. 阴损及阳之证
   E. 阳损及阴之证

5. 下列关于五行生克规律的表述，正确的是
   A. 木为土之所胜

   B. 木为水之子
   C. 火为土之子
   D. 水为火之所胜
   E. 金为木之所胜

6. 见肝之病，知肝传脾的病机传变是
   A. 木克土
   B. 木乘土
   C. 土侮木
   D. 母病及子
   E. 子病犯母

7. 肺主气的功能取决于
   A. 司呼吸
   B. 宗气的生成
   C. 全身气机的调节
   D. 朝百脉
   E. 主治节

8. 下列哪项不是脾的生理功能
   A. 水谷的受纳和腐熟
   B. 水谷精微的转输
   C. 水液的吸收和转输
   D. 脏器位置的维系
   E. 血液的统摄

9. 具有"喜燥恶湿"特性的脏腑是
   A. 肝
   B. 脾
   C. 胃
   D. 肾
   E. 肺

10. 肾中精气的主要生理功能是
    A. 促进机体的生长发育
    B. 促进生殖机能的成熟
    C. 主生长发育和生殖
    D. 化生血液的物质基础
    E. 人体生命活动的根本

11. 下列各项，与肾中精气生理功能关系不密切的是
    A. 促进机体的生长发育
    B. 促进水液代谢
    C. 促进生殖机能的成熟
    D. 主生长发育和生殖
    E. 人体生命活动的根本

12. 下列各脏中，其生理特性以升为主的是
    A. 肺与脾
    B. 肺与肝
    C. 肝与肾
    D. 心与肾
    E. 肝与脾

13. 与水液代谢关系最密切的脏腑是
    A. 脾胃肝
    B. 肝胆肾
    C. 肝肺脾
    D. 肺肾脾
    E. 心肾肺

14. 具有喜润恶燥特性的脏腑是
    A. 肝
    B. 肺
    C. 脾
    D. 胃
    E. 大肠

15. 被称为"决渎之官"的是
    A. 胆
    B. 胃
    C. 三焦
    D. 小肠
    E. 膀胱

16. 元气耗损和功能减退，脏腑功能低下，抗病能力下降的病机是
    A. 气虚
    B. 气脱
    C. 血虚
    D. 津亏
    E. 气陷

17. 手三阳经的走向为
    A. 从头走足
    B. 从足走腹
    C. 从胸走手
    D. 从手走头
    E. 从手走足

18. 在奇经八脉中，其循行多次与手、足三阳经及阳维脉交会的是
    A. 冲脉
    B. 任脉
    C. 督脉
    D. 阴维脉
    E. 阳跷脉

19. 最易导致疼痛的外邪是
    A. 风
    B. 寒
    C. 暑
    D. 燥
    E. 湿

20. 六淫邪气中，具有"阻遏气机"特点的是
    A. 风

B. 暑

C. 湿

D. 寒

E. 火

21. 患者关节疼痛重着，四肢酸困沉重，头重如裹，其病因是

    A. 风邪

    B. 寒邪

    C. 暑邪

    D. 湿邪

    E. 痰饮

22. 《素问·五脏生成》说：多食甘，则

    A. 肉胝䐢而唇揭

    B. 骨痛而发落

    C. 筋急而爪枯

    D. 脉凝泣而变色

    E. 皮槁而毛拔

23. 患者胃肠热盛，大便秘结，腹满硬痛而拒按，潮热，神昏谵语，但又兼见面色苍白，四肢厥冷，精神委顿。其病机是

    A. 虚中夹实

    B. 真实假虚

    C. 由实转虚

    D. 真虚假实

    E. 实中夹虚

24. 自汗、盗汗并见，其病机是

    A. 精血亏虚

    B. 阴阳两虚

    C. 阳气不足

    D. 津液不足

    E. 以上均非

25. 《素问·四气调神大论》中"春夏养阳，秋冬养阴"的观点是

A. 春夏顺其生长之气即养生养长，秋冬顺其收藏之气即养收养藏

B. 阳为阴之根，阴为阳之基

C. 春夏阳盛于外而养其内虚之阳，秋冬阴盛于外而养内虚之阴

D. 春夏顺其阳气，秋冬顺其阴气

E. 春夏阳盛，故食寒凉以制其亢阳，秋冬阴盛，故宜食热以抑其盛阳

26. 《素问·经脉别论》指出："食气入胃，浊气归心"，其中"浊气"是指

    A. 饮食水谷

    B. 食物残渣

    C. 水谷之悍气

    D. 宗气

    E. 谷食之气中的稠厚部分

27. 《素问·举痛论》曰："余知百病生于气也。"其认为产生各种疾病的基本病机是

    A. 正气虚

    B. 气机逆乱

    C. 邪气盛

    D. 心气不足

    E. 以上均对

28. 据《素问·痹论》所述，下列哪一症状与肝痹无关

    A. 夜卧则惊

    B. 多饮

    C. 小便频数

    D. 腹胀大，如怀妊之状

    E. 色苍黄

29. 据《灵枢·决气》篇，精脱的主要表现是

    A. 目不明

    B. 头晕目眩

    C. 耳数鸣

D. 耳聋
E. 腰膝酸软

30. 患儿,男,5岁,身热不恶寒,利下黄色稀水,势急臭秽,灼肛,心烦,口渴,喘而汗出,尿赤,苔黄,脉滑数。应以哪方为主
    A. 黄连汤
    B. 葛根芩连汤
    C. 葛根汤
    D. 白头翁汤
    E. 以上都不是

31. 太阳蓄水证的"消渴""烦渴"机理为
    A. 燥热伤津,邪热扰心
    B. 津液大伤难以上润
    C. 水饮初化,邪气欲解之兆
    D. 膀胱气化不利,津液不能上濡
    E. 温解过度,津液受损

32. 患者症见高热不退,汗出不止,烦渴不解,时时恶风,气短神疲,微喘鼻扇,舌苔黄燥,脉浮芤。选方最宜
    A. 白虎汤
    B. 白虎加人参汤
    C. 生脉散
    D. 麦门冬汤
    E. 以上均不是

33. 阳明经证谵语,机理为
    A. 燥热阻结胃肠,肠腑浊热攻冲,心神被扰
    B. 阳明热盛,充斥内外,热扰神明
    C. 相火夹胃热上蒸,心神被扰
    D. 阳明血热,热入血室,血热上扰心神
    E. 火逆证邪热入胃

34. 患者见恶寒较甚,发热,头痛无汗,舌淡苔薄白,脉沉。选方最宜
    A. 桂枝汤
    B. 麻黄汤
    C. 麻黄附子细辛汤
    D. 葛根汤
    E. 桂枝加桂汤

35. 患者近日症见发热,口渴欲饮水,下痢脓血,腹痛,里急后重,肛门灼热,小便短赤,舌红苔黄,脉滑数。选方最宜
    A. 黄芩汤
    B. 葛根芩连汤
    C. 白头翁汤
    D. 桃花汤
    E. 真人养脏汤

36. 中风邪入腑的特征为
    A. 半身不遂
    B. 但臂不遂
    C. 即不识人
    D. 口吐涎
    E. 舌即难言

37. 病者腹满,发热十日,脉浮而数,饮食如故,宜选用
    A. 厚朴七物汤
    B. 大柴胡汤
    C. 厚朴三物汤
    D. 大承气汤
    E. 大黄附子汤

38. 患者症见心下痞满,呕吐,肠鸣泄泻,选方最宜
    A. 半夏泻心汤
    B. 生姜半夏汤
    C. 黄芩加半夏生姜汤
    D. 桃花汤
    E. 半夏干姜散

39. 叶天士云"两阳相助"中"两阳"指
    A. 阳明与少阳
    B. 太阳与阳明
    C. 太阳与少阳
    D. 风邪与热邪
    E. 风邪与暑邪

40. 温病战汗的表现多为
    A. 壮热，烦渴，脉洪大伴大汗出
    B. 气短神疲，舌红无津伴大汗淋漓
    C. 肢厥面白，脉微舌淡伴冷汗淋漓
    D. 全身战栗，肢冷脉伏，继而全身大汗
    E. 时有汗出，汗出热减，继而复热

41. "太阴温病……若吐粉红血水者，死不治；血从上溢，脉七八至以上，面反黑者，死不治"选方宜
    A. 银翘散合清营汤
    B. 犀角地黄汤合银翘散
    C. 清络饮合银翘散
    D. 清营汤合犀角地黄汤
    E. 犀角地黄汤合黄连阿胶汤

42. 患者温病后期症见身热面赤，口干舌燥，齿黑唇裂，脉沉实，脉虚大，手足心热甚于手足背，选方最宜
    A. 猪苓汤
    B. 加减复脉汤
    C. 麦门冬汤
    D. 生脉散
    E. 白虎加人参汤

43. 假神的病机是
    A. 气血不足，精神亏损
    B. 机体阴阳严重失调
    C. 脏腑虚衰，功能低下
    D. 精气衰竭，虚阳外越
    E. 阴盛于内，格阳于外

44. 湿热熏蒸的面色是
    A. 黄而鲜明
    B. 黄如烟熏
    C. 苍黄
    D. 淡黄消瘦
    E. 淡黄浮肿

45. 疹的主要特点是
    A. 色深红或青紫
    B. 平铺于皮肤
    C. 抚之碍手
    D. 压之不退色
    E. 点大成片

46. 阳虚湿盛的舌象是
    A. 舌红苔白滑
    B. 舌淡嫩苔白滑
    C. 舌边红苔黑润
    D. 舌红瘦苔黑
    E. 舌绛苔黏腻

47. 患儿，3岁。形体消瘦，面色不华，山根青筋显露，容易感冒，腹泻，食欲不佳，舌淡红，其舌苔应见
    A. 白厚
    B. 薄白
    C. 黄腻
    D. 花剥
    E. 白腻

48. 咳声如犬吠样，可见于
    A. 百日咳
    B. 白喉
    C. 感冒
    D. 肺痨
    E. 肺痿

49. 独语、错语的共同病因是

A. 风痰阻络
B. 热扰心神
C. 心气大伤
D. 心气不足
E. 痰火扰心

A. 阴虚内热
B. 阴损及阳
C. 阴虚阳亢
D. 阳损及阴
E. 阴虚火旺

50. 下列除哪项外，均有脉率快的特点
   A. 数
   B. 促
   C. 滑
   D. 疾
   E. 动

55. 患者面色苍白，时而泛红如妆，其证型是
   A. 实热内炽
   B. 阴虚火旺
   C. 肝胆湿热
   D. 真寒假热
   E. 真热假寒

51. 在脉象上濡脉与弱脉的主要区别是
   A. 节律
   B. 至数
   C. 脉力
   D. 脉位
   E. 流利度

56. 舌红绛而光者，属
   A. 阴虚
   B. 气虚
   C. 血虚
   D. 气阴两虚
   E. 水涸火炎

52. 下列各项，不属于弦脉所主的病证是
   A. 肝郁
   B. 胃热
   C. 诸痛
   D. 痰饮
   E. 疟疾

57. 下列哪项不是阴水证的临床表现
   A. 水肿先从下肢肿起
   B. 下半身肿痛
   C. 腰酸肢冷
   D. 水肿皮薄光亮
   E. 起病缓，病程长

53. 下列除哪项外，均为里实热证的表现
   A. 身发高热
   B. 两颧娇红
   C. 口渴饮冷
   D. 热汗不止
   E. 脉象洪数

58. 患儿，22天。面目皮肤发黄20天，色泽鲜明如橘皮，精神疲倦，不欲吮乳。尿黄便秘，舌红苔黄。其证候是
   A. 肝失疏泄
   B. 瘀积发黄
   C. 寒湿阻滞
   D. 湿热熏蒸
   E. 胆道不利

54. 患者，男，40岁。素有高血压病史，现眩晕耳鸣，面红头胀，腰膝酸软，失眠多梦，时有遗精或性欲亢进，舌红，脉沉弦细。其病机是

59. 患者，女，53岁。腹中可扪及积块，软

而不坚，固着不移，胀痛并见，脉弦。
其证候是
A. 肝气郁滞
B. 瘀血内结
C. 气滞血阻
D. 气滞痰阻
E. 气虚血瘀

60. 患者曾发高热，热退而见口鼻、皮肤干燥，形瘦，目陷，唇舌干燥，舌紫绛边有瘀斑、瘀点。其病机是
A. 津液不足
B. 津亏血瘀
C. 津枯血燥
D. 津停气阻
E. 气阴两亏

61. 脏腑湿热证的共同特点是
A. 黄疸
B. 腹痛
C. 腹泻
D. 舌苔黄腻
E. 头胀重

62. 患者，男，54岁。咳嗽气粗，痰多痰黄，面赤身热，口干欲饮，舌红苔黄，脉滑数。其证候是
A. 痰热郁肺
B. 肺阴亏耗
C. 风燥伤肺
D. 风热犯肺
E. 风寒袭肺

63. 患者眩晕耳鸣，头目胀痛，面红目赤，急躁易怒，腰膝酸软，头重足轻，舌红，脉弦细数。其证候是
A. 肝火上炎
B. 肝阳上亢

C. 肝阴不足
D. 肝气郁结
E. 肝阳化风

64. 患者，男，45岁。心烦不寐，眩晕耳鸣健忘，腰酸梦遗，舌红少津，脉细数。其病变所在脏腑为
A. 心
B. 肾
C. 肝
D. 心、肾
E. 肝、胃

65. 患者，男，65岁。眩晕，耳鸣如蝉，健忘失眠，胁痛，腰膝酸痛，盗汗，舌红少苔，脉细数。其证候是
A. 肾精不足
B. 肾阴虚
C. 肝阴虚
D. 肝肾阴虚
E. 肾气虚衰

66. 能缓和拘急疼痛的药物大多具有的药味是
A. 苦味
B. 咸味
C. 辛味
D. 甘味
E. 酸味

67. 干姜配伍附子，可降低附子的毒性，属于
A. 相须
B. 相使
C. 相畏
D. 相杀
E. 相反

68. 下列各组药物中，属于配伍禁忌的是
    A. 巴豆与牵牛
    B. 丁香与三棱
    C. 牙硝与郁金
    D. 官桂与五灵脂
    E. 人参与石脂

69. 下列药物入汤剂宜包煎的是
    A. 茯苓
    B. 滑石
    C. 地肤子
    D. 泽泻
    E. 茵陈蒿

70. 具有散风寒、通鼻窍功效的药物是
    A. 桂枝
    B. 生姜
    C. 防风
    D. 辛夷
    E. 紫苏

71. 功能祛风散寒止痛，善治颠顶头痛的药物是
    A. 白芷
    B. 藁本
    C. 细辛
    D. 吴茱萸
    E. 苍耳子

72. 薄荷、牛蒡子除均可疏散风热外，还具有的功效是
    A. 利咽透疹
    B. 宣肺祛痰
    C. 明目退翳
    D. 息风止痉
    E. 疏肝理气

73. 石膏的性味是
    A. 辛苦大寒
    B. 辛咸大寒
    C. 辛酸大寒
    D. 辛甘大寒
    E. 甘淡大寒

74. 肺热壅盛，喘促气急，治疗宜与平喘药配伍的是
    A. 栀子
    B. 芦根
    C. 石膏
    D. 夏枯草
    E. 淡竹叶

75. 胃火炽盛，消谷善饥，烦渴多饮者，治疗宜选用
    A. 黄柏
    B. 栀子
    C. 黄连
    D. 黄芩
    E. 苦参

76. 患者，女，30岁。产后5天，右侧乳房红肿胀痛，触摸到硬块，大便如常，小便色黄。治疗应首选
    A. 大青叶
    B. 蒲公英
    C. 淡竹叶
    D. 栀子
    E. 知母

77. 具有凉血解毒功效的药物是
    A. 大黄
    B. 芒硝
    C. 芦荟
    D. 火麻仁
    E. 桃仁

78. 具有消肿散结功效的药物是
    A. 芫花

B. 巴豆
C. 甘遂
D. 牵牛子
E. 芦荟

79. 五加皮具有的功效是
   A. 通便
   B. 利尿
   C. 凉血
   D. 安胎
   E. 和胃

80. 砂仁具有的功效是
   A. 温肝
   B. 暖肾
   C. 温肺
   D. 温中
   E. 回阳

81. 利水渗湿作用较强，治疗水湿停滞所致小便不利、水肿、泄泻、带下，宜首选
   A. 石韦
   B. 滑石
   C. 萆薢
   D. 木通
   E. 猪苓

82. 具有清热利湿功效的药物是
   A. 丹参
   B. 牛膝
   C. 苏木
   D. 姜黄
   E. 虎杖

83. 具有补火助阳功效的药物是
   A. 附子
   B. 干姜
   C. 细辛
   D. 花椒

E. 高良姜

84. 小茴香善于治疗的是
   A. 亡阳厥逆
   B. 厥阴头痛
   C. 寒饮咳喘
   D. 虚阳上浮
   E. 寒疝腹痛

85. 性微寒的行气药是
   A. 木香
   B. 香附
   C. 沉香
   D. 薤白
   E. 枳实

86. 具有行气调中止痛功效的药物是
   A. 柿蒂
   B. 木香
   C. 香附
   D. 乌药
   E. 薤白

87. 既能消食化积，又能降气化痰的药物是
   A. 山楂
   B. 神曲
   C. 莱菔子
   D. 麦芽
   E. 谷芽

88. 小蓟具有的功效是
   A. 解毒消痈
   B. 收湿敛疮
   C. 消肿排脓
   D. 化腐生肌
   E. 燥湿止痒

89. 患者小便短数，灼热刺痛，尿色黄赤，舌苔黄腻，脉数。治疗应选用

A. 大蓟

B. 地榆

C. 槐花

D. 白茅根

E. 侧柏叶

90. 具有活血止痛，行气解郁，凉血清心功效的药物是

A. 川芎

B. 丹参

C. 延胡索

D. 姜黄

E. 郁金

91. 具有利尿通淋功效的药物是

A. 川芎

B. 丹参

C. 郁金

D. 桃仁

E. 牛膝

92. 半夏、天南星均具有的功效是

A. 祛风止痉

B. 消痞散结

C. 降逆止呕

D. 燥湿化痰

E. 利气通络

93. 治疗外感风热，咳嗽痰多，咽痛音哑，胸闷不舒者应首选

A. 百部

B. 川贝母

C. 桔梗

D. 杏仁

E. 旋覆花

94. 百部的主要功效是

A. 化痰

B. 止咳

C. 平喘

D. 清肺

E. 泻肺

95. 患者自幼患有痫证，近期发作较频，并见心神不安，心悸，失眠，健忘，舌淡白，脉滑。治疗应选用

A. 竹茹

B. 茯苓

C. 琥珀

D. 党参

E. 远志

96. 下列除哪项外，均是治疗慢惊风的药物

A. 羚羊角

B. 白僵蚕

C. 全蝎

D. 蜈蚣

E. 天麻

97. 下列不具有开窍功效的药物是

A. 苏合香

B. 冰片

C. 琥珀

D. 牛黄

E. 远志

98. 下列剂型中没有固定剂型的是

A. 酒剂

B. 锭剂

C. 茶剂

D. 丹剂

E. 散剂

99. 九味羌活汤的组成药物中含有

A. 白芍药

B. 山茱萸

C. 生地黄

D. 麦门冬

E. 枸杞子

100. 败毒散的组成药物中不包括
    A. 柴胡、前胡
    B. 羌活、独活
    C. 桔梗、枳壳
    D. 人参、甘草
    E. 当归、芍药

101. 舟车丸的功用是
    A. 化瘀行水
    B. 行气逐水
    C. 攻逐水饮
    D. 温阳化饮
    E. 健脾利水

102. 由逍遥散变化为黑逍遥散，属于
    A. 药味加减的变化
    B. 药量增减的变化
    C. 剂型更换的变化
    D. 药味加减和药量增减变化的联合运用
    E. 药量增减和剂型更换变化的联合运用

103. 下列具有疏风散邪，清热解毒功用的方剂是
    A. 黄连解毒汤
    B. 普济消毒饮
    C. 清瘟败毒饮
    D. 青蒿鳖甲汤
    E. 龙胆泻肝汤

104. 具有解毒消痈，化痰散结，活血祛瘀功用的方剂是
    A. 四妙勇安汤
    B. 犀黄丸
    C. 仙方活命饮
    D. 大黄牡丹汤
    E. 苇茎汤

105. 具有解表清里功用的方剂是
    A. 葛根黄芩黄连汤
    B. 麻黄杏仁甘草石膏汤
    C. 凉膈散
    D. 小柴胡汤
    E. 竹叶石膏汤

106. 理中丸除温中祛寒外，还具有的功用是
    A. 和中缓急
    B. 和胃止呕
    C. 降逆止痛
    D. 养血通脉
    E. 补气健脾

107. 下列各项，不属理中丸主治范围的是
    A. 阳虚失血证
    B. 脾胃虚寒之腹痛
    C. 中焦虚寒之小儿慢惊风
    D. 肝胃虚寒之胃脘痛
    E. 脾胃虚寒之胸痹

108. 下列方剂组成药物中，不含有附子的是
    A. 实脾散
    B. 真武汤
    C. 乌梅丸
    D. 温脾汤
    E. 阳和汤

109. 参苓白术散中具有芳香醒脾之功的药物是
    A. 桔梗
    B. 砂仁
    C. 藿香
    D. 佩兰
    E. 厚朴

110. 归脾汤除益气补血外，还具有的功用是
    A. 健脾养心
    B. 补血调血
    C. 敛阴止汗

D. 滋阴复脉

E. 益阴降火

111. 左归丸与一贯煎相同的功用是

A. 滋阴

B. 疏肝

C. 补脾

D. 降火

E. 益气

112. 肾气丸中配伍少量桂枝、附子的主要用意是

A. 温肾暖脾，以助阳气

B. 温肾助阳，散寒通脉

C. 温补肾阳，少火生气

D. 温补脾阳，化气行水

E. 补阳益精，温肾纳气

113. 主治久泻、久痢属寒热错杂、正气虚弱的方剂是

A. 乌梅丸

B. 四神丸

C. 枳实消痞丸

D. 真人养脏汤

E. 半夏泻心汤

114. 天王补心丹与朱砂安神丸组成中均含有的药物有

A. 酸枣仁

B. 炙甘草

C. 玄参

D. 黄柏

E. 生地黄

115. 天王补心丹中敛心气而安神的药物是

A. 丹参、五味子

B. 茯苓、五味子

C. 远志、五味子

D. 人参、五味子

E. 酸枣仁、五味子

116. 越鞠丸中以行气为主的药物是

A. 木香

B. 沉香

C. 香附

D. 枳壳

E. 厚朴

117. 苏子降气汤组成中不包含的药物是

A. 当归

B. 肉桂

C. 前胡

D. 厚朴

E. 葶苈子

118. 生化汤除活血化瘀止痛外，还具有的功用是

A. 祛风

B. 温经

C. 行气

D. 疏肝

E. 除湿

119. 组成药物中含有蒲黄、五灵脂的方剂是

A. 血府逐瘀汤

B. 通窍活血汤

C. 膈下逐瘀汤

D. 少腹逐瘀汤

E. 身痛逐瘀汤

120. 下列方剂组成药物中含有石膏与知母的是

A. 大定风珠

B. 消风散

C. 川芎茶调散

D. 地黄饮子

E. 羚角钩藤汤

B 型题

答题说明

以下提供若干组考题，每组考题共用在考题前列出的 A、B、C、D、E 五个备选答案。请从中选择一个与问题关系最密切的答案，并在答题卡上将相应题号的相应字母所属方框涂黑。每个备选答案可能被选择一次、多次或不被选择。

（121～122 题共用备选答案）

A. 母病及子
B. 子病及母
C. 相乘传变
D. 相侮传变
E. 母子同病

121. 脾病及肾，体现的关系是
122. 土壅木郁，体现的关系是

（123～124 题共用备选答案）

A. 泻南补北
B. 扶土抑木
C. 滋水涵木
D. 培土生金
E. 佐金平木

123. 心肾不交的治法是
124. 肝阳上亢的治法是

（125～126 题共用备选答案）

A. 气滞血瘀
B. 气不摄血
C. 气随血脱
D. 气血两虚
E. 气血失和

125. 肝病日久，两胁胀满疼痛，并见舌质瘀斑、瘀点。其病机是
126. 产后大出血，继则冷汗淋漓，甚则晕厥。其病机是

（127～128 题共用备选答案）

A. 怒则气上
B. 悲则气消
C. 喜则气缓
D. 思则气结
E. 恐则气下

127. 患者因受精神刺激突发二便失禁，遗精。其病机是
128. 患者因受精神刺激而气逆喘息，面红目赤，呕血，昏厥猝倒。其病机是

（129～130 题共用备选答案）

A. 热因热用
B. 寒因寒用
C. 通因通用
D. 塞因塞用
E. 寒者热之

129. 适用于热结旁流的治则是
130. 适用于真寒假热的治则是

（131～132 题共用备选答案）

A. 显于风关
B. 达于气关
C. 达于命关
D. 透关射甲
E. 未超风关

131. 邪入脏腑，病情严重者，指纹的表现是
132. 病情凶险者，指纹的表现是

（133～134 题共用备选答案）

A. 王孟英
B. 吴鞠通
C. 叶天士
D. 陈平伯
E. 薛生白

133. 提出"大凡看法，卫之后方言气，营之后方言血"卫气营血证候传变规律的温

病学家是

134. 提出"肺病逆传，则为心包；上焦病不治，则传中焦，胃与脾也；中焦病不治即传下焦，肝与肾也。始上焦，终下焦"的温病学家是

（135～136题共用备选答案）
 A. 大黄
 B. 芦荟
 C. 番泻叶
 D. 甘遂
 E. 大戟

135. 治疗烧烫伤，应选用
136. 治疗热淋涩痛，应选用

（137～138题共用备选答案）
 A. 泽泻
 B. 滑石
 C. 茵陈
 D. 萆薢
 E. 地肤子

137. 具有利湿祛浊，祛风除痹功效的药物是
138. 具有利湿退黄，解毒疗疮功效的药物是

（139～140题共用备选答案）
 A. 寒湿痹痛
 B. 胸痹心痛
 C. 热毒血痢
 D. 寒饮咳喘
 E. 寒疝腹痛

139. 吴茱萸的主治病证是
140. 薤白的主治病证是

（141～142题共用备选答案）
 A. 旋覆花
 B. 款冬花
 C. 紫菀
 D. 白芥子
 E. 杏仁

141. 有小毒，婴幼儿应慎用的药物是
142. 性温燥，阴虚燥咳者不宜的药物是

（143～144题共用备选答案）
 A. 祛寒除湿
 B. 祛风止痒
 C. 益肝明目
 D. 活血止痛
 E. 温脾止泻

143. 补骨脂具有的功效是
144. 仙茅具有的功效是

（145～146题共用备选答案）
 A. 大便稀溏
 B. 腰膝酸软
 C. 小便频数
 D. 久痢赤白
 E. 手足厥逆

145. 大黄附子汤的主治证候中有
146. 麻子仁丸的主治证候中有

（147～148题共用备选答案）
 A. 茯苓
 B. 附子
 C. 白术
 D. 甘草
 E. 人参

147. 生脉散与四君子汤的组成中均含有的药物是
148. 四逆散与四逆汤的组成中均含有的药物是

（149～150题共用备选答案）
 A. 温中补虚，理气健脾
 B. 温中补虚，和里缓急
 C. 温中补虚，降逆止痛
 D. 温中补虚，降逆止呕
 E. 温中补虚，散寒止痛

149. 大建中汤的功用是
150. 吴茱萸汤的功用是

试卷标识码：

中西医结合执业医师资格考试
最后成功四套胜卷（二）

（医学综合考试部分）

第二单元

考生姓名：＿＿＿＿＿＿

准考证号：＿＿＿＿＿＿

考　　点：＿＿＿＿＿＿

考 场 号：＿＿＿＿＿＿

A1 型题

答题说明

每一道考试题下面有 A、B、C、D、E 五个备选答案。请从中选择一个最佳答案，并在答题卡上将相应题号的相应字母所属的方框涂黑。

1. 下列关于一氧化碳叙述错误的是
   A. 是一种无色、无臭、无味的气体
   B. 与血红蛋白结合能力远强于氧气
   C. 早期查血可以查到碳氧血红蛋白明显降低
   D. 可引起机体组织缺氧
   E. 中毒患者皮肤黏膜出现樱桃红色

2. 胃炎脾胃湿热证治疗原则为
   A. 疏肝和胃
   B. 益气健脾，清利湿热
   C. 温中健脾
   D. 滋阴养胃
   E. 清化湿热，理气和胃

3. 下列哪项不是阳水证的临床表现
   A. 起病急，病程短
   B. 水肿先从头面肿起
   C. 上半身肿甚
   D. 水肿皮薄光亮
   E. 肢冷，腰酸痛

4. 患者，男，52岁。患支气管哮喘20年，冠心病6年。5月1日游园时突感咽痒，胸闷憋气，很快出现呼吸困难而急诊。查体：端坐呼吸，口唇发绀，桶状胸廓，心率108次/分，肺动脉瓣第二心音大于主动脉瓣第二心音，双肺满布哮鸣音，舌暗红，苔薄黄，脉弦滑。其诊断是
   A. 实喘
   B. 虚喘
   C. 热哮
   D. 寒哮

   E. 以上均非

5. 肺炎患者神昏谵语，舌謇肢厥，其证型是
   A. 邪犯肺卫证
   B. 痰热壅肺证
   C. 热闭心神证
   D. 阴竭阳脱证
   E. 正虚邪恋证

6. 患者，女，22岁。恶寒、高热、咳嗽、胸痛1天入院。检查：血压85/50mmHg（11.4/6kPa），脉搏100次/分，X线胸片示右上肺大片片状阴影，呈肺段分布，白细胞21×10^9/L。其诊断是
   A. 休克型肺炎
   B. 病毒性肺炎
   C. 支原体肺炎
   D. 肺炎链球菌肺炎
   E. 肺脓肿

7. 患者患支原体肺炎，症见：高热烦渴，咳喘胸痛，咳黄痰带血，舌红苔黄腻，脉滑数。其证型是
   A. 邪犯肺卫证
   B. 痰热壅肺证
   C. 热闭心神证
   D. 阴竭阳脱证
   E. 正虚邪恋证

8. 治疗急性支气管炎燥热伤肺证，首选
   A. 麻杏石甘汤
   B. 黄连解毒汤
   C. 清金化痰汤

D. 银翘散

E. 桑杏汤

9. 肺心病的诊断依据是
   A. 长期肺、支气管病史
   B. 肺动脉高压及右心室扩大征象
   C. 肺气肿体征
   D. 动脉血二氧化碳分压 ≥ 7.3kPa
   E. 动脉血二氧化碳分压 ≤ 8.0kPa

10. 患者素有高血压及心脏病病史，因情绪激动突然出现严重呼吸困难，呼吸频率 41 次/分，强迫端坐位，面色灰白、发绀，大汗，烦躁，频繁咳嗽，咳粉红色泡沫样痰，神志模糊。诊断为
    A. 急性肺水肿
    B. 肺感染
    C. 右心衰竭
    D. 过敏性哮喘
    E. 高血压脑病

11. Ⅱ型呼衰患者吸氧浓度应
    A. > 30%
    B. < 30%
    C. > 35%
    D. < 35%
    E. < 40%

12. 患者喘逆剧甚，张口抬肩，鼻翼扇动，面色苍白，冷汗淋漓，四肢厥冷，烦躁不安，脉微欲绝，其治法应是
    A. 补益肺肾，纳气平喘
    B. 化痰降气，活血化瘀
    C. 益气温阳，固脱救逆
    D. 涤痰开窍，息风止痉
    E. 温肾健脾，化湿利水

13. 患者，男，26岁。先天性心脏病致心力衰竭，应用强心苷疗效不显著。可试换用的药物是
    A. 氯化钙
    B. 阿托品
    C. 卡托普利
    D. 肾上腺素
    E. 异丙肾上腺素

14. 室上性心动过速伴心功能不全的患者应首选
    A. 普罗帕酮
    B. 维拉帕米
    C. 洋地黄类
    D. β 受体阻滞剂
    E. ATP

15. 治疗缓慢性心律失常心阳不足证，应首选
    A. 人参四逆汤合桂枝甘草龙骨牡蛎汤加减
    B. 参附汤合真武汤加减
    C. 炙甘草汤加减
    D. 涤痰汤加减
    E. 血府逐瘀汤加减

16. 患者，女，59岁。心悸不宁，心烦少寐，头晕目眩，手足心热，耳鸣腰酸，舌质红，苔少，脉细数。其中医治法是
    A. 滋阴清火，养心安神
    B. 益气养阴，养心安神
    C. 清热化痰，宁心安神
    D. 活血化瘀，理气通络
    E. 温补心阳，安神定悸

17. 胸外按压时，按压深度应为
    A. 1～2cm
    B. 2～3cm
    C. 3～4cm

D. 4～5cm

E. 5～7cm

18. 治疗原发性高血压痰湿内盛证的方剂是
    A. 天麻钩藤饮加减
    B. 半夏白术天麻汤加减
    C. 血府逐瘀汤加减
    D. 杞菊地黄丸加减
    E. 济生肾气丸加减

19. 患者，男，48岁。吸烟、高脂血症。门诊查体，血压190/110mmHg。该患者高血压病应属于
    A. 低度危险组
    B. 中度危险组
    C. 高度危险组
    D. 极高危险组
    E. 以上都不是

20. 心绞痛心肾阳虚证的治法是
    A. 辛温通阳，开痹散寒
    B. 益气活血，通脉止痛
    C. 益气养阴，活血通络
    D. 滋阴益肾，养心安神
    E. 益气壮阳，温络止痛

21. 患者，男，70岁。患冠心病多年，胸痛隐隐，时轻时重，遇劳则发，神疲乏力，气短懒言，心悸自汗，舌质淡暗，舌体胖，有齿痕，苔薄白，脉缓弱无力。应选用
    A. 瓜蒌薤白半夏汤合涤痰汤
    B. 补阳还五汤加减
    C. 生脉散合炙甘草汤
    D. 血府逐瘀汤加减
    E. 枳实薤白桂枝汤合当归四逆汤加减

22. 患者，女，60岁。反复发作胸闷胸痛半月余，气短痰多，肢体沉重，形体肥胖，纳呆恶心，舌苔浊腻，脉滑。心电图V_3、V_4、V_5、V_6导联ST段下移，T波倒置。其证型是
    A. 阴寒凝滞证
    B. 气虚血瘀证
    C. 痰浊内阻证
    D. 心血瘀阻证
    E. 心肾阳虚证

23. 心肌梗死心阳欲脱证的中医治法是
    A. 温阳利水，通脉止痛
    B. 益气活血，祛瘀止痛
    C. 回阳救逆，益气固脱
    D. 散寒宣痹，芳香温通
    E. 活血化瘀，通络止痛

24. 患者，男，59岁。体胖，多年吸烟，近1年常有劳累性心前区疼痛，日前丧母而致心前区剧痛，并向左肩放射。入院时检查：神志模糊，心电图示广泛心肌缺血，抢救无效死亡。其死因最大的可能是
    A. 心肌炎
    B. 高血压性心脏病，心力衰竭
    C. 急性心肌梗死
    D. 心肌病
    E. 脑溢血

25. 患者因急性前壁心肌梗死入院治疗，其病因最常见的是
    A. 高血压病
    B. 冠状动脉粥样硬化
    C. 体力活动
    D. 情绪激动
    E. 休克

26. 治疗慢性胃炎胃阴不足证应首选

A. 四君子汤加减
B. 三仁汤加减
C. 柴胡疏肝散加减
D. 失笑散合丹参饮加减
E. 益胃汤加减

27. 消化性溃疡并发幽门梗阻，应首选的治疗措施是
   A. 阿托品加输液
   B. 洛赛克加输液
   C. 抗生素加消食中药
   D. 禁食、胃肠减压、补液
   E. 服中药消导化滞

28. 消化性溃疡胃络瘀阻证的治法是
   A. 疏肝理气，健脾和胃
   B. 温中散寒，健脾和胃
   C. 健脾养阴，益胃止痛
   D. 清胃泄热，疏肝理气
   E. 活血化瘀，通络和胃

29. 诊断胃癌最可靠的手段是
   A. 胃液分析
   B. 便隐血试验
   C. 癌胚抗原测定
   D. X线检查
   E. 胃镜+活检

30. X线钡餐检查显示"皮革胃"，多见于
   A. 浅表性胃炎
   B. 萎缩性胃炎
   C. 肿块型胃癌
   D. 溃疡型胃癌
   E. 浸润型胃癌

31. 患者，男，45岁。无节律性上腹部疼痛不适2个月，食欲不振。多次大便隐血试验均为阳性。为确诊，应做的检查是

A. 胃肠X线
B. 胃镜
C. 胃液分析
D. 腹腔镜
E. 癌胚抗原

32. 治疗肝硬化湿热蕴脾证，应首选
   A. 柴胡疏肝散合胃苓汤加减
   B. 实脾饮加减
   C. 中满分消丸合茵陈蒿汤加减
   D. 附子理中汤合五苓散加减
   E. 一贯煎合膈下逐瘀汤加减

33. 患者，男，50岁。肝硬化腹水，腹大胀满，形如蛙腹，神疲怯寒，面色苍黄或㿠白，脘闷纳呆，下肢浮肿，小便短少不利，舌淡胖，苔白滑，脉沉迟无力。其治法是
   A. 温肾补脾，化气利水
   B. 疏肝理气，攻下逐水
   C. 活血化瘀，利水消肿
   D. 调脾行气，清热利湿
   E. 温补肾阳，通阳利水

34. 原发性肝癌肝肾阴虚证的治法是
   A. 疏肝理气，活血化瘀
   B. 清利湿热，化瘀解毒
   C. 养阴柔肝，软坚散结
   D. 补气温阳，化瘀解毒
   E. 益气养阴，化瘀解毒

35. 患者，男，55岁。右上腹胀痛、消瘦2个月，发热1周。查体：体温38.5℃，皮肤巩膜轻度黄染，肝肋下3.0cm，质硬，表面有结节。最有助于确诊的检查是
   A. 腹部B超
   B. 血清AFP定性

C. 腹部 CT
D. 肝穿刺病理检查
E. 异常凝血酶原检查

功能损害
C. 高血压，大量蛋白尿
D. 血尿，低白蛋白血症
E. 血尿，大量蛋白尿

36. 急性胰腺炎脾胃湿热证的治法是
    A. 清热利湿，行气通下
    B. 疏肝理气，兼以清热燥湿通便
    C. 清热泻火，通里逐积，活血化瘀
    D. 清热通里，制蛔驱虫
    E. 益气补虚，行气止痛

37. 患者，男，32岁。暴食后出现脘腹胀满，疼痛拒按，身热，口干，大便干结，小便短赤，舌红，苔黄厚腻，脉洪数。实验室检查：血淀粉酶850索氏单位。治宜
    A. 柴胡疏肝散
    B. 龙胆泻肝汤合茵陈蒿汤
    C. 大承气汤加减
    D. 泻心汤合膈下逐瘀汤
    E. 小承气汤合四逆汤

38. 患者，男，50岁。半天来呕血4次，量约1200mL，黑便2次，量约600g，伴头晕心悸。查体：血压80/60mmHg（10.6/8kPa），心率118次/分，神志淡漠，巩膜轻度黄染，腹部膨隆，移动性浊音（+）。应首先采取的措施是
    A. 配血，等待输血
    B. 配血，快速输液，等待输血
    C. 紧急胃镜检查明确出血部位
    D. 诊断性腹腔穿刺，明确腹水性质
    E. 急查红细胞比容

39. 急性肾小球肾炎的临床特征是
    A. 大量蛋白尿，低白蛋白血症，高胆固醇血症，明显浮肿
    B. 血尿，水肿，高血压，程度不等的肾

40. 患者，男，55岁。慢性肾炎病史7年。现浮肿明显，下肢尤甚，面色苍白，畏寒肢冷，腰膝酸软，神疲纳呆，阳痿，舌嫩淡胖有齿痕，脉沉细。检查：尿常规示蛋白（+++），镜检可见颗粒管型。其方剂为
    A. 附子理中丸或济生肾气丸加减
    B. 玉屏风散合六味地黄丸
    C. 归芍地黄汤
    D. 参芪地黄汤
    E. 理中丸

41. 水肿的发生主要与下列哪些脏器有关
    A. 肺、胃、肾
    B. 肺、脾、肾
    C. 心、脾、肾
    D. 肝、脾、肾
    E. 心、肝、肾

42. 尿路感染膀胱湿热证的治法是
    A. 疏利气机，通利小便
    B. 清热利湿通淋
    C. 补脾升清，益气利水
    D. 温阳益气，补肾利水
    E. 理气疏导，利尿通淋

43. 知柏地黄丸治疗尿路感染的治法是
    A. 疏肝理气，清热通淋
    B. 益气健脾，利湿通淋
    C. 滋阴益肾，清热通淋
    D. 清热利湿，利尿通淋
    E. 活血化瘀，疏肝理气

44. 患者，女，26岁。产后第3天出现寒战，高热，腰痛，尿痛，下腹痛。检查：肾区叩击痛，耻骨上压痛，尿白细胞30/HP，尿蛋白（+），血白细胞$18×10^9/L$，中性0.86。其诊断是
   A. 败血症
   B. 肾结核
   C. 急性肾盂肾炎
   D. 急性膀胱炎
   E. 急性肾小球肾炎

45. 尿毒症终末期最理想的治疗措施是
   A. 血液透析
   B. 肾移植
   C. 输新鲜血
   D. 每天口服生大黄8～12g
   E. 用中药保留灌肠

46. 治疗缺铁性贫血心脾两虚证，应首选
   A. 香砂六君子汤合当归补血汤
   B. 归脾汤或八珍汤加减
   C. 六味地黄丸
   D. 八珍汤合无比山药丸
   E. 化虫丸

47. 患者，女，30岁。贫血原因不明。试服铁剂治疗第6天复查血象，网织红细胞上升达5%，但未见血红蛋白增加，镜检见红细胞大小不等和中心淡染区扩大。其最可能的诊断是
   A. 缺铁性贫血
   B. 急性白血病
   C. 巨幼细胞性贫血
   D. 阵发性睡眠性血红蛋白尿
   E. 再生障碍性贫血

48. 患者，男，25岁。头晕1个月，高热、鼻衄1周来诊。口渴，咽痛，皮下紫癜、瘀斑，心悸，舌红而干，苔黄，脉洪数。实验室检查：全血细胞减少，骨髓增生减低，无巨核细胞。治疗应首选
   A. 清瘟败毒饮加减
   B. 圣愈汤
   C. 右归丸
   D. 左归丸
   E. 小营煎

49. 患者，男，35岁。症见面色萎黄，头晕目眩，倦怠乏力，少寐多梦，心悸怔忡，纳呆食少，苔薄白，脉细弱。血常规示：白细胞$2.1×10^9/L$。宜选
   A. 犀角地黄汤合玉女煎加减
   B. 六味地黄丸加减
   C. 归脾汤加减
   D. 生脉散加减
   E. 黄芪建中汤合右归丸加减

50. 白血病中医主要病因是
   A. 热毒
   B. 阴阳两虚
   C. 暑湿
   D. 痰浊
   E. 热毒和正虚

51. 急性白血病热毒炽盛证的治法是
   A. 清热化痰，活血散结
   B. 清热解毒，凉血止血
   C. 滋阴降火，凉血解毒
   D. 益气养阴，清热解毒
   E. 清热解毒，利湿化浊

52. 治疗慢性粒细胞白血病热毒壅盛证，应首选
   A. 膈下逐瘀汤
   B. 青蒿鳖甲汤
   C. 八珍汤

D. 清营汤合犀角地黄汤

E. 沙参麦冬汤

D. 丹栀逍遥散

E. 右归丸

53. 下列各项，与特发性血小板减少性紫癜发病关系最密切的是

A. 心、肝、脾、肾

B. 肺、肝、脾、肾

C. 心、肝、脾、肺

D. 心、肺、脾、肾

E. 心、肝、肺、肾

54. 患者，男，68岁。低热5天后出现皮肤青紫斑块2周余，时发时止。手足烦热，颧红咽干，午后潮热、盗汗，伴齿衄，舌红少苔，脉细数。实验室检查：血常规示血小板$20×10^9/L$。其治疗宜选用下列何方

A. 犀角地黄汤

B. 十灰散

C. 归脾汤

D. 泻心汤

E. 茜根散

55. 下列哪项不属于瘿病分类的一种

A. 气瘿

B. 血瘿

C. 肉瘿

D. 筋瘿

E. 骨瘿

56. 患者，女，28岁。患甲状腺功能亢进症1个月，症见眼突、心悸汗多、手颤、消瘦、口干咽燥、五心烦热、失眠多梦、月经不调，舌红少苔，脉细数。治疗应首选他巴唑加

A. 生脉散

B. 天王补心丹加减

C. 当归补血汤

57. 肾气丸适用于糖尿病的哪种证型

A. 阴虚阳盛

B. 气阴两虚

C. 阴阳两虚

D. 阴阳欲绝

E. 气滞血瘀

58. 糖尿病最主要的诊断依据是

A. 尿糖

B. 空腹血糖

C. 糖耐量

D. 糖化血红蛋白

E. 血浆胰岛素

59. 七味白术散加减适用于治疗糖尿病的证型是

A. 痰瘀互结证

B. 脉络瘀阻证

C. 阴虚燥热证

D. 阴阳两虚证

E. 气阴两虚证

60. 患者，女，24岁。口干渴，消瘦2年，用胰岛素治疗好转。因故停药3天，出现恶心呕吐，神志不清。急查：尿糖（+++），血糖28mmol/L，血液酸碱度7.20，脱水貌。治疗应首选

A. 补液，电解质，清开灵注射液

B. 补液，电解质，安宫牛黄丸

C. 补液，纠正电解质及酸碱平衡紊乱，胰岛素

D. 补碱，补液和电解质

E. 中枢兴奋剂，足量胰岛素

61. 代谢性碱中毒伴有的电解质紊乱是

A. 低钾血症
B. 高钾血症
C. 镁缺乏
D. 高钙血症
E. 高钠血症

62. 低钾血症错误的临床表现是
A. 肌无力为最早的临床表现
B. 均有典型的心电图改变
C. 常与镁缺乏同时存在
D. 严重时可发生多尿
E. 发生碱中毒时尿呈酸性

63. 下列哪项不是 Jones 风湿热诊断标准的主要表现
A. 发热
B. 心肌炎
C. 多发性关节炎
D. 环形红斑
E. 皮下结节

64. 诊断类风湿关节炎最有意义的实验室指标是
A. 血清抗链球菌溶血素"O"阳性
B. 抗链球菌激酶阳性
C. 抗透明质酸酶阳性
D. 血沉降率加快
E. 类风湿因子阳性

65. 患者，女，36 岁。患类风湿关节炎 12 年，现午后发热，盗汗，口干咽燥，手足心热，关节肿胀疼痛，小便赤涩，大便秘结，舌红少苔，脉细数。其证型是
A. 湿热痹阻证
B. 阴虚内热证
C. 寒热错杂证
D. 湿热蕴蒸证
E. 湿热伤津证

66. 系统性红斑狼疮脑虚瘀热证，宜选
A. 清宫汤送服或鼻饲安宫牛黄丸或至宝丹
B. 茵陈蒿汤合柴胡疏肝散加减
C. 犀角地黄汤加减
D. 八珍汤加减
E. 清瘟败毒饮加减

67. 患者，女，30 岁。患系统性红斑狼疮。现胸闷胸痛，心悸怔忡，时有微热，咽干口渴，烦热不安，红斑皮疹，舌红苔厚腻，脉滑数，偶有结代。其证型是
A. 瘀热痹阻证
B. 气血两亏证
C. 阴虚内热证
D. 瘀热伤肝证
E. 热郁积饮证

68. 患者，女，24 岁。进餐时突然倒地，意识丧失，四肢抽搐，双目上翻，牙关紧闭，口吐白沫，小便失禁，约 20 分钟后抽搐停止，神志清醒，自觉肢体酸痛。头颅 CT、血液生化检查均正常，自幼有类似发病。其诊断是
A. 癔病性抽搐
B. 低血钙性抽搐
C. 脑寄生虫病
D. 癫痫大发作
E. 昏厥性抽搐

69. 治疗中风元气败脱，心神涣散证，应首选
A. 安宫牛黄丸
B. 参附汤合生脉散加减
C. 苏合香丸
D. 清开灵（静脉滴注）
E. 安神丸

70. 脑血管病中发病最快的是

A. 脑出血
B. 蛛网膜下腔出血
C. 脑栓塞
D. 脑血栓形成
E. 脑室出血

71. 患者，男，32岁。突然出现剧烈头痛来急诊。查体：神清，颈强直，四肢肌力5级，肌张力正常，布鲁津斯基征（+）。最可能的诊断是
A. 腰椎间盘突出症
B. 高血压脑病
C. 脑出血
D. 蛛网膜下腔出血
E. 脑栓塞

72. 患者，女，64岁。患高血压病多年，突然昏仆，口噤目张，气粗息高，口眼歪斜，半身不遂，昏不知人，颜面潮红，大便干结，舌红，苔黄腻，脉弦滑数。治疗应首选
A. 天麻钩藤饮加减
B. 镇肝熄风汤加减
C. 急用苏合香丸灌服，继用涤痰汤加减
D. 立即用大剂参附汤合生脉散加减
E. 首先灌服（或鼻饲）至宝丹或安宫牛黄丸以辛凉开窍，继用羚羊角汤加减

73. 对吞服强酸的病人，哪项处理是错误的
A. 忌洗胃
B. 服镁乳
C. 输液
D. 用碳酸氢钠中和
E. 止痛，防止食管狭窄

74. 对重症煤气中毒的昏迷患者，最有效的抢救措施是
A. 鼻导管吸氧

B. 20%甘露醇快速静脉推入
C. 冬眠疗法
D. 血液透析
E. 送入高压氧舱治疗

75. 有机磷农药中毒的毒蕈碱样症状，错误的是
A. 多汗
B. 流泪，流涎
C. 腹泻
D. 尿频
E. 肌束颤动

76. 患者，男，25岁。因昏迷而送来急诊。查体：深昏迷状态，呼吸有轻度大蒜味，疑为有机磷中毒。下列哪项对诊断最有帮助
A. 瞳孔缩小
B. 呕吐物有大蒜臭味
C. 大小便失禁
D. 肌肉抽动
E. 全血胆碱酯酶活力降低

77. 患者，男，35岁。突发急性心梗。胸痛彻背，肢端青紫，神情恐慌，汗出身凉，气喘息微，舌质紫暗，有瘀斑，脉结代。查体：血压75/50mmHg。治疗应首选
A. 参附注射液加枳实注射液
B. 参附汤合四逆汤加减
C. 回阳救急汤加减
D. 血府逐瘀汤加减
E. 枳实注射液加丹参注射液

78. 下列哪项不是急性心力衰竭的常见病因
A. 快速性心房颤动
B. 急性心包填塞
C. 过敏性休克
D. 急性心肌炎

E. 广泛性前壁心肌梗死

79. 患者，男，65岁。既往心功能不全8年，上感后症见心悸，不得平卧，咳吐泡沫痰，面肢浮肿，畏寒肢冷，烦躁出汗，额面灰白，口唇青紫，舌暗淡，舌苔白滑，脉细促。其中医证型是
   A. 心肺气虚证
   B. 气阴亏虚证
   C. 心肾阳虚证
   D. 阳虚水泛证
   E. 气虚血瘀证

80. 急性肾功能衰竭气阴两虚证，宜选
   A. 生脉饮加减
   B. 参芪地黄汤加减
   C. 六味地黄丸加减
   D. 参附汤加减
   E. 回阳救急汤

81. 下列髓劳的证型中不包括哪项
   A. 肾阴虚证
   B. 肾阳亏虚证
   C. 阳虚水停证
   D. 肾虚血瘀证
   E. 气血两虚证

82. 患者，男，64岁。高血压病史5年，晨起突然口齿不清，口角歪斜，左侧肢体活动障碍。应首选的检查项目是
   A. 腰穿脑脊液
   B. 脑血管造影
   C. 脑电图
   D. 头部CT
   E. 脑超声波

83. 患者，男，58岁。既往有高血压病史。晨起时突然出现口眼歪斜，语言謇涩，右侧半身不遂，气粗声高，颜面潮红，痰多，腹胀便秘，头晕目眩，舌质红，苔黄腻，脉弦滑。测血压180/100mmHg，头颅CT未见异常。其诊断是
   A. 高血压病，肝阳暴亢，风火上扰证
   B. 高血压病，脑梗死，痰湿壅闭心神证
   C. 高血压病，脑出血，气虚血瘀证
   D. 高血压病，脑梗死，痰热内闭清窍证
   E. 高血压病，阴虚风动证

84. 镇静剂中毒的洗胃时间应
   A. 在3小时内
   B. 在4小时内
   C. 在5小时内
   D. 在6小时内
   E. 超过6小时内仍可

85. 胃癌最常见的转移途径是
   A. 直接播散
   B. 血行转移
   C. 淋巴结转移
   D. 直接性转移
   E. 以上均对

86. 下列不属于缺铁性贫血诊断指标的是
   A. 有明确的缺铁病因和临床表现
   B. 血清铁浓度
   C. 总铁结合力
   D. 血红蛋白铁含量
   E. 转铁蛋白饱和度

87. 蛛网膜下腔出血，最有意义的诊断依据是
   A. 突然剧烈头痛、呕吐
   B. 脑膜刺激征阳性
   C. 偏瘫
   D. CT脑部检查呈低密度影

E. 脑脊液检查呈均匀血性，压力增高

E. 心得安

88. 全面性强直-阵挛发作表现是
   A. 意识丧失，四肢强直，继之阵挛性抽搐
   B. 短暂意识不清
   C. 神志清楚，一侧肢体抽搐发作
   D. 单侧肢体抽搐
   E. 发作性四肢抽搐，口中怪叫

89. 类风湿关节炎的寒热错杂证首选方剂是
   A. 蠲痹汤
   B. 白虎加桂枝汤
   C. 桂枝芍药知母汤
   D. 独活寄生汤
   E. 五阴煎

90. 患者干咳少痰，痰中带血，潮热盗汗，胸闷隐痛，身体逐渐消瘦，口燥咽干，舌红少苔，脉细数。其诊断是
   A. 肺痨
   B. 肺痿
   C. 咳血
   D. 虚劳
   E. 肺胀

91. 目前能治愈胃癌的主要治疗方法是
   A. 支持治疗
   B. 促造血治疗
   C. 诱导分化治疗
   D. 联合化疗
   E. 手术治疗

92. 治疗原发免疫性血小板减少症的首选药物是
   A. 肾上腺素
   B. 去甲肾上腺素
   C. 糖皮质激素
   D. 阿司匹林

93. 患者，男，60岁。心悸怔忡，健忘失眠，多梦，面色不华，舌质淡，脉细。其治法是
   A. 滋阴养心
   B. 滋补肝肾
   C. 益气养阴
   D. 养血安神
   E. 清胃泻火

94. 治疗气厥虚证，应首选
   A. 安宫牛黄丸
   B. 补中益气汤
   C. 四味回阳饮
   D. 四君子汤
   E. 通瘀煎

95. 患者，男，45岁。胁痛口苦，胸闷纳呆，恶心呕吐，目黄身黄，舌苔黄腻，脉弦滑数。其证候是
   A. 肝气郁结
   B. 肝郁化火
   C. 肝胆湿热
   D. 肝阴不足
   E. 瘀血阻滞

96. 患者身目俱黄，黄色晦暗，腹胀纳少，神疲畏寒，大便不实，口淡不渴，舌淡苔腻，脉濡缓。诊断为黄疸。其证候是
   A. 阴黄
   B. 急黄
   C. 阳黄湿热并重
   D. 阳黄热重于湿
   E. 阳黄湿重于热

97. 与水肿关系最为密切的脏腑是
   A. 肺、脾、肾

B. 肺、胃、肾
C. 心、脾、肾
D. 肝、脾、肾
E. 心、肝、肾

98. 尿血与血淋的鉴别，主要在于
    A. 尿色的深浅
    B. 尿量的多少
    C. 尿味的情况
    D. 有无尿痛
    E. 以上均非

99. 患者，女，40岁。精神恍惚，心神不宁，多疑易惊，悲忧善哭，喜怒无常，舌质淡，脉弦。其证候是
    A. 肝气郁结
    B. 痰气郁结
    C. 心神失养
    D. 心脾两虚
    E. 心肾阴虚

100. 痰饮的治疗原则是
    A. 宣肺
    B. 健脾
    C. 温化
    D. 补肾
    E. 发汗

101. 四缝穴的位置在
    A. 手1～5指间，指蹼缘后方赤白肉际处
    B. 手1～4指掌侧，指骨关节横纹中点处
    C. 手2～5指掌侧，近端指骨关节横纹中点处
    D. 手1～4指掌侧，近端指骨关节横纹中点处
    E. 手2～5指掌侧，掌指关节横纹中点处

102. 下列哪项属行针基本手法
    A. 捻转法，震颤法
    B. 提插法，弹针法
    C. 震颤法，弹针法
    D. 提插法，刮柄法
    E. 提插法，捻转法

103. 雀啄灸属于
    A. 天灸
    B. 艾炷灸
    C. 温针灸
    D. 温灸器灸
    E. 艾条灸

104. 患者，男，23岁。右前臂内侧有红丝一条，向上走窜，停于肘部。用砭镰疗法的操作要点是
    A. 沿红线两头，针刺出血
    B. 梅花针沿红线打刺，微微出血
    C. 用三棱针沿红线寸寸挑断，并微微出血
    D. 用三棱针点刺出血
    E. 梅花针沿红线打刺，微微出血，并加神灯照法

105. 用俞募配穴法治疗胃病，应选下列哪组穴位
    A. 脾俞、胃俞
    B. 胃俞、太白
    C. 胃俞、足三里
    D. 脾俞、中脘
    E. 胃俞、中脘

106. 下列腧穴在五行配属中，属金的是
    A. 少府
    B. 大陵
    C. 阳溪
    D. 后溪

E. 经渠

107. 在五输穴中，输穴主治
   A. 身热
   B. 心下满
   C. 体重节痛
   D. 喘咳寒热
   E. 逆气而泄

108. 太阳经头痛一般表现在
   A. 顶部
   B. 颞部
   C. 顶颞部
   D. 前额部
   E. 后枕部

109. 患者，男，48岁。头胀痛近2年，时作时止，伴目眩易怒，面赤口苦，舌红苔黄，脉弦数。治疗除取主穴外，还应选用
   A. 头维、内庭、三阴交
   B. 血海、风池、足三里
   C. 风池、列缺、太阳
   D. 太溪、侠溪、太冲
   E. 丰隆、太阳、风门

110. 治疗中风闭证，除选太冲、劳宫外，还应有
   A. 水分
   B. 水沟
   C. 下关
   D. 中冲
   E. 丰隆

111. 患者，女，40岁。呕吐痰涎，伴头晕，胸痞，心悸，舌苔白，脉滑。治疗除取主穴外，还应加
   A. 列缺、尺泽
   B. 膻中、丰隆
   C. 曲池、外关
   D. 风池、尺泽
   E. 列缺、合谷

112. 患者，女，43岁。眩晕2个月，加重1周，昏眩欲仆，神疲乏力，面色㿠白，时有心悸，夜寐欠安，舌淡，脉细。治疗应首选
   A. 风池、肝俞、肾俞、行间、侠溪
   B. 丰隆、中脘、内关、解溪、头维
   C. 百会、上星、风池、丰隆、合谷
   D. 脾俞、足三里、气海、百会
   E. 百会、太阳、印堂、合谷

113. 患者，男，30岁。口角歪向右侧，左眼不能闭合2天，左侧额纹消失，治疗应选取何经穴为主
   A. 手、足少阳经
   B. 手、足太阴经
   C. 手、足太阳经
   D. 手、足厥阴经
   E. 手、足阳明经

114. 患者，男，20岁。昨日起大便泄泻，发病势急，1日5次，小便减少。治疗应首选
   A. 上巨虚、太溪、肾俞、命门
   B. 足三里、公孙、脾俞、太白
   C. 关元、天枢、足三里、冲阳
   D. 天枢、上巨虚、阴陵泉、水分
   E. 内庭、上巨虚、神阙、中脘

115. 治疗遗尿伴夜梦多，除主穴外，应加
   A. 肾俞、内关
   B. 肾俞、肺俞
   C. 肺俞、足三里
   D. 百会、神门

E. 脾俞、内关

116. 患者，女，22岁。月经不调，常提前7天以上，甚至10余日一行。治疗应首选
    A. 足三里、脾俞、太冲
    B. 命门、三阴交、足三里
    C. 关元、三阴交、血海
    D. 气海、三阴交、归来
    E. 关元、三阴交、肝俞

117. 患者，女，21岁。食鱼虾后皮肤出现片状风团，瘙痒异常。治疗取神阙穴，所用的方法是
    A. 针刺
    B. 隔盐灸
    C. 拔罐
    D. 隔姜灸
    E. 艾条灸

118. 患者，女，31岁。右侧牙痛3天，龈肿，痛剧，伴口臭，口渴，大便3日未行，舌苔黄，脉洪。治疗除取颊车、下关穴外，还应加
    A. 外关、风池
    B. 太溪、行间
    C. 中渚、养老
    D. 合谷、内庭
    E. 太冲、曲池

119. 患者，男，70岁。家属代诉：患者于今晨起床后半小时，突然昏仆，不省人事，目合口张，遗溺，手撒，四肢厥冷，脉细弱。治疗用隔盐灸，应首选
    A. 肾俞、太溪
    B. 关元、神阙
    C. 脾俞、足三里
    D. 胃俞、三阴交
    E. 三焦俞、内关

120. 手太阳小肠经与足太阳膀胱经的交接部位是
    A. 目外眦
    B. 目内眦
    C. 目中
    D. 鼻旁
    E. 口角旁

B 型题

答题说明

以下提供若干组考题，每组考题共用在考题前列出的 A、B、C、D、E 五个备选答案。请从中选择一个与问题关系最密切的答案，并在答题卡上将相应题号的相应字母所属方框涂黑。每个备选答案可能被选择一次、多次或不被选择。

（121～122题共用备选答案）
A. 利多卡因
B. 地高辛
C. 异搏定
D. 苯妥英钠
E. 阿托品

121. 治疗急性心肌梗死当日出现的室性早搏，应首选

122. 治疗心功能正常的阵发性室上性心动过速，应首选

（123～124题共用备选答案）
A. 麻黄汤合五苓散加减
B. 越婢加术汤加减

C. 五皮饮合胃苓汤
D. 实脾饮
E. 疏凿饮子

123. 治疗急性肾小球肾炎风寒束肺，风水相搏证，应首选

124. 治疗急性肾小球肾炎风热犯肺，水邪内停证，应首选

（125～126题共用备选答案）
A. 二陈汤合三子养亲汤加减
B. 真武汤合五苓散加减
C. 补肺汤合参蛤散加减
D. 独参汤灌服，同时用参麦注射液或参附注射液静脉滴注
E. 涤痰汤、安宫牛黄丸、至宝丹

125. 呼吸衰竭痰蒙神窍证，治疗首选
126. 呼吸衰竭阳微欲脱证，治疗首选

（127～128题共用备选答案）
A. 劳力性呼吸困难
B. 阵发性夜间呼吸困难
C. 哮鸣音及吸气性呼吸困难
D. 带有哮鸣音的呼气性呼吸困难
E. 端坐呼吸

127. 左心衰最早的临床表现是
128. 左心衰早期最特征性的临床表现是

（129～130题共用备选答案）
A. 健脾补肾
B. 健脾补肺，利水消肿
C. 健脾补肾，清热通淋
D. 滋阴益肾，清热通淋
E. 益气扶正，利水消肿

129. 急性肾小球肾炎肺肾不足，水湿停滞证的治法是
130. 尿路感染肾阴不足，湿热留恋证的治法是

（131～132题共用备选答案）
A. 温胆汤合桃红四物汤加减
B. 知柏地黄丸合二至丸加减
C. 葛根芩连汤加味
D. 五阴煎加味
E. 龙胆泻肝汤

131. 治疗白血病湿热内蕴证，应首选
132. 治疗白血病阴虚火旺证，应首选

（133～134题共用备选答案）
A. 大脑皮质
B. 内囊及基底节附近
C. 丘脑
D. 大脑中动脉
E. 大脑后动脉

133. 高血压脑出血最好发部位是
134. 脑栓塞多发生在

（135～136题共用备选答案）
A. 大量失血
B. 心肌梗死
C. 严重感染
D. 过敏反应
E. 外伤剧痛

135. 神经源性休克的主要病因是
136. 心源性休克的主要病因是

（137～138题共用备选答案）
A. 心肾阳虚证
B. 心阳不足证
C. 气阴两虚证
D. 痰浊阻滞证
E. 心脉痹阻证

137. 宜于人参四逆汤合桂枝甘草龙骨牡蛎汤加减治疗的缓慢性心律失常的证型是
138. 宜于炙甘草汤加减治疗的缓慢性心律失常的证型是

（139～140题共用备选答案）
A. α受体阻滞剂
B. β受体阻滞剂
C. 钙拮抗剂
D. 利尿剂
E. 血管紧张素转换酶抑制剂

139. 治疗高血压伴心率过快，应首选
140. 治疗高血压伴心力衰竭，应首选

（141～142题共用备选答案）
A. 疏肝理气，活血化瘀
B. 清热利湿，化瘀解毒
C. 养阴清热，解毒祛瘀
D. 理气化痰，消食散结
E. 温中散寒，健脾调胃

141. 治疗肝癌湿热瘀毒证，应首选
142. 治疗肝癌气滞血瘀证，应首选

（143～144题共用备选答案）
A. 少尿，浮肿，蛋白尿
B. 血尿，蛋白尿
C. 浮肿，蛋白尿，血尿，高血压
D. 血尿，少尿，蛋白尿，浮肿
E. 浮肿，大量蛋白尿，低蛋白血症

143. 肾病综合征的临床特征是
144. 慢性肾小球肾炎的临床特征是

（145～146题共用备选答案）
A. 0.5寸
B. 1.5寸
C. 2寸
D. 4寸
E. 6寸

145. 足太阴脾经在胸部的循行为旁开前正中线
146. 足少阴肾经在胸部的循行为旁开前正中线

（147～148题共用备选答案）
A. 大杼
B. 绝骨
C. 太渊
D. 膈俞
E. 膻中

147. 骨会是
148. 脉会是

（149～150题共用备选答案）
A. 当翳风与风池穴连线的中点
B. 乳突前下方与下颌角之间的凹陷中
C. 胸锁乳突肌与斜方肌上端之间的凹陷中
D. 后发际正中直上0.5寸，旁开1.3寸，当斜方肌外缘凹陷中
E. 耳后，乳突后下凹陷处

149. 安眠穴位于
150. 天柱穴位于

试卷标识码：

中西医结合执业医师资格考试
最后成功四套胜卷（二）

（医学综合考试部分）

第三单元

考生姓名：_____

准考证号：_____

考　　点：_____

考 场 号：_____

内部资料

中西医结合血液病诊疗标准
疗效及死亡病例报告（二）
（座谈会参考资料）

第三单元

李振石
陈正昌
姜 荣
李秋翠

A1 型题

答题说明

每一道考试题下面有 A、B、C、D、E 五个备选答案。请从中选择一个最佳答案，并在答题卡上将相应题号的相应字母所属的方框涂黑。

1. 七恶之中肝恶的表现是
   A. 神志昏惚，心烦舌燥，疮紫黑，言语呢喃
   B. 身体强直，目难正视，疮流血水，惊悸时作
   C. 形容消瘦，疮陷脓臭，不思饮食，纳药呕吐
   D. 皮肤枯槁，痰多音暗，呼吸喘急，鼻翼扇动
   E. 时渴引饮，面容暗黑，咽喉干燥，阴囊内缩

2. 应用桃红四物汤是采用哪种内治法
   A. 解表法
   B. 清热法
   C. 和营法
   D. 内托法
   E. 通里法

3. 下列表现中属于阴证的是
   A. 皮肤红活焮赤
   B. 肿胀范围局限
   C. 皮色紫暗
   D. 肿势高突
   E. 以上均非

4. 下列不属于输血适应证的是
   A. 贫血或低蛋白血症
   B. 凝血机制异常和出血性疾病
   C. 重症感染
   D. 器官移植
   E. 一次失血量在 500mL 以内者

5. 下列关于辨脓的方法，错误的是
   A. 按触法
   B. 透光法
   C. 穿刺法
   D. 切脉法
   E. 切开法

6. 疔疮脓尽外治用
   A. 九一丹
   B. 玉露散
   C. 生肌散
   D. 八二丹
   E. 白玉膏

7. 仅用于急性剧痛和生命有限的晚期癌症患者的药物种类是
   A. 解热镇痛抗炎药
   B. 麻醉性镇痛药
   C. 催眠镇静药
   D. 抗癫痫药
   E. 抗忧郁药

8. 属于特异性感染的疾病是
   A. 疖
   B. 痈
   C. 丹毒
   D. 破伤风
   E. 阑尾炎

9. 患者，男，30 岁。右小腿出现水肿性红斑，灼热疼痛 4 天，伴发热，口渴。查体：右小腿肿胀，色鲜红，有小水疱，扪之灼热。其诊断是
   A. 痈

B. 附骨疽
C. 发
D. 丹毒
E. 蜂窝织炎

10. 下列除哪项外，均是破伤风的临床特点
    A. 有皮肉破伤史
    B. 有一定潜伏期
    C. 发作时呈现全身或局部肌肉的强直性痉挛和阵发性抽搐
    D. 发作时呈昏迷状态
    E. 可伴有发热

11. 下列属于中等伤的是
    A. 指不影响生命、无需住院治疗的轻微扭伤、小撕裂伤等
    B. 有活动性大出血的损伤
    C. 需住院治疗的四肢骨折或广泛软组织损伤等
    D. 胸腹部内脏损伤
    E. 断肢、断指等丧失肢体功能的损伤

12. 腹壁伤口穿破腹膜属于
    A. 穿透伤
    B. 非穿透伤
    C. 贯通伤
    D. 盲管伤
    E. 闭合性损伤

13. 局部冻伤伤及皮肤真皮层属于
    A. Ⅰ度冻伤
    B. Ⅱ度冻伤
    C. Ⅲ度冻伤
    D. Ⅳ度冻伤
    E. Ⅴ度冻伤

14. 下列除哪项外，均是毒蛇咬伤局部常规处理措施

A. 早期结扎
B. 扩创排毒
C. 烧灼、针刺、火罐排毒
D. 抗感染
E. 封闭疗法

15. 下列除哪项外，均是结肠癌的常见临床表现
    A. 排便习惯与粪便性状的改变
    B. 腹痛
    C. 肠梗阻
    D. 腹部肿块
    E. 呕血

16. 灭菌的含义是
    A. 杀灭有害微生物
    B. 杀灭一切活的微生物
    C. 杀灭致病细菌
    D. 杀灭所有的细菌
    E. 杀灭所有的病毒

17. 以下操作违反无菌原则的是
    A. 在手术中术者手臂触及非手术人员应加戴袖套
    B. 手术者若需接台手术，仅需在上第二台手术前更换无菌手术衣便可
    C. 术中手术者手套被刺破应重新更换无菌手套
    D. 手术中如无菌手术单局部被湿透应加盖干的无菌手术单
    E. 手术进行时不能开窗通风

18. 麻醉前用药的目的，下列哪项是错误的
    A. 消除患者紧张心情
    B. 提高患者的痛阈
    C. 抑制呼吸道腺体的分泌
    D. 消除因手术及麻醉引起的不良反射
    E. 缩短手术时间

19. 对亚急性甲状腺炎描述错误的是
   A. 多数表现为甲状腺突然肿胀、发硬、吞咽困难及疼痛，并向患侧耳颞处放射
   B. 常始于甲状腺的一侧，很快向腺体其他部位扩展
   C. 有一过性甲状腺功能亢进症状，一般3～4天或1～2周达到高峰后缓解消退
   D. 后期偶有甲状腺机能减退的表现
   E. 病程约为3个月，愈后多伴甲状腺功能减退

20. 下列关于乳痈外治法描述错误的是
   A. 初起可用热敷加乳房按摩的方法
   B. 初起即应切开引流
   C. 脓肿形成后，应在波动感及压痛最明显处及时切开排脓
   D. 切口应按乳络方向并与脓腔基底大小一致
   E. 切开排脓后，用八二丹或九一丹提脓拔毒

21. 女性患者，23岁。产后23天，左乳房肿痛，伴发热恶寒，口干，舌红苔薄黄，脉浮数。查体：左乳外上象限可扪及一硬块，皮肤微红压痛。诊断为急性乳腺炎。治疗应首选青霉素加
   A. 瓜蒌牛蒡汤
   B. 黄连清解汤
   C. 四妙散
   D. 黄连解毒汤
   E. 仙方活命饮

22. 首选用于治疗乳腺纤维腺瘤气血两虚证的方剂是
   A. 柴胡疏肝散
   B. 丹栀逍遥散
   C. 二陈汤加减
   D. 人参养荣汤
   E. 逍遥散合香贝养荣汤

23. 患者，女，48岁。右乳房发现肿块2个月。查体：有乳头抬高，右乳外上象限可扪及一个2cm×2.5cm大小肿块，质硬，表面不平，边界不清。应首先考虑的是
   A. 乳腺纤维瘤
   B. 乳腺增生病
   C. 乳癌
   D. 乳房结核
   E. 乳管扩张症

24. 高渗性缺水与低渗性缺水临床表现的主要鉴别点是
   A. 手足麻木
   B. 口渴明显
   C. 视物模糊
   D. 恶心、呕吐
   E. 脉压减小

25. 不属于门静脉与腔静脉之间交通支的是
   A. 胃底、食管下段交通支
   B. 直肠下端肛管交通支
   C. 前腹壁交通支
   D. 腹膜后交通支
   E. 腹膜前交通支

26. 腹股沟斜疝与腹股沟直疝鉴别不正确的是
   A. 斜疝多见于儿童及青壮年
   B. 直疝多见于老年体弱者
   C. 斜疝外形呈椭圆形、梨形，上部呈蒂柄状
   D. 直疝外形呈半球状，基底部宽
   E. 直疝嵌顿机会比斜疝高

27. 患者，男，30岁。左腰部胀痛反复发

作3年,舌有瘀点,脉沉涩,经B型超声波及X线检查发现左肾盂结石2.5cm×2.5cm,左肾大量积液,左肾功能差。治疗应首选
  A. 针灸
  B. 总攻疗法
  C. 口服尿石合剂
  D. 手术取石
  E. 以上均非

28. 患者大便时肛门疼痛,滴血,大便秘结半月余。检查:肛管后正中见一个1cm裂口,压痛明显。其诊断是
  A. 内痔
  B. 外痔
  C. 肛瘘
  D. 肛裂
  E. 肛门皲裂

29. 为确切了解子宫内膜的周期性变化,应选以下哪项检查
  A. 血清雌二醇测定
  B. 血清雌、孕激素测定
  C. 宫颈黏液检查
  D. 基础体温测定
  E. 取子宫内膜组织病理学检查

30. 以下不属于骨盆构成的是
  A. 骶骨
  B. 尾骨
  C. 耻骨
  D. 坐骨
  E. 股骨

31. 月经血的特征错误的是
  A. 经血为暗红色
  B. 有宫颈黏液
  C. 有子宫内膜碎片

  D. 呈凝固状态
  E. 含有脱落的阴道上皮细胞

32. 阴道上皮增厚,表层细胞出现角化在哪期最明显
  A. 月经期
  B. 增生期
  C. 排卵期
  D. 分泌期
  E. 排卵后

33. 受精卵开始着床的时间是受精后
  A. 第3日
  B. 第4日
  C. 第5日
  D. 第6～7日
  E. 第9～10日

34. 产前检查时间正确的是
  A. 从妊娠10周开始
  B. 妊娠20周起进行产前系列检查
  C. 妊娠20～30周每4周检查一次
  D. 从妊娠30周开始每周检查一次
  E. 高危妊娠应每周检查一次

35. 足月妊娠时,正常胎心率的范围是每分钟
  A. 100～140次
  B. 110～150次
  C. 120～160次
  D. 130～170次
  E. 140～180次

36. 决定分娩的主要因素是
  A. 产力,产道
  B. 产道,胎儿
  C. 产力,产道,会阴盆底
  D. 产力,产道,胎儿

E. 产力，胎儿，胎位

37. 孕妇因恐惧分娩可产生下列变化，错误的是
    A. 心率加快
    B. 呼吸急促
    C. 肺内气体交换不足
    D. 产程缩短
    E. 体力消耗过多

38. 患者，女，24岁，已婚。孕39周，阵发性下腹痛约13小时，伴阴道少许出血，肛门坠胀，有排便感。检查：宫缩45秒/3分，宫口已开大达9cm。其诊断是
    A. 分娩先兆
    B. 先兆早产
    C. 已临产，第一产程
    D. 已临产，第二产程
    E. 已临产，第三产程

39. 妇产科疾病中医常见病因不包括
    A. 六淫邪气
    B. 七情内伤
    C. 金刃所伤
    D. 生活所伤
    E. 体质因素

40. 下列哪组方法诊断妊娠最可靠且简单
    A. 停经史，胎动感，腹部渐膨隆
    B. 停经史，早孕反应，B超见宫内光团
    C. 停经史，早孕反应，内诊子宫增大，尿HCG（+）
    D. 早孕反应，内诊子宫增大，附件囊性小包块，尿HCG（+）
    E. 停经史，内诊子宫增大，B超见宫内胎囊、胎芽、胎心，尿HCG（+）

41. 下列各项中哪项不是闭经气血虚弱证的主要症状
    A. 月经闭止，腰膝酸软
    B. 月经量少，经色淡质稀，继而停经
    C. 头晕眼花
    D. 神疲乏力
    E. 食欲不振

42. 绝经后阴道出血要首先注意排除何种疾病
    A. 功能失调性子宫出血
    B. 子宫糜烂
    C. 子宫内膜癌
    D. 异常妊娠
    E. 子宫肌瘤

43. 以下除哪项外皆为妇产科常用外治法中的局部疗法
    A. 手术治疗
    B. 冲洗
    C. 纳药
    D. 保留灌肠
    E. 宫腔注射

44. 治疗习惯性流产肾气亏虚证，应首选的方剂是
    A. 寿胎丸
    B. 胎元饮
    C. 加减一阴煎
    D. 补肾固冲丸
    E. 泰山磐石散

45. 行人工流产术，下列哪种刮出物应怀疑有宫外孕的可能
    A. 含脂肪组织
    B. 含大小不等的水泡状物
    C. 可见胎囊、胎芽
    D. 典型子宫内膜
    E. 蜕膜组织，未见典型绒毛

46. 患者，女，24岁。停经50天，阴道少量出血3天，小腹剧烈疼痛2小时，查尿HCG（+），血压70/40mmHg，面色苍白。其最可能的诊断是
   A. 急性盆腔炎
   B. 异位妊娠
   C. 卵巢囊肿蒂扭转
   D. 难免流产
   E. 黄体破裂

47. 治疗脾虚型子肿的代表方剂是
   A. 白术散
   B. 真武汤
   C. 五苓散
   D. 鲤鱼汤
   E. 茯苓导水汤

48. 胎儿生长受限是指
   A. 孕37周后，胎儿出生体重小于3000g
   B. 孕42周后，胎儿出生体重小于2500g
   C. 孕37周后，胎儿出生体重小于2000g
   D. 孕37周后，胎儿出生体重小于2500g
   E. 孕42周后，胎儿出生体重小于2000g

49. 前置胎盘错误的是
   A. 孕28周后胎盘附着于子宫下段
   B. 甚至胎盘下缘达到宫颈内口
   C. 其位置低于胎先露部
   D. 孕24周后胎盘附着于子宫前部
   E. 胎盘覆盖宫颈内口

50. 不属于妊娠心脏病诊断要点的是
   A. 妊娠前有心脏病病史
   B. 妊娠前心电图正常
   C. 出现心功能异常的症状
   D. 发绀、杵状指
   E. 心脏听诊杂音

51. 治疗气虚血瘀型妊娠心脏病的首选方是
   A. 七味白术散
   B. 当归补血汤
   C. 归脾汤
   D. 补阳还五汤合瓜蒌薤白半夏汤
   E. 人参归脾丸

52. 妊娠合并慢性肾炎适时终止妊娠的情况不包括
   A. 蛋白尿
   B. 肾功能进行性恶化
   C. 既往有死胎、死产史
   D. 孕36周后
   E. 水肿严重

53. 孕妇，32岁。妊娠期间，尿频，尿急，灼热疼痛，艰涩不利，身热心烦，口干不欲饮。舌红，苔黄腻，脉滑数。治疗首选
   A. 导赤散
   B. 加味五淋散
   C. 知柏地黄丸
   D. 五苓散
   E. 真武汤

54. 不协调性子宫收缩乏力主要表现错误的是
   A. 自觉宫缩减弱
   B. 拒按子宫
   C. 烦躁不安
   D. 宫口扩张缓慢
   E. 胎先露不能下降

55. 妊娠臀位胎位异常可采取的措施是
   A. 妊娠28～32周时，采取胸膝卧位
   B. 妊娠24～28周时，采取胸膝卧位
   C. 妊娠32～36周时，采取胸膝卧位
   D. 引产

E. 剖宫产

56. 产后出血是指胎儿娩出后阴道出血量超过多少毫升
   A. 300mL
   B. 400mL
   C. 500mL
   D. 600mL
   E. 700mL

57. 预防子宫破裂不包括
   A. 做好产前检查
   B. 密切观察产程进展
   C. 严格掌握宫缩剂使用的适应证、禁忌证
   D. 应用镇静剂
   E. 手法应轻柔，忌用暴力

58. 治疗晚期产后出血气虚型的主方是
   A. 胶艾汤加味
   B. 补中益气汤加味
   C. 归脾汤加味
   D. 保阴煎加味
   E. 以上均不可

59. 患者，女性，27岁。产后2天，出现高热汗出，烦躁不安，皮肤斑疹隐隐，舌红绛，苔黄燥，脉弦细。治疗宜用
   A. 五味消毒饮合失笑散
   B. 清营汤
   C. 清营汤送服安宫牛黄丸、紫雪丹
   D. 少腹逐瘀汤
   E. 当归芍药散

60. 下列各项，不属产后尿潴留气虚证主要症状的是
   A. 产后小便不通
   B. 小腹胀急疼痛

C. 气短懒言
D. 面色晦暗
E. 舌淡，苔薄白，脉缓弱

61. 患者，女性，40岁。患外阴瘙痒，坐卧不安，带下量多，色黄如脓，口苦，大便不爽，舌苔黄腻，脉弦数。治疗宜用
   A. 龙胆泻肝汤
   B. 知柏地黄丸
   C. 当归饮子
   D. 当归赤小豆汤
   E. 玉屏风散

62. 下列各项，不属滴虫性阴道炎肝胆湿热证主要症状的是
   A. 带下色黄呈泡沫状或脓性
   B. 带下色黄呈脓性或浆液性
   C. 外阴瘙痒
   D. 心烦口苦
   E. 舌红苔黄

63. 某女，30岁。人工流产3次，4年前自然分娩1次，平时男用工具避孕，近2年白带量多，色黄，质黏稠，近日有性交出血，妇科检查宫颈中度糜烂。治疗首选
   A. 抗生素治疗
   B. 宫颈电熨治疗
   C. 硝酸银局部上药
   D. 宫颈锥形切除
   E. 消糜栓外用

64. 治疗无排卵性功能失调性子宫出血肾阴虚证，应首选
   A. 四物汤合二至丸
   B. 左归丸合二至丸
   C. 右归丸合二至丸
   D. 保阴煎合失笑散

E. 两地汤合失笑散

65. 患者，女，29岁，已婚。近1年月经后期量少，现已停经4个月，伴五心烦热，潮热颧红，舌红少苔，脉细数。尿妊娠试验阴性。其治法是
    A. 养阴清热调经
    B. 理气活血通经
    C. 豁痰活血通经
    D. 益气养血调经
    E. 补肾养肝调经

66. 患者，女，30岁，已婚。经期延后及月经量少3年，未避孕、未怀孕2年，头晕头重，胸闷泛恶，形体肥胖，多毛，大便不实，舌苔白腻，脉濡。B超检查示双卵巢呈多囊性改变。治疗首选方剂
    A. 右归丸
    B. 苍附导痰丸合佛手散
    C. 丹栀逍遥散
    D. 膈下逐瘀汤
    E. 二陈汤

67. 患者，女，51岁，已婚。月经紊乱2年。近半年，常感颜面烘热，汗出恶风，腰背冷痛，头晕耳鸣，舌质淡，苔薄白，脉沉细。其治法是
    A. 滋肾养肝，佐以潜阳
    B. 滋肾柔肝，育阴潜阳
    C. 滋肾育阴，宁心安神
    D. 益阴扶阳
    E. 温肾扶阳

68. 不属于子宫肌瘤临床表现的是
    A. 月经改变
    B. 白带增多
    C. 恶病质
    D. 下腹坠胀

E. 不孕

69. 患者，女，32岁。结婚5年未孕，月经规则，自觉胸脘痞闷，带下量多、色白、质黏，舌苔白腻，脉细滑。妇科检查：子宫如孕2个月大小，宫底部明显突出，质硬，B型超声波检查为单个结节，血红蛋白90g/L。应首选的治疗措施是
    A. 甲基睾丸素加开郁二陈汤
    B. 雌激素加开郁二陈汤
    C. 输血加开郁二陈汤
    D. 子宫肌瘤摘除术
    E. 子宫次全切除术

70. 下列葡萄胎治疗后的随访，最有价值的检查是
    A. 妇科检查
    B. 肺部摄片
    C. 尿妊娠试验
    D. 血HCG测定
    E. B超检查

71. 目前公认的子宫内膜异位症病因是
    A. 体腔上皮化生学说
    B. 淋巴播散学说
    C. 血液播散学说
    D. 子宫内膜种植学说
    E. 免疫学说

72. 患者，女，31岁，已婚。人工流产术后1年，经行腹痛逐渐加重，灼痛难忍，拒按，月经量多，色深红，带下色黄，有味，舌质暗，苔黄腻，脉滑数。妇科检查：后穹隆可触及蚕豆大小的触痛性结节。治疗应首选
    A. 血府逐瘀汤
    B. 清热调血汤
    C. 膈下逐瘀汤

D. 失笑散
E. 银甲丸

73. 阴道前壁脱垂的病因是
   A. 耻骨尾骨肌纤维断裂
   B. 耻骨宫颈筋膜及膀胱宫颈韧带过度伸张
   C. 子宫主韧带松弛
   D. 子宫圆韧带松弛
   E. 肛提肌松弛

74. 治疗子宫脱垂肾虚证，应首选
   A. 固阴煎
   B. 保阴煎
   C. 大补元煎
   D. 一阴煎
   E. 一贯煎

75. 治疗不孕症血瘀证，应首选
   A. 当归补血汤
   B. 补阳还五汤
   C. 少腹逐瘀汤
   D. 桃红四物汤
   E. 通窍活血汤

76. 下列关于短效口服避孕药服用方法的叙述，正确的是
   A. 月经来潮第1天起，每天1片，连服22天
   B. 月经净后第1天起，每天1片，连服22天
   C. 月经来潮第5天起，每晚1片，连服22天
   D. 有房事时服1片
   E. 月经来潮第5天服1片，20天后再服1片

77. 患者，女，25岁，已婚。顺产后6个月，在哺乳中，身体健康，月经正常。最适宜的计划生育措施是
   A. 口服避孕药
   B. 外用避孕药
   C. 安全期避孕
   D. 放置宫内节育器
   E. 行绝育术

78. 基础体温的测定临床应用于
   A. 检查不孕原因
   B. 指导避孕与受孕
   C. 协助诊断妊娠
   D. 协助诊断月经失调
   E. 以上都是

79. 输卵管通液是最常用的妇科检查方法，关于其描述以下哪项是错误的
   A. 作为检查和评价输卵管再通术
   B. 原发不孕和继发不孕的常规检查
   C. 轻度输卵管粘连者
   D. 检查有无排卵
   E. 检查输卵管是否通畅

80. 下列哪项是新生儿保健的重点
   A. 防止意外创伤
   B. 防止中毒
   C. 注意保温
   D. 注意添加辅食
   E. 防止消化功能紊乱

81. 按公式计算，正常5岁小儿的收缩压是
   A. 84mmHg
   B. 88mmHg
   C. 90mmHg
   D. 92mmHg
   E. 100mmHg

82. 下列各项中，不属于小儿病理特点的是
   A. 传变迅速

B. 发病容易
C. 易趋康复
D. 脏腑充实
E. 脏气清灵

83. 下列关于母乳喂养的叙述，正确的是
    A. 母乳中的酪蛋白多，易于消化吸收
    B. 目前主张正常足月新生儿的开奶时间应为出生后 6 小时
    C. 1 岁半至 2 岁可完全断奶
    D. 每次哺乳时间为 30 分钟
    E. 乳母患活动性肺结核、急性肝炎时禁忌哺乳

84. 小儿哭声绵长，口作吮乳状，多为
    A. 饥饿
    B. 口疮
    C. 腹痛
    D. 咽喉水肿
    E. 尿布潮湿不适

85. 乳婴儿中药用量为成人量的
    A. 1/6
    B. 1/5
    C. 1/4
    D. 1/3
    E. 1/2

86. 下列属于早产儿生理性黄疸特点的是
    A. 生后 5～6 天出现，30～35 天完全消退
    B. 生后 3～4 天出现，21～28 天完全消退
    C. 生后 3～4 天出现，15～20 天完全消退
    D. 生后 2～3 天出现，10～14 天完全消退
    E. 生后 1～2 天出现，7～13 天完全消退

87. 上呼吸道感染的病原体 90% 以上为
    A. 衣原体
    B. 病毒
    C. 真菌
    D. 细菌
    E. 支原体

88. 小儿感冒容易出现兼证，多见
    A. 夹火、夹痰、夹湿
    B. 夹火、夹痰、夹滞
    C. 夹风、夹痰、夹滞
    D. 夹惊、夹痰、夹滞
    E. 夹湿、夹惊、夹滞

89. 新生儿期是指从出生断脐至足
    A. 7 天
    B. 18 天
    C. 28 天
    D. 30 天
    E. 40 天

90. 6 个月男孩，高热、咳嗽、喘憋、呼吸困难，出现呼吸增快、三凹征、鼻翼扇动及口唇发绀。肺基底部可听到细湿啰音。根据本病例诊断最大可能性是
    A. 革兰阴性杆菌肺炎
    B. 肺炎支原体肺炎
    C. 腺病毒肺炎
    D. 呼吸道合胞病毒肺炎
    E. 葡萄球菌肺炎

91. 患儿，男，2 岁。发热、咳嗽 5 天，口渴，咽部红赤，小便短赤，舌红苔黄，脉浮数。检查：听诊双下肺固定中细湿啰音，血白细胞计数及中性粒细胞增高。治疗应首选
    A. 红霉素加二陈汤
    B. 红霉素加三拗汤

C. 青霉素加麻杏石甘汤
D. 病毒唑加二陈汤
E. 病毒唑加银翘散

92. 诊断病毒性心肌炎最常做的检查是
    A. 心脏彩色多普勒检查
    B. 心电图
    C. 心电向量
    D. 胸部 X 线摄片
    E. 螺旋 CT

93. 指纹达气关者，表示
    A. 病邪初入
    B. 邪气深入
    C. 病情危重
    D. 病情凶险
    E. 病情较浅

94. 小儿鹅口疮口腔局部的临床特征是
    A. 口腔黏膜出现单个或成簇的小疱疹
    B. 口腔黏膜充血，水肿，可有疱疹
    C. 口腔创面有纤维素渗出物形成或灰白色假膜，易擦去
    D. 口腔黏膜表面覆盖白色乳凝块样片状物，不易擦去
    E. 口腔黏膜出现大小不等的糜烂或溃疡

95. 婴儿腹泻重型与轻型的主要区别点是
    A. 发热、呕吐
    B. 每日大便超过 10 次
    C. 有水、电解质紊乱
    D. 大便含黏液，腥臭
    E. 镜检有大量脂肪滴

96. 患儿，男，1 岁。患婴幼儿腹泻 2 天，泻下急迫，大便呈稀水蛋花样，有黏液及腥臭味，伴阵发啼哭，发热、烦躁，口渴，困倦，小便短赤，肛门灼热、发红。其证型是
    A. 伤食
    B. 风寒
    C. 脾虚
    D. 湿热
    E. 脾肾阳虚

97. 下列哪项不是急性肾炎的临床特征
    A. 多数病人都有血尿
    B. 病程早期常有高血压
    C. 部分病例可出现急性肾功能不全
    D. 血压急剧升高时可出现高血压脑病
    E. 浮肿为可凹陷性，上行性

98. 患儿，11 岁。浮肿 6 天。症见眼睑浮肿，小便短赤，下肢疮毒。查体：血压正常，舌红苔薄黄，脉滑数。实验室检查：镜下血尿，血清补体 C_3 明显下降。诊断为急性肾炎，其证型是
    A. 风水相搏
    B. 湿热内侵
    C. 变证水气上凌心肺
    D. 变证邪陷厥阴
    E. 变证水毒内闭

99. 婴幼儿风寒泄泻大便特点为
    A. 泻物酸馊
    B. 泻下急迫，或如水注，便黄夹黏液
    C. 大便稀薄，时泻时止，水谷不化
    D. 大便清稀，中多泡沫，臭气不甚
    E. 粪质清稀，完谷不化

100. 病毒性脑炎的常见病因是
    A. 外感寒湿
    B. 外感湿热
    C. 感受温热毒邪
    D. 饮食不洁
    E. 感受暑湿

101. 以下哪种病毒是病毒性脑膜炎的主要病原
 A. 肠道病毒
 B. 虫媒病毒
 C. 腺病毒
 D. 流感病毒
 E. 腮腺炎病毒

102. 有关原发性癫痫，下列哪项是不正确的
 A. 约占全部癫痫的40%以上
 B. 多有家族遗传倾向
 C. 对抗癫痫药物的反应较差
 D. 脑电图的背景波正常
 E. 一般不影响智力

103. 多发性抽动症的基本病理改变是
 A. 瘀血阻窍
 B. 痰瘀互阻
 C. 肝风内动
 D. 肝风痰火，胶结成痰
 E. 痰蒙清窍

104. 儿童多动症好发年龄是
 A. 新生儿期
 B. 婴儿期
 C. 幼儿期
 D. 学龄前期
 E. 6～14岁

105. 男，4岁。一向偏食，不吃鱼肉蛋，仅食蔬菜，近日面色渐苍白，不愿活动，时而腹泻，心肺正常，肝脏于肋下触及3cm，脾未及，血红蛋白60g/L，红细胞 2.90×10^{12}/L，血涂片示红细胞大小不等，以小为主，中心淡染区扩大。最可能诊断是
 A. 溶血性贫血
 B. 缺铁性贫血
 C. 再生障碍性贫血
 D. 巨幼红细胞性贫血
 E. 营养性混合性贫血

106. 患儿，男，14岁。2周前患急性咽炎，1天前突然牙龈出血，口腔血疱，双下肢瘀斑。实验室检查：血红蛋白110g/L，白细胞 9×10^9/L，血小板 10×10^9/L，骨髓增生活跃，巨核细胞23/片。应首先考虑的诊断是
 A. 急性白血病
 B. 再生障碍性贫血
 C. 过敏性紫癜
 D. 特发性血小板减少性紫癜（急性型）
 E. 特发性血小板减少性紫癜（慢性型）

107. 小儿哮喘发作的病机是
 A. 肺气郁闭
 B. 外邪夹痰饮伏留肺络
 C. 痰气交阻，肺气郁闭
 D. 外因诱发，触动伏痰，痰阻气道
 E. 肺失宣降，肺气上逆

108. 下列哪项不是哮喘缓解期肾虚不纳证的特征
 A. 动则气短
 B. 形寒肢冷
 C. 舌红苔黄腻
 D. 遗尿或夜尿
 E. 腰膝酸软

109. 导致风湿热的病原菌是
 A. 金黄色葡萄球菌
 B. 肺炎双球菌
 C. A组乙型溶血性链球菌
 D. 流感杆菌
 E. 大肠杆菌

110. 确诊风湿热的次要表现哪一项是错误的
    A. 发热
    B. 关节酸痛
    C. 皮下结节
    D. 血沉加快
    E. 有风湿热既往史

111. 过敏性紫癜的发病是由于
    A. 机体对致病原产生不恰当的免疫应答
    B. 抗原抗体复合物沉积于皮肤
    C. 致敏原破坏免疫系统
    D. 预防接种不会成为过敏因素
    E. 主要病理改变为皮下瘀血

112. 皮肤黏膜淋巴结综合征的中医病因病机是
    A. 温邪与气血相搏，侵犯营血
    B. 风邪与气血相搏，侵犯营血
    C. 素体阳虚，腠理空疏
    D. 卫阳不固，外感风寒湿邪
    E. 温邪直中脏腑

113. 蛋白质－能量营养不良的最主要病因是
    A. 喂养不当
    B. 久吐、久泻
    C. 早产
    D. 反复外感
    E. 各种虫证

114. 维生素D缺乏性佝偻病的病因不包括
    A. 日光照射不足
    B. 未行母乳喂养
    C. 生长发育过快
    D. 疾病影响
    E. 维生素D摄入不足

115. 患儿，7日。近日经常夜惊多汗，且抽搐2次，抽后意识清，进奶好。医生诊断为维生素D缺乏性手足搐搦症。本病以下哪项不具备
    A. 喉痉挛
    B. 全身性抽搐
    C. 助产式手，芭蕾舞足
    D. 面神经征阳性
    E. 婴儿期呈婴儿痉挛性发作

116. 口服治疗量的维生素D治疗佝偻病的合理时间是
    A. 至佝偻病痊愈
    B. 至3岁
    C. 至骨骼体征消失
    D. 持续用1个月
    E. 持续用1年

117. 麻疹的传播途径是
    A. 性传播
    B. 接触传播
    C. 母婴传播
    D. 飞沫传播
    E. 血液传播

118. 麻疹无并发症，应隔离的时间是出疹后
    A. 3天
    B. 5天
    C. 7天
    D. 10天
    E. 14天

119. 孕妇发生风疹会通过胎盘导致胎儿宫内感染，最可能发生
    A. 食欲下降
    B. 胎儿体重减轻
    C. 致畸
    D. 脐带绕颈
    E. 难产

120. 患儿，女，3岁。低热恶寒，鼻塞流涕，全身皮肤成批出疹，为红色斑疹和斑丘疹，继有疱疹，疱浆清亮，头面、躯干多见，舌红，苔薄白，脉浮数。其诊断是
    A. 风疹，邪郁肺卫证
    B. 麻疹，见形期
    C. 幼儿急疹，肺卫蕴热证
    D. 猩红热，邪侵肺胃证
    E. 水痘，邪郁肺卫证

121. 下列四种发疹性疾病中，具有色素沉着的是
    A. 麻疹
    B. 风疹
    C. 猩红热
    D. 幼儿急疹
    E. 以上都是

122. 猩红热患儿及疑似者，应隔离治疗
    A. 3天
    B. 4天
    C. 5天
    D. 6天
    E. 至咽拭子培养阴性

123. 患儿，女，5岁。因右侧腮部肿痛5天就诊。现症见腮部漫肿，灼热疼痛，咀嚼尤甚，精神倦怠，高热头痛，咽喉肿，大便干结，小便短赤，舌质红，苔黄腻，脉滑数。其首选方剂是
    A. 仙方活命饮
    B. 普济消毒饮
    C. 黄连解毒汤
    D. 三仁汤
    E. 银翘散

124. 下列均是抢救休克型中毒性菌痢的措施，但应除外的是
    A. 低分子右旋糖酐
    B. 5%碳酸氢钠
    C. 西地兰
    D. 蒙脱石散
    E. 氨苄青霉素

125. 心搏骤停的病因不包括
    A. 麻醉意外
    B. 颅脑或胸部外伤
    C. 严重缺氧
    D. 心律紊乱
    E. 呼吸肌麻痹

126. 感染性休克的临床表现不包括
    A. 起病迅猛
    B. 循环功能不全
    C. 皮肤潮红
    D. 精神萎靡、嗜睡
    E. 双眼凝视无神

127. 积滞的病机是
    A. 脾胃虚寒
    B. 湿热中阻
    C. 胃失和降
    D. 食滞不化
    E. 胃阴亏虚

128. 治疗小儿厌食脾胃阴虚证的用方是
    A. 健脾丸
    B. 异功散
    C. 养胃增液汤
    D. 木香大安丸
    E. 香砂六君子汤

129. 下列除哪项外，均是急性胆囊炎常见的临床表现
    A. 右上腹剧烈疼痛

B. 疼痛呈阵发性加重
C. 疼痛常放射至右肩或右背部
D. 不会出现恶心、呕吐
E. 病情重的会出现畏寒和发热

B. 普济消毒饮
C. 瓜蒌牛蒡汤
D. 柴胡清肝汤
E. 五味消毒饮

130. 下列除哪项外，均是重症胰腺炎的临床表现
    A. 腹痛、恶心、呕吐，腹膜炎范围限于上腹，体征轻
    B. 腹膜炎范围大，扩及全腹，体征重
    C. 可有黄疸
    D. 腹水呈血性或脓性
    E. 血尿素氮或肌酐增高，酸中毒

131. 肉瘿辨证属气滞痰凝证者，宜选用
    A. 逍遥散
    B. 四海舒郁丸加减
    C. 丹栀逍遥散
    D. 逍遥散合海藻玉壶汤加减
    E. 小柴胡汤

132. 首选用于治疗急性乳腺炎肝胃郁热证的方剂是
    A. 托里消毒散

133. 患者，女，60岁。急性化脓性乳腺炎切开排脓，用红升丹药条引流2天，周围出现大片皮疹，瘙痒，疮口脓腐未尽。外治应首选
    A. 七三丹
    B. 五五丹
    C. 八二丹
    D. 黑虎丹
    E. 白降丹

134. 患者，女，26岁。左乳房发现肿块1年，无疼痛。查体：左乳外下象限可扪及2.5cm×1.5cm大小肿块，形如鸡卵，表面光滑，活动度好。应首先考虑的是
    A. 乳腺增生病
    B. 乳腺纤维瘤
    C. 乳房结核
    D. 乳腺癌
    E. 乳腺导管内乳头状瘤

B 型题

> **答题说明**
>
> 以下提供若干组考题，每组考题共用在考题前列出的 A、B、C、D、E 五个备选答案。请从中选择一个与问题关系最密切的答案，并在答题卡上将相应题号的相应字母所属方框涂黑。每个备选答案可能被选择一次、多次或不被选择。

（135～136题共用备选答案）
A. 5%以下
B. 5%左右
C. 5%～10%
D. 10%左右
E. 10%以上

135. 估计脱水的程度，轻度脱水失水量为体重的

136. 估计脱水的程度，中度脱水失水量为体重的

（137～138题共用备选答案）
A. 镇惊安神
B. 健脾化痰

C. 息风定痫
D. 涤痰开窍
E. 活血化瘀，通窍定痫
137. 治疗痰痫的用药原则是
138. 治疗瘀血痫的用药原则是

（139～140题共用备选答案）
A. 大肠杆菌性肠炎
B. 病毒性肠炎
C. 金黄色葡萄球菌肠炎
D. 真菌性肠炎
E. 生理性腹泻

139. 患儿乳食正常，体重增长正常，形体虚胖，大便4～5次/日，绿色稀便，伴有湿疹。应首先考虑的是
140. 患儿发热，流涕，偶有咳嗽，大便呈稀水蛋花样，无腥臭味。应首先考虑的是

（141～142题共用备选答案）
A. 清热利湿退黄
B. 解表化湿退黄
C. 化瘀消积退黄
D. 运脾燥湿退黄
E. 利水渗湿退黄

141. 胎黄湿热熏蒸证的治法是
142. 胎黄瘀积发黄证的治法是

（143～144题共用备选答案）
A. 动力性肠梗阻
B. 血运性肠梗阻
C. 机械性肠梗阻
D. 不完全性肠梗阻
E. 绞窄性肠梗阻

143. 由于器质性病变致肠腔变小，使肠内容物通过发生障碍，称为
144. 肠腔不通同时伴肠壁血运障碍，称为

（145～146题共用备选答案）
A. 少腹逐瘀汤
B. 膈下逐瘀汤
C. 清海丸
D. 逐瘀止血汤
E. 八珍汤

145. 治疗子宫肌瘤阴虚内热证，应首选
146. 治疗子宫肌瘤寒凝血瘀证，应首选

（147～148题共用备选答案）
A. 冲任损伤，不能制约经血
B. 气虚失摄，血失所统
C. 冲任不固，气血运行失常
D. 热扰冲任，气血失调
E. 血热气逆，迫血妄行

147. 晚期产后出血，中医的发病机理是
148. 代偿性月经，中医的发病机理是

（149～150题共用备选答案）
A. 左归丸
B. 右归丸
C. 归肾丸
D. 血府逐瘀汤
E. 苍附导痰丸

149. 治疗闭经肝肾不足证，应首选
150. 治疗闭经痰湿阻滞证，应首选

试卷标识码：

中西医结合执业医师资格考试
最后成功四套胜卷（二）

（医学综合考试部分）

第四单元

考生姓名：_____

准考证号：_____

考　　点：_____

考 场 号：_____

A1 型题

答题说明

每一道考试题下面有 A、B、C、D、E 五个备选答案。请从中选择一个最佳答案，并在答题卡上将相应题号的相应字母所属的方框涂黑。

1. 长期使用解热药或激素类药后，常出现的热型是
   A. 消耗热
   B. 不规则热
   C. 回归热
   D. 稽留热
   E. 弛张热

2. 下列哪项不符合胸壁疾患所致胸痛的特点
   A. 疼痛部位较固定
   B. 局部有压痛
   C. 举臂动作时可加剧
   D. 因情绪激动而诱发
   E. 深呼吸或咳嗽可加剧

3. 嘶哑样咳嗽，可见于
   A. 急性喉炎
   B. 声带疾患
   C. 百日咳
   D. 胸膜炎
   E. 支气管扩张

4. 心功能不全肺淤血时，在痰中出现的是
   A. 白细胞
   B. 夏科－雷登结晶体
   C. 上皮细胞
   D. 色素细胞
   E. 杜什曼螺旋体

5. 我国最常见的咯血原因是
   A. 支气管扩张
   B. 肺结核
   C. 二尖瓣狭窄
   D. 肺脓肿
   E. 支气管肺癌

6. 夜间阵发性呼吸困难，可见于
   A. 急性脑血管疾病
   B. 癔病
   C. 急性感染所致的毒血症
   D. 慢性阻塞性肺气肿
   E. 左心功能不全

7. 下列除哪项外，均可出现周围性呕吐
   A. 洋地黄中毒
   B. 急性胃炎
   C. 胃穿孔
   D. 胆囊炎
   E. 咽部受激惹

8. 上消化道出血可单纯表现为呕血或黑便，也可两者兼有，这取决于
   A. 原发病
   B. 出血部位
   C. 出血量
   D. 在胃内停留时间
   E. 以上均非

9. 下列除哪项外，均可引起阻塞性黄疸
   A. 疟疾
   B. 胆管癌
   C. 肝癌
   D. 胆道蛔虫症
   E. 胆总管结石

10. 下列哪项不属于意识障碍

A. 嗜睡

B. 抽搐

C. 意识模糊

D. 谵妄

E. 昏迷

11. 下列除哪项外，均可为正常的叩诊音

    A. 振水音

    B. 清音

    C. 鼓音

    D. 浊音

    E. 实音

12. 下列各项，属被动体位的是

    A. 角弓反张

    B. 翻动体位

    C. 肢体瘫痪

    D. 端坐呼吸

    E. 以上均非

13. 患者，男，50岁。高血压病史15年，未坚持服药。2小时前因情绪激动突然意识不清，双侧瞳孔不等大。应首先考虑的是

    A. 酒精中毒

    B. 药物中毒

    C. 高血压性脑出血

    D. 脑血栓

    E. 心功能不全

14. 方颅可见于

    A. 呆小症

    B. 先天性梅毒

    C. 脑膜炎

    D. 脑积水

    E. 小儿营养不良

15. 流行性腮腺炎可出现腮腺管开口处黏膜红肿。其部位在

    A. 上颌第2臼齿相对应的颊黏膜上

    B. 下颌第2臼齿相对应的颊黏膜上

    C. 舌下

    D. 上颌第1臼齿相对应的颊黏膜上

    E. 下颌第1臼齿相对应的颊黏膜上

16. 心绞痛发作时，应首选的药物是

    A. 普萘洛尔

    B. 硝酸甘油

    C. 硝苯地平

    D. 异搏定

    E. 哌替啶

17. 肺部叩诊出现实音应考虑的疾病是

    A. 肺炎

    B. 胸膜炎

    C. 肺空洞

    D. 肺气肿

    E. 大量胸腔积液

18. 可闻及病理性支气管呼吸音的部位是

    A. 肩胛下区

    B. 喉部

    C. 胸骨上窝

    D. 背部第6颈椎附近

    E. 以上均非

19. 患者呼吸急促，查体：气管向左偏移，右侧胸廓饱满，叩诊出现实音，应首先考虑的是

    A. 右侧胸腔积液

    B. 右侧气胸

    C. 肺气肿

    D. 右侧大叶性肺炎

    E. 右侧肺不张

20. 左心室增大时，心尖搏动移位方向是

A. 向右
B. 向左
C. 向右下
D. 向左下
E. 向后

21. 肺气肿时，心脏浊音界的改变多为
    A. 心浊音界向左扩大
    B. 心浊音界缩小
    C. 心浊音界向右扩大
    D. 心浊音界向两侧扩大
    E. 以上均非

22. 颈动脉搏动，多见于
    A. 二尖瓣关闭不全
    B. 主动脉瓣关闭不全
    C. 三尖瓣关闭不全
    D. 肺动脉瓣关闭不全
    E. 二尖瓣狭窄

23. 患者，男，65岁。突感上腹部剧烈疼痛，取硝酸甘油片含服，未能缓解。查体：脸色青白。血压80/60mmHg（10.67/7.98kPa），除心率140次/分外，心肺听诊无异常，腹平软，无压痛、反跳痛，肠鸣音存在。应首先考虑的是
    A. 胃痉挛
    B. 胃穿孔
    C. 急性胰腺炎
    D. 心绞痛
    E. 心肌梗死

24. 下列哪项体征最能提示腹膜炎的存在
    A. 肠鸣音减弱
    B. 叩出移动性浊音
    C. 腹部压痛
    D. 腹部触及肿块
    E. 反跳痛

25. 下列各项，可出现金属样肠蠕动音的是
    A. 麻痹性肠梗阻
    B. 机械性肠梗阻
    C. 低血钾
    D. 急性肠炎
    E. 败血症

26. 患者饱餐后上腹部持续疼痛1天。查体：上腹部压痛、反跳痛。应首先考虑的是
    A. 急性胃炎
    B. 急性胰腺炎
    C. 急性肝炎
    D. 右肾结石
    E. 肝癌

27. 下列脊椎病变，除哪项外，脊椎叩痛常为阳性
    A. 脊椎结核
    B. 棘间韧带损伤
    C. 骨折
    D. 骨质增生
    E. 椎间盘脱出

28. 中枢性瘫痪的特点是
    A. 肌张力降低
    B. 腱反射减弱
    C. 浅反射消失
    D. 不出现病理反射
    E. 肌张力增强

29. 血白细胞计数增多，可见于
    A. 伤寒杆菌感染
    B. 再生障碍性贫血
    C. 急性失血
    D. 使用氯霉素的影响
    E. 脾功能亢进

30. 下列疾病，可以出现凝血时间缩短的是

A. 先天性凝血酶原缺乏症
B. 纤维蛋白原缺乏症
C. DIC 早期
D. 血小板减少性紫癜
E. 严重肝病

31. 患者，男，50 岁。乙肝病史 6 年，呕血 1 天。检查：腹壁静脉曲张，肝肋下未触及，脾肋下 3cm，腹水征（+），HBsAg（+），白蛋白降低，A/G<1，丙氨酸转氨酶升高。其诊断为
    A. 慢性肝炎
    B. 肝硬化合并上消化道出血
    C. 消化性溃疡合并上消化道出血
    D. 白血病
    E. 原发性肝癌

32. 下列关于内生肌酐清除率的叙述，正确的是
    A. 肾功能严重损害时，开始升高
    B. 高于 80mL/min 预后不良
    C. 肾功能损害愈重，其清除率愈低
    D. 肾功能损害愈重，其清除率愈高
    E. 其测定与肾功能损害程度无关

33. 患者，男，55 岁。劳累及情绪激动后，多次出现短时间胸骨后疼痛，下列哪项血清检查对明确诊断最有参考意义
    A. 钾
    B. 钠
    C. 氯化物
    D. 钙
    E. 胆固醇及甘油三酯

34. 对诊断系统性红斑狼疮最有意义的检查是
    A. 免疫球蛋白测定
    B. 抗核抗体

C. 总补体溶血活力测定
D. 玫瑰花试验
E. 淋巴细胞转化试验

35. 粪便中查到巨噬细胞，多见于
    A. 阿米巴痢疾
    B. 细菌性痢疾
    C. 急性胃肠炎
    D. 血吸虫病
    E. 霍乱

36. 毛果芸香碱的主要适应证是
    A. 青光眼
    B. 角膜炎
    C. 结膜炎
    D. 视神经水肿
    E. 晶状体混浊

37. 治疗有机磷农药中毒毒蕈碱样症状的药物是
    A. 阿托品
    B. 氯磷定
    C. 利多卡因
    D. 甲硝唑（灭滴灵）
    E. 双复磷

38. 阿托品抗休克作用的机制是
    A. 收缩血管，增加外周阻力
    B. 扩张血管，改善微循环
    C. 兴奋心脏，增加心输出量
    D. 松弛支气管平滑肌，改善症状
    E. 以上均非

39. 药物产生不良反应的药理基础是
    A. 用药时间过长
    B. 组织器官对药物亲和力过高
    C. 机体敏感性太高
    D. 用药剂量过大

E. 药物作用的选择性低

40. 机体对青霉素最易产生以下何种不良反应
    A. 后遗效应
    B. 停药反应
    C. 特异质反应
    D. 副反应
    E. 变态反应

41. 药效学相互作用不包括
    A. 相加作用
    B. 增强作用
    C. 增敏作用
    D. 药理性拮抗
    E. 药物间的吸附和络合

42. 某男，45岁。双眼睑下垂6～7天，渐加重，近1～2天四肢活动无力，晨起轻，下午重，休息后减轻，活动后加重。诊断：重症肌无力。对该病人最好用哪种药物治疗
    A. 毛果芸香碱
    B. 毒扁豆碱
    C. 新斯的明
    D. 阿托品
    E. 加兰他敏

43. 关于氯磷定的叙述，正确的是
    A. 可迅速制止肌束颤动
    B. 对乐果中毒疗效好
    C. 属易逆性抗胆碱酯酶药
    D. 不良反应较碘解磷定大
    E. 对内吸磷中毒无效

44. 阿托品对下列哪种疾病疗效最好
    A. 支气管哮喘
    B. 胃肠绞痛

C. 胆绞痛
D. 肾绞痛
E. 胃幽门括约肌痉挛

45. 用药剂量过大或时间过长时，可引起急性肾功能衰竭的拟肾上腺素药是
    A. 肾上腺素
    B. 去甲肾上腺素
    C. 异丙肾上腺素
    D. 间羟胺
    E. 多巴胺

46. 某男，18岁。因寒战、高热经细菌培养确诊为肺炎链球菌性肺炎，来诊时青霉素皮试阴性，但静滴青霉素几分钟后即出现头昏、面色苍白、呼吸困难、血压下降等症状，诊断为青霉素过敏性休克。请问对该病人首选的抢救药物是
    A. 多巴胺
    B. 异丙嗪
    C. 地塞米松
    D. 肾上腺素
    E. 去甲肾上腺素

47. 能够舒张肾血管，增加肾血流量，可治疗急性肾功能衰竭的药物是
    A. 肾上腺素
    B. 去甲肾上腺素
    C. 异丙肾上腺素
    D. 多巴胺
    E. 间羟胺

48. 肾上腺素受体阻滞药能引起
    A. 房室传导加快
    B. 脂肪分解增加
    C. 肾素释放增加
    D. 心肌细胞膜对离子通透性增加
    E. 心肌耗氧量下降

49. 可以用作中枢性肌松药的是
    A. 琥珀胆碱
    B. 阿托品
    C. 筒箭毒碱
    D. 尼可刹米
    E. 地西泮

50. 苯妥英钠是哪种癫痫发作的首选药物
    A. 单纯部分性发作
    B. 癫痫大发作
    C. 复杂部分性发作
    D. 癫痫持续状态
    E. 失神小发作

51. 患者，男，40岁。癫痫病史多年，今因癫痫持续状态被送入医院。应采取的治疗措施是
    A. 口服苯巴比妥
    B. 口服苯妥英钠
    C. 口服丙戊酸钠
    D. 静脉注射安定、地西泮
    E. 肌内注射氯丙嗪

52. 缓解急性心肌梗死疼痛的最有效药物是
    A. 硝酸异山梨醇酯（消心痛）
    B. 硝酸甘油
    C. 吗啡
    D. 安痛定
    E. 硝苯地平（心痛定）

53. 下列有关吗啡与哌替啶的叙述错误的是
    A. 哌替啶的等效量效价强度是吗啡的1/10
    B. 等效量时对呼吸的抑制作用与吗啡基本相等
    C. 吗啡的镇咳作用比哌替啶强
    D. 吗啡的成瘾性比哌替啶强
    E. 两药对平滑肌的作用相同，都可用于止泻

54. 最宜选用阿司匹林治疗的是
    A. 胃肠痉挛性绞痛
    B. 月经痛
    C. 心绞痛
    D. 肾绞痛
    E. 胆绞痛

55. 主要用于治疗风湿性和类风湿关节炎的药物是
    A. 布洛芬
    B. 对乙酰氨基酚
    C. 秋水仙碱
    D. 丙磺舒
    E. 非那西丁

56. 卡托普利（巯甲丙脯酸）的降血压机制
    A. 抑制肾素的合成
    B. 抑制肾素的释放
    C. 抑制血管紧张素Ⅰ合成酶
    D. 抑制血管紧张素转化酶
    E. 以上均非

57. 孕妇及哺乳期妇女禁用的降压药是
    A. 维拉帕米
    B. 氨氯地平
    C. 氯沙坦
    D. 硝苯地平
    E. 普萘洛尔

58. 患者，男，48岁。十二指肠溃疡病史20年，近感头痛、眩晕而就诊。检查：血压160/100mmHg（21/13kPa）。下列降压药应慎用的是
    A. 可乐定
    B. 利血平
    C. 肼苯哒嗪

D. 氢氯噻嗪
E. 卡托普利

D. 维拉帕米
E. 阿替洛尔

59. 治疗阵发性室上性心动过速使用
    A. 奎尼丁
    B. 维拉帕米
    C. 利多卡因
    D. 普萘洛尔
    E. 普鲁卡因胺

60. 强心苷治疗慢性心功能不全的最基本作用是
    A. 使已扩大的心室容积缩小
    B. 增加心肌收缩力
    C. 增加心室工作效率
    D. 降低心率
    E. 增加心率

61. 以下不具有血管扩张作用的药物是
    A. 哌唑嗪
    B. 卡托普利
    C. 硝普钠
    D. 氨氯地平
    E. 普萘洛尔

62. 可引起高铁血红蛋白症的抗心绞痛药物是
    A. 美托洛尔
    B. 氨氯地平
    C. 硝酸甘油
    D. 维拉帕米
    E. 阿替洛尔

63. 禁用于严重心衰及中、重度房室传导阻滞的抗心绞痛药物是
    A. 硝酸异山梨酯
    B. 美托洛尔
    C. 硝酸甘油

64. 肝素抗凝的主要作用机制是增强下列哪项的亲力
    A. 抗凝血酶Ⅰ和因子Ⅰ
    B. 抗凝血酶Ⅱ和因子Ⅱ
    C. 抗凝血酶Ⅱ和因子Ⅲ
    D. 抗凝血酶Ⅲ和因子Ⅱ
    E. 抗凝血酶Ⅲ和因子Ⅲ

65. 链激酶用于治疗血栓性疾病，是由于
    A. 扩张血管
    B. 抑制凝血因子
    C. 抑制血小板聚集
    D. 促进纤溶酶原合成
    E. 激活纤溶酶原

66. 常用抗幽门螺杆菌的药物是
    A. 克拉霉素
    B. 青霉素
    C. 氯霉素
    D. 红霉素
    E. 先锋霉素

67. 糖皮质激素抗炎作用的基本机制在于
    A. 诱导血管紧张素转化酶而降解缓激肽
    B. 可减少炎性介质白三烯等的生成
    C. 抑制细胞因子介导的炎症
    D. 抑制巨噬细胞中的一氧化氮合酶（NOS）
    E. 与靶细胞浆内的糖皮质激素受体（GR）结合而影响了参与炎症的一些基因转录

68. 甲基硫氧嘧啶治疗甲状腺功能亢进症的机制是
    A. 抑制食物中碘的吸收

B. 抑制甲状腺激素的合成
C. 抑制甲状腺激素的释放
D. 减少甲状腺激素的贮存
E. 对抗甲状腺激素的作用

69. 对胰岛功能完全丧失的糖尿病患者，仍有降血糖作用的药物是
    A. 优降糖
    B. 二甲双胍
    C. 甲磺丁脲
    D. 氯磺丙脲
    E. 甲磺吡脲

70. 氟喹诺酮类药物抗菌作用机制是
    A. 抑制细菌二氢叶酸合成酶
    B. 抑制细菌二氢叶酸还原酶
    C. 抑制细菌细胞壁合成
    D. 抑制细菌蛋白质合成
    E. 抑制细菌 DNA 螺旋酶

71. 能增强磺胺类药物抗菌作用的药物是
    A. 呋喃唑酮
    B. 甲氧苄啶
    C. 氧氟沙星
    D. 磺胺嘧啶
    E. 甲硝唑

72. 机体对青霉素最易产生以下何种不良反应
    A. 后遗效应
    B. 停药反应
    C. 特异质反应
    D. 副反应
    E. 变态反应

73. 氨基糖苷类药物的抗菌作用机制是
    A. 增加胞质膜通透性
    B. 抑制细菌蛋白质合成
    C. 抑制胞壁黏肽合成酶
    D. 抑制二氢叶酸合成酶
    E. 抑制 DNA 螺旋酶

74. 治疗立克次体病的首选药物是
    A. 青霉素 G
    B. 庆大霉素
    C. 链霉素
    D. 四环素
    E. 多黏菌素

75. 主要毒性为球后视神经炎的抗结核药是
    A. 异烟肼
    B. 链霉素
    C. 吡嗪酰胺
    D. 利福平
    E. 乙胺丁醇

76. 有关影响分布的因素错误的是
    A. 脂溶性高药物的分布范围较广
    B. 小分子药物的分布范围较广
    C. 碱化尿液可增加酸性药物的排泄
    D. 只有脂溶性高的药物可以通过血脑屏障
    E. 血浆蛋白结合率高的药物可以通过血脑屏障

77. 在感染过程的五种结局中最不常见的表现是
    A. 病原体被清除
    B. 隐性感染
    C. 显性感染
    D. 病原携带状态
    E. 潜伏性感染

78. 下列有关流行性出血热的描述，正确的是
    A. 发病以青少年为主
    B. 一般不经呼吸道传播

C. 无明显季节性
D. 所有患者均有五期经过
E. 可由母婴传播

79. 下列不支持艾滋病诊断的是
   A. 咽念珠菌感染
   B. 持续发热
   C. 头痛，进行性痴呆
   D. 皮肤黏膜出血
   E. 慢性腹泻

80. 乙型脑炎（简称乙脑）的主要传染源是
   A. 猪
   B. 乙脑病毒携带者
   C. 乙脑患者
   D. 蚊虫
   E. 野鼠

81. 伤寒患者出现玫瑰疹，多见于
   A. 潜伏期
   B. 发热初期
   C. 极期
   D. 缓解期
   E. 恢复期

82. 目前认为志贺菌致病必须具备的条件是
   A. 过度劳累
   B. 暴饮暴食
   C. 细菌变异性
   D. 痢疾杆菌对肠黏膜上皮细胞的侵袭力
   E. 发病季节

83. 腹痛、腹泻、黏液脓血便，伴发热恶寒，最可能的诊断是
   A. 细菌性痢疾
   B. 阿米巴痢疾
   C. 急性胃肠炎
   D. 流行性脑脊髓膜炎

E. 霍乱

84. 伤寒菌血液培养，阳性率最高的时间是
   A. 第1周
   B. 第2周
   C. 第3周
   D. 第4周
   E. 第5周

85. 对不伤害原则的解释，正确的是
   A. 不伤害原则就是消除任何医疗伤害
   B. 不伤害原则就是要求医生对患者丝毫不能伤害
   C. 因绝大多数医疗行为都存在着不同程度的伤害，所以不伤害原则是做不到的
   D. 不伤害原则要求对医学行为进行受益与伤害的权衡，把可控伤害控制在最低限度之内
   E. 对肿瘤患者进行化疗意味着绝对伤害

86. 下列各项，不符合道德要求的是
   A. 尽量为患者选择安全有效的药物
   B. 要严格遵守各种抗生素的用药规则，尽可能开患者要求的好药、贵重药物
   C. 在医疗过程中要为患者保守秘密
   D. 对婴幼患儿、老年患者的用药应该谨慎，防止肾功能损害
   E. 钻研药理知识，防止粗疏和盲目用药

87. 在使用辅助检查手段时，不适宜的是
   A. 认真严格地掌握适应证
   B. 可以广泛积极地依赖各种辅助检查
   C. 有利于提高医生诊治疾病的能力
   D. 必要检查能尽早确定诊断和进行治疗
   E. 应从患者的利益出发决定该做的项目

88. 下列人体实验类型中，不需要付出道德代价的是

A. 自体实验
B. 自愿实验
C. 欺骗实验
D. 强迫实验
E. 天然实验

89. 下列各项，属于行政处罚的是
A. 罚款
B. 降级
C. 赔偿损失
D. 撤职
E. 赔礼道歉

90. 医师甲经执业医师注册，在某医疗机构执业1年后，受聘到另一医疗机构执业。其改变执业地点的行为
A. 医疗机构允许即可
B. 应到准予注册的卫生行政部门办理变更注册手续
C. 无须经过准予注册的卫生行政部门办理变更注册手续
D. 任何组织和个人无权干涉
E. 只要其医术高明，就不受限制

91. 直接作用于中枢神经系统，使之兴奋或抑制，连续使用能产生依赖性的药品是
A. 毒性药品
B. 放射性药品
C. 解毒药品
D. 精神药品
E. 麻醉药品

92. 《中华人民共和国药品管理法》规定对四类药品实行特殊管理。下列药品中不属于法定特殊管理药品的是
A. 生化药品
B. 麻醉药品
C. 精神药品
D. 放射性药品

E. 医疗用毒性药品

93. 某药店经营者贪图利益而违法销售超过有效期的药品。依据《中华人民共和国药品管理法》第75条的规定，其所在地的药品监督管理行政执法机构应给予的处罚是，没收违法销售药品和违法所得，并
A. 处以非法所得一倍以上三倍以下的罚款
B. 处以非法所得二倍以上五倍以下罚款
C. 处以二千元以上五千元以下的罚款
D. 处以违法销售药品货值金额两倍以上五倍以下的罚款
E. 处以违法销售药品货值金额一倍以上三倍以下的罚款

94. 传染性非典型肺炎防治工作应坚持的原则是
A. 预防为主、防治结合、分级负责、依靠科学、依法管理
B. 预防为主、及时隔离、依靠科学、防治结合、加强监督
C. 有效预防、宣传教育、加强监测、防治结合、科学管理
D. 预防控制、分级负责、依靠科学、防治结合、及时隔离
E. 预防为主、及时控制、科学治疗、统一监测、防治结合

95. 城镇中发现甲类传染病和乙类传染病中的艾滋病、肺炭疽病的患者、病原携带者和疑似患者时，国家规定的报告时间是
A. 6小时以内
B. 7小时
C. 10小时
D. 12小时
E. 24小时

96. 疫情责任报告人发现乙类传染病患者、病原携带者或疑似传染病患者时，向发病地卫生防疫机构报告传染病，报告的时限为
   A. 城镇于3小时内，农村于6小时内
   B. 城镇于6小时内，农村于10小时内
   C. 城镇于6小时内，农村于12小时内
   D. 城镇于6小时内，农村于24小时内
   E. 城镇于12小时内，农村于24小时内

97. 依据2002年9月1日实施的《医疗事故处理条例》，不属于医疗事故的是
   A. 医疗机构违反规章造成患者重度残废
   B. 在医疗活动中，由于患者病情异常而发生医疗意外
   C. 医务人员违反诊疗常规，造成患者一般功能性障碍
   D. 医务人员违反护理常规，造成患者轻度残废
   E. 药房等非临床科室因过失导致患者人身损害

98. 医疗机构发生重大医疗事故，主管部门接到报告后应依据《医疗事故处理条例》立即
   A. 逐级报告
   B. 组织人员对事故进行调查处理
   C. 责令当事人书面检查
   D. 赔偿损失
   E. 提起诉讼

99. 医德规范是指导医务人员进行医疗活动的
   A. 思想准则
   B. 行为准则
   C. 技术规程
   D. 技术标准
   E. 思想和行为准则

100. 《医疗废物管理条例》中所称医疗废物，是指医疗卫生机构在医疗、预防、保健及其他相关活动中产生的
   A. 麻醉、精神性药品的废弃物
   B. 放射性、医疗用毒性药品的废弃物
   C. 具有直接或间接感染性、毒性以及其他危害性的废物
   D. 医院制剂配制中产生的中药材废渣
   E. 普通医疗生活用品废弃物

101. 下列除哪项外，均属急腹症
   A. 消化性溃疡病
   B. 急性胰腺炎伴黄疸
   C. 胃肠穿孔
   D. 肠梗阻
   E. 实质脏器破裂

102. 夜间咳嗽较重者，可见于
   A. 慢性支气管炎
   B. 支气管扩张
   C. 大叶性肺炎
   D. 肺结核
   E. 肺癌

103. 患儿发热，随后出现呕吐和意识障碍，应首先考虑的是
   A. 病毒性脑炎
   B. 尿毒症
   C. 癫痫
   D. 有机磷农药中毒
   E. 先天性心脏病

104. 下列关于溶血性黄疸的叙述，正确的是
   A. 直接迅速反应阳性
   B. 尿中结合胆红素阴性
   C. 血中非结合胆红素不增加
   D. 尿胆原阴性
   E. 大便呈灰白色

105. 患者，男，20岁。咳嗽伴低热，盗汗，乏力1个月。X线显示右肺尖云雾状阴影。应首先考虑的是
    A. 肺炎
    B. 慢性支气管炎
    C. 支气管扩张
    D. 肺癌
    E. 肺结核

106. 男，40岁，因反复机会性感染入院，检查发现患者伴发卡波西肉瘤，诊断应首先考虑
    A. 先天性胸腺发育不全
    B. 腺苷脱氨酶缺乏症
    C. X-性连锁低丙球血症
    D. 艾滋病
    E. 选择性IgA缺乏症

107. HIV造成机体免疫功能损害主要侵犯的细胞是
    A. CD_4^+T淋巴细胞
    B. CD_8^+T淋巴细胞
    C. B淋巴细胞
    D. NK细胞
    E. 浆细胞

108. 王某，1997年于中医药大学毕业分配到市级中医院工作，并于1998年取得了中医师执业资格。《中华人民共和国执业医师法》施行当年，其依照有关开办医疗机构的规定申请个体开业。依据我国执业医师法的规定，卫生行政部门应
    A. 批准其个体行医资格申请
    B. 要求其应具备主治医师资格
    C. 要求其参加国家临床中医专业技术资格考试
    D. 要求其能保证个体行医质量，才能予以受理申请
    E. 要求其经执业医师注册后在医疗机构中执业满5年

109. 除特殊需要外，第一类精神药品的处方，每次不得超过多少日的常用量
    A. 1日
    B. 3日
    C. 5日
    D. 7日
    E. 14日

110. 依照《麻醉药品管理办法》的规定，麻醉药品的处方剂量，每张处方注射剂不得超过多少日的常用量
    A. 2日
    B. 3日
    C. 5日
    D. 7日
    E. 14日

111. 左心功能不全发生夜间阵发性呼吸困难的机制是
    A. 通气功能障碍
    B. 换气功能障碍
    C. 呼吸中枢受抑制
    D. 外周化学感受器调节紊乱
    E. 酸中毒

112. 喷射性呕吐可见于
    A. 耳源性眩晕
    B. 胃炎
    C. 肠梗阻
    D. 尿毒症
    E. 脑炎

113. 患者反复呕吐隔餐食物。查体：消瘦，上腹部膨胀，并见胃型。应首先考虑的是
    A. 肝炎
    B. 肝硬化

C. 胃炎
D. 幽门梗阻
E. 胆囊炎

114. 下列除哪项外，常可引起肝细胞性黄疸
   A. 疟疾
   B. 急性甲型肝炎
   C. 中毒性肝炎
   D. 钩端螺旋体病
   E. 肝癌

115. 下列可引起姿势性脊柱侧凸的是
   A. 佝偻病
   B. 先天性斜颈
   C. 胸膜肥厚
   D. 一侧腰肌瘫痪
   E. 儿童发育期坐或立姿势不良

116. 上肢锥体束征是指
   A. Babinski（巴宾斯基）征
   B. Oppenheim（奥本海姆）征
   C. Gordon（戈登）征
   D. Hoffmann（霍夫曼）征
   E. Chaddock（查多克）征

117. 血小板减少，常见于
   A. 脾切除术后
   B. 急性胃出血后
   C. 急性溶血后
   D. 急性白血病
   E. 以上均非

118. 下列除哪项外，常可出现血沉明显增快
   A. 风湿病的病情趋于静止时
   B. 亚急性细菌性（感染性）心内膜炎
   C. 重度贫血
   D. 心肌梗死
   E. 多发性脊髓瘤

119. 下列检查结果中，最能反映慢性肾炎患者肾实质严重损害的是
   A. 尿蛋白明显增多
   B. 尿中白细胞明显增多
   C. 尿中红细胞明显增多
   D. 尿中出现管型
   E. 尿比重固定于1.010左右

120. 患者，男，60岁。慢性支气管炎病史20年，近半年活动后心悸、气短。查体：有肺气肿体征，两肺散在干、湿啰音，剑突下可见心尖搏动，肺动脉瓣区第二心音亢进。应首先考虑的是
   A. 冠心病
   B. 肺心病
   C. 风心病
   D. 高血压性心脏病
   E. 心肌炎

B 型题

答题说明

以下提供若干组考题，每组考题共用在考题前列出的 A、B、C、D、E 五个备选答案。请从中选择一个与问题关系最密切的答案，并在答题卡上将相应题号的相应字母所属方框涂黑。每个备选答案可能被选择一次、多次或不被选择。

（121～122题共用备选答案）
   A. 后马托品
   B. 托吡卡胺
   C. 普鲁本辛

D. 山莨菪碱
E. 东莨菪碱

121. 治疗晕动病，应选用
122. 治疗感染中毒性休克，应选用

（123～124题共用备选答案）
A. 指关节梭状畸形
B. 杵状指
C. 匙状甲
D. 浮髌现象
E. 肢端肥大

123. 支气管扩张，常表现为
124. 类风湿关节炎，常表现为

（125～126题共用备选答案）
A. 脉搏短绌
B. 水冲脉
C. 奇脉
D. 颈静脉搏动
E. 交替脉

125. 主动脉瓣关闭不全，多表现为
126. 缩窄性心包炎，多表现为

（127～128题共用备选答案）
A. 咯铁锈色痰
B. 咯粉红色泡沫痰
C. 咯吐大量鲜血
D. 咯大量脓痰
E. 干咳无痰

127. 急性左心功能不全，常伴有
128. 肺炎链球菌肺炎，常伴有

（129～130题共用备选答案）
A. HBsAg（+）
B. 抗–HBs（+）
C. HBeAg（+）
D. 抗–HBe（–）
E. 抗–HBe（+）

129. 作为机体获得对HBV免疫力及乙型肝炎患者痊愈的指标是
130. HBV感染进入后期与传染减低的指标是

（131～132题共用备选答案）
A. 慢性规律性的上腹痛
B. 无规律性的上腹痛
C. 右上腹绞痛
D. 左上腹剧痛
E. 全腹剧痛

131. 胆道结石，常表现
132. 消化性溃疡，常表现

（133～134题共用备选答案）
A. 呼吸困难
B. 呕吐
C. 腰痛
D. 肌肉震颤
E. 腹泻

133. 属呼吸系统疾病问诊内容的是
134. 属循环系统疾病问诊内容的是

（135～136题共用备选答案）
A. Murphy（墨菲征）阳性
B. 麦氏点压痛
C. Courvoisier（库瓦济埃征）阳性
D. Courvoisier（库瓦济埃征）阴性
E. 板状腹

135. 胰头癌引起梗阻性黄疸，可见
136. 急性胆囊炎，可见

（137～138题共用备选答案）
A. P波
B. QRS波群
C. ST段
D. T波
E. Q–T间期

137. 代表心室除极和复极总时间的是

138. 代表心房除极波形的是

（139～141题共用备选答案）
A. 缓慢型心律失常
B. 晕动病
C. 胃、十二指肠溃疡
D. 扩瞳、查眼底
E. 过速型心律失常

139. 后马托品用于
140. 东莨菪碱用于防治
141. 丙胺太林用于

（142～143题共用备选答案）
A. 布洛芬
B. 阿司匹林
C. 消炎痛
D. 甲灭酸
E. 扑热息痛

142. 用于急性风湿热鉴别诊断的药物是
143. 用于急性痛风或其他解热药物不易控制的发热的药物是

（144～146题共用备选答案）
A. 硝酸甘油
B. 硝苯地平
C. 普萘洛尔
D. 维拉帕米
E. 洛伐他汀

144. 对变异型心绞痛的疗效好，也可用于不稳定型心绞痛

145. 通过释放NO松弛血管平滑肌而发挥抗心绞痛作用的药物
146. 可使变异型心绞痛病情加剧的抗心绞痛药

（147～148题共用备选答案）
A. 医学关系中的主体在道义上应享有的权利和利益
B. 医学关系中的主体在道义上应履行的职责和使命
C. 医学关系中的主体对应尽义务的自我认识和自我评价的能力
D. 医学关系中的主体因履行道德职责受到褒奖而产生的自我赞赏
E. 医学关系中的主体在医疗活动中对自己和他人关系的内心体验和感受

147. 作为医学伦理学基本范畴的良心是指
148. 作为医学伦理学基本范畴的情感是指

（149～150题共用备选答案）
A. 医疗事故损害后果与患者原有疾病状况之间的关系
B. 患者的经济状况
C. 患者亲友在纠纷处理过程中的态度
D. 无过错输血感染造成的不良后果
E. 医患双方协商解决

149. 医疗事故赔偿确定具体赔偿数额，应当考虑的因素是
150. 对发生医疗事故的赔偿等民事责任争议问题处理时，可以考虑的方式是

试卷标识码：

中西医结合执业医师资格考试
最后成功四套胜卷（三）

（医学综合考试部分）

第一单元

考生姓名：＿＿＿＿＿＿

准考证号：＿＿＿＿＿＿

考　　点：＿＿＿＿＿＿

考　场　号：＿＿＿＿＿＿

A1 型题

答题说明

每一道考试题下面有 A、B、C、D、E 五个备选答案。请从中选择一个最佳答案，并在答题卡上将相应题号的相应字母所属的方框涂黑。

1. 证候不包括
   A. 四诊检查所得
   B. 内外致病因素
   C. 疾病的特征
   D. 疾病的性质
   E. 疾病的全过程

2. 事物或现象阴阳属性的征兆是
   A. 寒热
   B. 上下
   C. 水火
   D. 晦明
   E. 动静

3. 下列各项，可用阴阳消长来解释的是
   A. 阳虚则寒
   B. 阳长阴消
   C. 寒者热之
   D. 阴损及阳
   E. 阴盛则阳病

4. 一年季节中，"长夏"所属的是
   A. 木
   B. 火
   C. 土
   D. 金
   E. 水

5. 五行调节事物整体动态平衡的机制是
   A. 生我
   B. 我生
   C. 克我
   D. 我克

   E. 制化

6. 下列各项中，属于母病及子的是
   A. 肺病及肾
   B. 肝病及肾
   C. 肺病及心
   D. 心病及肝
   E. 脾病及肾

7. 心为"君主之官"的理论依据是
   A. 心总统意志
   B. 心主血脉
   C. 心主神志
   D. 心主情志
   E. 心总统魂魄

8. 下列各项，与肺主通调水道功能关系最密切的是
   A. 气机的调节
   B. 朝百脉
   C. 主宣发与肃降
   D. 司呼吸
   E. 宗气的生成

9. 脾为气血生化之源的理论基础是
   A. 气能生血
   B. 人以水谷为本
   C. 脾主升清
   D. 脾能运化水谷精微
   E. 脾为后天之本

10. 五脏中，具有"刚脏"特性的是
    A. 心

B. 肺
C. 脾
D. 肝
E. 肾

11. 水火之宅是指
    A. 脾
    B. 胃
    C. 肾
    D. 肝
    E. 肺

12. 肝藏血与脾统血的共同生理功能是
    A. 贮藏血液
    B. 调节血量
    C. 统摄血液
    D. 防止出血
    E. 化生血液

13. 脏腑关系中,"水火既济"指的是
    A. 肝与肾
    B. 心与肾
    C. 肝与脾
    D. 肺与脾
    E. 肺与肝

14. "太仓"所指的是
    A. 三焦
    B. 胃
    C. 小肠
    D. 脾
    E. 大肠

15. 气机升降出入的枢纽是
    A. 肝、肺
    B. 肺、肾
    C. 脾、胃
    D. 肝、胆

E. 心、肾

16. 推动人体生长发育及脏腑功能活动的气是
    A. 元气
    B. 宗气
    C. 营气
    D. 卫气
    E. 中气

17. 治疗血行瘀滞,多配用补气、行气药,是由于
    A. 气能生血
    B. 气能行血
    C. 气能摄血
    D. 血能生气
    E. 血能载气

18. 按十二经脉分布规律,太阳经行于
    A. 面额
    B. 后头
    C. 头侧
    D. 前额
    E. 面部

19. 奇经八脉中既称血海又称经脉之海者是
    A. 冲脉
    B. 任脉
    C. 督脉
    D. 带脉
    E. 维脉

20. 六淫之中只有外感而无内生的邪气是
    A. 风
    B. 寒
    C. 暑
    D. 湿
    E. 火

21. 易伤人血分，可会聚于局部，腐蚀血肉，发为痈肿疮疡的邪气是
    A. 风
    B. 湿
    C. 寒
    D. 火
    E. 燥

22. 《素问·五脏生成》说：多食辛，则
    A. 肉胝胎而唇揭
    B. 筋急而爪枯
    C. 骨痛而发落
    D. 脉凝泣而变色
    E. 皮槁而毛拔

23. 患者身患外感实热病证，兼见喘咳，气不能接续，甚则心悸气短。其病机是
    A. 实中夹虚
    B. 虚中夹实
    C. 真虚假实
    D. 真实假虚
    E. 因虚致实

24. 导致虚热证的病理变化是
    A. 阳偏衰
    B. 阴偏衰
    C. 阳偏盛
    D. 阴偏盛
    E. 阳盛格阴

25. 患者急性发病，壮热，烦渴，面红目赤，尿黄，便干，舌苔黄。其病机是
    A. 阳盛格阴
    B. 阳损及阴
    C. 阳热偏盛
    D. 阳盛伤阴
    E. 阴盛格阳

26. 形成寒从中生的原因，主要是
    A. 心肾阳虚，温煦气化无力
    B. 肺肾阳虚，温煦气化失常
    C. 脾肾阳虚，温煦气化失司
    D. 肝肾阳虚，温煦气化失职
    E. 胃肾阳虚，温煦腐化无力

27. 用补益药物治疗具有闭塞不通症状的虚证，其治则是
    A. 实者泻之
    B. 虚者补之
    C. 通因通用
    D. 塞因塞用
    E. 攻补兼施

28. 《素问·阴阳应象大论》中"治病必求其本"的"本"是指
    A. 病因
    B. 病机
    C. 病性
    D. 病位
    E. 阴阳

29. 《素问·经脉别论》之"毛脉合精"的含义是什么
    A. 皮毛与脉中精气相合
    B. 脉中精气滋养皮毛
    C. 皮毛开阖正常，脉中精气不泄
    D. 气血相合
    E. 经脉行于皮肤

30. 《素问·至真要大论》认为"皆属于心"的病证为
    A. 诸热瞀瘛
    B. 诸痛痒疮
    C. 诸躁狂越
    D. 诸禁鼓栗，如丧神守
    E. 诸厥固泄

31. 据《素问·痿论》所述，"主渗灌溪谷"，为"经脉之海"的是
   A. 经脉
   B. 气血
   C. 阳明经
   D. 冲脉
   E. 脾胃

32. 关于太阳病之"太阳"说法错误的是
   A. 分三阴三阳
   B. 又称巨阳
   C. 是阳气隆盛之意
   D. 其经脉走向最长
   E. 源于《伤寒论》

33. 麻黄汤证"无汗而喘"的机理是
   A. 风寒束表，腠理闭塞，肺气不宣
   B. 外寒内饮，壅塞于肺，肺失清肃
   C. 风寒束表，卫强营弱，肺气上逆
   D. 素有喘疾，外感风寒，引动宿疾
   E. 风寒束表，久郁化热，肺气上逆

34. 临床见心悸不安、易惊、不耐劳，劳则心惊、气喘、汗多、不得眠、纳呆、腹中急痛，喜温喜按，面色淡黄，唇舌淡红，舌苔薄白，脉细弱。选方最宜
   A. 小柴胡汤
   B. 小建中汤
   C. 大建中汤
   D. 理中丸
   E. 以上都不是

35. 关于炙甘草汤药物组成意义说法错误的是
   A. 重用炙甘草，补中益气
   B. 用人参以资脉之本源
   C. 大枣补气滋液，益脾养心
   D. 生地、阿胶、麦冬、麻仁养血滋阴

   E. 清酒引药上行

36. 患者见腹满硬痛，不大便，潮热，不恶寒，反恶热；面目俱赤，烦躁谵语；手足濈然汗出；苔黄燥，脉沉滑实有力。选方最宜
   A. 大承气汤
   B. 小承气汤
   C. 调胃承气汤
   D. 麻仁滋脾丸
   E. 以上都不是

37. 黄连阿胶汤证与栀子豉汤证比较，错误的是
   A. 两者都有心烦不得眠
   B. 两者都有热象
   C. 前者为阴虚火旺，火因水虚而生，后者为无形热邪扰于胸膈
   D. 前者滋阴泻火，后者清宣郁热
   E. 前者多见苔黄，舌红绛，后者则苔多薄腻微黄

38. 以下对《金匮要略》中"利小便所以实大便也"叙述错误的是
   A. 里湿影响膀胱气化功能，则见小便不利
   B. 小便利，里湿除，阳气通，则内外兼治
   C. 大便溏因湿引起
   D. 内湿外湿同时相兼者，则利小便，不可发汗
   E. 内湿的基本治法是利小便

39. 血痹的成因是
   A. 营卫不足，感受风邪，血行不畅
   B. 肝肾不足，血行不畅
   C. 肝肾不足，感受风邪，血行不畅
   D. 气血不足，血行不畅

E. 感受风邪

40. 患者身体沉重，腰以下冷痛，腰重如带五千钱，选方最宜
    A. 甘草干姜汤
    B. 苓桂术甘汤
    C. 甘姜苓术汤
    D. 肾气丸
    E. 苓桂甘枣汤

41. 妇人妊娠，小腹拘急，绵绵作痛，急躁易怒，身体浮肿，胃纳欠佳。选方最宜
    A. 胶艾汤
    B. 当归芍药散
    C. 温经汤
    D. 四物汤
    E. 桂枝茯苓丸

42. 叶天士说"急急透斑为要"透斑是
    A. 提透升散
    B. 宣肺达邪
    C. 清热凉血
    D. 清热化湿
    E. 以上都不是

43. 叶天士提出的"救阴""通阳"指
    A. 救阴不在津，而在血与汗；通阳不在温，而在利小便
    B. 救阴不在津，而在血与汗；通阳当用温，不在利小便
    C. 救阴不在血，而在津与汗；通阳当用温，不在利小便
    D. 救阴不在血，而在津与汗；通阳当用温，亦在利小便
    E. 救阴不在血，而在津与汗；通阳不在温，而在利小便

44. 吴鞠通认为寒厥和热厥鉴别要点为

A. 脉象
B. 肢冷否
C. 晕厥否
D. 舌象
E. 以上都不是

45. 患者温病后期夜热早凉，热退无汗，能食消瘦，舌红苔少，脉沉细数。选方最宜
    A. 青蒿鳖甲汤
    B. 加减复脉汤主
    C. 麦门冬汤
    D. 生脉散
    E. 黄连阿胶汤

46. 视物旋转动荡，如在舟车之上，称为
    A. 目昏
    B. 目痒
    C. 目眩
    D. 雀目
    E. 内障

47. 下列除哪项外，均提示病情严重，预后不良
    A. 目暗睛迷
    B. 舌苔骤剥
    C. 脉微欲绝
    D. 抽搐吐沫
    E. 昏迷烦躁

48. 下列各项，不属面色青主病的是
    A. 寒证
    B. 惊风
    C. 湿证
    D. 气滞
    E. 血瘀

49. 气血两虚证的舌象是

A. 舌体淡瘦
B. 舌淡齿痕
C. 舌尖芒刺
D. 舌暗瘀点
E. 舌红裂纹

50. 舌淡白胖嫩，苔白滑者，常提示的是
A. 阴虚夹湿
B. 脾胃湿热
C. 气分有湿
D. 阳虚水停
E. 瘀血内阻

51. 患者恶寒发热，头身疼痛，无汗，鼻塞流涕，脉浮紧，其舌苔应是
A. 白厚
B. 薄白
C. 黄腻
D. 花剥
E. 白腻

52. 肝胃蕴热的口味是
A. 口中泛酸
B. 口中酸馊
C. 口甜黏腻
D. 口中味苦
E. 口中味咸

53. 下列除哪项外，指下均有脉气紧张之感觉
A. 弦
B. 紧
C. 长
D. 革
E. 牢

54. 下列哪种脉象主虚证
A. 滑

B. 结
C. 促
D. 动
E. 疾

55. 下列除哪项外，均是气血不足证的常见脉象
A. 虚
B. 细
C. 弱
D. 微
E. 结

56. 辨别寒热真假时要注意，真象常出现于
A. 面色
B. 体表
C. 四肢
D. 舌、脉
E. 以上均非

57. 患者胃肠热盛，大便秘结，腹满硬痛而拒按，潮热，神昏谵语，但又兼见面色苍白，四肢厥冷，精神委顿。其病机是
A. 虚中夹实
B. 真实假虚
C. 由实转虚
D. 真虚假实
E. 实中夹虚

58. 下列哪项不是火淫的临床表现
A. 壮热口渴
B. 面红目赤
C. 烦躁不宁
D. 舌质红绛
E. 脉象濡数

59. 下列各项，不属亡阳证表现的是
A. 脉微欲绝

B. 唇舌淡白
C. 气息微弱
D. 汗出稀冷
E. 四肢温和

60. 下列各项，属瘀血内阻临床表现的是
    A. 面色黧黑
    B. 面黑干焦
    C. 面黑浅淡
    D. 眼周发黑
    E. 耳轮焦黑

61. 患者神疲乏力，少气懒言，常自汗出，头晕目眩，舌淡苔白，脉虚无力。其证候是
    A. 气虚
    B. 气陷
    C. 气逆
    D. 气微
    E. 气滞

62. 患者，女，42岁。眩晕昏蒙，头重如裹，胸闷恶心，纳呆多寐，舌苔白腻，脉濡滑。其病机是
    A. 风湿
    B. 气虚
    C. 血虚
    D. 痰浊
    E. 肾虚

63. 下列哪项是燥邪犯肺证与肺阴虚证的鉴别要点
    A. 有无发热恶寒
    B. 有无胸痛咳血
    C. 有无口干咽燥
    D. 痰量的多少
    E. 咯痰的难易

64. 呕吐吞酸，胸胁胀满，嗳气频作，脘闷食少，其证候是
    A. 食滞胃脘
    B. 胃阴虚
    C. 肝脾不调
    D. 肝胃不和
    E. 胃阳虚

65. 患者干咳，连声作呛，咽喉干痛，唇鼻干燥，痰少而黏，口干，伴身热恶寒，舌质红，干而少津，苔薄黄，脉浮数。其证候是
    A. 风热犯肺
    B. 风燥伤肺
    C. 痰热郁肺
    D. 肝火犯肺
    E. 肺阴亏耗

66. 患者，男，50岁。眩晕欲仆，头重脚轻，筋惕肉瞤，肢麻震颤，腰膝酸软，舌红，苔薄白，脉弦细。其病机是
    A. 肝阳上亢
    B. 肝肾阴虚
    C. 肝阳化风
    D. 阴虚风动
    E. 肝血不足

67. 患者，男，50岁。咳喘20日余，现咳嗽痰少，口燥咽干，形体消瘦，腰膝酸软，颧红盗汗，舌红少苔，脉细数。其病机是
    A. 肺气虚损
    B. 肺阴虚亏
    C. 肺肾阴虚
    D. 肺肾气虚
    E. 肾气虚衰

68. 少阴经头痛的特征是

A. 前额连眉棱骨痛
B. 两侧太阳穴处痛
C. 后头部连项痛
D. 头痛连齿
E. 头痛晕沉

69. 下列哪项属于药性升浮药物的功效
    A. 止咳平喘
    B. 渗湿利尿
    C. 息风潜阳
    D. 祛风散寒
    E. 清热泻下

70. 下列药物中，不宜与藜芦配伍的是
    A. 黄芩
    B. 黄连
    C. 黄柏
    D. 龙胆草
    E. 苦参

71. 下列各药中，入汤剂宜包煎的药物是
    A. 砂仁
    B. 沉香
    C. 磁石
    D. 五灵脂
    E. 天南星

72. 细辛具有的功效是
    A. 回阳救逆
    B. 温肝暖肾
    C. 温中降逆
    D. 宣通鼻窍
    E. 理气和胃

73. 既可用治外感风寒，又可用于外感风热的药物是
    A. 麻黄
    B. 防风

C. 桂枝
D. 紫苏
E. 羌活

74. 蜜炙桑叶多用于
    A. 清肺热
    B. 疏风热
    C. 清肝热
    D. 清血热
    E. 润肺燥

75. 治疗风热郁闭，咽喉肿痛，大便秘结者，应首选
    A. 薄荷
    B. 蝉蜕
    C. 菊花
    D. 蔓荆子
    E. 牛蒡子

76. 芦根、淡竹叶的共同功效，除清热除烦外，还有
    A. 利尿
    B. 止呕
    C. 生津
    D. 排脓
    E. 凉血

77. 治疗脾虚便溏尤应慎用的药物是
    A. 石膏
    B. 芦根
    C. 知母
    D. 天花粉
    E. 淡竹叶

78. 黄芩具有而黄柏不具有的功效是
    A. 燥湿
    B. 泻火
    C. 解毒

D. 清肺热
E. 退虚热

79. 具有清热、解毒、养阴功效的药物是
    A. 玄参
    B. 赤芍
    C. 紫草
    D. 生地黄
    E. 牡丹皮

80. 生地黄、玄参的共同功效，除清热凉血外，还有
    A. 止血
    B. 解毒
    C. 养阴
    D. 利尿
    E. 化瘀

81. 具有泻下、清肝、杀虫功效的药物是
    A. 番泻叶
    B. 大黄
    C. 芒硝
    D. 甘遂
    E. 芦荟

82. 既能泻下逐水，又能去积杀虫的药物是
    A. 槟榔
    B. 甘遂
    C. 使君子
    D. 牵牛子
    E. 京大戟

83. 治疗风湿痹证，腰膝酸痛，下肢痿软无力，遇劳更甚者，应首选
    A. 防己
    B. 秦艽
    C. 五加皮
    D. 豨莶草
    E. 白花蛇

84. 肉豆蔻与白豆蔻均具有的功效是
    A. 涩肠止泻，下气平喘
    B. 温中散寒，行气消胀
    C. 温中行气，燥湿止带
    D. 收敛固涩，制酸止痛
    E. 涩肠止泻，敛肺止咳

85. 治疗湿热淋证，宜选用
    A. 石韦
    B. 大青叶
    C. 板蓝根
    D. 青黛
    E. 山豆根

86. 具有利尿通淋功效的药物是
    A. 川芎
    B. 丹参
    C. 郁金
    D. 桃仁
    E. 牛膝

87. 具有散寒止痛，疏肝下气，燥湿，助阳止泻功效的药物是
    A. 附子
    B. 肉桂
    C. 干姜
    D. 吴茱萸
    E. 高良姜

88. 治疗气血虚寒，痈肿脓成不溃，或溃后久不收口，肾阳不足，畏寒肢冷，阳痿，尿频，应首选
    A. 吴茱萸
    B. 小茴香
    C. 干姜
    D. 肉桂

E. 丁香

89. 具有理气、调中、燥湿、化痰功效的药物是
   A. 陈皮
   B. 青皮
   C. 枳实
   D. 木香
   E. 香附

90. 具有行气止痛，温肾纳气功效的药物是
   A. 香附
   B. 青皮
   C. 沉香
   D. 木香
   E. 佛手

91. 具有消食化积，活血散瘀功效的药物是
   A. 山楂
   B. 莱菔子
   C. 鸡内金
   D. 麦芽
   E. 谷芽

92. 具有消食和中，健脾开胃功效的药物是
   A. 莱菔子
   B. 谷芽
   C. 白术
   D. 苍术
   E. 木瓜

93. 既能杀虫，又能润肺止咳的药物是
   A. 贯众
   B. 槟榔
   C. 花椒
   D. 雷丸
   E. 榧子

94. 具有散瘀消痈功效的药物是
   A. 大蓟
   B. 地榆
   C. 槐花
   D. 白茅根
   E. 侧柏叶

95. 患者，女，28岁。经来淋沥不净，经色鲜红，诊为崩漏，近日颜面长有痤疮，色红肿痛，舌红，苔略黄，脉细数。治疗应首选
   A. 白茅根、芦根
   B. 大蓟、小蓟
   C. 地榆、白及
   D. 艾叶、地榆
   E. 三七、茜草

96. 治疗血瘀气滞，经行腹痛，兼风湿肩臂疼痛者，应选用
   A. 桃仁
   B. 丹参
   C. 红花
   D. 姜黄
   E. 益母草

97. 下列药物中，不具有行气、止痛功效的药物是
   A. 川芎
   B. 郁金
   C. 丹参
   D. 三棱
   E. 姜黄

98. 具有降逆止呕功效的药物是
   A. 白前
   B. 旋覆花
   C. 桔梗
   D. 前胡

E. 白芥子

99. 桔梗具有的功效是
   A. 温肺祛痰
   B. 降气止呕
   C. 开宣肺气
   D. 燥湿化痰
   E. 利气宽胸

100. 既能润肺止咳，又能润肠通便的药物是
   A. 郁李仁
   B. 薏苡仁
   C. 杏仁
   D. 火麻仁
   E. 酸枣仁

101. 治疗阴虚阳亢所致的烦躁不安，心悸失眠，头晕目眩，耳鸣者，应首选
   A. 决明子
   B. 地龙
   C. 钩藤
   D. 牡蛎
   E. 酸枣仁

102. 白僵蚕具有的功效是
   A. 收敛生肌
   B. 明目去翳
   C. 化痰散结
   D. 燥湿化痰
   E. 消痰行水

103. 热闭、寒闭神昏，均常选用的药物是
   A. 石菖蒲
   B. 麝香
   C. 牛黄
   D. 羚羊角
   E. 苏合香

104. 甘草具有的功效是
   A. 补气燥湿
   B. 益气养阴
   C. 生津养血
   D. 托毒生肌
   E. 润肺止咳

105. 在使用注意方面，宜从小量开始，缓缓增加，以免阳升风动、头晕目赤的药物是
   A. 冬虫夏草
   B. 石斛
   C. 鳖甲
   D. 白术
   E. 鹿茸

106. 杜仲与续断均具有的功效是
   A. 行血脉
   B. 止呕吐
   C. 逐寒湿
   D. 补肝肾
   E. 定喘咳

107. 白芍具有的功效是
   A. 补益精血，润肠通便
   B. 补血养阴，润肺止咳
   C. 平抑肝阳，柔肝止痛
   D. 养阴润肺，益胃生津
   E. 滋阴潜阳，清心除烦

108. 患者腰膝酸软乏力，失眠多梦，心悸健忘，治疗宜选用
   A. 麦冬
   B. 百合
   C. 龟甲
   D. 续断
   E. 巴戟天

109. 具有敛肺涩肠，下气利咽功效的药物是
    A. 芡实
    B. 椿皮
    C. 诃子
    D. 乌梅
    E. 莲子

110. 散剂的特点中不包括的是
    A. 节省药材
    B. 吸收缓慢
    C. 不易变质
    D. 制作简便
    E. 便于携带

111. 羌活胜湿汤与九味羌活汤的组成药物中均含有的是
    A. 防风、川芎
    B. 黄芩、川芎
    C. 羌活、藁本
    D. 羌活、独活
    E. 羌活、蔓荆子

112. 再造散的组成药物中含有
    A. 川芎
    B. 当归
    C. 丹参
    D. 桃仁
    E. 红花

113. 半夏泻心汤与小柴胡汤两方组成中均含有的药物是
    A. 人参、黄芩、半夏、干姜、甘草
    B. 人参、生姜、半夏、甘草、大枣
    C. 柴胡、黄芩、人参、甘草、生姜
    D. 半夏、黄芩、人参、甘草、大枣
    E. 半夏、黄连、黄芩、甘草、大枣

114. 逍遥散与一贯煎相同的功用是
    A. 和营
    B. 益气
    C. 滋阴
    D. 疏肝
    E. 补脾

115. 下列除哪项外，均是防风通圣散主治病证的临床表现
    A. 憎寒壮热
    B. 头目眩晕
    C. 目赤睛痛
    D. 大便秘结
    E. 郁郁微烦

116. 清热解毒与疏散风热并用，寓"火郁发之"之义的方剂是
    A. 黄连解毒汤
    B. 普济消毒饮
    C. 清瘟败毒饮
    D. 青蒿鳖甲汤
    E. 龙胆泻肝汤

117. 泻白散与清骨散的组成中，均含有的药物是
    A. 地骨皮
    B. 桑白皮
    C. 牡丹皮
    D. 五加皮
    E. 茯苓皮

118. 小建中汤中配伍芍药的意义是
    A. 益阴养血，柔肝缓急
    B. 养阴复脉，柔肝缓急
    C. 益气养阴，缓急止痛
    D. 益气养血，复脉定悸
    E. 养阴补血，活血通脉

119. 患者，男，58岁。胸满而痛，遇冷易诱

发，伴下利，口不渴，不欲饮食，舌淡苔白，脉沉细而弦。治疗应选用
A. 大建中汤
B. 小建中汤
C. 厚朴温中汤
D. 吴茱萸汤
E. 理中丸

120. 黄芪桂枝五物汤与当归四逆汤组成中均含有的药物是
A. 生姜、芍药、桂枝
B. 大枣、桂枝、生姜
C. 黄芪、桂枝、芍药
D. 芍药、生姜、大枣
E. 桂枝、芍药、大枣

B 型题

答题说明

以下提供若干组考题，每组考题共用在考题前列出的 A、B、C、D、E 五个备选答案。请从中选择一个与问题关系最密切的答案，并在答题卡上将相应题号的相应字母所属方框涂黑。每个备选答案可能被选择一次、多次或不被选择。

（121～122 题共用备选答案）
A. 肾
B. 脾
C. 胃
D. 肝
E. 肺

121. "阴阳之根本"是指
122. "贮痰之器"是指

（123～124 题共用备选答案）
A. 肺与肾
B. 肺与脾
C. 肺与肝
D. 肺与心
E. 脾与肾

123. 具有先后天关系的两脏是
124. 与呼吸关系密切的两脏是

（125～126 题共用备选答案）
A. 郁冒
B. 痉病
C. 大便难
D. 恶露不下
E. 小便难

125. 新产后失血过多，营卫失调，腠理不固，容易感受风邪，筋脉失养即发生
126. 产后失血、多汗，复加寒邪外束，表气闭郁，里气不宣，逆而上冲而成

（127～128 题共用备选答案）
A. 舌色淡红
B. 舌质淡白
C. 舌质绛红
D. 舌质紫暗
E. 舌起粗大红刺

127. 邪入营血证的舌象是
128. 气血瘀滞证的舌象是

（129～130 题共用备选答案）
A. 脉位的浮沉
B. 脉力的大小
C. 脉形的长短
D. 脉率的快慢
E. 脉律的齐否

129. 濡脉与弱脉的主要不同点，在于
130. 结脉与促脉的主要不同点，在于

（131～132题共用备选答案）
A. 气滞血瘀
B. 气不摄血
C. 气随血脱
D. 气血两虚
E. 气血失和

131. 肝病日久，两胁胀满疼痛，并见舌质瘀斑、瘀点。其病机是
132. 产后大出血，继则冷汗淋漓，甚则晕厥。其病机是

（133～134题共用备选答案）
A. 脾气虚
B. 脾阳虚
C. 寒湿困脾
D. 食滞胃脘
E. 命门火衰

133. 患者大便稀溏，纳差，腹胀，食后尤甚，舌淡白有齿痕。其证候是
134. 患者清晨腹痛，痛即作泻，形寒肢冷，神疲、面色白、脉迟无力。其证候是

（135～136题共用备选答案）
A. 太阳伤寒
B. 太阳中风
C. 卫分证
D. 气分证
E. 少阳证

135. 发热微恶寒，口干微渴，头痛，脉浮数是
136. 恶风发热，头痛，汗出，脉浮缓是

（137～138题共用备选答案）
A. 石膏
B. 知母
C. 栀子
D. 天花粉
E. 夏枯草

137. 治疗肝火上炎，目珠疼痛，应选用
138. 治疗痰火郁结，瘰疬痰核，应选用

（139～140题共用备选答案）
A. 威灵仙
B. 防己
C. 狗脊
D. 独活
E. 木瓜

139. 既能祛风湿，又能消骨鲠的药物是
140. 既能祛风湿，又能强腰膝的药物是

（141～142题共用备选答案）
A. 茵陈
B. 萆薢
C. 虎杖
D. 地肤子
E. 金钱草

141. 具有利湿退黄，解毒消肿功效的药物是
142. 具有利湿退黄，散瘀止痛功效的药物是

（143～144题共用备选答案）
A. 白及
B. 仙鹤草
C. 棕榈炭
D. 血余炭
E. 炮姜

143. 具有止痢功效的药物是
144. 具有杀虫功效的药物是

（145～146题共用备选答案）
A. 葶苈子
B. 杏仁
C. 白芥子
D. 黄药子
E. 苏子

145. 能止咳平喘，润肠通便，且无毒性的药物是

146. 能止咳平喘，润肠通便，但有小毒的药物是

（147～148题共用备选答案）

A. 消风散
B. 二陈汤
C. 川芎茶调散
D. 天麻钩藤饮
E. 半夏白术天麻汤

147. 外感风邪头痛、头风，治宜选用

148. 风痰上扰头痛、眩晕，治宜选用

（149～150题共用备选答案）

A. 肝郁气滞胁痛
B. 肝郁化火胁痛
C. 肝郁血虚胁痛
D. 肝郁阴虚胁痛
E. 肝胆实火胁痛

149. 金铃子散主治
150. 龙胆泻肝汤主治

试卷标识码：

中西医结合执业医师资格考试
最后成功四套胜卷（三）

（医学综合考试部分）

第二单元

考生姓名：＿＿＿＿＿＿＿

准考证号：＿＿＿＿＿＿＿

考　　点：＿＿＿＿＿＿＿

考　场　号：＿＿＿＿＿＿＿

A1 型题

答题说明

每一道考试题下面有 A、B、C、D、E 五个备选答案。请从中选择一个最佳答案，并在答题卡上将相应题号的相应字母所属的方框涂黑。

1. 患者恶寒重，发热轻，无汗，头痛，肢体疼痛，鼻塞声重，时流清涕，喉痒，舌苔薄白而润，脉浮。其治法是
   A. 散寒解肌
   B. 辛温解表
   C. 调和营卫
   D. 散寒止痛
   E. 发汗解肌

2. 下列各项，除哪项外，均是虚喘的特有症状
   A. 呼吸浅短难续
   B. 呼出为快
   C. 气怯声低
   D. 深吸为快
   E. 遇劳加重

3. 治疗支气管哮喘发作期热哮证，应首选
   A. 定喘汤
   B. 玉屏风散
   C. 射干麻黄汤
   D. 小青龙汤
   E. 参苏饮

4. 患者，男，21 岁。呼吸困难，咳嗽，汗出 1 小时而就诊。查体：端坐呼吸，呼吸急促，口唇微绀，心率 114 次/分，律不齐，双肺满布哮鸣音。为迅速缓解症状，应立即采取的最佳治法是
   A. 口服氨茶碱
   B. 肌注氨茶碱
   C. 喷吸沙丁胺醇
   D. 口服强的松
   E. 口服阿托品

5. 治疗肺炎支原体肺炎热闭心神证，应首选
   A. 桑菊饮与青霉素
   B. 麻杏石甘汤与阿昔洛韦
   C. 清营汤与红霉素
   D. 生脉散与左氧氟沙星
   E. 竹叶石膏汤与麦迪霉素

6. 患者，男，18 岁。因高热、胸痛、咳铁锈色痰入院。检查：急性热病病容，体温 40℃，脉搏 102 次/分，X 线胸片示左上肺大片片状阴影，白细胞 $19×10^9$/L。治疗应首选
   A. 青霉素加麻杏石甘汤
   B. 输液加给氧
   C. 糖皮质激素
   D. 红霉素加庆大霉素
   E. 病毒唑加退热药

7. 治疗慢性支气管炎寒饮伏肺证，首选
   A. 小青龙汤
   B. 桑白皮汤
   C. 生脉散合六君子汤
   D. 真武汤合五苓散
   E. 补虚汤合参蛤散

8. 肺炎球菌肺炎痰热壅肺证，首选
   A. 苏子降气汤
   B. 越婢加半夏汤
   C. 涤痰汤
   D. 真武汤合五苓散
   E. 麻杏石甘汤合千金苇茎汤

9. 降低肺心病肺动脉高压首选
   A. 吸氧
   B. 强心剂
   C. 支气管扩张
   D. 呼吸兴奋剂
   E. 利尿剂

10. 患者，女，57岁。有15年肺胀病史。1周前，劳累后出现面浮肿，呼吸喘促难续，心悸，胸脘痞闷，尿少，怕冷，纳呆，舌苔白滑，脉沉细。治疗应首选
    A. 苏子降气汤加减
    B. 越婢加半夏汤加减
    C. 涤痰汤加减，另服安宫牛黄丸或至宝丹
    D. 真武汤合五苓散加减
    E. 生脉散合血府逐瘀汤加减

11. 患者，男，23岁。高热5天，无痰，感呼吸困难，张口抬肩，鼻翼扇动，面色苍白，冷汗淋漓，四肢厥冷，烦躁不安，面色紫暗，舌紫暗，脉沉细无力。胸片示双肺大片高密度影。动脉气血分析：PaO_2 50mmHg，$PaCO_2$ 32mmHg。其诊断是
    A. Ⅰ型呼衰阳微欲脱证
    B. Ⅱ型呼衰阳微欲脱证
    C. Ⅰ型呼衰脾肾阳虚证
    D. Ⅱ型呼衰脾肾阳虚证
    E. Ⅱ型呼衰痰浊阻肺证

12. 养心汤合补肺汤加减适用于心力衰竭的哪种证型
    A. 气阴亏虚证
    B. 心肺气虚证
    C. 心肾阳虚证
    D. 气虚血瘀证
    E. 阳虚水泛证

13. 患者，男，58岁。高血压病史20年，近1年常心慌，气短，昨夜睡眠中突然憋醒，胸闷，咳嗽，气喘，急诊入院。经检查诊断为急性肺水肿，左心衰竭。治疗应选用
    A. 肾上腺素
    B. 异丙肾上腺素
    C. 山莨菪碱
    D. 呋塞米
    E. 以上均非

14. 是同步直流电复律适应证的是
    A. 洋地黄中毒阵发性室性心动过速
    B. 室上性心律失常伴完全性房室传导阻滞
    C. 病态窦房结综合征中的快速性心律失常
    D. 电复律后使用药物无法维持窦性心律
    E. 交界性心动过速，经药物治疗无效

15. 患者，女，36岁。有心悸、气促病史4年。此次因人流后诸症加重。现症见心悸不安，胸闷气短，面色苍白，形寒肢冷，舌质淡白，脉象细数。其证型是
    A. 气血不足证
    B. 阴虚火旺证
    C. 气阴两虚证
    D. 痰火扰心证
    E. 心阳不振证

16. 心脏病猝死中最常见的原因是
    A. 心肌病
    B. 冠心病
    C. 充血性心力衰竭
    D. 电解质失衡
    E. Q-T间期延长综合征

17. 中医学认为，引起高血压病的病机性质是本虚标实，本虚是指
    A. 肝肾阳虚

B. 肝肾阴虚
C. 肝脾气虚
D. 脾肾阳虚
E. 脾肾阴虚

18. 患者，男，65岁。高血压病史多年，头晕耳鸣，目涩，咽干，五心烦热，盗汗，不寐多梦，腰膝酸软，大便干涩，便热赤，脉细数，舌质红少苔。其证型是
   A. 肝阳上亢证
   B. 痰湿内盛证
   C. 肝肾阴虚证
   D. 瘀血内停证
   E. 肾阳虚衰证

19. 冠心病心绞痛心血瘀阻证的治法是
   A. 活血化瘀，通脉止痛
   B. 通阳泄浊，豁痰开痹
   C. 辛温通阳，开痹散寒
   D. 益气活血，通脉止痛
   E. 益气养阴，活血通络

20. 心绞痛发作时，心电图的改变是
   A. P 波高尖
   B. 异常 Q 波
   C. ST 段水平压低 0.1mV 以上
   D. 完全性右束支传导阻滞
   E. P-R 间期延长

21. 患者，男，54岁。常于安静时突发胸骨后疼痛，每次约半小时，含硝酸甘油片不能缓解。心电图示有关导联 ST 段抬高。诊断为心绞痛，其类型是
   A. 稳定型
   B. 变异型
   C. 卧位型
   D. 中间型
   E. 恶化型

22. 前间壁心肌梗死特征性心电图改变，见于
   A. V_3、V_4、V_5
   B. V_1、V_2、V_3、V_4、V_5
   C. V_1、V_2、V_3
   D. V_5、Ⅰ、aVL
   E. Ⅱ、Ⅲ、aVF

23. 急性心肌梗死早期（24 小时）死亡的主要原因是
   A. 心源性休克
   B. 心律失常
   C. 心脏破裂
   D. 乳头肌断裂
   E. 心力衰竭

24. 患者，男，50 岁。急性心肌梗死第 2 天，少尿，血压 80/50mmHg，烦躁不安，面色苍白，表情淡漠，皮肤湿冷，大汗淋漓，脉细弱无力。应首先考虑的是
   A. 左心衰竭
   B. 急性肾功能衰竭
   C. 心肌梗死后综合征
   D. 低血糖反应
   E. 心源性休克

25. 患者冠心病病史 3 年。胸痛持续剧烈，甚则心痛彻背，背痛彻心，含服硝酸甘油后不能缓解，且胸闷心痛，动则加重，神疲乏力，气短懒言，心悸自汗，舌体胖大，有齿痕，舌质暗淡，苔薄白，脉细弱无力。诊断为急性心肌梗死，气虚血瘀证。其治法是
   A. 活血化瘀，通络止痛
   B. 散寒宣痹，芳香温通
   C. 温阳利水，通脉止痛
   D. 益气滋阴，通脉止痛
   E. 益气活血，祛瘀止痛

26. 患者胃脘胀痛，每因情志不舒而病情加重，得嗳气或矢气后稍缓，嗳气频作，泛酸嘈杂，舌淡红，苔薄白，脉弦。其证型是
   A. 脾胃虚弱证
   B. 肝胃不和证
   C. 脾胃湿热证
   D. 胃阴不足证
   E. 胃络瘀血证

27. 消化性溃疡最常见的并发症是
   A. 幽门梗阻
   B. 慢性穿孔
   C. 上消化道出血
   D. 癌变
   E. 营养不良

28. 患者，女，54岁。有消化性溃疡病史多年，近日来胃痛隐隐，喜温喜按，畏寒肢冷，泛吐清水，腹胀便溏，舌淡胖，边有齿痕，苔白，脉迟缓。其证型是
   A. 肝胃不和证
   B. 胃阴不足证
   C. 脾胃虚寒证
   D. 肝胃郁热证
   E. 胃络瘀阻证

29. 治疗胃癌痰气交阻证，应首选
   A. 柴胡疏肝散加减
   B. 理中汤合四君子汤加味
   C. 海藻玉壶汤加减
   D. 开郁二陈汤加减
   E. 八珍汤加减

30. 胃癌肝胃不和证的治法是
   A. 疏肝和胃，降逆止痛
   B. 理气化痰，消食散结
   C. 理气活血，软坚消积
   D. 清热和胃，养阴润燥
   E. 温中散寒，健脾益气

31. 患者，男，45岁。胃脘嘈杂灼热，痞满吞酸，食后痛胀，口干喜冷饮，五心烦热，便结尿赤，舌质红绛，无苔，脉细数。X线钡餐检查：胃小弯部有充盈缺损。其证型是
   A. 气血两虚证
   B. 胃热伤阴证
   C. 脾胃虚寒证
   D. 肝胃不和证
   E. 瘀毒内阻证

32. 肝硬化代偿期可出现
   A. 出血倾向和贫血
   B. 腹水
   C. 食管静脉曲张
   D. 肝脏缩小
   E. 肝脾肿大

33. 某男，43岁。诊断为肝硬化8年，现腹大胀满，脉络怒张，胁腹刺痛，面色晦暗黧黑，胁下癥块，手掌赤痕，口干不欲饮，舌质紫暗，脉细涩。治疗应选用
   A. 调营饮加减
   B. 一贯煎合膈下逐瘀汤加减
   C. 中满分消丸
   D. 柴胡疏肝散
   E. 血府逐瘀汤

34. 患者，男，52岁。间歇性右上腹痛2个月。实验室检查：甲胎球蛋白320μg/mL。为了确诊，应该做的检查是
   A. 肝功能
   B. 癌胚抗原
   C. B型超声波
   D. 腹腔镜

E. 血小板计数

35. 对于急性胰腺炎发病的临床表现，哪种说法不对
    A. 90%以上有恶心、呕吐
    B. 大部分有中等程度发热
    C. 上腹部扪及包块
    D. 上腹部有压痛、反跳痛
    E. 多数出现黄疸

36. 患者，男，35岁。因暴食而胁腹剧痛，胸胁胀满，矢气后可缓，舌苔薄黄，脉弦小数。实验室检查：血清淀粉酶600索氏单位。应首先考虑的是
    A. 胃穿孔
    B. 胆石症
    C. 急性胰腺炎
    D. 肠梗阻
    E. 急性胆囊炎

37. 上消化道出血时，一旦出现呕血，提示胃内贮积的血量在
    A. 5～20mL 以上
    B. 50～70mL 以上
    C. 250～300mL 以上
    D. 500～800mL 以上
    E. 800～1000mL 以上

38. 急性肾小球肾炎的发病机制是
    A. 溶血性链球菌感染后的炎症反应
    B. 溶血性链球菌感染后的免疫反应
    C. 细菌直接感染肾脏
    D. 病毒直接破坏肾脏
    E. 溶血性链球菌感染所致的中毒反应

39. 患者初起恶寒发热，全身酸痛，鼻塞流涕，经治疗好转后1天出现晨起眼睑浮肿，午后则下肢轻度水肿。舌苔薄白，脉浮紧。实验室检查：尿常规示蛋白（+），镜检红细胞（+），白细胞0～7/HP。其诊断是
    A. 急性肾盂肾炎
    B. 慢性肾小球肾炎
    C. 急性肾小球肾炎
    D. 急进性肾炎
    E. 慢性肾功能不全

40. 某女，60岁。慢性肾炎10年，现目睛干涩，头晕耳鸣，五心烦热，口干咽燥，腰脊酸痛，舌红少苔，脉弦细。治疗应选用
    A. 实脾饮加减
    B. 越婢加术汤加减
    C. 左归丸加泽泻茯苓冬葵子
    D. 杞菊地黄丸加减
    E. 麻黄连翘赤小豆汤合五味消毒饮

41. 肾病综合征的诊断不包括
    A. 大量蛋白尿
    B. 低蛋白血症
    C. 明显水肿
    D. 高血压
    E. 高脂血症

42. 治疗尿路感染肝胆郁热证，应首选
    A. 知柏地黄汤
    B. 猪苓汤
    C. 程氏萆薢分清饮
    D. 丹栀逍遥散加减
    E. 真武汤

43. 下列哪项不是尿路感染的病因病机
    A. 膀胱湿热
    B. 脾肾亏虚
    C. 肝郁气滞
    D. 感受外邪

E. 下阴不洁

44. 慢性肾功能不全患者，全身浮肿，有胸水腹水，治疗宜选用
   A. 茯苓汤加减
   B. 五皮饮或五苓散加减
   C. 小半夏汤加减
   D. 济生肾气丸加减
   E. 桃红四物汤加减

45. 患者，男，55岁。面色少华，神疲乏力，腰膝酸软，口干唇燥，饮水不多，手足心热，大便干燥，夜尿清长，舌淡有齿痕，脉象沉细。检查：血压 180/105 mmHg，血清钾 6.8mmol/L，血肌酐 640 mmol/L。治疗应首选
   A. 降压药加羚角钩藤汤
   B. 降压药加镇肝熄风汤
   C. 透析加参芪地黄汤加减
   D. 透析加天麻钩藤饮
   E. 降压药加知柏地黄丸

46. 不属缺铁性贫血诊断依据的是
   A. 血清铁浓度降低
   B. 血清铁蛋白降低
   C. 小细胞低色素性贫血
   D. 总铁结合力降低
   E. 转铁蛋白饱和度 < 15%

47. 再生障碍性贫血最易与下列哪种病混淆
   A. 白细胞减少性白血病
   B. 特发性血小板减少性紫癜
   C. 阵发性睡眠性血红蛋白尿
   D. 脾功能亢进
   E. 骨髓纤维化症

48. 患者，男，35岁。再生障碍性贫血3年。面色无华，头晕，气短，乏力，动则加剧，舌淡，苔薄白，脉细弱。治疗应首先考虑的方剂是
   A. 右归丸合当归补血汤
   B. 左归丸、右归丸合当归补血汤
   C. 八珍汤加减
   D. 六味地黄丸合桃红四物汤
   E. 左归丸合当归补血汤

49. 患者，女，65岁。诊断为白细胞减少症。症见神疲乏力，腰膝酸软，纳少便溏，面色㿠白，畏寒肢冷，大便溏薄，小便清长，舌质淡，苔白，脉沉细。治法是
   A. 清热解毒，滋阴凉血
   B. 滋补肝肾
   C. 益气养阴
   D. 益气养血
   E. 温补脾肾

50. 下列哪项不是急性白血病痰热瘀阻证的主症
   A. 心烦口苦
   B. 腹部癥积
   C. 头身困重
   D. 口渴喜饮
   E. 痰多胸闷

51. 急性白血病痰热瘀阻证的治法是
   A. 清热化痰，活血散结
   B. 清热解毒，凉血止血
   C. 滋阴降火，凉血解毒
   D. 益气养阴，清热解毒
   E. 清热解毒，利湿化浊

52. 患者，男，72岁。慢性淋巴细胞白血病1年余，经化疗后病情有缓解。现形体消瘦，面色晦暗，胸骨按痛，胁下癥块按之坚硬刺痛，皮肤瘀斑，鼻衄，齿衄，舌质紫暗，脉细涩。治疗应首选

A. 桃红四物汤
B. 膈下逐瘀汤加减
C. 加味瓜蒌散
D. 归脾汤
E. 银翘散

53. 特发性血小板减少性紫癜破坏血小板的主要场所在
A. 骨髓
B. 肝脏
C. 脾脏
D. 肾脏
E. 淋巴结

54. 患儿，男，14岁。2周前患急性咽炎，1天前突然牙龈出血，口腔血疱，双下肢瘀斑。实验室检查：血红蛋白110g/L，白细胞$9×10^9$/L，血小板$10×10^9$/L，骨髓增生活跃，巨核细胞23/片。应首先考虑的诊断是
A. 急性白血病
B. 再生障碍性贫血
C. 过敏性紫癜
D. 特发性血小板减少性紫癜（急性型）
E. 特发性血小板减少性紫癜（慢性型）

55. 龙胆泻肝汤加减适用于甲状腺功能亢进症的哪种证型
A. 心肝阴虚证
B. 肝火旺盛证
C. 阴虚火旺证
D. 气阴两虚证
E. 气滞痰凝证

56. 患者，女，50岁。15年前因甲亢行甲状腺次全切除术。近1个月来又感心悸、出汗、消瘦，心电图检查提示房颤，心率120次/分，T_3升高，T_4升高。应首先考虑的治疗措施是
A. 第二次手术
B. 放射性^{131}I治疗
C. 服抗甲状腺药与甲状腺片
D. 服碘溶液
E. 甲状腺素片

57. 下列哪项不能作为糖尿病确诊的依据
A. 多次空腹血糖≥7.0mmol/L
B. 尿糖（++）
C. 餐后血糖≥11.1mmol/L
D. 葡萄糖耐量试验1小时和2小时血糖均≥11.1mmol/L
E. 无"三多一少"症状，血糖多次在7.0～11.1mmol/L

58. 2型糖尿病患者，中医辨证属于脉络瘀阻证，治疗应首选
A. 桃红四物汤加减
B. 消渴方加减
C. 玉女煎加减
D. 血府逐瘀汤加减
E. 复元活血汤加减

59. 1型糖尿病与2型糖尿病的根本区别在于
A. 发病年龄不同
B. 血糖稳定性不同
C. 对胰岛素的敏感性不同
D. 胰岛素基础水平与释放曲线不同
E. 发生酮症酸中毒的倾向不同

60. 低渗性失水主要指
A. 血钾低
B. 血钙低
C. 血镁低
D. 血钠低
E. 血磷低

61. 维持机体体液平衡的主要器官是
    A. 肺
    B. 缓冲系统
    C. 肾
    D. 皮肤
    E. 肝

62. 重度肺气肿病人最可能发生
    A. 呼吸性酸中毒
    B. 代谢性酸中毒
    C. 呼吸性碱中毒
    D. 代谢性碱中毒
    E. 呼吸性酸中毒合并代谢性酸中毒

63. 类风湿关节炎湿热痹阻证，宜选
    A. 丁氏清络饮加减
    B. 四妙散加减
    C. 桂枝芍药汤加减
    D. 身痛逐瘀汤加减
    E. 指迷茯苓丸加减

64. 类风湿关节炎发作的高峰年龄在
    A. 5岁以内
    B. 6～15岁
    C. 16～35岁
    D. 36～45岁
    E. 46～52岁

65. 某女，27岁。患类风湿关节炎3年。现关节肿痛且变形，屈伸受限，痛处不移，肌肤紫暗，面色黧黑，肢体顽麻，舌质暗红有瘀斑，苔薄白，脉弦涩。其治疗应
    A. 清热利湿，祛风通络
    B. 清热养阴，祛风通络
    C. 活血化瘀，祛痰通络
    D. 补益肝肾，祛风通络
    E. 祛风散寒，清热化湿

66. 系统性红斑狼疮属中医学中的
    A. 风寒湿痹
    B. 风湿热痹
    C. 尪痹
    D. 鹤膝风
    E. 蝶疮流注

67. 儿童肌阵挛发作首选
    A. 丙戊酸钠
    B. 乙琥胺
    C. 苯妥英钠
    D. 卡马西平
    E. 氯硝西泮

68. 患者，女，40岁。癫痫病史10年，平素性情急躁，心烦失眠，口苦咽干，时吐痰涎，大便秘结，发作则昏仆抽搐，口吐涎沫，舌红苔黄，脉弦滑数。其治法是
    A. 疏肝理气，活血化瘀
    B. 清肝泻火，解郁和胃
    C. 清肝泻火，化痰息风
    D. 活血化瘀，通络息风
    E. 清热化痰，息风定痫

69. 出血性与缺血性脑血管疾病的鉴别，除临床表现外，最有诊断意义的辅助检查是
    A. 血常规
    B. 头颅CT
    C. 腰穿
    D. 经颅多普勒超声
    E. 脑电图

70. 治疗脑血栓形成风痰瘀血、痹阻脉络证，应首选
    A. 天麻钩藤汤加减
    B. 真方白丸子加减

C. 补阳还五汤加减
D. 镇肝熄风汤加减
E. 星蒌承气汤加减

71. 患者,男,64岁。高血压病史5年,晨起突然口齿不清,口角歪斜,左侧肢体活动障碍。应首选的检查项目是
A. 腰穿脑脊液
B. 脑血管造影
C. 脑电图
D. 头部CT
E. 脑超声波

72. 患者,男,58岁。既往有高血压病史。晨起时突然出现口眼歪斜,语言謇涩,右侧半身不遂,痰多,腹胀便秘,头晕目眩,舌质红,苔黄腻,脉弦滑。测血压180/100mmHg,头颅CT未见异常。其诊断是
A. 高血压病,肝阳暴亢,风火上扰证
B. 高血压病,脑梗死,痰湿蒙闭心神证
C. 高血压病,脑出血,气虚血瘀证
D. 高血压病,脑梗死,痰热内闭清窍证
E. 高血压病,阴虚风动证

73. 镇静剂中毒的洗胃时间应
A. 在3小时内
B. 在4小时内
C. 在5小时内
D. 在6小时内
E. 超过6小时仍可

74. 对诊断一氧化碳中毒最有意义的辅助检查是
A. 高铁血红蛋白浓度测定
B. 血液碳氧血红蛋白浓度测定
C. 血氧饱和度测定
D. 脑电图检查

E. 头颅CT检查

75. 治疗有机磷农药中毒毒蕈碱样症状的药物是
A. 阿托品
B. 氯磷定
C. 利多卡因
D. 甲硝唑(灭滴灵)
E. 双复磷

76. 患者,女,23岁。被人发现时呈昏迷状态。查体:神志不清,两侧瞳孔呈针尖样大小,呼吸有大蒜臭味。应首先考虑的是
A. 急性安眠药物中毒
B. 急性毒蕈中毒
C. 急性有机磷农药中毒
D. 亚硝酸盐中毒
E. 一氧化碳中毒

77. 患者,男,25岁。因汽车撞伤致骨盆、膀胱破裂。检查:面色苍白,呼吸急促,四肢厥冷,烦躁不安,血压90/70mmHg,心率150次/分,脉细数。应首先考虑的是
A. 创伤性休克早期
B. 感染性休克
C. 创伤性休克中期
D. 心源性休克
E. 失液性休克

78. 心源性哮喘与肺源性哮喘最重要的鉴别是
A. 呼吸困难
B. 咳嗽
C. 咳粉红色泡沫样痰
D. 浮肿
E. 发绀

79. 患者，女，35岁。风湿性心脏病病史。症见心悸气急，咳嗽喘促，不能平卧，咳黄黏稠痰，胸脘痞闷，头晕目眩，尿少浮肿，舌苔白腻或黄腻，脉滑数。宜选
   A. 真武汤加减
   B. 养心汤合补肺汤加减
   C. 桂枝甘草龙骨牡蛎汤合肾气丸加减
   D. 生脉散加减
   E. 葶苈大枣泻肺汤加减

80. 患者，男，40岁。颅脑术后第5天，持续高热4天，全身浮肿，近2天每日尿量不足100mL，血尿素氮260mmol/L，血肌酐大于740mmol/L，血钾6.6mmol/L。其诊断是
   A. 急性肾功能衰竭
   B. 休克
   C. 心力衰竭
   D. 肝肾综合征
   E. 以上均非

81. 手太阴肺经在上肢的分布是
   A. 内侧前廉
   B. 外侧前廉
   C. 内侧中行
   D. 外侧后廉
   E. 内侧后廉

82. 三焦经在上肢的循行部位是
   A. 外侧前缘
   B. 内侧中线
   C. 外侧后缘
   D. 内侧前缘
   E. 外侧中线

83. 十二经脉中，相表里的阴经与阳经的交接部位在
   A. 四肢部
   B. 胸部
   C. 腹部
   D. 头部
   E. 面部

84. 按十二经脉的流注次序，肝经向下流注的经脉是
   A. 膀胱经
   B. 胆经
   C. 三焦经
   D. 心经
   E. 肺经

85. 起于足跟内侧的经脉是
   A. 阳跷脉
   B. 阴跷脉
   C. 阴维脉
   D. 阳维脉
   E. 冲脉

86. 心包经的原穴是
   A. 神门
   B. 间使
   C. 大陵
   D. 内关
   E. 太渊

87. 大肠的下合穴是
   A. 委中
   B. 足三里
   C. 上巨虚
   D. 下巨虚
   E. 阳陵泉

88. 耻骨联合上缘至股骨内上髁上缘的骨度分寸是
   A. 18寸

B. 19寸
C. 20寸
D. 21寸
E. 22寸

89. 迎香穴位于
   A. 鼻孔外缘，旁开0.5寸
   B. 鼻翼外缘，旁开0.5寸
   C. 鼻翼外缘中点，旁开0.5寸
   D. 鼻翼上缘中点，旁开0.5寸
   E. 平鼻孔，当鼻唇沟中

90. 下列各穴中，常用于保健并具有强壮作用的穴位是
   A. 百会
   B. 肾俞
   C. 脾俞
   D. 足三里
   E. 气海俞

91. 患者，男，45岁。近1年来心悸头晕，倦怠无力，面色无华，舌淡红，脉象细弱。其治法是
   A. 镇惊定志，养心安神
   B. 补血养心，益气安神
   C. 滋阴降火，养心安神
   D. 温补心阳，安神定志
   E. 振奋心阳，化气行水

92. 患者不易入睡，多梦易醒，心悸健忘，神疲食少，伴头晕目眩，四肢倦怠，舌淡苔薄，脉细无力。治疗应首选
   A. 酸枣仁汤
   B. 归脾汤
   C. 交泰丸
   D. 天王补心丹
   E. 安神定志丸

93. 下列除哪项外，均是厥证的病因
   A. 情志内伤
   B. 体虚劳倦
   C. 亡血失津
   D. 饮食不节
   E. 感受暑热

94. 患者胃痛，脘腹胀满，嗳腐吞酸，吐不消化食物，大便不爽，舌苔厚腻，脉滑。其治法是
   A. 理气消胀
   B. 消食导滞
   C. 理气和胃
   D. 消食健脾
   E. 和胃止呕

95. 患者胸胁胀闷，嗳气食少，每因抑郁恼怒之时，发生腹痛泄泻，舌淡红，脉弦。其治法是
   A. 调理脾胃
   B. 疏肝理气
   C. 抑肝扶脾
   D. 泻肝和胃
   E. 疏肝和胃

96. 患者，男，56岁。大便秘结，排出困难，面色无华，头晕目眩，心悸，舌淡，苔白，脉细涩。其诊断是
   A. 气虚便秘
   B. 血虚便秘
   C. 阴虚便秘
   D. 冷秘
   E. 气秘

97. 患者，男，55岁。3个月前因胸胁部撞伤后，出现胁肋刺痛，痛有定处，夜痛甚，舌质紫暗，脉沉涩。治疗应首选
   A. 复元活血汤

B. 少腹逐瘀汤

C. 膈下逐瘀汤

D. 调营饮

E. 香附旋覆花汤

98. 中风之中脏腑与中经络的鉴别要点是
   A. 神志不清
   B. 半身不遂
   C. 语言不利
   D. 肢体软瘫
   E. 口舌歪斜

99. 水肿的关键病位是
   A. 心
   B. 肝
   C. 肺
   D. 脾
   E. 肾

100. 患者，女，45岁。因淋雨后突发小便频急短数，刺痛灼热，尿色黄赤，口苦，舌苔黄腻，脉濡数。治疗应首选
   A. 八正散
   B. 小蓟饮子
   C. 导赤散
   D. 石韦散
   E. 茜根散

101. 在五输穴中，合穴主要治疗
   A. 心下满
   B. 身热
   C. 体重节痛
   D. 喘咳寒热
   E. 逆气而泄

102. 用背俞穴治疗耳聋，应首选
   A. 肺俞
   B. 三焦俞

C. 肝俞

D. 肾俞

E. 脾俞

103. 按照五行生克关系，治疗胆经实证应首选
   A. 足临泣
   B. 足窍阴
   C. 丘墟
   D. 侠溪
   E. 阳辅

104. 治疗行痹，在取主穴的基础上，应加
   A. 膈俞、血海
   B. 肾俞、关元
   C. 阴陵泉、足三里
   D. 大椎、曲池
   E. 合谷、内关

105. 患者，男，45岁。关节肌肉疼痛，屈伸不利，疼痛较剧，痛有定处，遇寒痛增，得热痛减，局部皮色不红，触之不热，舌苔薄白，脉弦紧。治疗除选用阿是穴、局部经穴外，还应选用的穴位是
   A. 肾俞、关元
   B. 阴陵泉、足三里
   C. 大椎、曲池
   D. 膈俞、关元
   E. 膈俞、血海

106. 治疗便秘气滞证，除选取主穴外，应加用的腧穴是
   A. 脾俞、胃俞
   B. 气海、神阙
   C. 关元、命门
   D. 合谷、曲池
   E. 中脘、行间

107. 患者，女，45岁，失眠2个月，近日来入睡困难，有时睡后易醒，醒后不能再睡，甚至彻夜不眠。舌苔薄，脉沉细。治疗应首选
    A. 神门、内关
    B. 神门、胆俞
    C. 神门、三阴交
    D. 心俞、脾俞
    E. 心俞、足三里

108. 患者，女，45岁。失眠2年。经常多梦少寐，入睡迟，易惊醒，平常遇事惊怕，多疑善感，气短头晕，舌淡，脉弦细。治疗除取主穴外，还应加
    A. 心俞、厥阴俞、脾俞
    B. 心俞、肾俞、太溪、足三里
    C. 心俞、胆俞、大陵、丘墟
    D. 肝俞、间使、太冲
    E. 脾俞、胃俞、足三里

109. 患者，男，28岁。1天前因饮食不洁，出现腹痛腹泻，下痢赤白，里急后重，肛门灼热，心烦口渴，小便短赤，舌苔黄腻，脉滑数。治疗除选取主穴外，应加用的腧穴是
    A. 中脘、上脘
    B. 中脘、内关
    C. 曲池、内庭
    D. 脾俞、下脘
    E. 行间、足三里

110. 患者，女，35岁。胃脘部隐痛，痛处喜按，空腹痛甚，纳后痛减，伴胃脘灼热，似饥而不欲食，咽干口燥，大便干结，舌红少津，脉弦细。治疗应首选
    A. 内关、天枢、中脘、膈俞
    B. 内关、足三里、中脘、胃俞
    C. 内关、天枢、中脘、太冲
    D. 内关、足三里、中脘、下脘、梁门
    E. 足三里、中脘、内关、三阴交、内庭

111. 患者，女，23岁。痛经9个月，经行不畅，小腹胀痛，拒按，经色紫红，夹有血块，血块下后痛即缓解，脉沉涩。治疗应首选
    A. 足三里、太冲、三阴交
    B. 中极、次髎、地机
    C. 合谷、三阴交
    D. 曲池、内庭
    E. 合谷、归来

112. 患者，女，32岁。行经后小腹部绵绵作痛，喜按，月经色淡，量少。治疗应首选
    A. 三阴交、中极、次髎
    B. 足三里、太冲、中极
    C. 丰隆、天枢、气穴
    D. 阴陵泉、中极、阳陵
    E. 三阴交、足三里、气海

113. 治疗肾虚型牙痛，除取主穴外，还应加
    A. 外关、风池
    B. 太溪、行间
    C. 太溪、外关
    D. 太冲、曲池
    E. 太冲、阳溪

114. 患者，男，36岁。上齿剧痛3天，伴口臭，口渴，便秘，舌苔黄，脉洪。治疗应首选
    A. 风池
    B. 外关
    C. 足三里
    D. 内庭
    E. 地仓

115. 患者，男，36岁。右下腹疼痛1天。患者1天前无明显诱因出现脐周疼痛，继

而转移至右下腹，以手按之，其痛加剧，痛处固定不移，伴有发热，恶心，舌苔黄薄而腻，脉弦数。治疗应首选
A. 足三里、阑尾、曲池、天枢
B. 合谷、委中、天枢、太冲
C. 梁门、幽门、上巨虚、足三里
D. 合谷、三阴交、太冲、内庭
E. 上巨虚、阴陵泉、内关、合谷

116. 患者，女，21岁。食鱼虾后皮肤出现片状风团，瘙痒异常。治疗取神阙穴，所用的方法是
A. 针刺
B. 隔盐灸
C. 拔罐
D. 隔姜灸
E. 艾条灸

117. 患者，女，31岁。右侧牙痛3天，龈肿，痛剧，伴口臭，口渴，大便3日未行，舌苔黄，脉洪。治疗除取颊车、下关穴外，还应加
A. 外关、风池
B. 太溪、行间
C. 中渚、养老

D. 合谷、内庭
E. 太冲、曲池

118. 足三阴经从起始部至内踝上8寸段的分布是
A. 厥阴在前，太阴在中，少阴在后
B. 厥阴在前，少阴在中，太阴在后
C. 少阴在前，太阴在中，厥阴在后
D. 太阴在前，厥阴在中，少阴在后
E. 太阴在前，少阴在中，厥阴在后

119. 循行于上肢内侧中线的经脉是
A. 手太阳经
B. 手少阳经
C. 手厥阴经
D. 手少阴经
E. 手太阴经

120. 与女子妊娠密切相关的经脉是
A. 督脉
B. 任脉
C. 冲脉
D. 带脉
E. 阴维脉

B 型题

答题说明

以下提供若干组考题，每组考题共用在考题前列出的 A、B、C、D、E 五个备选答案。请从中选择一个与问题关系最密切的答案，并在答题卡上将相应题号的相应字母所属方框涂黑。每个备选答案可能被选择一次、多次或不被选择。

（121～122题共用备选答案）
A. 劳力性呼吸困难
B. 阵发性夜间呼吸困难
C. 哮鸣音及吸气性呼吸困难
D. 带有哮鸣音的呼气性呼吸困难
E. 端坐呼吸

121. 左心衰最早的临床表现是
122. 左心衰早期最特征性的临床表现是

（123～124题共用备选答案）
A. 气机阻滞，瘀血内结
B. 肝脾肾受损，气滞血结，水停腹中

C. 脾肺肾功能失调，水潴体内

D. 心肝脾功能失常，水结腹内

E. 肝脾肾受损，血瘀脾内

123. 积聚的病机主要是

124. 臌胀的病机主要是

（125～126题共用备选答案）

A. 养心汤合补肺汤加减

B. 生脉散加减

C. 桂枝甘草龙骨牡蛎汤合金匮肾气丸加减

D. 人参养荣汤合桃红四物汤加减

E. 真武汤加减

125. 治疗心力衰竭心肺气虚证应首选

126. 治疗心力衰竭心肾阳虚证应首选

（127～128题共用备选答案）

A. 补阳还五汤加减

B. 当归四逆汤合苏合香丸加减

C. 血府逐瘀汤加减

D. 瓜蒌薤白半夏汤合桃红四物汤加减

E. 参附龙牡汤加减

127. 治疗急性心肌梗死寒凝心脉证，应首选

128. 治疗急性心肌梗死心阳欲脱证，应首选

（129～130题共用备选答案）

A. 柴胡清肝饮

B. 乌梅汤

C. 大柴胡汤

D. 清胰汤Ⅰ号合龙胆泻肝汤

E. 清胰汤Ⅱ号

129. 治疗急性胰腺炎脾胃实热证，应首选

130. 治疗急性胰腺炎脾胃湿热证，应首选

（131～132题共用备选答案）

A. 他巴唑加天王补心丹

B. 放射性碘加天王补心丹

C. 他巴唑加六味地黄丸

D. 他巴唑加消瘰丸

E. 碘液加天王补心丹

131. 治疗甲状腺功能亢进症阴虚火旺证，应首选

132. 治疗甲状腺功能亢进症阴虚火旺证，且对抗甲状腺药物过敏者，应首选

（133～134题共用备选答案）

A. 甘露醇

B. 低分子右旋糖酐

C. 川芎嗪

D. 阿司匹林

E. 肝素

133. 脑血栓形成急性期的血液稀释疗法，应首选

134. 脑CT示基底节区低密度影，周围有水肿带，视神经乳头水肿者，治疗应首选

（135～136题共用备选答案）

A. 低血容量性休克

B. 中毒性休克

C. 心源性休克

D. 过敏性休克

E. 神经源性休克

135. 急性心肌梗死引起的休克属于

136. 肌注青霉素引起的休克属于

（137～138题共用备选答案）

A. 利多卡因

B. 地高辛

C. 异搏定

D. 苯妥英钠

E. 阿托品

137. 治疗急性心肌梗死当日出现的室性早搏，应首选

138. 治疗心功能正常的阵发性室上性心动过速，应首选

（139～140题共用备选答案）
A. 三仁汤加减
B. 失笑散合丹参饮加减
C. 四君子汤加减
D. 柴胡疏肝散加减
E. 益胃汤加减

139. 治疗慢性胃炎胃阴不足证，应首选
140. 治疗慢性胃炎胃络瘀血证，应首选

（141～142题共用备选答案）
A. 泄肝清胃，降逆止血
B. 益气摄血，回阳固脱
C. 滋阴补肾，健脾摄血
D. 清胃泻火，化瘀止血
E. 益气健脾，养血止血

141. 消化性溃疡合并上消化道出血属肝火犯胃证，其治法是
142. 消化性溃疡合并上消化道出血属气随血脱证，其治法是

（143～144题共用备选答案）
A. 足阳明胃经
B. 足少阳胆经
C. 足太阳膀胱经
D. 手少阳三焦经
E. 手太阳小肠经

143. 至目外眦，转入耳中的经脉是
144. "起于目外眦……下行耳后"的经脉是

（145～146题共用备选答案）
A. 太渊
B. 合谷
C. 后溪
D. 内关
E. 阳池

145. 既是络穴，又是八脉交会穴的腧穴是
146. 既是原穴，又是八会穴的腧穴是

（147～148题共用备选答案）
A. 灯草灸
B. 隔姜灸
C. 隔蒜灸
D. 隔盐灸
E. 隔泥灸

147. 治疗阳气暴脱，可于神阙穴施
148. 治疗风寒痹痛常用

（149～150题共用备选答案）
A. 当翳风与风池穴连线的中点
B. 乳突前下方与下颌角之间的凹陷中
C. 胸锁乳突肌与斜方肌上端之间的凹陷中
D. 后发际正中直上0.5寸，旁开1.3寸，当斜方肌外缘凹陷中
E. 耳后，乳突后下凹陷处

149. 安眠穴位于
150. 天柱穴位于

试卷标识码：

中西医结合执业医师资格考试
最后成功四套胜卷（三）

（医学综合考试部分）

第三单元

考生姓名：_____

准考证号：_____

考　　点：_____

考 场 号：_____

A1 型题

答题说明

每一道考试题下面有 A、B、C、D、E 五个备选答案。请从中选择一个最佳答案，并在答题卡上将相应题号的相应字母所属的方框涂黑。

1. 下列不属于中医外科疾病致病因素的是
   A. 外感六淫
   B. 情志内伤
   C. 饮食不节
   D. 劳伤虚损
   E. 以上均不是

2. 下列关于辨脓的叙述，错误的是
   A. 辨脓有无
   B. 辨脓浅深
   C. 脓的形质
   D. 脓的色泽和气味
   E. 辨脓汁多少

3. 下列不能导致低渗性缺水的病因是
   A. 高热或高温环境下大量出汗
   B. 胃肠道消化液长期持续丧失，如反复呕吐、腹泻、胃肠道长期吸引或慢性肠梗阻，又补充了水分
   C. 大创面慢性渗液，又补充了水分
   D. 大量应用排钠性利尿剂（如噻嗪类、利尿酸等）时，未注意补给适量钠盐
   E. 急性肾功能衰竭多尿期、失盐性肾炎、肾小管性酸中毒等肾脏排钠增多，又补充了水分

4. 外科的善恶顺逆指的是
   A. 病情轻重程度
   B. 正邪力量对比
   C. 疮疡局部发展好坏
   D. 全身脏腑功能盛衰
   E. 综合局部、全身情况判断预后

5. 有头疽初起症状多见
   A. 粟粒样脓头
   B. 蜂窝样脓头
   C. 肿块坚硬如钉钉之状
   D. 漫肿无头
   E. 腐烂疮面

6. 关于化学消毒灭菌法的叙述正确的是
   A. 药液应不定期更换
   B. 消毒物品至少应有 2/3 没入消毒剂中
   C. 器械从消毒剂中取出后可直接用于病人
   D. 沾有脓血的物品可直接投入消毒剂中消毒
   E. 对金属有腐蚀作用的药液不能用于浸泡器械

7. 治疗三叉神经痛的常用药物种类是
   A. 解热镇痛抗炎药
   B. 麻醉性镇痛药
   C. 催眠镇静药
   D. 抗癫痫药
   E. 抗忧郁药

8. 易致皮肤干燥皲裂，受邪生痈，致手足疔疮等的六淫之邪是
   A. 风温
   B. 暑热夹湿
   C. 燥邪
   D. 风热
   E. 寒邪

9. 体液平衡中，细胞外液中最主要的阳离子是
   A. Na^+

B. K^+

C. Mg^{2+}

D. ^{12}Mr

E. Ca^{2+}

10. 破伤风风毒入经（较重型）宜选用哪个方剂
    A. 玉真散加减
    B. 五虎追风散加减
    C. 存命汤加减
    D. 生脉散加附子
    E. 四逆汤

11. 头CT检查表现为半月形高密度影的颅脑损伤是
    A. 硬膜外血肿
    B. 硬膜下血肿
    C. 颅内水肿
    D. 蛛网膜下腔出血
    E. 脑挫裂伤

12. 患者，男，20岁。因车祸致耻骨骨折，3小时后发现下腹胀，排尿困难。应首先考虑的是
    A. 膀胱破裂
    B. 尿道球部损伤
    C. 肾损伤
    D. 尿道海绵体部损伤
    E. 尿道膜部损伤

13. 不属于良性肿瘤特点的是
    A. 生长速度慢
    B. 膨胀性生长
    C. 多无包膜
    D. 不转移
    E. 不易复发

14. 急性阑尾炎常见的腹痛特点是

    A. 转移性右下腹痛
    B. 中上腹痛
    C. 脐周痛
    D. 持续性绞痛
    E. 左下腹痛

15. 下列除哪项外，均是肠梗阻常见的临床表现
    A. 腹痛
    B. 呕吐
    C. 便秘
    D. 腹胀
    E. 停止自肛门排气排便

16. 下列除哪项外，均是急性胆囊炎常见的临床表现
    A. 右上腹剧烈疼痛
    B. 疼痛呈阵发性加重
    C. 疼痛常放射至右肩或右背部
    D. 不会出现恶心、呕吐
    E. 病情重的会出现畏寒和发热

17. 下列除哪项外，均是重症胰腺炎的临床表现
    A. 腹痛、恶心、呕吐，腹膜炎范围限于上腹，体征轻
    B. 腹膜炎范围大，扩及全腹，体征重
    C. 可有黄疸
    D. 腹水呈血性或脓性
    E. 血尿素氮或肌酐增高，酸中毒

18. 肉瘿辨证属气滞痰凝证者，宜选用
    A. 逍遥散
    B. 四海舒郁丸加减
    C. 丹栀逍遥散
    D. 逍遥散合海藻玉壶汤加减
    E. 小柴胡汤

19. 男性，65岁。排尿困难2年，尿线细，射程短，排尿时间延长。1天前因感冒后突发不能自行排尿，下腹区胀痛难忍，应先行
    A. 输液抗感染
    B. 导尿
    C. 前列腺切除术
    D. 针刺
    E. 理疗

20. 在泌尿、男性前阴病中，肝经湿热的临证常用处方是
    A. 萆薢分清饮
    B. 龙胆泻肝汤
    C. 八正散
    D. 萆薢渗湿汤
    E. 导赤散

21. 患者，女，26岁。左乳房发现肿块1年，无疼痛。查体：左乳外下象限可扪及2.5cm×1.5cm大小肿块，形如鸡卵，表面光滑，活动度好。应首先考虑的是
    A. 乳腺增生病
    B. 乳腺纤维瘤
    C. 乳房结核
    D. 乳腺癌
    E. 乳腺导管内乳头状瘤

22. 气性坏疽最关键的治疗措施是
    A. 大剂量青霉素
    B. 高压氧疗法
    C. 输血、输液
    D. 紧急手术处理
    E. 补充足够的营养

23. 患者，男，28岁。餐后突发性右上腹痛，疑为十二指肠溃疡穿孔。下列检查中，最具有诊断意义的是
    A. 肠鸣音消失
    B. 腹腔穿刺
    C. 肠鸣音亢进
    D. 上腹压痛、反跳痛
    E. 立位腹部平片可见膈下游离气体

24. 阴虚火盛之痈，当用
    A. 仙方活命饮
    B. 竹叶黄芪汤
    C. 四君子汤
    D. 金匮肾气丸
    E. 十全大补汤

25. 不属于上消化道出血的是
    A. 胃底区出血
    B. 十二指肠球部出血
    C. 食管出血
    D. 胆道出血
    E. 结肠出血

26. 湿热下注型睾丸炎宜选用方剂
    A. 龙胆泻肝汤加减
    B. 仙方活命饮加减
    C. 滋阴除湿汤加减
    D. 暖肝煎加减
    E. 四磨汤加减

27. 血胸欲行胸腔闭式引流术的最佳引流位置是
    A. 腋前线第6～8肋间
    B. 腋前线与腋中线之间第6～8肋间
    C. 腋中线第6～8肋间
    D. 腋中线与腋后线之间第6～8肋间
    E. 腋后线第6～8肋间

28. 肺癌常见的症状是
    A. 脓性痰
    B. 白色泡沫样痰

C. 刺激性咳嗽和血痰
D. 胸闷，气短
E. 肺部干啰音

29. 外生殖器不包括
    A. 阴阜
    B. 阴唇
    C. 前庭
    D. 前庭大腺
    E. 阴道

30. 关于正常女子月经的描述错误的是
    A. 初潮年龄为 11～18 岁
    B. 月经周期一般为 21～35 日
    C. 每次行经时间为 3～5 天
    D. 每次月经量约为 100mL
    E. 月经血一般为暗红色，不凝固

31. 身无病，每三月一行经者，称
    A. 居经
    B. 暗经
    C. 闭经
    D. 激经
    E. 并月

32. 胎儿附属物不包括
    A. 胎盘
    B. 胎膜
    C. 胎脂
    D. 脐带
    E. 羊水

33. 胎盘的功能不包括
    A. 免疫功能
    B. 气体交换
    C. 营养作用
    D. 保持胎儿恒温
    E. 排泄作用

34. 月经规律的妇女，推算预产期常用的时间是
    A. 末次月经干净之日
    B. 末次月经开始之日
    C. 初觉胎动之日
    D. 房事之日
    E. 早孕反应开始之日

35. 患者，女，32 岁，已婚。孕 29 周，昨晚因食用不洁食物出现腹泻，今晨自觉胎动异常，下列哪项提示胎儿缺氧
    A. 胎动 8 次 /12 小时
    B. 胎动 15 次 /12 小时
    C. 胎动 20 次 /12 小时
    D. 胎动 25 次 /12 小时
    E. 胎动 30 次 /12 小时

36. 胎儿经阴道娩出最主要的力是
    A. 子宫收缩力
    B. 肛提肌收缩力
    C. 腹肌收缩力
    D. 膈肌收缩力
    E. 腹部压力

37. 下列关于枕前位分娩机制，判定产程进展的重要标志是
    A. 衔接
    B. 下降
    C. 内旋转
    D. 俯屈
    E. 仰伸

38. 产后不哺乳妇女通常可于产后何时月经复潮
    A. 4～8 周
    B. 2～3 周
    C. 4 个月
    D. 5 个月

E. 6个月

39. 关于雌激素的生理作用，以下哪项错误
    A. 促使子宫发育，使子宫收缩力增强
    B. 加强输卵管节律性收缩的振幅
    C. 促使乳腺管增生、乳腺发育
    D. 通过中枢神经系统有升温作用
    E. 促进钠和水的潴留

40. 中、晚期妊娠的体征错误的是
    A. 子宫增大
    B. 胎动
    C. 见红
    D. 胎儿心音
    E. 胎头圆而硬，有浮球感

41. 问带下史要注意
    A. 期、量、色、质
    B. 量、色、质、味
    C. 期、色、质
    D. 色、质、味
    E. 量、色、期

42. 幼女出现阴道出血常见于
    A. 功能失调性子宫出血
    B. 正常生理
    C. 性早熟
    D. 妊娠
    E. 生殖器炎症

43. 我国最早记载中药外洗的方剂为
    A. 吴茱萸汤
    B. 温经汤
    C. 狼牙汤
    D. 止带汤
    E. 完带汤

44. 患者，女，25岁，已婚。停经54天，3天来阴道少量出血，色淡红，腰酸腹坠隐痛，头晕耳鸣，小便频数，舌淡苔白，脉沉滑尺弱。检查：尿妊娠试验（+），子宫大小与孕月相符。治疗应首选
    A. 维生素E加寿胎丸
    B. 维生素E加胎元饮
    C. 维生素E加固阴煎
    D. 黄体酮加圣愈汤
    E. 黄体酮加保阴煎

45. 异位妊娠破裂或流产，最主要的临床表现是
    A. 短暂停经
    B. 阴道流血
    C. 突然腰痛
    D. 突然腹痛
    E. 恶心呕吐

46. 早产的常见病因不包括
    A. 泌尿道感染
    B. 绒毛膜羊膜炎
    C. 前置胎盘
    D. 体重过重
    E. 双子宫

47. 妊娠高血压综合征肝风内动证首选方是
    A. 镇肝熄风汤
    B. 牛黄清心丸
    C. 天麻钩藤汤
    D. 羚角钩藤汤
    E. 杞菊地黄丸

48. 孕妇腹形小于妊娠月份，胎儿存活；头晕心悸，少气懒言，面色苍白；舌淡，苔少，脉细弱。治疗的首选方是
    A. 白术散
    B. 胎元饮合寿胎丸
    C. 寿胎丸合温土毓麟汤

D. 保阴煎
E. 长胎白术散

49. 重型胎盘早剥的临床表现错误的是
    A. 腹部检查子宫体无压痛
    B. 突然发生持续性腹痛或腰酸
    C. 恶心、呕吐
    D. 脉弱、血压下降
    E. 胎心音不规律

50. 妊娠与糖尿病二者间的相互影响错误的是
    A. 妊娠可加重糖尿病病情
    B. 糖尿病患者妊娠后易发生感染
    C. 易并发妊高征、羊水过多、巨大儿
    D. 可促进产后子宫恢复正常
    E. 畸胎死胎发生率高

51. 患者30岁，妊娠期间，胸闷腹胀，食纳不振，情志抑郁，喜叹息，神疲乏力。舌淡红，苔薄白微腻，脉弦滑。查肝功能异常，乙肝表面抗原阳性。治疗首选方剂
    A. 茵陈蒿汤
    B. 胃苓汤
    C. 逍遥散
    D. 犀角地黄汤合黄连解毒汤
    E. 柴胡疏肝散

52. 孕妇，28岁，面目、四肢浮肿，或遍及全身，肤色淡黄或㿠白，皮薄而光亮，纳少便溏。舌胖嫩，苔白水滑，脉缓滑无力。治疗选
    A. 四君子汤
    B. 白术散
    C. 真武汤
    D. 六味地黄丸
    E. 八珍汤

53. 关于"天癸"的说法以下哪项是错误的
    A. 天癸就是月经
    B. 先有天癸后有月经
    C. 肾气盛才能天癸至
    D. 天癸男女都有
    E. 天癸是一种精微物质

54. 产道异常对胎儿、新生儿的影响错误的是
    A. 易发生胎膜早破
    B. 易发生脐带脱垂
    C. 导致胎儿宫内窘迫
    D. 导致新生儿骨折
    E. 可致胎儿颅内出血

55. 胎儿窘迫的病因错误的是
    A. 母体因素
    B. 环境因素
    C. 胎盘、脐带因素
    D. 胎儿因素
    E. 难产处理不当

56. 治疗血虚气脱型产后出血的首选方剂是
    A. 参附汤
    B. 独参汤
    C. 归脾汤
    D. 当归黄芪汤
    E. 夺命散

57. 羊水栓塞临床表现不包括
    A. 休克
    B. DIC
    C. 出血
    D. 感染
    E. 急性肾功能衰竭

58. 产褥感染热入营血证的治法是
    A. 清热解毒，凉血化瘀

B. 清热解毒，泻下逐瘀

C. 清热解毒，凉血养阴

D. 清营解毒，散瘀泄热

E. 清心开窍，回阳救逆

59. 治疗产褥中暑暑伤津气证，应首选

A. 白虎汤

B. 竹叶石膏汤

C. 清暑益气汤

D. 凉膈散

E. 银翘散

60. 治疗产褥期抑郁症心脾两虚证，应首选

A. 养心汤

B. 四君子汤

C. 甘麦大枣汤合归脾汤

D. 炙甘草汤

E. 桂枝加龙骨牡蛎汤

61. 外阴鳞状上皮增生肝郁气滞证选用

A. 左归丸合二至丸

B. 归脾汤

C. 逍遥散

D. 黑逍遥散

E. 龙胆泻肝汤

62. 治疗前庭大腺炎寒凝瘀滞证，应首选

A. 阳和汤

B. 少腹逐瘀汤

C. 温经汤（《金匮要略》）

D. 桂枝茯苓丸

E. 内补丸

63. 关于胎膜早破的临床诊断，以下哪项错误

A. 孕妇突然感到阴道流出较多液体

B. 咳嗽时阴道流水增多

C. 阴道后穹隆液体的pH值 > 6.5

D. 阴道液涂片干燥后有羊齿植物叶状结晶

E. 羊膜镜检查见前羊膜囊内羊水黄绿

64. 下列哪项不是慢性盆腔炎的临床表现

A. 少腹一侧或双侧隐痛，反复发作

B. 突然少腹剧痛，伴有停经史

C. 带下增多，色黄质稠

D. 经量增多，经期延长或婚久不孕

E. 妇科检查附件增厚，有压痛

65. 患者，女，28岁，已婚。近4个月来月经10～12天/23～27天，经量每次用卫生巾12条，妇科检查及B型超声波检查无异常，基础体温呈双相型，于经行数天后缓慢下降，月经第5天子宫内膜检查呈分泌反应。其诊断是

A. 月经过多，无排卵性功能失调性子宫出血

B. 月经过多，黄体功能不全

C. 经期延长，无排卵性功能失调性子宫出血

D. 经期延长，子宫内膜脱落不全

E. 经期延长，排卵期出血

66. 治疗闭经气滞血瘀证，应首选

A. 血府逐瘀汤

B. 温经汤（《妇人大全良方》）

C. 膈下逐瘀汤

D. 少腹逐瘀汤

E. 桂枝茯苓丸

67. 气滞血瘀型痛经的特点是

A. 经前、经期小腹冷痛

B. 经前、经期小腹胀痛

C. 经前、经期小腹坠痛

D. 经期、经后小腹隐痛

E. 经期、经后小腹冷痛

68. 治疗经前期综合征肝郁气滞，应首选的方剂是
    A. 逍遥散
    B. 柴胡疏肝散
    C. 血府逐瘀汤
    D. 滋水清肝饮
    E. 丹栀逍遥散

69. 关于宫颈癌的叙述，下列哪项是错误的
    A. 可出现恶病质
    B. 阴道流血是常见症状
    C. 早期宫颈癌常无症状
    D. 有外生和内生两型
    E. 宫颈刮片细胞学检查是最可靠的检查方法

70. 以下有子宫肌瘤手术指征的是
    A. 腹部包块
    B. 1个月妊娠子宫大
    C. 近绝经年龄
    D. 腹痛、腰酸
    E. 继发性贫血者

71. 患者，女，28岁，已婚。孕32周，因剧烈腹痛伴发热呕吐半日就诊，B超提示子宫如孕32周，宫底有一7cm×6cm×4cm的肌瘤。查血象：白细胞$14.4×10^9/L$，该孕妇可能继发的变性是
    A. 玻璃样变
    B. 囊性变
    C. 脂肪样变
    D. 红色样变
    E. 肉瘤样变

72. 对疑似葡萄胎者，应选择下列哪项检查即可作鉴别诊断
    A. HCG测定
    B. HCG测定和B超

    C. 妇科检查见子宫大于相应月份的正常妊娠子宫
    D. 妇科检查见双侧卵巢增大
    E. 妇科检查见阴道内有血

73. 不属于子宫内膜异位症临床特征的是
    A. 痛经
    B. 白带过多
    C. 持续下腹痛
    D. 不孕
    E. 月经失调

74. 下列哪项不是子宫腺肌病的病因
    A. 多次妊娠
    B. 分娩时子宫壁创伤
    C. 慢性子宫内膜炎
    D. 高雌激素刺激
    E. 慢性盆腔炎

75. Ⅱ度阴道脱垂是
    A. 阴道前壁仍在阴道内
    B. 膨出部暴露于阴道口外
    C. 膨出的膀胱仍在阴道内
    D. 阴道前壁完全膨出于阴道口外
    E. 阴道后壁完全膨出于阴道口外

76. 患者，女，68岁。阴中有块状物脱出10年余，劳则加剧，平卧则回纳，小腹下坠，四肢乏力，少气懒言，面色无华，舌淡，苔薄，脉虚细。妇科检查诊断为子宫脱垂。其中医治法是
    A. 补益中气，升阳举陷
    B. 补肾固脱，益气升提
    C. 清热利湿，升阳固脱
    D. 益气养血，温阳固脱
    E. 补肾健脾，升阳固脱

77. 下述哪项是宫颈癌好发部位

A. 鳞状上皮
B. 柱状上皮
C. 宫颈上皮移行带
D. 成熟鳞状上皮化生区
E. 宫颈糜烂面

78. 下列哪项不是宫内节育器的禁忌证
    A. 月经过多过频
    B. 生殖器急慢性炎症
    C. 正常产后3个月
    D. 子宫畸形，宫口过松
    E. 严重全身性疾病

79. 以下哪项不是人工流产术并发症
    A. 术后闭经
    B. 吸宫不全
    C. 子宫穿孔
    D. 多囊卵巢综合征
    E. 感染

80. 阴道后穹隆穿刺为临床常用的诊断方法，其不适用于下列哪种疾病
    A. 异位妊娠腹腔内出血
    B. 卵泡破裂内出血
    C. 盆腔炎性积液或积脓
    D. 怀疑阴道后穹隆肿瘤
    E. 急性盆腔炎

81. 婴儿期要注意预防的主要疾病是
    A. 寒冷综合征
    B. 传染病
    C. 感染性疾病
    D. 风湿热
    E. 近视眼

82. 小儿动作发育规律中错误的是
    A. 头尾规律
    B. 远近规律
    C. 左右规律
    D. 由不协调到协调
    E. 由粗动作到精细动作

83. 小儿生理特点中所说的"稚阴稚阳"的含义是
    A. 生机蓬勃，发育迅速
    B. 脏腑娇嫩，形气未充
    C. 年龄越小，生长越快
    D. 年龄越小，发育越快
    E. 纯阳无阴，阳常有余

84. 下列关于母乳喂养优点的叙述，错误的是
    A. 营养丰富
    B. 易于消化、吸收和利用
    C. 含有丰富的抗体和免疫活性物质
    D. 刺激子宫舒张
    E. 增进母子感情

85. 问个人史的内容不包括以下
    A. 生产史
    B. 喂养
    C. 发育
    D. 学习情况
    E. 年龄

86. 捏脊疗法的治疗经脉是
    A. 肾经、膀胱经
    B. 任脉
    C. 督脉、膀胱经
    D. 带脉
    E. 肺经

87. 患儿，男，出生7天。面目皮肤发黄，色泽晦暗，精神差，吮乳少，四肢欠温，腹胀便溏，舌淡苔白腻，指纹色淡。其诊断是

A. 新生儿黄疸湿热熏蒸证
B. 新生儿黄疸寒湿阻滞证
C. 新生儿黄疸瘀积发黄证
D. 新生儿生理性黄疸
E. 以上均非

A. 桂枝汤
B. 麻黄汤
C. 四君子汤
D. 补中益气汤
E. 人参五味子汤

88. 患儿，1岁。发热，鼻塞流涕，咽部充血，兼见咳嗽，喉间痰多，甚则气急痰鸣，舌苔厚腻。其诊断是
    A. 风寒感冒
    B. 风热感冒
    C. 感冒夹痰
    D. 感冒夹惊
    E. 感冒夹滞

92. 治疗小儿病毒性心肌炎，主张大量使用的维生素是
    A. 维生素 A
    B. 维生素 B
    C. 维生素 C
    D. 维生素 D
    E. 维生素 E

89. 癫痫之瘀血痫的治疗方剂为
    A. 镇惊丸加减
    B. 定痫丸
    C. 涤痰汤加减
    D. 通窍活血汤加减
    E. 六君子汤加减

93. 铁剂治疗缺铁性贫血时，最早显示疗效的是
    A. 血红蛋白及红细胞增多
    B. 网织红细胞增多
    C. 血清铁增多
    D. 口唇色泽开始变红
    E. 血小板增多

90. 患儿，10个月。入院时诊断为腺病毒肺炎痰热闭肺证。今突然虚烦不安，额汗不温，口唇发绀。查体：体温38℃，呼吸64次/分，心率165次/分，心音低钝，肝脏比入院时增大2cm，舌暗紫，指纹沉而色青，达于命关。诊断为
    A. 肺炎心衰
    B. 心肌炎
    C. 重症肺炎
    D. 肝昏迷
    E. 肝脓肿

94. 疱疹性口炎由以下哪种致病微生物引起
    A. 单纯疱疹病毒
    B. 水痘－带状疱疹病毒
    C. 念珠菌
    D. 金黄色葡萄球菌
    E. 柯萨奇病毒

95. 患儿，5个月。急性腹泻，频繁呕吐2天，检查头颅，可能发现的体征是
    A. 囟门逾期不闭
    B. 囟门凹陷
    C. 囟门高凸
    D. 囟门宽大，头缝开解
    E. 囟门早闭

91. 患儿患肺炎喘嗽反复不愈2周余，低热起伏，咳嗽无力，多汗，四肢欠温，面色白，纳呆便溏，舌质偏淡，舌苔白滑，指纹淡红而滞，在风关。治疗应选

96. 婴儿腹泻治疗原则不包括

A. 调整和适当限制饮食
B. 纠正水、电解质紊乱
C. 加强护理，防止并发症
D. 控制肠道内外感染
E. 长期应用广谱抗生素

97. 患儿，7岁。2周前发热，咽痛。现眼睑浮肿，尿少3天。查体：血压120/83mmHg，舌红苔薄白，脉浮。实验室检查：尿常规中蛋白（++），红细胞30～40/HP，颗粒管型0～2/HP，血红蛋白100mg/L，血清总补体下降。应首先考虑的是
A. 急性肾小球肾炎
B. 急性肾盂肾炎
C. 肾炎性肾病
D. 尿路感染
E. 慢性肾炎

98. 急性肾炎患儿，肢体浮肿，咳嗽气急，心悸胸闷，口唇青紫，脉细无力。治疗应首选
A. 速尿加己椒苈黄丸
B. 速尿加龙胆泻肝汤
C. 西地兰加己椒苈黄丸
D. 西地兰加龙胆泻肝汤
E. 二氮嗪加己椒苈黄丸

99. 单纯性肾病综合征多见于
A. 婴儿
B. 1～3岁
C. 2～7岁
D. 7～10岁
E. 10～14岁

100. 患儿尿血反复，迁延日久，口干咽红，手足心热，低热，颧红，盗汗，形体消瘦，口干多饮，舌红，苔少，脉细数。治疗首选
A. 知柏地黄丸
B. 无比山药丸
C. 小蓟饮子
D. 归脾汤
E. 十灰散

101. 麻疹早期诊断最有意义的临床表现是
A. 发热、流涕、咳嗽
B. 有感冒接触史
C. 耳后淋巴结肿大
D. 手、足出现红色斑丘疹
E. Koplik斑（麻疹黏膜斑）

102. 治疗大肠杆菌脑膜炎首选抗生素为
A. 青霉素＋氯霉素
B. 青霉素＋庆大霉素
C. 红霉素＋庆大霉素
D. 氨苄青霉素＋庆大霉素
E. 先锋霉素V＋氨苄青霉素

103. 2岁男孩，发热4天，咳嗽，轻喘。查体：双肺可闻及散在的中小水泡音，诊断是
A. 支气管炎
B. 支气管肺炎
C. 毛细支气管炎
D. 急性喉炎
E. 支气管异物

104. 关于强直-阵挛发作，下列哪项是不正确的
A. 可突然跌倒或尖叫
B. 是小儿癫痫中最常见的发作类型
C. 发作时意识多不丧失
D. 发作后进入睡眠
E. 强直后出现肢体阵挛抽动

105. 多发性抽动症的临床表现不包括
    A. 突然抽搐发作
    B. 重复语言
    C. 说秽语
    D. 紧张时加重
    E. 神经系统检查可见异常

106. 男婴，8个月。腹泻3天，大便每日10余次，蛋花汤样伴少量黏液，呕吐4～5次/日。嗜睡，口干，尿量少。体检：精神萎靡，皮肤较干燥、弹性较差，眼窝及前囟凹陷，哭时泪少。血钠135mmol/L，血钾4mmol/L。该患儿诊断为婴儿腹泻合并
    A. 轻度等渗脱水
    B. 中度等渗脱水
    C. 重度低渗脱水
    D. 中度高渗脱水
    E. 重度等渗脱水

107. 营养性缺铁性贫血，使用铁剂治疗不正确的方法为
    A. 二价铁比三价铁容易吸收，最好用硫酸亚铁
    B. 最好与牛奶同服
    C. 同时加用维生素C可促进铁的吸收
    D. 铁剂应用至血红蛋白正常后3个月
    E. 铁剂注射易致不良反应，故应慎用

108. 治疗特发性血小板减少性紫癜阴虚火旺证，应首选的方剂是
    A. 茜根散加减
    B. 归脾汤加减
    C. 桃红四物汤加减
    D. 犀角地黄汤加减
    E. 黄土汤加减

109. 患儿，男性，9岁。患特发性血小板减少性紫癜，起病急骤，皮肤密集瘀斑瘀点，紫癜红润鲜明，伴有齿衄鼻衄，面红目赤，心烦口渴，便秘尿少，舌红苔黄，脉数。治疗宜用
    A. 犀角地黄汤加减
    B. 归脾汤加减
    C. 大补阴丸合茜根散加减
    D. 桃仁汤加减
    E. 清营汤加减

110. 治疗小儿支气管哮喘寒哮证，应首选
    A. 小青龙汤
    B. 玉屏风散
    C. 六君子汤
    D. 定喘汤
    E. 金匮肾气丸

111. 婴儿每日每千克体重需水
    A. 100mL
    B. 110mL
    C. 125mL
    D. 140mL
    E. 150mL

112. 望小儿指纹适用于
    A. 1岁以下的小儿
    B. 1岁半以下的小儿
    C. 2岁以下的小儿
    D. 2岁半以下的小儿
    E. 3岁以下的小儿

113. 下列哪一项不属于过敏性紫癜的好发部位
    A. 下肢
    B. 臀部
    C. 上肢
    D. 躯干
    E. 面部

114. 下列哪一项是皮肤黏膜淋巴结综合征最早出现的症状
   A. 皮肤黏膜亮
   B. 淋巴结肿大
   C. 心血管症状和体征
   D. 发热
   E. 腹痛、腹泻

115. 小儿易患疳病的原因是
   A. 脏腑娇嫩
   B. 发育迅速
   C. 肺常不足
   D. 脾常不足
   E. 肾常虚

116. 3～6个月小儿，活动期佝偻病最早的骨骼体征是
   A. 鸡胸
   B. 方颅
   C. 前囟未闭
   D. 肋骨串珠
   E. 颅骨软化

117. 患儿，男，6个月。夜惊多汗，烦躁，不安，面色不华，纳食不佳，枕秃，舌淡苔白，指纹淡。实验室检查：血钙磷乘积稍低，血碱性磷酸酶升高。诊断为佝偻病，其分期及证型是
   A. 活动早期，肾精亏损
   B. 活动早期，肾虚骨弱
   C. 活动早期，脾气虚弱
   D. 活动期，肾精亏损
   E. 活动期，肾虚骨弱

118. 佝偻病性手足搐搦在痉挛发作时哪项处理最正确
   A. 迅速静推甘露醇
   B. 立即注射维生素D

   C. 先用镇静剂再用钙剂
   D. 立即静注钙剂
   E. 保持安静待其自然缓解

119. 麻疹恢复期皮肤可见
   A. 无色素斑痕及脱屑
   B. 无色素斑痕，可见脱屑
   C. 有色素斑痕，可见脱屑
   D. 有色素斑痕，无脱屑
   E. 有色素斑痕，并有麦麸状细微脱屑

120. 最有效预防麻疹的措施是
   A. 应用免疫球蛋白
   B. 采用麻疹减毒活疫苗
   C. 应用胎盘球蛋白
   D. 应用成人血浆
   E. 应用维生素A

121. 幼儿急疹发热与出疹的关系是
   A. 发热数小时至1天出疹
   B. 发热1～2天出疹
   C. 发热3～4天出疹，出疹时发热更高
   D. 发热3～4天出疹，疹出热退
   E. 发热与出疹无明显关系

122. 猩红热的主要病机是
   A. 痧毒疫疠蕴于肺胃
   B. 麻疹热毒犯于肺胃
   C. 麻疹热毒蕴于脾胃
   D. 痧毒疫疠侵犯肝胆
   E. 以上都不是

123. 下列四种发疹性疾病中，白细胞增高者为
   A. 麻疹
   B. 风疹
   C. 猩红热
   D. 幼儿急疹

E. 以上都是

124. 猩红热病原学治疗首选
    A. 氯霉素
    B. 四环素
    C. 红霉素
    D. 青霉素
    E. 氧氟沙星

125. 中毒型细菌性痢疾的内因是
    A. 脾胃虚弱，伏痰停留
    B. 肾气亏虚，开阖失司
    C. 脾胃薄弱，卫外不固
    D. 时邪疫毒，经口入腹
    E. 肺气亏虚，营卫失调

126. 中毒型细菌性痢疾毒邪内闭证的方药是
    A. 黄连解毒汤加味
    B. 参附龙牡救逆汤加味
    C. 白头翁汤
    D. 大黄牡丹汤
    E. 真人养脏汤

127. 蛔虫的感染途径是
    A. 吞入具有感染性的蛔虫卵
    B. 飞沫
    C. 接触虫卵
    D. 血液
    E. 接触患儿

128. 心搏、呼吸骤停临床表现不包括
    A. 突然昏迷
    B. 心电图呈心房颤动
    C. 大动脉搏动消失
    D. 心音听不到
    E. 面色灰暗或发绀

129. 小儿咳嗽的致病原因主要为
    A. 感受外邪
    B. 素有伏痰
    C. 饮食不当
    D. 先天不足
    E. 感受疫毒

130. 积滞的临床表现不正确的是
    A. 不思乳食
    B. 都有腹泻
    C. 腹胀嗳腐
    D. 多见于婴幼儿
    E. 常在感冒、泄泻、疳证中合并出现

131. 治疗小儿厌食脾胃气虚证的用方是
    A. 健脾丸
    B. 异功散
    C. 养胃增液汤
    D. 参苓白术散
    E. 香砂六君子汤

132. 下列哪项不是引起机械性肠梗阻的原因
    A. 肠管扭转
    B. 肿瘤
    C. 肠道闭锁
    D. 铅中毒
    E. 嵌顿疝

133. 急性胆管炎的 Charcot 三联征是指
    A. 腹痛、畏寒发热、胆囊肿大
    B. 腹痛、黄疸、低血压
    C. 腹痛、寒战高热、黄疸
    D. 肝区胀痛、寒战高热、低血压
    E. 黄疸、胆囊肿大、发热

134. 急性胰腺炎发病 12 小时以内，哪一项实验室检查诊断比较准确
    A. 血钙
    B. 血糖

C. 血淀粉酶

D. 血脂肪酶

E. 尿淀粉酶

135. 在进行乳房物理检查时，不正确的是

A. 应按外上、外下、内下、内上、中央的顺序检查乳房

B. 先检查健侧再检查患侧乳房

C. 用手指轻捏乳房及肿物，以体会肿物情况

D. 用手指掌面检查腋窝淋巴结情况

E. 乳头溢液须观察溢液量及色泽等

B 型题

答题说明

以下提供若干组考题，每组考题共用在考题前列出的 A、B、C、D、E 五个备选答案。请从中选择一个与问题关系最密切的答案，并在答题卡上将相应题号的相应字母所属方框涂黑。每个备选答案可能被选择一次、多次或不被选择。

（136～137 题共用备选答案）

A. 银翘散

B. 桑菊饮

C. 透疹凉解汤

D. 大连翘汤

E. 清解透表汤

136. 治疗风疹邪郁肺卫证，应首选

137. 治疗水痘邪郁肺卫证，应首选

（138～139 题共用备选答案）

A. 肺常不足

B. 脾常不足

C. 肝常有余

D. 肾常虚

E. 肺脏娇嫩

138. 小儿上呼吸道感染常见夹惊的原因是

139. 小儿上呼吸道感染常见夹滞的原因是

（140～141 题共用备选答案）

A. 银翘散

B. 附子汤

C. 葛根芩连汤

D. 炙甘草汤合生脉散加减

E. 瓜蒌薤白半夏汤合失笑散加减

140. 病毒性心肌炎气阴两虚证的用方是

141. 病毒性心肌炎痰瘀阻络证的用方是

（142～143 题共用备选答案）

A. 阴虚火旺

B. 湿热下注

C. 肾阳不足

D. 气血瘀滞

E. 中气下陷

142. 慢性前列腺炎患者，头晕，精神不振，腰酸膝冷，阳痿、早泄，稍劳后即有白浊溢出。舌淡红，脉细。其证型是

143. 前列腺增生患者，小便自溢，精神萎靡，腰酸膝软，面色㿠白，畏寒喜暖。舌淡苔薄白，脉沉细。其证型是

（144～145 题共用备选答案）

A. 月经来潮第 6 天

B. 月经来潮第 5 天

C. 月经来潮第 3 天

D. 月经来潮第 2 天

E. 月经来潮 6 小时内

144. 为确定排卵和黄体功能，选择诊断性刮宫的时间是

145. 疑诊子宫内膜脱落不全，选择诊断性刮宫的时间是

（146～150题共用备选答案）
A. 熏洗法
B. 坐浴法
C. 冲洗法
D. 纳药法
E. 贴敷法

146. 常用于乳痈、外阴肿胀、慢性盆腔炎
147. 常用于各种阴道炎、宫颈炎、宫颈癌等
148. 常用于阴道炎、宫颈炎、阴道手术前的准备
149. 适用于各种外阴炎、阴道炎、白带增多症
150. 常用于外阴病变，如外阴阴道炎、外阴瘙痒湿疹等

试卷标识码：

中西医结合执业医师资格考试
最后成功四套胜卷（三）

（医学综合考试部分）

第四单元

考生姓名：_____

准考证号：_____

考　　点：_____

考　场　号：_____

A1 型题

答题说明

每一道考试题下面有 A、B、C、D、E 五个备选答案。请从中选择一个最佳答案，并在答题卡上将相应题号的相应字母所属的方框涂黑。

1. 下列哪种病变引起的胸痛常沿一侧肋间神经分布
   A. 胸肌劳损
   B. 流行性胸痛
   C. 颈椎病
   D. 带状疱疹
   E. 皮下蜂窝织炎

2. 体温在 39℃ 以上，每日波动 2℃，此热型是
   A. 稽留热
   B. 间歇热
   C. 弛张热
   D. 波状热
   E. 不规则热

3. 患者，26岁。近1个月来，以夜间咳嗽为主，痰中带血丝，伴低热，盗汗。应首先考虑的是
   A. 肺结核
   B. 支气管扩张
   C. 肺癌
   D. 风湿性心脏病（二尖瓣狭窄）
   E. 急性肺水肿

4. 左心功能不全发生夜间阵发性呼吸困难的机制是
   A. 通气功能障碍
   B. 换气功能障碍
   C. 呼吸中枢受抑制
   D. 外周化学感受器调节紊乱
   E. 酸中毒

5. 下列各项，可见间歇热的是
   A. 急性肾盂肾炎
   B. 肺炎
   C. 风湿热
   D. 渗出性胸膜炎
   E. 霍奇金病

6. 下列除哪项外，均可见胸痛
   A. 带状疱疹
   B. 肺癌
   C. 气胸
   D. 心包炎
   E. 哮喘

7. 犬吠样咳嗽，可见于
   A. 急性喉炎
   B. 急性支气管炎
   C. 支气管哮喘
   D. 肺结核
   E. 肺癌

8. 患者，女，70岁。冠心病病史5年。今日突然心悸气短，不能平卧，咳嗽，咯粉红色泡沫样痰。应首先考虑的是
   A. 肺癌
   B. 肺脓肿
   C. 肺结核
   D. 急性肺水肿
   E. 支气管扩张

9. 引起吸气性呼吸困难的疾病是
   A. 气管肿瘤
   B. 慢性阻塞性肺气肿
   C. 支气管哮喘

D. 气胸

E. 大块肺不张

10. 下列除哪项外，均可引起中枢性呕吐
    A. 耳源性眩晕
    B. 洋地黄中毒
    C. 尿毒症
    D. 胆囊炎
    E. 妊娠反应

11. 患者，男，18岁。突然出现无痛性腹泻，米泔水样便，量多，大便频繁，继之出现喷射状呕吐，呕吐物为米泔水样。查体：神志淡漠，声音嘶哑，眼窝深凹，口唇干燥。应首先考虑的是
    A. 霍乱
    B. 急性细菌性痢疾
    C. 急性胃肠炎
    D. 伤寒
    E. 副伤寒

12. 呕血呈暗红色，是由于
    A. 在胃中停留时间长，被氧化
    B. 是静脉血，非动脉血
    C. 血红蛋白与胃酸结合而变性
    D. 患者在缺氧情况下发生呕血
    E. 血红蛋白与硫化物结合而变性

13. 患者食欲减退，乏力。查体：全身及巩膜黄染，胆囊明显肿大，无压痛。应首先考虑的是
    A. 胰腺癌
    B. 胰腺炎
    C. 胆道蛔虫症
    D. 胆囊炎
    E. 胆结石

14. 意识障碍伴瞳孔缩小，可见于

A. 阿托品中毒

B. 酒精中毒

C. 有机磷农药中毒

D. 癫痫

E. 肝昏迷

15. 下列哪种疾病触诊语颤消失
    A. 肺炎性浸润
    B. 肺梗死
    C. 肺结核空洞
    D. 肺纤维化
    E. 支气管阻塞

16. 正常人呼吸与脉搏之比为
    A. 1：1
    B. 1：2
    C. 1：3
    D. 1：4
    E. 1：5

17. 蜘蛛痣罕见于下列哪个部位
    A. 面颊部
    B. 手背
    C. 前胸
    D. 上臂
    E. 下肢

18. 两侧瞳孔大小不等，多见于
    A. 有机磷农药中毒
    B. 阿托品类药物影响
    C. 吗啡影响
    D. 濒死状态
    E. 脑肿瘤

19. 下列不是生理性甲状腺肿大体征的是
    A. 轻度肿大
    B. 表面光滑
    C. 无任何症状

D. 可闻及连续性血管杂音

E. 质地柔软

20. 胸骨明显压痛或叩击痛常见的疾病是

A. 上呼吸道感染

B. 肺炎

C. 慢性支气管炎

D. 肺结核

E. 白血病

21. 肺气肿患者心浊音界改变的特点是

A. 向左下扩大

B. 向右扩大

C. 向左右两侧扩大

D. 缩小

E. 不变

22. 心包摩擦音和胸膜摩擦音的鉴别要点是

A. 有无心脏病史

B. 呼吸是否增快

C. 改变体位后摩擦音是否消失

D. 屏住呼吸后摩擦音是否消失

E. 咳嗽后摩擦音是否消失

23. 下列哪项提示左心功能不全

A. 脉搏强而大

B. 舒张早期奔马律

C. 奇脉

D. 脉搏过缓

E. 脉搏绝对不齐

24. 最易触及心包摩擦感的是

A. 坐位，胸骨左缘第4肋间处，深呼气末

B. 坐位，胸骨左缘第4肋间处，深吸气末

C. 卧位，胸骨左缘第2肋间处，深呼气末

D. 卧位，胸骨左缘第2肋间处，深吸气末

E. 卧位，剑突下，屏住呼吸时

25. 高血压性心脏病左心室增大，其心脏浊音界呈

A. 靴形

B. 梨形

C. 烧瓶形

D. 普大型

E. 心腰部凸出

26. 风湿性二尖瓣狭窄的特有体征是

A. 心尖部第一心音亢进

B. 心尖部舒张期隆隆样杂音

C. 心尖部收缩期吹风样杂音

D. 胸骨左缘第二肋间隙第二心音亢进伴分裂

E. 开瓣音

27. 患者心悸。查体：心律完全不规则，心率快慢不等，心音强弱绝对不一致，脉搏短绌。应首先考虑的是

A. 窦性心律不齐

B. 房性早搏

C. 心房纤颤

D. 房室交界性早搏

E. 室性早搏

28. 胆道疾病引起的腹痛多放射至

A. 左肩部

B. 右肩部

C. 背部

D. 左腰背

E. 右股内侧

29. 下列哪项不是腹水的表现

A. 蛙状腹

B. 移动性浊音

C. 波动感

D. 振水音

E. 直立时下腹饱满

30. 患者，女，20岁。突然发作上腹痛，按压后疼痛程度减轻。应首先考虑的是
    A. 胃溃疡
    B. 胃痉挛
    C. 胃炎
    D. 急性胃扩张
    E. 胃穿孔

31. 下列可引起姿势性脊柱侧凸的是
    A. 佝偻病
    B. 先天性斜颈
    C. 胸膜肥厚
    D. 一侧腰肌瘫痪
    E. 儿童发育期坐或立姿势不良

32. 上肢锥体束征是指
    A. Babinski（巴宾斯基）征
    B. Oppenheim（奥本海姆）征
    C. Gordon（戈登）征
    D. Hoffmann（霍夫曼）征
    E. Chaddock（查多克）征

33. 血小板减少，常见于
    A. 脾切除术后
    B. 急性胃出血后
    C. 急性溶血后
    D. 急性白血病
    E. 以上均非

34. 下列除哪项外，常可出现血沉明显增快
    A. 风湿病的病情趋于静止时
    B. 亚急性细菌性（感染性）心内膜炎
    C. 重度贫血
    D. 心肌梗死
    E. 多发性脊髓瘤

35. 下列检查结果中，最能反映慢性肾炎患者肾实质严重损害的是
    A. 尿蛋白明显增多
    B. 尿中白细胞明显增多
    C. 尿中红细胞明显增多
    D. 尿中出现管型
    E. 尿比重固定于1.010左右

36. 成人血清钠的正常值是
    A. 110～120mmol/L
    B. 121～130mmol/L
    C. 136～146mmol/L
    D. 150～155mmol/L
    E. 156～160mmol/L

37. 对心肌缺血与心内膜下梗死的鉴别，最有意义的是
    A. 淀粉酶
    B. 血清转氨酶
    C. 谷氨酰基转肽酶
    D. 肌酸磷酸激酶
    E. 血清碱性磷酸酶

38. 下列关于甲状腺功能亢进症的叙述，正确的是
    A. T_4、T_3均增高时，才能诊断
    B. T_4、T_3均降低时，才能诊断
    C. 仅有T_3增高即可诊断
    D. T_3增高时，T_4则降低
    E. 以上均非

39. 出现大便隐血试验阳性，其上消化道出血量至少达到的数量是
    A. 5mL
    B. 10mL
    C. 20mL
    D. 50mL
    E. 60mL

40. 下列关于感染过程的描述，错误的是

A. 病原体与人体相互作用，相互斗争的过程称为感染过程
B. 感染过程的构成必须具备病原体、人体和外环境三个因素
C. 病原体侵入人体，临床上出现相应的症状、体征则意味着感染过程的开始
D. 病原体侵入的数量越大，出现显性感染的危险也越大
E. 病原体的致病力包括毒力、侵袭力、病原体数量和变异性

41. 传染源是指
    A. 病原体已在体内繁殖并能将其排出体外的人和动物
    B. 被病原体污染的食物和水
    C. 带有病原体的节肢动物
    D. 带有病原体的血液、体液和血制品
    E. 被病原体污染的土壤

42. 急性乙型肝炎最早出现的血清学标志是
    A. HBsAg
    B. 抗－HBs
    C. HBeAg
    D. 抗－HBe
    E. 抗－HBc

43. 对流行性出血热来说，下列哪项是错误的
    A. 是自然疫源性疾病
    B. 野生鼠类是主要传染源
    C. 病原体是 RNA 病毒
    D. 可经呼吸道传播
    E. 每年 7～9 月份为流行高峰

44. 艾滋病的英文缩写是
    A. ARDS
    B. AIDS
    C. HIV
    D. HBV
    E. HAV

45. 确诊伤寒最可靠的依据是来自以下哪一项
    A. 发热、中毒症状、白细胞减少
    B. 血培养
    C. 粪便培养
    D. 胆汁培养
    E. 肥达反应

46. HIV 造成机体免疫功能损害主要侵犯的细胞是
    A. CD_4^+T 淋巴细胞
    B. CD_8^+T 淋巴细胞
    C. B 淋巴细胞
    D. NK 细胞
    E. 浆细胞

47. 普通型流脑临床特征性体征是皮肤
    A. 瘀点或瘀斑
    B. 水疱
    C. 黑痂
    D. 斑丘疹
    E. 脓肿

48. 高热、头痛、呕吐、全身皮肤散在瘀点、颈项强直，最可能的诊断是
    A. 结核性脑膜炎
    B. 流行性脑脊髓膜炎
    C. 流行性乙型脑炎
    D. 伤寒
    E. 中毒性细菌性痢疾

49. 下列有关伤寒肥达反应的描述，正确的是
    A. 只要阳性就有明确诊断价值
    B. 阴性结果即可除外伤寒

C. 可根据"O"抗体效价的不同区别伤寒或副伤寒

D. "H"抗体出现较早，消失快，更有利于诊断

E. 检测Vi抗体可用于慢性带菌者的调查

50. 治疗伤寒应首选的药物是
    A. 头孢唑林
    B. 氯霉素
    C. 链霉素
    D. 环丙沙星
    E. 庆大霉素

51. 下列中毒性细菌性痢疾的治疗措施，错误的是
    A. 抗菌治疗
    B. 扩充血容量
    C. 纠正代谢性酸中毒
    D. 血管活性药物的应用
    E. 纠正代谢性碱中毒

52. 发生霍乱时，对疫区接触者的检疫期是
    A. 3天
    B. 5天
    C. 7天
    D. 9天
    E. 12天

53. 霍乱的病理变化为
    A. 肠黏膜有炎症性改变，表浅溃疡
    B. 肾有变性及炎症性改变
    C. 心、肝、脾无变化
    D. 胆囊无胆汁
    E. 严重脱水现象，皮肤干燥，脏器缩小

54. 重型霍乱患者治疗的关键是
    A. 大量口服补液
    B. 有效抗菌治疗
    C. 短期应用糖皮质激素
    D. 禁食
    E. 快速静脉补液

55. 有关医院感染的概念，错误的是
    A. 在医院内获得的感染
    B. 出院之后的感染有可能是医院感染
    C. 入院时处于潜伏期的感染一定不是医院感染
    D. 与上次住院有关的感染是医院感染
    E. 婴幼儿经胎盘获得的感染属医院感染

56. 下列各项，不属中国古代医德思想内容的是
    A. 救死扶伤、一视同仁的道德准则
    B. 仁爱救人、赤诚济世的事业准则
    C. 清廉正直、不图钱财的道德品质
    D. 认真负责、一丝不苟的服务态度
    E. 不畏权贵、忠于医业的献身精神

57. 根据美国哈佛医学院提出的"脑死亡"概念，不能确诊"脑死亡"的条件是
    A. 自主运动和自主呼吸消失
    B. 对外部刺激和内部需求毫无知觉和反应
    C. 体温低于32.2℃或服用中枢抑制药物者
    D. 脑电波平直或等电位
    E. 诱导反射消失

58. 1976年美国学者提出的医患关系基本模式是
    A. 主动－被动型，互相－合作型，平等参与型
    B. 主动－合作型，相互－指导型，共同参与型
    C. 主动－配合型，指导－合作型，共同参与型
    D. 主动－被动型，指导－合作型，共同参与型

E. 主动-被动型，共同参与型，父权主义型

59. 尊重患者知情同意权，其正确的做法是
   A. 婴幼患儿可以由监护人决定其诊疗方案
   B. 家属无承诺，即使患者本人知情同意也不得给予手术
   C. 对特殊急诊患者的抢救都同样对待
   D. 无须做到患者完全知情
   E. 只经患者同意即可手术

60. 属于行政处分的是
   A. 行政拘留
   B. 记大过
   C. 管制
   D. 罚金
   E. 赔礼道歉

61. 某甲在医学院获得了专科毕业证书，此时他可以
   A. 在医疗、预防、保健机构中试用期满一年，参加执业医师资格考试
   B. 在医疗、预防、保健机构中试用期满一年，参加执业助理医师资格考试
   C. 在医疗、预防、保健机构中试用期满半年，参加执业助理医师资格考试
   D. 取得执业助理医师执业证书后，在医疗、预防、保健机构中工作满一年，参加执业医师资格考试
   E. 取得执业助理医师执业证书后，在医疗、预防、保健机构中试用期满一年，参加执业医师资格考试

62. 根据违法行为的性质和危害程度的不同，法律责任分为
   A. 赔偿责任、补偿责任、刑事责任
   B. 经济责任、民事责任、刑事责任
   C. 行政处分、经济补偿、刑事责任
   D. 行政处罚、经济赔偿、刑事责任
   E. 民事责任、行政责任、刑事责任

63. 目前，我国卫生法规中所涉及的民事责任的主要承担方式是
   A. 恢复原状
   B. 赔偿损失
   C. 停止侵害
   D. 消除危险
   E. 支付违约金

64. 国家实行医师资格考试制度，目的是检查评价申请医师资格者是否具备
   A. 医学专业学历
   B. 取得医学专业技术职务的条件
   C. 从事医学专业教学、科研的资格
   D. 开办医疗机构的条件
   E. 从事医学实践必需的基本专业知识与能力

65. 受理申请医师注册的卫生行政部门对不符合条件不予注册的，应当自收到申请之日起多少日内给予申请人书面答复，并说明理由。
   A. 15 日
   B. 20 日
   C. 30 日
   D. 40 日
   E. 45 日

66. 下列哪项属于医师在执业活动中应负有的义务
   A. 参加专业学术团体
   B. 人格尊严、人身安全不受侵犯
   C. 获取工资报酬和津贴
   D. 宣传卫生保健知识，对患者进行教育
   E. 享受国家规定的福利待遇

67. 具有高等学校医学专科学历，参加执业助理医师资格考试，至少应在医疗、预防、保健机构中试用期满
   A. 六个月
   B. 一年
   C. 十八个月
   D. 二年
   E. 三年

68. 未经批准擅自开办医疗机构行医的人员承担的法律责任中不包括
   A. 警告
   B. 没收其违法所得及其药品器械，并处10万元以下罚款
   C. 对医师吊销执业证书
   D. 给患者造成损害的，承担赔偿责任
   E. 构成犯罪的，追究刑事责任

69. 按照《中华人民共和国药品管理法》规定，下列哪项不属于劣药
   A. 未标明有效期或者更改有效期的
   B. 所标明的适应证或者功能主治超出规定范围的
   C. 超过有效期的
   D. 直接接触药品的包装材料和容器未经批准的
   E. 擅自添加着色剂、防腐剂、香料、矫味剂及辅料的

70. 制定《医院感染管理规范（试行）》的目的是
   A. 有效预防和控制医院感染，保障医疗安全，提高医疗质量
   B. 有效预防和控制传染性非典型肺炎的发生和流行
   C. 预防、控制和消除传染病的发生与流行，保障公众的身体健康和生命安全
   D. 有效预防、及时控制和清除突发公共卫生事件，保障公众身体健康与生命安全
   E. 有效预防和控制疾病，维护正常的社会秩序

71. 属于丙类传染病的病种是
   A. 艾滋病
   B. 肺结核
   C. 传染性非典型肺炎
   D. 人感染高致病性禽流感
   E. 流行性和地方性斑疹伤寒

72. 《中华人民共和国传染病防治法》规定应予以隔离治疗的是
   A. 疑似传染病患者
   B. 甲类传染病患者
   C. 甲类传染病患者和病原携带者
   D. 乙类传染病患者和病原携带者
   E. 除艾滋病患者、炭疽中的肺炭疽以外的乙类传染病患者

73. 《突发公共卫生事件应急条例》规定：突发事件应急工作应当遵循的原则是
   A. 完善并建立监测与预警手段
   B. 预防为主、常备不懈
   C. 积极预防、认真报告
   D. 及时调查、认真处理
   E. 监测分析、综合评价

74. 李某，自费学医后自行开业，因违反诊疗护理常规，致使患者死亡，追究其刑事责任的机关是
   A. 卫生行政部门
   B. 工商行政部门
   C. 医疗事故鉴定委员会
   D. 管辖地人民政府
   E. 管辖地人民法院

75. 必须按照国务院卫生行政部门的有关规定，严格执行消毒隔离制度，防止发生院内感染和医源性感染的机构是
   A. 疾病控制中心
   B. 卫生监督所
   C. 预防保健机构
   D. 医疗保健机构
   E. 卫生行政管理机构

76. 在使用辅助检查手段时，不适宜的是
   A. 认真严格地掌握适应证
   B. 可以广泛积极地依赖各种辅助检查
   C. 有利于提高医生诊治疾病的能力
   D. 必要检查能尽早确定诊断和进行治疗
   E. 应从患者的利益出发决定该做的项目

77. 以下关于量效关系叙述错误的是
   A. LD_{50} 与 ED_{50} 的比值称治疗指数
   B. LD_{50} 称半数有效量
   C. 在一定范围内剂量增加效应增强
   D. 量效关系是指药物剂量与效应间的关系
   E. 引起最大效应而不出现中毒的剂量称极量

78. 有关影响分布的因素错误的是
   A. 脂溶性高药物的分布范围较广
   B. 小分子药物的分布范围较广
   C. 碱化尿液可增加酸性药物的排泄
   D. 只有脂溶性高的药物可以通过血脑屏障
   E. 血浆蛋白结合率高的药物可以通过血脑屏障

79. 毛果芸香碱的主要是适应证是
   A. 青光眼
   B. 角膜炎
   C. 结膜炎
   D. 视神经水肿
   E. 晶状体混浊

80. 可使磷酰化胆碱酯酶复活的药物是
   A. 阿托品
   B. 毒扁豆碱
   C. 毛果芸香碱
   D. 新斯的明
   E. 氯解磷定

81. 阿托品抗休克作用的机制是
   A. 收缩血管，增加外周阻力
   B. 扩张血管，改善微循环
   C. 兴奋心脏，增加心输出量
   D. 松弛支气管平滑肌，改善症状
   E. 以上均非

82. 阿托品禁用于
   A. 膀胱刺激征
   B. 中毒性休克
   C. 青光眼
   D. 房室传导阻滞
   E. 麻醉前给药

83. 间羟胺临床用于
   A. 急性心衰
   B. 休克晚期
   C. 高血压危象
   D. 窦性心动过缓
   E. 低血压

84. 主要兴奋 β 受体的拟肾上腺素药是
   A. 去甲肾上腺素
   B. 肾上腺素
   C. 间羟胺
   D. 异丙肾上腺素
   E. 多巴胺

85. 下列何药适用于诊断嗜铬细胞瘤
   A. 阿托品

B. 肾上腺素
C. 酚妥拉明
D. 普萘洛尔
E. 山莨菪碱

86. β受体阻滞药对下述何种心律失常疗效最好
    A. 心房颤动
    B. 心房扑动
    C. 窦性心动过速
    D. 室性心动过速
    E. 阵发性室上性心动过速

87. 某女，30岁。因服用大量地西泮昏迷而入院。诊断为：地西泮急性中毒。此时除洗胃及其他支持疗法外，应给予特异性的解毒药是
    A. 阿托品
    B. 解磷定
    C. 氟马西尼
    D. 尼可刹米
    E. 贝美格

88. 失神小发作的常用药，对其他类型癫痫无效的是
    A. 苯妥英钠
    B. 卡马西平
    C. 苯巴比妥
    D. 乙琥胺
    E. 阿司匹林

89. 用于人工冬眠的药物是
    A. 吗啡
    B. 丙咪嗪
    C. 氯丙嗪
    D. 安坦
    E. 左旋多巴

90. 下列对吗啡叙述错误的是
    A. 镇痛作用强大
    B. 镇咳作用较强
    C. 抑制呼吸
    D. 镇痛的同时可产生意识丧失
    E. 吗啡中毒呈针尖样瞳孔

91. 镇痛效力为吗啡的100倍的是
    A. 哌替啶
    B. 喷他佐辛
    C. 美沙酮
    D. 芬太尼
    E. 可待因

92. 大剂量阿司匹林引起胃出血的主要原因是
    A. 抑制血小板聚集
    B. 抑制凝血酶原及其他凝血因子的合成
    C. 直接刺激胃黏膜引起出血
    D. 抑制胃黏膜PG的合成
    E. 抑制维生素C及K的吸收

93. 呋塞米的不良反应不包括
    A. 高血钾
    B. 耳毒性
    C. 胃肠道反应
    D. 高尿酸血症
    E. 低氯碱血症

94. 可防止高血压患者血管壁的增厚和心肌细胞增生肥大的降压药是
    A. 氢氯噻嗪
    B. 卡托普利
    C. 硝苯地平
    D. 普萘洛尔
    E. 哌唑嗪

95. 以下属于β受体阻滞剂的降压药是
    A. 硝苯地平

B. 甲基多巴
C. 普萘洛尔
D. 可乐定
E. 氢氯噻嗪

96. 治疗急性心肌梗死引起的室性心律失常的最佳药物是
   A. 奎尼丁
   B. 苯妥英钠
   C. 利多卡因
   D. 维拉帕米
   E. 普萘洛尔

97. 某女，35岁。有甲状腺功能亢进病史，经内科治疗好转，近日因感冒又出现心慌、胸闷、不安、睡眠差，心电图显示窦性心动过速。请问对该病人应选用的抗心律失常药为
   A. 利多卡因
   B. 苯妥英钠
   C. 普萘洛尔
   D. 维拉帕米
   E. 普罗帕酮

98. 强心苷降低心房纤颤患者的心室率，是因为
   A. 降低心室自律性
   B. 改善心肌缺血状态
   C. 降低心房自律性
   D. 兴奋迷走神经和抑制房室传导
   E. 抑制迷走神经

99. 抗心衰血管扩张药中属于直接扩张血管的是
   A. 硝普钠
   B. 卡托普利
   C. 硝苯地平
   D. 哌唑嗪

   E. 普萘洛尔

100. 下列哪项是硝酸甘油常见不良反应之一
   A. 皮肤湿冷
   B. 搏动性头痛
   C. 心率减慢
   D. 室性期前收缩
   E. 反射性血压增高

101. 治疗慢性失血（如内痔出血）所致的贫血应选用
   A. 枸橼酸铁铵
   B. 硫酸亚铁
   C. 叶酸
   D. 维生素 B
   E. 甲酰四氢叶酸钙

102. 体外循环抗凝血，宜选用
   A. 肝素
   B. 新抗凝
   C. 华法林
   D. 双香豆素
   E. 新双香豆素

103. 患者，男，57岁。有脑梗死病史2年，为预防复发，最常选用的药物是
   A. 肝素
   B. 强的松
   C. 阿司匹林
   D. 二甲双胍
   E. 阿莫西林

104. 能够刺激胃黏膜，反射性引起呼吸道分泌，使痰液变稀，易于咳出的药物是
   A. 溴己新
   B. 氯化铵
   C. 氨茶碱
   D. 乙酰半胱氨酸

E. 可待因

105. 长期大剂量应用糖皮质激素可引起的不良反应是
    A. 高血钾
    B. 高血钙
    C. 高血糖
    D. 低血压
    E. 以上均非

106. 下列哪种情况不首选胰岛素
    A. 2型糖尿病患者经饮食治疗无效
    B. 1型糖尿病
    C. 糖尿病并发严重感染
    D. 妊娠糖尿病
    E. 酮症酸中毒

107. 肥胖型单用饮食控制无效的糖尿病患者，首选
    A. 胰岛素
    B. 氯磺丙脲
    C. 甲磺丁脲
    D. 二甲双胍
    E. 甲磺吡脲

108. 对葡萄球菌和链球菌、支原体、衣原体及军团菌均有效的药物是
    A. 氯霉素
    B. 头孢氨苄
    C. 羟苄青霉素
    D. 左氧氟沙星
    E. 环丙沙星

109. 能够抗阿米巴、抗滴虫的药物是
    A. 青霉素
    B. 红霉素
    C. 四环素
    D. 甲硝唑

E. 先锋霉素

110. 抗铜绿假单胞菌作用最强的头孢菌素是
    A. 头孢西丁
    B. 头孢他啶
    C. 头孢孟多
    D. 头孢噻肟
    E. 头孢呋辛

111. 下列有关氨基糖苷类抗生素的叙述错误的是
    A. 对静止期细菌有较强的作用
    B. 对革兰阴性菌作用强
    C. 易透过血脑屏障，但不易透过胎盘
    D. 抗菌机制是阻碍细菌蛋白质的合成
    E. 胃肠道不易吸收

112. 可以导致灰婴综合征的是
    A. 庆大霉素
    B. 土霉素
    C. 林可霉素
    D. 氯霉素
    E. 四环素

113. 下列各项，可出现双侧瞳孔散大的是
    A. 阿托品影响
    B. 氯丙嗪影响
    C. 有机磷农药中毒
    D. 毒蕈中毒
    E. 毛果芸香碱中毒

114. 咳嗽但无痰可见于
    A. 急性支气管炎
    B. 慢性支气管炎
    C. 支气管扩张
    D. 气胸
    E. 支气管内膜结核

115. 少量咯血是指每日咯血量
　　A. < 200mL
　　B. < 170mL
　　C. < 150mL
　　D. < 130mL
　　E. < 100mL

116. 无症状柏油便表示消化道出血量约每日
　　A. 20mL
　　B. 40mL
　　C. 60mL
　　D. 80mL
　　E. 100mL

117. 正常血清总胆红素含量为
　　A. 0～6.8μmol/L
　　B. 0.7～1.7μmol/L
　　C. 1.7～10.26μmol/L
　　D. 1.7～17.1μmol/L
　　E. 1.7～21.7μmol/L

118. 下列哪项既是症状也是体征
　　A. 下肢浮肿
　　B. 咳嗽
　　C. 恶心
　　D. 头痛
　　E. 皮肤瘙痒

119. 下列各项为腹部触诊的注意事项，但应除外哪一项
　　A. 一般采取右侧卧位，两腿对称稍屈曲
　　B. 病人保持镇静，避免紧张
　　C. 病人做缓慢腹式呼吸运动
　　D. 检查肾脏可采取坐位或立位
　　E. 检查脾脏时可右侧卧位

120. 呼吸有烂苹果味最常见于
　　A. 糖尿病酮症酸中毒
　　B. 肝昏迷
　　C. 尿毒症
　　D. 酒精中毒
　　E. 有机磷农药中毒

B 型题

答题说明

以下提供若干组考题，每组考题共用在考题前列出的 A、B、C、D、E 五个备选答案。请从中选择一个与问题关系最密切的答案，并在答题卡上将相应题号的相应字母所属方框涂黑。每个备选答案可能被选择一次、多次或不被选择。

（121～122题共用备选答案）
　　A. 皮下出血直径 < 2mm
　　B. 皮下出血直径 3～5mm
　　C. 皮下出血直径 > 5mm
　　D. 片状出血伴有皮肤显著隆起
　　E. 片状出血伴有皮下握雪感
121. 紫癜的特征是
122. 瘀斑的特征是

（123～124题共用备选答案）
　　A. 抑制蛋白质合成
　　B. 刺激胰岛 β 细胞释放胰岛素
　　C. 促进葡萄糖分解
　　D. 抑制糖原分解和异生
　　E. 增强胰岛素的作用
123. 甲苯磺丁脲降血糖的机制是
124. 胰岛素降血糖的机制是

（125～126题共用备选答案）
  A. ST段下移
  B. ST段明显上抬，呈弓背向上的单向曲线
  C. T波低平
  D. T波倒置
  E. 异常深而宽的Q波
125. 急性心肌梗死心肌损伤的心电图改变是
126. 急性心肌梗死心肌坏死的心电图改变是

（127～128题共用备选答案）
  A. 咯铁锈色痰
  B. 咯粉红色泡沫痰
  C. 咯吐大量鲜血
  D. 咯大量脓痰
  E. 干咳无痰
127. 急性左心功能不全，常伴有
128. 肺炎链球菌肺炎，常伴有

（129～130题共用备选答案）
  A. 苦笑面容
  B. 伤寒面容
  C. 甲亢面容
  D. 二尖瓣面容
  E. 慢性病面容
129. 消瘦，两眼球突出，兴奋不安，呈惊恐貌，多见于
130. 两颧紫红，口唇发绀，多见于

（131～132题共用备选答案）
  A. HBsAg（+）
  B. 抗-HBs（+）
  C. HBeAg（+）
  D. 抗-HBe（-）
  E. 抗-HBe（+）
131. 作为机体获得对HBV免疫力及乙型肝炎患者痊愈指标的是
132. HBV感染进入后期与传染减低的指标是

（133～134题共用备选答案）
  A. 肺大疱
  B. 肺脓肿
  C. 浸润型肺结核空洞形成
  D. 慢性纤维空洞型肺结核
  E. 周围型肺癌空洞形成
133. X线下见右上肺有多发的厚壁空洞，周围有较广泛的纤维条索影，应首先考虑的是
134. X线下见右下肺出现大片的浓密阴影，其内见一个含有液平面的圆形空洞，洞内壁光整，洞壁较厚，应首先考虑的是

（135～136题共用备选答案）
  A. 脉搏短绌
  B. 水冲脉
  C. 奇脉
  D. 颈静脉搏动
  E. 交替脉
135. 主动脉瓣关闭不全，多表现为
136. 缩窄性心包炎，多表现为

（137～138题共用备选答案）
  A. 劣药
  B. 假药
  C. 保健药品
  D. 非处方用药
  E. 特殊药品
137. 药品所含成分的名称与国家药品标准或者省、自治区、直辖市药品标准规定不符合的是
138. 药品成分的含量与国家药品标准或者省、自治区、直辖市药品标准规定不符合的是

（139～140题共用备选答案）
  A.《省心录·论医》
  B.《备急千金要方》

C.《外科正宗》
D.《本草纲目》
E.《迈蒙尼提斯祷文》

139. "无恒德者,不可以作医,人命死生之系"。出自的著作是

140. "启我爱医术,复爱世间人,愿绝名利心,尽力为患者,无分爱与憎,不问富与贫,凡诸疾病者,一视如同仁"。出自的著作是

(141~142题共用备选答案)
A. 医患关系是一种民事法律关系
B. 医患关系是具有道德意义较强的社会关系
C. 医患关系是一种商家与消费者的关系
D. 医患关系是包括非技术性和技术性方面的关系
E. 医患关系是患者与治疗者在诊疗和保健中所建立的联系

141. 反映医患关系本质的是
142. 概括医患关系内容的是

(143~144题共用备选答案)
A. 医生对自杀的病人予以制止
B. 医生的行为以保护病人利益、促进病人健康、增进其幸福为目的
C. 医生要保护病人的隐私
D. 医生的行为要遵循医德规范的要求
E. 医生在紧急灾难(如传染病流行)面前要服从卫生部门调遣

143. 能体现医生特殊干涉权的是
144. 能体现医学伦理学有利原则的是

(145~146题共用备选答案)
A. 有利、公正
B. 权利、义务
C. 廉洁奉公
D. 医乃仁术
E. 等价交换

145. 属于医学伦理学基本范畴的是
146. 属于医学伦理学基本原则的是

(147~148题共用备选答案)
A. 瞳孔扩大
B. 瞳孔缩小
C. 瞳孔呈白色
D. 两瞳孔大小不等
E. 瞳孔形状不规则

147. 有机磷农药中毒的瞳孔变化是
148. 阿托品中毒的瞳孔变化是

(149~150题共用备选答案)
A. 高热
B. 抽搐
C. 三偏征
D. 脑膜刺激征明显
E. 脑脊液大多正常

149. 蛛网膜下腔出血的体征是
150. 内囊区出血的表现是

试卷标识码：

中西医结合执业医师资格考试
最后成功四套胜卷（四）

（医学综合考试部分）

第一单元

考生姓名：_____

准考证号：_____

考　　点：_____

考 场 号：_____

A1 型题

答题说明

每一道考试题下面有 A、B、C、D、E 五个备选答案。请从中选择一个最佳答案，并在答题卡上将相应题号的相应字母所属的方框涂黑。

1. 因中气下陷所致的久痢、脱肛及子宫下垂，都可采用升提中气法治疗。此属于
   A. 因人制宜
   B. 同病异治
   C. 异病同治
   D. 审因论治
   E. 虚则补之

2. 言脏腑之阴阳，脾为
   A. 阴中之阳
   B. 阴中之阴
   C. 阴中之至阴
   D. 阳中之阴
   E. 阳中之阳

3. "重阴必阳，重阳必阴"说明了阴阳之间的哪种关系
   A. 相互交感
   B. 对立制约
   C. 互根互用
   D. 消长平衡
   E. 相互转化

4. 按五行属性分类，五化中属土者是
   A. 生
   B. 长
   C. 化
   D. 收
   E. 藏

5. 五行中火的"所胜"是
   A. 水
   B. 木
   C. 土
   D. 金
   E. 火

6. 下列哪项在心主血脉中起关键作用
   A. 心血充盈
   B. 心气充沛
   C. 心神安宁
   D. 心搏如常
   E. 脉道通利

7. 肺主通调水道的功能主要依赖于
   A. 肺主一身之气
   B. 肺司呼吸
   C. 肺输精于皮毛
   D. 肺朝百脉
   E. 肺主宣发和肃降

8. 与血液生成关系最密切的脏是
   A. 心
   B. 肺
   C. 脾
   D. 肝
   E. 肾

9. 肝主疏泄的基本生理功能是
   A. 调畅情志活动
   B. 调畅全身气机
   C. 促进脾胃运化
   D. 促进血行和津液代谢
   E. 调节月经和精液的排泄

10. 下列关于五脏所藏的叙述错误的是
    A. 心藏神
    B. 肝藏魂
    C. 肺藏魄
    D. 脾藏意
    E. 肾藏意

11. 被称为先天之本的脏是
    A. 肾
    B. 脾
    C. 心
    D. 肝
    E. 肺

12. 有主水和纳气功能的脏是
    A. 肝
    B. 心
    C. 脾
    D. 肺
    E. 肾

13. 患者，女，25岁。口舌生疮，心烦失眠，小便黄赤，尿道灼热涩痛，口渴，舌红无苔，脉数。其病位在
    A. 心、脾
    B. 心、胃
    C. 心、膀胱
    D. 心、小肠
    E. 心、肾

14. 下列哪项是胃的生理功能
    A. 水谷精微的转输
    B. 水谷的受纳和腐熟
    C. 水液的吸收和转输
    D. 脏器位置的维系
    E. 血液的统摄

15. 脏腑关系中，被称为"燥湿相济"的是
    A. 肺与大肠
    B. 肾与膀胱
    C. 心与肾
    D. 肺与肝
    E. 脾与胃

16. 具有推动呼吸和血行功能的气是
    A. 心气
    B. 肺气
    C. 营气
    D. 卫气
    E. 宗气

17. 中医治疗血虚证时，常加入一定量的补气药，其根据是
    A. 气能生血
    B. 血能生气
    C. 血能载气
    D. 气能行血
    E. 气能摄血

18. 足厥阴肝经与足太阴脾经循行交叉，变换前中位置，是在
    A. 外踝上8寸处
    B. 内踝上2寸处
    C. 内踝上3寸处
    D. 内踝上5寸处
    E. 内踝上8寸处

19. 最易导致病位游走不定的外邪是
    A. 暑
    B. 燥
    C. 湿
    D. 风
    E. 寒

20. 《素问·阴阳应象大论》的内容，"少火"能够

A. 食气
B. 生气
C. 生津
D. 化血
E. 化精

A. 发卫气之闭以开腠理
B. 透营分之郁以畅营阴
C. 甘缓和中
D. 调和诸药
E. 降气平喘

21. 《素问·太阴阳明论》所述脾与季节的关系是
   A. 脾主长夏
   B. 脾主四时
   C. 脾不主时
   D. 脾主四时末十八日
   E. 以上都不是

22. 《素问·热论》中强调伤寒已满三日者方可施用
   A. 发汗法
   B. 解表法
   C. 通便法
   D. 泄热法
   E. 和解法

23. 据《素问·汤液醪醴论》所述，水肿的治疗原则主要是
   A. 平治于权衡
   B. 缪刺其处，以复其形
   C. 微动四极
   D. 温衣
   E. 开鬼门，洁净府

24. 太阳病出现最早和贯穿始终的症状是
   A. 头痛
   B. 恶寒
   C. 项强
   D. 脉浮
   E. 发热

25. 麻黄汤中杏仁的主要作用为

26. 患者身热不显，心下硬满，按之疼痛，舌苔黄滑腻，脉浮滑。选方最宜
   A. 大陷胸汤
   B. 半夏厚朴汤
   C. 小陷胸汤
   D. 十枣汤
   E. 小柴胡汤

27. 患者，男，50岁。身黄，黄色鲜明如橘子色，伴见汗出不彻，发热，口渴，心烦，大便秘结，小便黄赤不利，舌红苔黄。选方最宜
   A. 小柴胡汤
   B. 茵陈蒿汤
   C. 栀子柏皮汤
   D. 吴茱萸汤
   E. 麻黄连翘赤小豆汤

28. 患者腹满，伴腹泻便溏，手足不温，口不渴，脉沉缓而弱，苔薄白，选方最宜
   A. 小建中汤
   B. 厚朴生姜半夏甘草人参汤
   C. 理中汤
   D. 温脾汤
   E. 吴茱萸汤

29. 苓桂术甘汤证与真武汤证均为阳虚饮停为患，对其区别叙述不正确的是
   A. 前者病变重点在脾，后者病变重点在肾
   B. 前者为脾阳虚而水停心下，后者为肾阳虚而水泛全身

C. 前者病情重,后者病情轻
D. 前者水停中焦,后者水停下焦
E. 前者有心下逆满,起则头眩,后者有水肿,振振欲擗地,四肢沉重疼痛

30. 百合病"百脉一宗,悉致其病",其中"一宗"是指
    A. 先天之本肾脏
    B. 主血脉的心脏
    C. 朝百脉的肺脏
    D. 包括心肺两脏
    E. 宗气

31. 桂枝加龙骨牡蛎汤证的病机是
    A. 阴阳两虚
    B. 肝肾阴虚
    C. 心肾阳虚
    D. 心脾气虚
    E. 阴虚阳亢

32. 患者,口渴多饮,小便反多,饮水一斗,小便一斗。选方最宜
    A. 栝蒌瞿麦丸
    B. 白虎汤
    C. 肾气丸
    D. 五苓散
    E. 猪苓汤

33. 妇人表现为哭笑无常,急躁易怒,心烦失眠,呵欠连连,胡言乱语。选方最宜
    A. 半夏厚朴汤
    B. 甘麦大枣汤
    C. 小柴胡汤
    D. 旋覆代赭汤
    E. 百合地黄汤

34. 关于叶天士温邪内传营血分的证治说法错误的是

A. 所提出的"撤去气药"指完全不能用治疗气分证的药物
B. 所说"透斑"是指用清热解毒、凉血透邪之法透达热邪
C. 从湿热陷入者,宜凉血清热方配犀角、花露等药物清泄芳化
D. 对于老年人或素体虚寒者,可人中黄取代金汁
E. 若热毒壅盛内结,加入金汁以加强清热凉血解毒之功

35. 多发于春末夏初感染温热病邪,表现为热象较高的一种温病
    A. 温热
    B. 湿温
    C. 温疟
    D. 温疫
    E. 温毒

36. 患者症见面目俱赤,语声重浊,呼吸俱粗,大便闭,小便涩,舌苔老黄,但恶热,不恶寒,日晡更剧。选方最宜
    A. 大承气汤
    B. 白虎汤
    C. 小承气汤
    D. 麻子仁丸
    E. 白虎加人参汤

37. 吴氏指出三焦分证在治疗上的主要特点,治中焦如
    A. 权
    B. 羽
    C. 衡
    D. 雾
    E. 渎

38. 下列哪项不属于谵妄的表现
    A. 意识大部分丧失

B. 谵语

C. 躁动不安

D. 意识模糊

E. 错觉

39. 邪热夹酒毒上壅的舌象是

   A. 舌色青紫

   B. 舌色晦暗

   C. 舌紫肿胀

   D. 舌脉粗长

   E. 舌多瘀斑

40. 下列除哪项外，均是舌颤动的病因

   A. 气血两虚

   B. 亡阳伤津

   C. 热极生风

   D. 酒毒所伤

   E. 心脾有热

41. 患者腹部痞胀，纳呆呕恶，肢体困重，身热起伏，汗出热不解，尿黄便溏。其舌象应是

   A. 舌红苔黄腻

   B. 舌红苔黄糙

   C. 舌绛苔少而干

   D. 舌绛苔少而润

   E. 舌红苔白而干

42. 语言謇涩，病因多属

   A. 热扰心神

   B. 痰火扰心

   C. 风痰阻络

   D. 心气不足

   E. 心阴大伤

43. 言语轻迟低微，欲言不能复言者，称为

   A. 郑声

   B. 谵语

C. 错语

D. 夺气

E. 独语

44. 胃热患者，其口气为

   A. 酸臭

   B. 奇臭

   C. 臭秽

   D. 腥臭

   E. 腐臭

45. 下列哪项不属于滑脉所主病证

   A. 痰饮

   B. 食滞

   C. 实热

   D. 疟疾

   E. 妊娠

46. 腹胀满，无压痛，叩之作空声，可见于

   A. 水臌

   B. 气胀

   C. 痰饮

   D. 积聚

   E. 内痈

47. 下列哪项是虚热证与实热证的鉴别要点

   A. 发热口干

   B. 盗汗颧红

   C. 大便干结

   D. 小便短赤

   E. 舌红而干

48. 下列除哪项外，都是虚寒证的临床表现

   A. 畏寒喜暖

   B. 口淡不渴

   C. 脉沉而紧

   D. 小便清长

   E. 大便溏薄

49. 久病患者，纳食减少，疲乏无力，腹部胀满，但时有缓减，腹痛而喜按，舌胖嫩而苔润，脉细弱而无力。其病机是
   A. 真实假虚
   B. 真实病证
   C. 真虚假实
   D. 真虚病证
   E. 虚中夹实

50. 暑淫证候的表现是
   A. 头昏沉，嗜睡，胸脘痞闷
   B. 口渴饮水，口唇鼻咽干燥
   C. 发热恶热，汗出，气短神疲
   D. 突发皮肤瘙痒、丘疹
   E. 肠鸣腹泻，脘腹拘急冷痛

51. 患者恶寒发热，无汗，头痛，身痛，喘咳。其证候是
   A. 湿淫
   B. 暑淫
   C. 寒淫
   D. 风淫
   E. 燥淫

52. 患者头晕目花，少气倦怠，腹部有坠胀感，脱肛，舌淡苔白，脉弱。其证候是
   A. 气滞
   B. 气虚
   C. 气陷
   D. 气结
   E. 气逆

53. 患者，男，60岁。腹胀大如鼓，按之如囊裹水，有波动感。应首先考虑的是
   A. 水饮
   B. 痞满
   C. 积聚
   D. 水臌
   E. 内痈

54. 齿燥如枯骨者，属
   A. 热盛伤津
   B. 阳明热盛
   C. 肾阴枯涸
   D. 胃阴不足
   E. 肾气虚乏

55. 患者，男，70岁。神志痴呆，表情淡漠，举止失常，面色晦滞，胸闷泛恶，舌苔白腻，脉滑。其病机是
   A. 痰迷心窍
   B. 痰火扰心
   C. 心血瘀阻
   D. 肾精亏虚
   E. 心脾两虚

56. 患者，女，36岁，已婚。面色萎黄，神疲乏力，气短懒言，食少便溏，月经淋沥不断，经血色淡，舌淡无苔，脉沉细无力。其病机是
   A. 脾不统血
   B. 脾肾阳虚
   C. 气血两虚
   D. 脾肺气虚
   E. 肝血不足

57. 患者，男，45岁。平日急躁易怒，今日因事与人争吵时突感头晕，站立不住，面赤如醉，舌体颤动，脉弦。其证候是
   A. 肝火上炎
   B. 肝阳上亢
   C. 热极生风
   D. 肝阳化风
   E. 肝气郁结

58. 患者，女，56岁。咳喘10年，伴见胸

闷心悸，咳痰清稀，声低乏力，面白神疲，舌质淡白，脉弱。其证候是
A. 心肺气虚
B. 肺气虚
C. 寒邪客肺
D. 脾肺气虚
E. 肾不纳气

59. 患儿，3岁。发育迟缓，坐、立、行走、牙齿的发育都迟于同龄小儿，颈项痿软，天柱骨倒，不能行走，舌淡苔薄。其证候是
A. 脾肾气虚
B. 气血虚弱
C. 肝肾不足
D. 心血不足
E. 肾阳亏虚

60. 下列各组药物中，不属于配伍禁忌的是
A. 川贝母与川乌
B. 藜芦与赤芍
C. 肉桂与赤石脂
D. 水银与砒霜
E. 硫黄与厚朴

61. "十九畏"中，人参"畏"的是
A. 三棱
B. 朴硝
C. 硫黄
D. 五灵脂
E. 密陀僧

62. 辛夷入汤剂宜
A. 烊化
B. 冲服
C. 后下
D. 包煎
E. 先煎

63. 下列解表药中兼有化湿和中功效的是
A. 紫苏
B. 香薷
C. 生姜
D. 白芷
E. 防风

64. 患者外感风寒，恶寒发热，头身疼痛，无汗，喘咳。最宜选用的药物是
A. 麻黄
B. 桂枝
C. 细辛
D. 杏仁
E. 白前

65. 治疗外感发热，邪郁肌腠，项背强痛者，应首选
A. 荆芥
B. 白芷
C. 薄荷
D. 葛根
E. 柴胡

66. 具有凉血功效的药物是
A. 石膏
B. 知母
C. 芦根
D. 天花粉
E. 栀子

67. 功能泻火除烦，善于清泄三焦火邪的药物是
A. 栀子
B. 决明子
C. 金银花
D. 夏枯草
E. 芦根

68. 下列清热解毒药中，兼有止血功效的是
    A. 穿心莲
    B. 秦皮
    C. 白鲜皮
    D. 熊胆
    E. 马齿苋

69. 治疗大头温毒，头面红肿，咽喉不利，宜首选
    A. 穿心莲
    B. 板蓝根
    C. 金银花
    D. 山豆根
    E. 蒲公英

70. 具有养阴生津功效的药物是
    A. 生地黄
    B. 牡丹皮
    C. 赤芍
    D. 紫草
    E. 金银花

71. 独活具有的功效是
    A. 活血
    B. 行气
    C. 化痰
    D. 泻下
    E. 解表

72. 桑寄生、五加皮除均可祛风湿外，还具有的功效是
    A. 清热安胎
    B. 利尿消肿
    C. 定惊止痉
    D. 温通经络
    E. 补肝肾，强筋骨

73. 患者，女，58岁。因暑天乘凉饮冷，出现恶寒发热，头痛脘痞，恶心，呕吐频作，食少泄泻，舌苔腻，脉濡，治疗应首选
    A. 黄连
    B. 藿香
    C. 生姜
    D. 竹茹
    E. 紫苏

74. 滑石具有的功效是
    A. 清热除痹
    B. 清肝明目
    C. 清肺化痰
    D. 清热凉血
    E. 清解暑热

75. 金钱草具有的功效是
    A. 清肺润燥
    B. 清肺化痰
    C. 泄热通便
    D. 解毒消肿
    E. 清热解暑

76. 肉桂具有的功效是
    A. 温通经脉
    B. 回阳救逆
    C. 温肺化饮
    D. 疏肝下气
    E. 温中降逆

77. 患者呕吐吞酸，嗳气频繁，胸胁闷痛，脉弦。治疗应选用
    A. 干姜
    B. 高良姜
    C. 吴茱萸
    D. 丁香
    E. 小茴香

78. 下列各项，不属青皮主治病证的是
   A. 胸胁胀痛
   B. 乳房胀痛
   C. 食积腹痛
   D. 疝气疼痛
   E. 呕吐呃逆

79. 患者胁肋胀痛，常因情志变动而痛有增减，胸闷不舒，嗳气吞酸，饮食减少，舌红苔薄黄，脉弦数。治疗应选用
   A. 川楝子
   B. 陈皮
   C. 木香
   D. 佛手
   E. 枳实

80. 治疗外感表证兼有食积者，宜选用的药物是
   A. 神曲
   B. 麦芽
   C. 青皮
   D. 莪术
   E. 山楂

81. 具有行气消积功效的药物是
   A. 使君子
   B. 苦楝皮
   C. 槟榔
   D. 贯众
   E. 雷丸

82. 既能解毒消痈，又能凉血止血的药物是
   A. 侧柏叶、茜草
   B. 艾叶、炮姜
   C. 三七、蒲黄
   D. 紫草、赤芍
   E. 大蓟、小蓟

83. 既能活血定痛，又能敛疮生肌的药物是
   A. 三七
   B. 茜草
   C. 红花
   D. 血竭
   E. 桃仁

84. 患者经期小腹胀痛拒按，胸胁乳房胀痛，经行不畅，月经色紫暗、有块，舌质紫暗，脉弦。治疗应选用
   A. 肉桂
   B. 艾叶
   C. 牡丹皮
   D. 川芎
   E. 青皮

85. 桃仁与红花共同的功效是
   A. 活血祛瘀
   B. 化瘀止血
   C. 利尿消肿
   D. 润肠通便
   E. 止咳平喘

86. 长于治疗寒痰咳喘，胸满胁痛的药物是
   A. 白芥子
   B. 紫苏子
   C. 杏仁
   D. 葶苈子
   E. 桔梗

87. 具有清热化痰功效的药物是
   A. 海藻
   B. 竹沥
   C. 贝母
   D. 昆布
   E. 瓜蒌

88. 患者失眠，健忘，心悸，自汗出。治疗

应选用
A. 朱砂
B. 酸枣仁
C. 合欢皮
D. 远志
E. 磁石

89. 既能息风止痉，又能祛风湿、止痹痛的药物是
A. 羚羊角
B. 石决明
C. 决明子
D. 天麻
E. 珍珠

90. 苍术具有的功效是
A. 消积平喘
B. 利水消肿
C. 行气止呕
D. 燥湿健脾
E. 温中截疟

91. 太阳病，发汗未愈，风寒入里化热，身热不解，汗出而喘，舌苔薄白，脉滑数者。治疗应选用
A. 泻白散
B. 葛根黄芩黄连汤
C. 麻黄杏仁甘草石膏汤
D. 桂枝加厚朴杏子汤
E. 小青龙加石膏汤

92. 桑菊饮与桑杏汤中均含有的药物是
A. 杏仁
B. 桔梗
C. 象贝
D. 连翘
E. 苇根

93. 不属于济川煎组成药物的是
A. 芍药
B. 牛膝
C. 泽泻
D. 升麻
E. 枳壳

94. 柴葛解肌汤与大柴胡汤的组成药物中均含有的是
A. 枳实、芍药
B. 桔梗、芍药
C. 黄芩、半夏
D. 黄芩、桔梗
E. 黄芩、芍药

95. 体现寒热并用、辛开苦降、消补兼施配伍特点的方剂是
A. 半夏泻心汤
B. 生姜泻心汤
C. 甘草泻心汤
D. 健脾丸
E. 枳实消痞丸

96. 组成药物中含有连翘的方剂是
A. 温胆汤
B. 凉膈散
C. 清骨散
D. 温脾汤
E. 清胃散

97. 下列方剂，组成药物中不含有栀子的是
A. 茵陈蒿汤
B. 八正散
C. 凉膈散
D. 龙胆泻肝汤
E. 仙方活命饮

98. 芍药汤与白头翁汤的组成中，均含有的

药物是

A. 大黄
B. 秦皮
C. 黄连
D. 黄芩
E. 黄柏

99. 大建中汤的组成药物是

A. 生附子、干姜、肉桂、炙甘草
B. 蜀椒、人参、干姜、胶饴
C. 蜀椒、人参、干姜、炙甘草
D. 蜀椒、生附子、肉桂、胶饴
E. 干姜、人参、桂枝、胶饴

100. 下列各项中，属于四逆汤主治病证临床表现的是

A. 神衰欲寐
B. 脐腹痛
C. 心下满痛
D. 泄利下重
E. 烦躁欲死

101. 胶艾汤主治证的病机是

A. 冲任虚损
B. 脾阳不足
C. 血热妄行
D. 肝火犯肺
E. 下焦瘀热

102. 玉屏风散与牡蛎散相同的功用是

A. 固表
B. 涩肠
C. 止遗
D. 固冲
E. 补肾

103. 下列各项，不属六味地黄丸主治证临床表现的是

A. 腰膝酸软，盗汗遗精
B. 耳鸣耳聋，头晕目眩
C. 骨蒸潮热，手足心热
D. 小便不利或反多
E. 舌红少苔，脉沉细数

104. 逍遥散与一贯煎相同的功用是

A. 和营
B. 益气
C. 滋阴
D. 疏肝
E. 补脾

105. 四神丸的组成药物中含有

A. 草豆蔻
B. 白豆蔻
C. 肉豆蔻
D. 砂仁
E. 厚朴

106. 固冲汤的组成药物中不含有的是

A. 白术
B. 生黄芪
C. 五味子
D. 海螵蛸
E. 山萸肉

107. 甘麦大枣汤的主治病证是

A. 肠风
B. 喑痱
C. 脏毒
D. 脏躁
E. 梅核气

108. 下列除哪项外，均是至宝丹的功用

A. 清热
B. 开窍
C. 通便

D. 化浊

E. 解毒

109. 苏子降气汤中配伍当归和肉桂的意义是
   A. 温肾纳气
   B. 养血补肝
   C. 温补下虚
   D. 祛痰止咳
   E. 温肾祛寒

110. 旋覆花、代赭石在旋覆代赭汤中的配伍意义是
   A. 温胃化痰止呕
   B. 平冲降逆止呕
   C. 祛痰降逆和胃
   D. 镇冲逆除噫气
   E. 化痰消食和胃

111. 组成药物中含有炮姜、川芎的方剂是
   A. 生化汤
   B. 温经汤
   C. 血府逐瘀汤
   D. 通窍活血汤
   E. 身痛逐瘀汤

112. 槐花散的功用有
   A. 祛湿排脓
   B. 清热解毒
   C. 行气解郁
   D. 疏风下气
   E. 解表散邪

113. 大定风珠的组成药物中含有
   A. 柏子仁
   B. 桃仁
   C. 郁李仁
   D. 杏仁
   E. 麻子仁

114. 再造散的组成药物中含用
   A. 川芎
   B. 当归
   C. 丹参
   D. 桃仁
   E. 红花

115. 百合固金汤的主治证候中常见
   A. 咳痰带血
   B. 干咳无痰
   C. 咳痰黄稠
   D. 咯痰不爽
   E. 咳喘

116. 二妙散的功用是
   A. 清热利水
   B. 清热燥湿
   C. 清热养阴
   D. 利湿消肿
   E. 解毒化湿

117. 白术与苍术并用的方剂是
   A. 健脾丸
   B. 完带汤
   C. 参苓白术散
   D. 藿香正气散
   E. 九味羌活汤

118. 清气化痰丸的主治证候中，不包括的是
   A. 胸膈痞满
   B. 舌苔白腻
   C. 脉象滑数
   D. 咳嗽痰黄
   E. 小便短赤

119. 健脾丸的组成药物中含有
   A. 薏苡仁
   B. 莱菔子

C. 鸡内金
D. 黄芪
E. 黄连

120. 乌梅丸主治证候中可见

A. 虚烦不寐
B. 食入吐蛔
C. 四肢欠温
D. 胸痛满闷
E. 嗳气吞酸

B 型题

答题说明

以下提供若干组考题，每组考题共用在考题前列出的 A、B、C、D、E 五个备选答案。请从中选择一个与问题关系最密切的答案，并在答题卡上将相应题号的相应字母所属方框涂黑。每个备选答案可能被选择一次、多次或不被选择。

（121～122 题共用备选答案）
A. 结脉
B. 促脉
C. 代脉
D. 微脉
E. 弱脉

121. 脉来缓而时止，止无定数者，称为
122. 脉沉细而软者，称为

（123～124 题共用备选答案）
A. 气血两虚
B. 气血失和
C. 气滞血瘀
D. 气不摄血
E. 气随血脱

123. 两胁胀痛，舌紫暗及瘀斑，其病机是
124. 气短乏力，兼见月经量多，其病机是

（125～126 题共用备选答案）
A. 脾阳不足，水湿泛滥
B. 肺失宣降，水湿停留，泛溢肌肤
C. 肾阳不足，水湿停滞
D. 肾阳衰微，阴寒凝结
E. 水湿郁表，继而湿郁化热

125. 风水的病机为
126. 正水的病机为

（127～128 题共用备选答案）
A. 肾
B. 脾
C. 胃
D. 肝
E. 肺

127. "阴阳之根本"是指
128. "贮痰之器"是指

（129～130 题共用备选答案）
A. 舌色淡红
B. 舌质淡白
C. 舌质绛红
D. 舌质紫暗
E. 舌起粗大红刺

129. 邪入营血证的舌象是
130. 气血瘀滞证的舌象是

（131～132 题共用备选答案）
A. 石膏
B. 知母
C. 芦根
D. 天花粉
E. 夏枯草

131. 治疗胃热呕逆，宜选用
132. 治疗热淋涩痛，宜选用

（133～134题共用备选答案）
A. 化湿和胃
B. 凉血消肿
C. 活血止痛
D. 清热解毒
E. 清退虚热
133. 豨莶草具有的功效是
134. 络石藤具有的功效是

（135～136题共用备选答案）
A. 丁香
B. 肉桂
C. 吴茱萸
D. 干姜
E. 花椒
135. 治疗中焦虚寒、肝气上逆之颠顶头痛，宜选用
136. 治疗蛔虫引起的腹痛、呕吐，宜选用

（137～138题共用备选答案）
A. 活血行气，祛风止痛
B. 活血行气，清心凉血
C. 活血调经，除烦安神
D. 活血通经，清热解毒
E. 活血通经，祛瘀止痛
137. 郁金具有的功效是
138. 红花具有的功效是

（139～140题共用备选答案）
A. 合欢皮
B. 酸枣仁
C. 远志
D. 琥珀
E. 磁石
139. 既能活血消肿，又能解郁安神的药物是
140. 既能活血散瘀，又能镇惊安神的药物是

（141～142题共用备选答案）
A. 内泻热结
B. 活血祛瘀
C. 和解清热
D. 泻火除湿
E. 缓急止痛
141. 大柴胡汤中配伍大黄的主要意义是
142. 大柴胡汤中配伍芍药的主要意义是

（143～144题共用备选答案）
A. 玉女煎
B. 导赤散
C. 六一散
D. 黄连解毒汤
E. 竹叶石膏汤
143. 心胸烦热，口渴面赤，口舌生疮者，治疗应选用
144. 小便短赤，溲时热涩刺痛者，治疗应选用

（145～146题共用备选答案）
A. 四物汤
B. 归脾汤
C. 当归补血汤
D. 四君子汤
E. 八珍汤
145. 患者妊娠2个月，食少便软，面色萎白，语声低微，四肢乏力，舌质淡，脉细缓。治疗应首选
146. 患者面色萎黄，头晕眼花，四肢倦怠，气短少言，心悸不安，食欲减退，舌淡苔白，脉细弱。治疗应首选

（147～148题共用备选答案）
A. 养心
B. 渗湿
C. 温胃
D. 益阴
E. 温阳
147. 归脾汤除益气健脾、补血外，还具有的功用是

148. 参苓白术散除益气健脾、止泻外，还具有的功用是

（149～150题共用备选答案）
A. 舟车丸
B. 保和丸
C. 枳实消痞丸
D. 木香槟榔丸
E. 枳实导滞丸

149. 具有消导化积，清热祛湿功用的方剂是
150. 具有行气导滞，攻积泄热功用的方剂是

试卷标识码:

中西医结合执业医师资格考试
最后成功四套胜卷（四）

（医学综合考试部分）

第二单元

考生姓名：_____

准考证号：_____

考　　点：_____

考　场　号：_____

A1 型题

答题说明

每一道考试题下面有 A、B、C、D、E 五个备选答案。请从中选择一个最佳答案，并在答题卡上将相应题号的相应字母所属的方框涂黑。

1. 哮喘持续状态是指哮喘发作严重，时间持续在
   A.1～2 小时
   B.3～4 小时
   C.5～6 小时
   D.8～12 小时
   E.24 小时以上

2. 支气管哮喘的内因责之于伏痰，与哪脏功能失调有关
   A. 肺、脾、肾
   B. 肺、脾、肝
   C. 肺、肝、肾
   D. 脾、肝、肾
   E. 肺、心、肾

3. 患者气粗息涌，喉中痰鸣如吼，胸高胁胀，呛咳阵阵，咳痰色黄黏稠，心烦，汗出，面赤，口渴喜饮，不恶寒，舌质红，舌苔黄腻，脉滑数。此哮证的护治原则为
   A. 温肺散寒，化痰平喘
   B. 清热宣肺，化痰平喘
   C. 开郁降气平喘
   D. 补肾纳气平喘
   E. 补肺益气平喘

4. 某女，32 岁。喘咳气急，胸闷，咳痰稀白，伴头痛恶寒，口不渴，苔薄白，脉浮紧。治疗应选用
   A. 麻杏石甘汤
   B. 桑白皮汤
   C. 二陈汤
   D. 补肺汤
   E. 麻黄汤

5. 治疗肺炎痰热壅肺证，应首选
   A. 银翘散
   B. 桑菊饮
   C. 千金苇茎汤
   D. 麻杏石甘汤
   E. 泻白散

6. 患者，男，32 岁。患肺炎链球菌肺炎已 1 周，现低热夜甚，干咳少痰，五心烦热，神疲纳差，舌红少苔，脉细数。其证型是
   A. 邪犯肺卫证
   B. 痰热壅肺证
   C. 热闭心神证
   D. 阴竭阳脱证
   E. 正虚邪恋证

7. 能够有效治疗哮喘持续状态的药物是
   A. 头孢他啶
   B. 阿托品
   C. 地塞米松
   D. 哌替啶
   E. 右旋糖酐-40

8. 肺癌局部扩散引起的症状为
   A. 咳嗽
   B. 胸痛
   C. 咯血
   D. 锁骨上淋巴结肿大
   E. 体重减轻、恶病质

9. 患者神志恍惚，谵语，表情淡漠，嗜睡，

喘促，咳痰不爽，苔黄腻，舌质暗红，脉细滑数。血气分析：PaO_2 46.2mmHg，$PaCO_2$ 60mmHg。其治疗宜选用下列何方

A. 苏子降气汤加减

B. 越婢加半夏汤加减

C. 涤痰汤加减，另服安宫牛黄丸或至宝丹

D. 真武汤合五苓散加减

E. 生脉散合血府逐瘀汤加减

10. 患者，女，78岁。慢性肺源性心脏病病史15年。近日受凉后咳喘加重，气急不能平卧，神志恍惚，谵语，抽搐，烦躁不安，咳痰不爽，舌淡紫，苔白腻，脉细滑数。其中医治法是

A. 清肺化痰，降逆平喘

B. 涤痰开窍，息风止痉

C. 温肾健脾，化饮利水

D. 补肺纳肾，降气平喘

E. 健脾益肺，化痰降气

11. 患者，女，60岁。肺心病病史，咳喘加重1周，神志恍惚，谵语，烦躁不安，嗜睡，颜面发绀，舌暗紫，舌苔白腻，脉滑数。动脉气血分析：PaO_2 50mmHg，$PaCO_2$ 55mmHg。其诊断是

A. Ⅰ型呼衰痰蒙神窍证

B. Ⅱ型呼衰痰蒙神窍证

C. Ⅰ型呼衰脾肾气虚证

D. Ⅱ型呼衰脾肾气虚证

E. Ⅱ型呼衰痰浊壅肺证

12. 慢性心功能不全的基本病因是

A. 严重心律失常

B. 感染

C. 心肌收缩、舒张功能受损

D. 钠盐摄入过多

E. 过度体力劳动

13. 患者，男，60岁。3年前急性广泛性前壁心肌梗死，现心悸气短，咳吐泡沫痰，面肢浮肿，畏寒肢冷，烦躁出汗，口唇青紫，尿少腹胀，舌暗淡，舌苔白滑，脉细促。治疗应首选

A. 养心汤合补肺汤加减

B. 生脉散加减

C. 桂枝甘草龙骨牡蛎汤合肾气丸加减

D. 人参养荣汤合桃红四物汤加减

E. 真武汤加减

14. 治疗心室率为68次/分的二度Ⅰ型房室传导阻滞，应用

A. 阿托品

B. 异丙肾上腺素

C. 肾上腺素

D. 人工心脏起搏

E. 无须治疗

15. 患者，女，44岁。心悸1周。查：心电图示多个导联提前出现的宽大畸形QRS波群，其前无相关P波，其后T波与QRS波群主波方向相反，代偿间歇完全。考虑是

A. 房性早搏

B. 室性早搏

C. 房室交界性早搏

D. 房室传导阻滞

E. 室内传导阻滞

16. 人工呼吸按压与吹气比是

A. 10∶1

B. 15∶1

C. 15∶2

D. 30∶1

E. 30∶2

17. 下列哪项不是高血压病的并发症

A. 短暂性脑缺血发作
B. 脑血栓形成
C. 脑出血
D. 脑栓塞
E. 高血压脑病

18. 患者，男，53岁。头晕眼花，头痛耳鸣，形寒肢冷，心悸气短，腰膝酸软，遗精阳痿，夜尿频多，大便溏薄，脉沉弱，舌淡胖。血压170/100mmHg，其治法是
   A. 平肝潜阳
   B. 祛痰降浊
   C. 活血化瘀
   D. 滋补肝肾，平肝潜阳
   E. 温补肾阳

19. 心绞痛的疼痛典型部位在
   A. 心尖区
   B. 心前区
   C. 胸骨体下段之胸骨后
   D. 胸骨体上或中段之胸骨后
   E. 心窝部

20. 下列哪项是冠心病心绞痛气阴两虚证的治则
   A. 益气活血，通脉止痛
   B. 益气养阴，活血通络
   C. 辛温通阳，开痹散寒
   D. 滋阴益肾，养心安神
   E. 益气壮阳，温络止痛

21. 某男，54岁，曾诊为冠心病。猝然胸痛如绞，形寒，四肢不温，冷汗自出，心痛彻背，背痛彻心，心悸气短，舌质淡红，苔白，脉沉紧，宜用
   A. 瓜蒌薤白半夏汤合涤痰汤
   B. 枳实薤白桂枝汤合当归四逆汤加减
   C. 补阳还五汤加减

D. 血府逐瘀汤加减
E. 参附汤合右归丸加减

22. 急性心肌梗死最常见的心律失常是
   A. 房性早搏或心房纤颤
   B. 室性早搏或室性心动过速
   C. 房室传导阻滞
   D. 预激综合征
   E. 右束支传导阻滞

23. 患者，冠心病病史3年。胸痛彻背，心痛如绞，胸闷憋气，形寒畏冷，四肢不温，冷汗自出，心悸气短，舌质紫暗，苔薄白，脉沉细或沉紧。其证型是
   A. 冠心病心绞痛，气阴两虚证
   B. 冠心病心绞痛，气滞血瘀证
   C. 冠心病心绞痛，寒痰痹阻证
   D. 急性心肌梗死，痰瘀痹阻证
   E. 急性心肌梗死，寒凝心脉证

24. 患者，男，58岁。反复活动性胸痛2年。2小时前，胸痛再次发作，持续不缓解，烦躁不安，大汗淋漓。经检查诊断为急性前间壁心肌梗死。其心电图特征改变出现的导联是
   A. V_1、V_2、V_3
   B. Ⅱ、Ⅲ、aVF
   C. V_1、V_2、V_3、V_4、V_5
   D. V_1、V_2、V_3、aVF、Ⅱ、Ⅲ
   E. V_1、V_6、Ⅵ

25. 治疗慢性胃炎和防止复发的关键是
   A. 根除幽门螺杆菌
   B. 制酸剂
   C. 戒除烟酒，注意饮食，少吃刺激性食物
   D. 胃动力药
   E. 保护胃黏膜

26. 患者胃脘隐痛，喜温喜按，食后胀满痞闷，纳呆，便溏，神疲乏力，舌淡红，苔薄白，脉沉细。其治法是
   A. 清利湿热，醒脾化浊
   B. 养阴益胃，和中止痛
   C. 健脾益气，温中和胃
   D. 疏肝理气，和胃止痛
   E. 化瘀通络，和胃止痛

27. 治疗十二指肠溃疡之肝胃郁热证应首选
   A. 活络效灵丹合丹参饮加减
   B. 一贯煎合芍药甘草汤加减
   C. 化肝煎合左金丸加减
   D. 黄芪建中汤加减
   E. 柴胡疏肝散合五磨饮子加减

28. 患者，男，38岁。有溃疡病病史。近2周来时常出现食后上腹部疼痛，无节律性，昨日酒后症状加重，近日晨起出现呕吐，吐物为大量宿食。应首先考虑的是
   A. 多发性胃溃疡
   B. 十二指肠球部溃疡
   C. 十二指肠球后溃疡
   D. 幽门部溃疡并发幽门梗阻
   E. 胃溃疡恶变

29. 怀疑胃溃疡恶变时的最佳处理措施是
   A. 边治疗溃疡边密切观察
   B. 胃镜取活检明确诊断，指导治疗
   C. 服中药活血化瘀，清热解毒
   D. 立即化疗
   E. 立即手术

30. 不属于胃癌癌前病变的是
   A. 慢性萎缩性胃炎
   B. 胃溃疡
   C. 慢性浅表性胃炎

   D. 残胃炎
   E. 巨大黏膜皱襞症

31. 对早期肝硬化有确诊意义的检查是
   A. B型超声波
   B. 食管钡餐造影
   C. CT
   D. 血清蛋白电泳
   E. 肝穿刺活体组织学检查

32. 肝硬化气滞湿阻证的治法是
   A. 温补脾肾，通阳利水
   B. 滋养肝肾，育阴利水
   C. 活血化瘀，利水消肿
   D. 运脾利湿，行气化水
   E. 疏肝理气，健脾利湿

33. 患者，男，40岁。腹大胀满，按之软而不坚，胁下胀痛，饮食减少，食后胀甚，得嗳气或矢气稍减，小便短少，舌苔薄白腻，脉弦。实验室检查：血清丙氨酸转氨酶246U/L，HBsAg阳性。其证型是
   A. 肝肾阴虚证
   B. 肝肾阳虚证
   C. 湿热蕴脾证
   D. 寒湿困脾证
   E. 气滞湿阻证

34. 患者肝硬化多年，1个月前出现血性腹水，持续腹痛，不规则发热，应首先考虑可能并发
   A. 腹膜炎
   B. 肝肾综合征
   C. 原发性肝癌
   D. 门静脉血栓形成
   E. 结核性腹膜炎

35. 对急性胰腺炎发病起主要作用的酶是

A. 胰蛋白酶
B. 淀粉酶
C. 磷脂酶
D. 弹性蛋白酶
E. 脂肪酶

36. 患者，男，40岁。暴食后出现脘腹胀痛，口苦泛恶，目黄身黄，发热，头身困重，大便不爽，小便黄，舌红苔黄腻，脉弦数。实验室检查：血淀粉酶850索氏单位。其治法是
A. 理气活血止痛
B. 通腑泄热止痛
C. 疏肝理气止痛
D. 活血解毒止痛
E. 清利肝胆湿热

37. 上消化道大出血患者，出现外周血血红蛋白下降的时间是
A. 即时
B. 半小时
C. 1小时
D. 2小时
E. 3～4小时后

38. 急性肾小球肾炎的最常见病因为
A. 肺炎链球菌感染
B. 金黄色葡萄球菌感染
C. 肺炎克雷白杆菌感染
D. 流感嗜血杆菌感染
E. 溶血性链球菌感染

39. 慢性肾小球肾炎不常见
A. 蛋白尿
B. 血尿
C. 发热
D. 高血压
E. 水肿

40. 患者，男，55岁。慢性肾炎病史7年。现纳呆，恶心，口中黏腻，身重困倦，浮肿尿少，精神萎靡，舌苔腻，脉沉缓。其方剂为
A. 胃苓汤加减
B. 五苓散合五皮饮加减
C. 三仁汤加减
D. 参芪地黄汤加减
E. 理中丸加减

41. 患者，女，19岁。患肾病综合征，症见眼睑浮肿，时有四肢、全身浮肿，身发痈疮，恶风发热，小便不利，舌红，苔薄黄，脉滑数。其证型是
A. 湿毒浸淫
B. 风水相搏
C. 水湿浸渍
D. 湿热内蕴
E. 脾虚湿困

42. 下列不属尿路感染的途径是
A. 上行感染
B. 血行感染
C. 间接感染
D. 直接感染
E. 淋巴感染

43. 下列各项，除哪项外均为各种淋证的共同表现
A. 小便频急
B. 腰部酸痛
C. 淋沥涩痛
D. 尿血而痛
E. 小腹拘急

44. 慢性肾功能衰竭脾肾阳虚证治宜
A. 济生肾气丸加减
B. 天麻钩藤汤加减

C. 杞菊地黄丸
D. 金匮肾气丸
E. 无比山药丸

45. 患者，男，65岁。慢性肾功能不全3年。现恶心呕吐，胸闷纳呆，口淡黏腻，口有尿味。治疗首选
   A. 猪苓汤
   B. 桂枝茯苓丸
   C. 小半夏加茯苓汤加减
   D. 五苓散
   E. 当归芍药散

46. 网织红细胞绝对值减低，最常见于
   A. 缺铁性贫血
   B. 再生障碍性贫血
   C. 阵发性睡眠性血红蛋白尿
   D. 特发性血小板减少性紫癜
   E. 巨幼细胞贫血

47. 治疗再生障碍性贫血错误的是
   A. 山莨菪碱
   B. 抗生素、淋巴细胞球蛋白
   C. 雄性激素
   D. 士的宁
   E. 所有再障患者均可行脾切除

48. 粒细胞缺乏症是指外周血白细胞低于
   A. $4.0 \times 10^9/L$
   B. $3.0 \times 10^9/L$
   C. $2.0 \times 10^9/L$
   D. $1.0 \times 10^9/L$
   E. $0.5 \times 10^9/L$

49. 患者，女，30岁。发热不退，口渴欲饮，面赤咽痛，头晕乏力，舌质红绛，苔黄，脉滑数。查血常规示：白细胞1.8×10^9/L。宜选

   A. 生脉散加减
   B. 犀角地黄汤合玉女煎加减
   C. 归脾汤加减
   D. 黄芪建中汤合右归丸加减
   E. 六味地黄丸加减

50. 五阴煎加味适用于急性白血病的哪种证型
   A. 热毒炽盛
   B. 气阴两虚
   C. 痰热瘀阻
   D. 阴虚火旺
   E. 气营两燔

51. 患者因胸骨疼痛、发热就诊。血液检查见到幼稚细胞增多，骨髓检查见有核细胞增生活跃，原始细胞占50%。最可能的诊断是
   A. 白血病
   B. 传染性淋巴细胞增多症
   C. 传染性单核细胞增多症
   D. 再生障碍性贫血
   E. 骨髓增生异常综合征

52. 患者，男，72岁。慢性淋巴细胞白血病1年余，经化疗后病情有缓解。现形体消瘦，面色晦暗，胸骨按痛，胁下癥块，按之坚硬刺痛，皮肤瘀斑，鼻衄、齿衄，舌质紫暗，脉细涩。治疗应首选
   A. 桃红四物汤
   B. 膈下逐瘀汤加减
   C. 加味瓜蒌散
   D. 归脾汤
   E. 银翘散

53. 治疗特发性血小板减少性紫癜气不摄血证，应首选的方剂是
   A. 茜根散或玉女煎加减

B. 归脾汤加减
C. 桃红四物汤加减
D. 犀角地黄汤加减
E. 黄土汤加减

54. 患者，女，44岁。患有特发性血小板减少性紫癜。现下肢皮肤紫斑，月经血块多，色紫暗，面色黧黑，眼睑色青，舌紫暗有瘀斑，脉细涩。治疗应首选
    A. 归脾汤
    B. 桃红四物汤
    C. 茜根散
    D. 犀角地黄汤
    E. 保元汤

55. 治疗甲状腺功能亢进症气滞痰凝证，应首选
    A. 逍遥散合二陈汤
    B. 天王补心丹
    C. 知柏地黄丸
    D. 生脉散
    E. 龙胆泻肝汤

56. 患者患甲亢多年，颈前肿大，眼突，心悸失眠，消瘦，神疲乏力，气短汗多，口干咽燥，手足心热，纳差，大便溏薄，舌质淡红，脉细数无力。治疗首选
    A. 天王补心丹加减
    B. 炙甘草汤合玉女煎
    C. 龙胆泻肝汤加减
    D. 逍遥散合二陈汤加减
    E. 生脉散加味

57. 糖尿病酮症酸中毒的临床特点是
    A. 呼吸浅慢，不规则
    B. 呼吸困难伴发绀
    C. 呼吸深大，呼气有烂苹果味
    D. 呼吸浅快，呼气有大蒜味
    E. 潮式呼吸

58. 胰岛素治疗过程中，最常见的严重副作用是
    A. 低血糖反应
    B. 局部脂肪萎缩
    C. 视力改变
    D. 轻度水肿
    E. 骨质疏松

59. 患者，男，62岁。多饮、多食、多尿、消瘦7年，伴倦怠乏力，自汗，气短懒言，口渴多饮，五心烦热，心悸失眠，溲赤便秘。舌红少津，舌体胖大，苔花剥，脉细数。实验室检查：血糖12.3mmol/L，尿糖（+++）。其证型属于
    A. 阴虚热盛
    B. 阴阳两虚
    C. 气阴两虚
    D. 血瘀气滞
    E. 阴阳欲绝

60. 高钠血症是指
    A. 血清钠＞125 mmol/L
    B. 血清钠＞135 mmol/L
    C. 血清钠＞145 mmol/L
    D. 血清钠＞150 mmol/L
    E. 血清钠＞160 mmol/L

61. 关于高钾血症的治疗，不正确的是
    A. 5%碳酸氢钠
    B. 10%葡萄糖酸钙
    C. 2%氯化铵
    D. 排钾利尿剂
    E. 透析疗法

62. 治疗等渗性脱水理想的液体是
    A. 5%碳酸氢钠

B. 等渗盐水

C. 平衡盐溶液

D. 5%葡萄糖

E. 小分子右旋糖酐

63. 患者，男，40岁。症见多个关节疼痛，局部灼热、红肿，得冷稍舒，痛不可触，苔黄燥，脉滑数。实验室检查：抗"O" > 500U，C反应蛋白阳性，血常规示白细胞计数轻度升高，中性粒细胞稍增多。诊断为风湿热。治疗应首选

   A. 地塞米松合三痹汤

   B. 阿司匹林合白虎加桂枝汤

   C. 阿司匹林合桃红饮

   D. 吲哚美辛合犀角散

   E. 水杨酸钠合独活寄生汤

64. "晨僵"是下列哪个病证的特征性表现

   A. 风寒湿痹

   B. 风湿热痹

   C. 类风湿关节炎

   D. 中风后遗症

   E. 蝶疮流注

65. 某女，27岁。患类风湿关节炎3年。现关节肿痛且变形，屈伸受限，痛处不移，肌肤紫暗，面色黧黑，肢体顽麻，舌质暗红有瘀斑，苔薄白，脉弦涩。其治疗应

   A. 清热利湿，祛风通络

   B. 清热养阴，祛风通络

   C. 活血化瘀，祛痰通络

   D. 补益肝肾，祛风通络

   E. 祛风散寒，清热化湿

66. 清热凉血，活血散瘀治疗红斑狼疮，其适应证是

   A. 气营热盛证

B. 瘀热痹阻证

C. 热郁积饮证

D. 瘀热伤肝证

E. 阴虚内热证

67. 患者，男，40岁。癫痫病史多年，今因癫痫持续状态被送入医院。应采取的治疗措施是

   A. 口服苯巴比妥

   B. 口服苯妥英钠

   C. 口服丙戊酸钠

   D. 静脉注射安定

   E. 肌内注射氯丙嗪

68. 骨髓增生异常综合征的病机关键在于

   A. 虚、痰、瘀

   B. 虚、热、瘀

   C. 痰、毒、瘀

   D. 热、毒、瘀

   E. 虚、毒、瘀

69. 大脑中动脉脑梗死的主要表现是

   A. "三偏"征

   B. 共济失调

   C. 吞咽困难

   D. 球麻痹

   E. 眩晕

70. 脑梗死病位在脑，涉及的脏腑是

   A. 肝、脾、肾

   B. 心、肝、肾

   C. 心、肺、脾、肾

   D. 心、肝、脾、肾

   E. 肝、脾

71. 患者，女，60岁。平素经常头晕目眩，今日情绪激动后，突然半身不遂，神志昏迷，失语，小便失禁，舌红，苔黄腻，

脉滑数。证型是
A. 肝阳暴亢，风阳上扰证
B. 痰热腑实，风痰上扰证
C. 风痰瘀血，阻痹络脉证
D. 气虚血瘀证
E. 脉络空虚，风邪入中证

72. 患者，男，60岁。突然右侧肢体活动不利，语言不利，口角流涎，舌强语謇，手足麻木，关节酸痛，恶寒发热，舌苔薄白，脉浮数。其证型为
A. 风痰瘀血，阻痹络脉证
B. 肝阳暴亢，风火上扰
C. 痰热腑实，风痰上扰
D. 气虚血瘀证
E. 气虚血滞，脉络瘀阻

73. 氰化物中毒解毒药是
A. 二巯丙醇
B. 亚甲蓝（美蓝）
C. 阿托品
D. 亚硝酸盐－硫代硫酸钠
E. 纳洛酮

74. 患者，男，45岁。急性一氧化碳中毒。症见头痛眩晕，恶心呕吐，四肢乏力，视物不清，口唇樱桃红色，舌质淡，苔白腻，脉弦滑。其证型是
A. 肝风内动证
B. 肝风痰浊证
C. 痰浊滞留证
D. 气虚痰瘀阻络证
E. 阴竭阳脱证

75. 下列各项不是阿托品化指标的是
A. 抽搐消失
B. 颜面潮红
C. 瞳孔较前增大

D. 心率增快
E. 口干、皮肤干燥

76. 厥脱证的基本病机是
A. 气虚下陷，清阳不升
B. 气血逆乱，正气耗脱
C. 痰随气升，上蒙清窍
D. 失血过多，气随血脱
E. 气血凝滞，脉络瘀阻

77. 患者，男，20岁。肌注青霉素后突然晕倒，血压测不到。应首先采取的抢救措施是
A. 立即静脉点滴呋塞米（速尿）
B. 静脉点滴5%碳酸氢钠
C. 立即皮下注射肾上腺素
D. 静脉注射间羟胺
E. 静脉点滴20%甘露醇

78. 下列是急性肺水肿症状，除了
A. 劳力性呼吸困难
B. 夜间阵发性呼吸困难
C. 咳嗽、咳泡沫样痰
D. 咳粉红色泡沫样痰
E. 上腹胀痛

79. 治疗急性肾功能衰竭湿热蕴结证，应首选
A. 黄连解毒汤加减
B. 清瘟败毒饮加减
C. 黄连温胆汤加减
D. 生脉饮合参附汤加减
E. 参芪地黄汤加减

80. 中医认为多脏器功能障碍综合征发病的关键是
A. 素体亏虚
B. 瘀热互结

C. 气滞血瘀
D. 水湿泛滥
E. 阴阳逆乱

81. 对重症煤气中毒的昏迷患者，最有效的抢救措施是
    A. 鼻导管吸氧
    B. 20%甘露醇快速静脉推入
    C. 冬眠疗法
    D. 血液透析
    E. 送入高压氧舱治疗

82. 有机磷农药中毒的毒蕈碱样症状，错误的是
    A. 多汗
    B. 流泪，流涎
    C. 腹泻
    D. 尿频
    E. 肌束颤动

83. 患者痫病日久，头晕目眩，两目干涩，心烦失眠，腰膝酸软，舌质红少苔，脉细数。治疗首选
    A. 定痫丸
    B. 通窍活血汤
    C. 黄连温胆汤
    D. 左归丸
    E. 醒脾汤

84. 不寐的病位主要在
    A. 心
    B. 脑
    C. 肝
    D. 脾
    E. 肾

85. 患者胃痛隐隐，喜温喜按，空腹痛甚，得食痛减，神疲乏力，大便溏薄，舌淡苔白，脉虚弱。其治法是
    A. 散寒止痛
    B. 温中散寒
    C. 温中健脾
    D. 温胃止泻
    E. 温补脾肾

86. 患者大便时溏时泻，水谷不化，稍进油腻之物，则大便次数增多，食少，脘腹胀闷，面黄，肢倦乏力，舌淡苔白，脉细弱。治疗应首选
    A. 四君子汤
    B. 大建中汤
    C. 参苓白术散
    D. 小建中汤
    E. 补气运脾汤

87. 患者胸胁胀痛，走窜不定，情绪不佳则加重，胸闷气短，嗳气频作，舌苔薄，脉弦。其证候是
    A. 肝胃不和
    B. 肝络瘀阻
    C. 肝气郁结
    D. 肝郁化热
    E. 肝脾不调

88. 下列各项，不属积聚病因的是
    A. 情志失调
    B. 饮食所伤
    C. 感受寒邪
    D. 病后所致
    E. 跌打损伤

89. 以小腹胀满疼痛，小便涩滞，淋沥不尽为特征的病证是
    A. 热淋
    B. 血淋
    C. 石淋

D. 气淋
E. 劳淋

90. 治疗咳血燥热伤肺证，应首选
   A. 沙参麦冬汤
   B. 桑杏汤
   C. 百合固金汤
   D. 麦门冬汤
   E. 清燥救肺汤

91. 在经络系统中，具有离、入、出、合循行特点的是
   A. 奇经八脉
   B. 十二经别
   C. 十二经筋
   D. 十二皮部
   E. 十五络脉

92. 膀胱经的合穴是
   A. 上巨虚
   B. 下巨虚
   C. 足三里
   D. 委阳
   E. 委中

93. 下列经脉循行除哪项外都经过心
   A. 手厥阴经
   B. 手少阳经
   C. 手太阳经
   D. 手阳明经
   E. 足少阴经

94. 手三里位于阳溪穴与曲池穴连线上，曲池穴下
   A. 5寸
   B. 4寸
   C. 3寸
   D. 2寸

E. 1寸

95. 下合穴中可治疗肠痈、痢疾的是
   A. 足三里
   B. 上巨虚
   C. 下巨虚
   D. 委中
   E. 阳陵泉

96. 公孙穴位于
   A. 第一跖骨小头后缘，赤白肉际处
   B. 第一跖骨小头前缘，赤白肉际处
   C. 第一跖骨趾关节部，赤白肉际处
   D. 第一跖骨基底部前下缘，赤白肉际处
   E. 第一跖骨基底部后下缘，赤白肉际处

97. 地机穴位于
   A. 胫骨内侧面后缘，内踝尖上5寸
   B. 胫骨内侧髁下方凹陷处
   C. 胫骨内侧面中央，内踝尖上5寸
   D. 胫骨内侧面中央，内踝尖上7寸
   E. 内踝尖与阴陵泉穴的连线上，阴陵泉下3寸

98. 患者，男，45岁。自觉心慌，时息时作，健忘失眠。治疗应首选
   A. 三阴交
   B. 神门
   C. 足三里
   D. 太溪
   E. 合谷

99. 下列腧穴中，归经错误的是
   A. 合谷——大肠经
   B. 太溪——肝经
   C. 列缺——肺经
   D. 阳陵泉——胆经
   E. 阴陵泉——脾经

100. 翳风穴位于
   A. 胸锁乳突肌后缘，平下颌角处
   B. 乳突前下方与下颌角之间的凹陷中
   C. 乳突后下方凹陷中
   D. 胸锁乳突肌与斜方肌上端之间的凹陷中
   E. 后发际正中直上 0.5 寸，旁开 1.3 寸，当斜方肌外缘凹陷中

101. 下列哪项不是足厥阴肝经的循行
   A. 起于大趾丛毛之际
   B. 上循足跗上廉，去内踝一寸
   C. 循喉咙之后，上入颃颡
   D. 循股阴，入毛中，环阴器
   E. 上腘内廉，下股内后廉

102. 手太阴肺经在上肢的分布是
   A. 内侧前廉
   B. 外侧前廉
   C. 内侧中行
   D. 外侧后廉
   E. 内侧后廉

103. 提插补泻法中，泻法的操作手法是
   A. 重插轻提，幅度大，频率快
   B. 重插轻提，幅度小，频率快
   C. 重插轻提，幅度小，频率慢
   D. 轻插重提，幅度小，频率快
   E. 轻插重提，幅度大，频率快

104. 治疗丹毒首选的拔罐法是
   A. 留罐法
   B. 走罐法
   C. 留针拔罐法
   D. 刺血拔罐法
   E. 闪罐法

105. 中风左侧肢体瘫痪的患者应取
   A. 左侧顶颞前斜线和顶颞后斜线
   B. 右侧顶颞前斜线和顶颞后斜线
   C. 右侧顶颞后斜线
   D. 左侧顶颞后斜线
   E. 左侧颞后线

106. 与公孙穴相通的奇经是
   A. 冲脉
   B. 带脉
   C. 阴维脉
   D. 阴跷脉
   E. 任脉

107. 下列腧穴在五行配属中，属火的是
   A. 少府
   B. 大陵
   C. 后溪
   D. 曲泉
   E. 经渠

108. 五输穴中所行为
   A. 井
   B. 荥
   C. 输
   D. 经
   E. 合

109. 面瘫的恢复，应加用
   A. 膏肓俞
   B. 命门
   C. 气海
   D. 关元
   E. 足三里

110. 患者，男，50 岁。腰部疼痛 10 年余，有劳伤史，久坐加重，痛处固定不移，治疗除取主穴外，还应选用的穴位是
   A. 膏肓

B. 膈俞
C. 志室
D. 腰阳关
E. 环跳

111. 治疗咳嗽肝火犯肺证，应首选
    A. 肝俞、鱼际、侠溪、阴陵泉
    B. 肺俞、尺泽、阳陵泉、太冲
    C. 中府、丰隆、肺俞、太渊
    D. 列缺、合谷、中府、章门
    E. 肝俞、肺俞、太渊、章门

112. 患者，女，40岁。呕吐清水，胃部不适，食久乃吐，喜热畏寒，身倦，便溏，小便可，舌苔白，脉迟。治疗除取主穴外，还应加
    A. 上脘、胃俞
    B. 肝俞、太冲
    C. 肾俞、太溪
    D. 胆俞、丘墟
    E. 次髎、血海

113. 患者，女，43岁。眩晕半年，加重1周。伴神疲乏力，面色㿠白，时有心悸，夜寐欠安。舌淡，脉细。治疗应首选
    A. 风池、肝俞、肾俞、行间
    B. 中脘、内关、解溪、头维
    C. 百会、上星、风池、丰隆
    D. 百会、太阳、印堂、合谷
    E. 脾俞、足三里、气海、百会

114. 患者，男，66岁。小便滴沥不爽，排出无力，甚则点滴不通，精神疲惫。兼见面色白，腰膝酸软，畏寒乏力，舌质淡，脉沉细而弱。治疗除取主穴外，还应选用的是
    A. 太溪、复溜

B. 曲骨、委阳
C. 太冲、大敦
D. 中极、膀胱俞
E. 血海、三阴交

115. 患者，女，41岁。精神抑郁善忧，情绪不宁，伴胸胁胀满，脘闷嗳气，不思饮食，大便不调，脉弦。治疗除取主穴外，还应选用的穴位是
    A. 曲泉、膻中、期门
    B. 行间、侠溪、外关
    C. 通里、心俞、三阴交、太溪
    D. 太溪、三阴交、肝俞、肾俞
    E. 心俞、脾俞、足三里、三阴交

116. 腰痛发病的关键是
    A. 寒湿
    B. 湿热
    C. 肾虚
    D. 气滞
    E. 血瘀

117. 患者，男，50岁。右额面部束带状刺痛5天。局部皮肤潮红，皮疹呈簇状水疱，排列如带状，小便黄，大便干，舌红苔薄黄，脉弦。治疗除取血海、三阴交、太冲外，还应加
    A. 曲池、合谷、大椎
    B. 外关、合谷、侠溪
    C. 尺泽、合谷、大椎
    D. 风池、合谷、膈俞
    E. 曲池、合谷、支沟

118. 治疗风火牙痛，除选取主穴外，应加用的腧穴是
    A. 太溪、行间
    B. 太溪、外关
    C. 太冲、曲池

第33页

D. 太冲、阳溪

E. 外关、风池

119. 治疗痿证使用泻南方、补北方的原则，是因为该病
   A. 寒多热少，虚多实少
   B. 热多寒少，虚多实少
   C. 热多寒少，实多虚少
   D. 寒多热少，实多虚少
   E. 以上均非

120. 治疗虚劳应以补益下列哪项为主
   A. 心、肾
   B. 心、肺
   C. 肺、肾
   D. 脾、肾
   E. 肝、肾

B 型题

答题说明

以下提供若干组考题，每组考题共用在考题前列出的 A、B、C、D、E 五个备选答案。请从中选择一个与问题关系最密切的答案，并在答题卡上将相应题号的相应字母所属方框涂黑。每个备选答案可能被选择一次、多次或不被选择。

（121～122题共用备选答案）
   A. 清营汤
   B. 化斑汤
   C. 白虎汤
   D. 苇茎汤
   E. 止嗽散

121. 治疗肺炎热闭心神证，应首选
122. 治疗肺炎咳吐黄稠脓痰者，应首选

（123～124题共用备选答案）
   A. 心率加快
   B. 体循环静脉淤血
   C. 毛细血管通透性增高
   D. 肺淤血，肺水肿
   E. 心室肥厚

123. 左心衰竭主要是由于
124. 右心衰竭主要是由于

（125～126题共用备选答案）
   A. 麻黄汤合五苓散加减
   B. 越婢加术汤加减
   C. 五皮饮合胃苓汤
   D. 实脾饮
   E. 疏凿饮子

125. 治疗急性肾小球肾炎风寒束肺，风水相搏证，应首选
126. 治疗急性肾小球肾炎风热犯肺，水邪内停证，应首选

（127～128题共用备选答案）
   A. 香砂六君子汤合当归补血汤加减
   B. 八珍汤合无比山药丸加减
   C. 四神丸
   D. 四物汤
   E. 金匮肾气丸

127. 治疗缺铁性贫血脾胃虚弱证，应首选
128. 治疗缺铁性贫血脾肾阳虚证，应首选

（129～130题共用备选答案）
   A. 视网膜病变
   B. 心脑血管病变
   C. 神经病变
   D. 酮症酸中毒
   E. 糖尿病肾病肾功能不全

129. 2型糖尿病病人的主要死亡原因是并发
130. 1型糖尿病病人的主要死亡原因是并发

（131～132题共用备选答案）
A. 清水
B. 生理盐水
C. 2%～5%碳酸氢钠溶液
D. 高锰酸钾溶液（1∶5000）
E. 0.45%氯化钠

131. 口服敌百虫急性中毒时，洗胃液忌用
132. 口服有机磷乐果农药急性中毒时，洗胃液忌用

（133～134题共用备选答案）
A. 枳实导滞丸
B. 保和丸
C. 越鞠丸合枳术丸
D. 二陈平胃散
E. 香砂六君子汤

133. 治疗痞满饮食内停证，应首选
134. 治疗痞满肝胃不和证，应首选

（135～136题共用备选答案）
A. 一度房室传导阻滞
B. 二度Ⅱ型房室传导阻滞
C. 二度Ⅰ型房室传导阻滞
D. 三度房室传导阻滞
E. 窦房传导阻滞

135. P波与QRS波无固定关系，可见室性自主心律的心电图表现是
136. P-R间期固定，QRS波有脱漏的心电图表现是

（137～138题共用备选答案）
A. 疏肝理气，和胃止痛
B. 化瘀通络，和胃止痛
C. 健脾益气，温中和胃
D. 养阴益胃，和中止痛
E. 清利湿热，醒脾化浊

137. 胃脘隐痛、嘈杂，口干咽燥，五心烦热，大便干结，舌红少津，脉细。治法是
138. 胃脘疼痛如针刺，痛有定处，拒按，入夜尤甚，舌暗红或紫暗，脉弦涩。治法是

（139～140题共用备选答案）
A. 5～20mL
B. 30～40mL
C. 50～100mL
D. 250～300mL
E. 500mL以上

139. 大便隐血试验阳性，提示消化道出血量在
140. 出现柏油样便，提示消化道出血量在

（141～142题共用备选答案）
A. 大杼
B. 绝骨
C. 太渊
D. 膈俞
E. 膻中

141. 骨会是
142. 脉会是

（143～144题共用备选答案）
A. 太渊
B. 合谷
C. 后溪
D. 内关
E. 阳池

143. 既是络穴，又是八脉交会穴的腧穴是
144. 既是原穴，又是八会穴的腧穴是

（145～146题共用备选答案）
A. 井穴

B. 荥穴
C. 合穴
D. 经穴
E. 输穴

145. 曲池在五输穴中属
146. 太溪在五输穴中属

（147～148题共用备选答案）
A. 足三里
B. 阳陵泉
C. 悬钟
D. 足临泣
E. 公孙

147. 八会穴中的筋会穴是
148. 八脉交会穴中通带脉的是

（149～150题共用备选答案）
A. 慢性病证
B. 五脏病证
C. 六腑病证
D. 急性病证
E. 表里经脉病证

149. 络穴主治的是
150. 下合穴主治的是

试卷标识码：

中西医结合执业医师资格考试
最后成功四套胜卷（四）

（医学综合考试部分）

第三单元

考生姓名：_____
准考证号：_____
考　　点：_____
考　场　号：_____

A1 型题

答题说明

每一道考试题下面有 A、B、C、D、E 五个备选答案。请从中选择一个最佳答案，并在答题卡上将相应题号的相应字母所属的方框涂黑。

1. 痰肿的特点是
   A. 肿而色红，皮薄光泽，焮热疼痛，肿势急剧
   B. 肿而不硬，皮色不泽，苍白或紫暗，皮肤清冷，常伴有酸痛，得暖则舒
   C. 发病急骤，漫肿宣浮，或游走无定，不红微热，或轻微疼痛
   D. 皮肉重垂胀急，深按凹陷，如烂棉不起，浅则光亮如水疱，破流黄水，浸淫皮肤
   E. 肿势软如棉，或硬如馒，大小不一，形态各异，无处不生，不红不热，皮色不变

2. 下列除哪项外，其他均属于腰麻（蛛网膜下腔阻滞）术后的并发症
   A. 尿潴留
   B. 呼吸抑制
   C. 颅神经麻痹
   D. 马尾综合征
   E. 化脓性脑脊髓膜炎

3. 下列不是低血钾的临床表现的是
   A. 肌肉软弱无力，腱反射迟钝或消失
   B. 恶心、呕吐、腹胀，重则出现肠麻痹
   C. 心肌兴奋性、自律性增高，传导性降低
   D. 多饮、多尿、夜尿增多
   E. 心率缓慢，心音遥远而弱，重者心跳骤停于舒张期

4. 关于化学消毒灭菌法的叙述正确的是
   A. 药液应不定期更换
   B. 消毒物品至少应有 2/3 没入消毒剂中
   C. 器械从消毒剂中取出后可直接用于病人
   D. 沾有脓血的物品可直接投入消毒剂中消毒
   E. 对金属有腐蚀作用的药液不能用于浸泡器械

5. 低钾性碱中毒常出现于
   A. 尿毒症
   B. 胃肠减压
   C. 术后少尿
   D. 挤压创伤
   E. 输血过量

6. 进行肠外营养时，下列哪项是错误的
   A. 每 1～2 天检测电解质
   B. 定期检测肝、肾功能
   C. 记录 24 小时出入量
   D. 控制好输入速度
   E. 用此输液管抽血化验

7. 输血的适应证中，不包括
   A. 脱水及代谢性酸中毒
   B. 贫血
   C. 出血
   D. 重症感染
   E. 凝血机制障碍

8. 关于自体输血，下列哪项说法是错误的
   A. 自体输血可减少输血反应和疾病传播
   B. 当应用稀释式自体输血时，最好先采的先输，后采的后输
   C. 脾破裂出血手术时，可采用回收式自体输血

D. 预存式自体输血，可于术前1个月开始采血

E. 胸、腹腔开放性损伤超过4小时，或血液在体腔内存留过久，是自体输血的禁忌

9. 胎火胎毒之丹毒，治疗方药为
   A. 普济消毒饮
   B. 龙胆泻肝汤
   C. 五神汤合革薢分清饮
   D. 犀角地黄汤
   E. 清瘟败毒饮

10. 腹部脏器中最容易受损伤的器官是
    A. 肝
    B. 脾
    C. 胰
    D. 肾
    E. 膀胱

11. 诊断肺癌常用的最主要的手段是
    A. 痰细胞学检查
    B. 支气管检查
    C. 胸部X线检查
    D. 胸水检查
    E. 经胸壁穿刺活检

12. 烧伤伤及皮肤真皮层属于
    A. Ⅰ度烧伤
    B. 浅Ⅱ度烧伤
    C. 深Ⅱ度烧伤
    D. Ⅲ度烧伤
    E. 浅Ⅲ度烧伤

13. 患者，女，28岁。右前臂圆形肿物如指头大小，质硬，表面光滑，边缘清楚，无粘连，活动度大。应首先考虑的是
    A. 粉瘤

B. 脂肪瘤
C. 神经纤维瘤
D. 纤维瘤
E. 血管瘤

14. 患者转移性右下腹痛2天，全腹痛1天。检查：腹膜刺激征阳性，以右下腹为著，肠鸣音减弱，血白细胞计数 $1.8 \times 10^9/L$。应首先考虑的是
    A. 急性肠胃炎
    B. 急性胆囊炎
    C. 急性胰腺炎
    D. 子宫外孕破裂
    E. 阑尾炎穿孔并发腹膜炎

15. 患者，男，36岁。胁下痞块，烦躁易怒，嗳气，脘腹痞闷，舌暗苔薄，脉弦涩。其证型为
    A. 气滞湿阻
    B. 湿热蕴积
    C. 肝脾血瘀
    D. 脾肾阳虚
    E. 肝郁气滞

16. 下列胆囊炎的哪个证型常用茵陈蒿汤合大柴胡汤治疗
    A. 肝胆气郁证
    B. 肝胆湿热证
    C. 热毒内蕴证
    D. 血瘀痰凝证
    E. 肝胃不和证

17. 甲状腺疾病属中医"瘿病"范畴，其中不包括
    A. 气瘿
    B. 血瘿
    C. 肉瘿
    D. 筋瘿

E. 骨瘘

18. 患者，男，50岁。多年存在的颈部肿块突然迅速增大，质变硬，吞咽时上下移动受限，伴胸闷，舌苔薄白，脉弦。其证型是
    A. 热毒蕴结
    B. 肝郁气滞
    C. 瘀血内阻
    D. 毒热未尽
    E. 痰凝毒聚

19. 诊断乳房深部脓肿的主要依据是
    A. 恶寒发热，乳房触痛
    B. 乳房红肿热痛
    C. 穿刺抽出脓性液体
    D. 局部检查有波动感
    E. 超声检查提示有液平

20. 乳腺增生辨证属冲任失调证型者，宜选用
    A. 逍遥散
    B. 四海舒郁丸加减
    C. 逍遥蒌贝散加减
    D. 海藻玉壶汤
    E. 二仙汤

21. 首选用于治疗乳癌热毒蕴结证的方剂是
    A. 四逆散合开郁散
    B. 逍遥散合开郁散
    C. 逍遥散合香贝养荣汤
    D. 清瘟败毒饮合桃红四物汤加减
    E. 瓜蒌牛蒡汤合开郁散

22. 下列哪项不是绞窄性肠梗阻的临床表现
    A. 便隐血阳性
    B. 腹痛剧烈而持续
    C. 腹部有固定压痛和腹膜刺激征

D. 移动性浊音阳性或腹穿有血性液体
E. 呕吐呈反射性，吐出物为食物或胃液

23. 下列除哪项外，均是胃十二指肠溃疡大出血手术适应证
    A. 出血甚剧，短期内出现休克
    B. 经短期（6～8小时）输血（600～900mL）后，生命体征不稳定
    C. 不久前曾有过类似大出血
    D. 正在进行针对溃疡治疗的患者出现的大出血
    E. 青年患者出现的大出血

24. 急性梗阻性化脓性胆管炎的治疗原则，最主要的是
    A. 纠正水、电解质紊乱
    B. 使用足量有效的广谱抗生素
    C. 恢复血容量
    D. 改善和维持主要脏器功能
    E. 紧急手术

25. 急性乳腺炎形成脓肿后行切开引流时，错误的是
    A. 除乳晕下脓肿外，切口应行放射状
    B. 切口应引流通畅
    C. 脓肿较大时可行对口引流
    D. 不要分离脓肿隔膜，以防炎症扩散
    E. 乳房后脓肿可行乳房下缘弧形切口

26. 八珍汤适用于肾癌什么证型
    A. 脾肾两虚证
    B. 肾阴亏虚证
    C. 湿热蕴结证
    D. 瘀血内阻证
    E. 气血两虚证

27. 痔属脾虚气陷证者宜选
    A. 凉血地黄汤

B. 槐花散加减
C. 补中益气汤加减
D. 止痛如神汤加减
E. 脏连丸加减

28. 幽门梗阻的典型特征是
   A. 剧烈上腹痛
   B. 呕吐宿食
   C. 停止排便排气
   D. 空腹时呕吐更为严重
   E. 喷射性呕吐

29. 女性骨盆临床上多见的是
   A. 女型
   B. 男型
   C. 扁平型
   D. 混合型
   E. 类人猿型

30. 有"拾卵"作用的是输卵管的
   A. 间质部
   B. 峡部
   C. 壶腹部
   D. 伞部
   E. 内侧

31. 关于卵巢功能正确的是
   A. 提供成熟卵子,提供支持生殖的内分泌
   B. 产生月经
   C. 孕育胎儿
   D. 为卵子提供通道
   E. 性交器官

32. 与月经产生没有直接关系的脏腑是
   A. 肾
   B. 肺
   C. 胆
   D. 脾

E. 胃

33. 有关羊水的功能,错误的描述是
   A. 隔离羊膜与胎体,以免发生粘连,导致畸形
   B. 保持胎儿恒温
   C. 保护胎儿免受外来撞击
   D. 供给胎儿一定的营养
   E. 排出胎儿代谢产物

34. 末次月经是2000年8月26日,其预产期应是
   A. 2001年6月1日
   B. 2001年6月2日
   C. 2001年6月3日
   D. 2001年6月4日
   E. 2001年6月5日

35. 常见药物对胎儿的影响错误的是
   A. 反应停可导致"海豹"畸形
   B. 抗癌药物在孕初3个月使用可引起各种胎儿畸形
   C. 雌激素可导致男胎女性化
   D. 孕期服用雄激素可生育男胎
   E. 氯霉素可致灰婴综合征

36. 关于软产道的组成错误的是
   A. 子宫下段
   B. 输卵管
   C. 子宫颈
   D. 阴道
   E. 盆底软组织

37. 临产的重要标志是
   A. 见红,破膜,规律宫缩
   B. 见红,规律宫缩,宫口开张不明显
   C. 见红,胎先露下降,伴尿频
   D. 规律宫缩,见红

E. 规律宫缩，进行性宫口扩张和胎先露下降

38. 下列产褥期的临床表现，正确的是
    A. 产后第1天，子宫底稍下降
    B. 产后初期，产妇脉搏增快
    C. 产后1～2天可发生"泌乳热"
    D. 产后宫缩痛多见于经产妇
    E. 恶露通常持续1～2周

39. 未婚患者适合的检查方法是
    A. 双合诊
    B. 三合诊
    C. 肛腹诊
    D. 阴道B超
    E. 阴道窥器检查

40. 胎方位为枕左前位是指
    A. 胎头枕骨位于母体骨盆的左前方
    B. 胎头枕骨位于母体骨盆的右前方
    C. 胎头枕骨位于母体骨盆的左后方
    D. 胎头枕骨位于母体骨盆的右后方
    E. 胎头面部位于母体骨盆的左前方

41. 妊娠脉象
    A. 必为滑脉
    B. 多为数脉
    C. 脉多滑利而尺脉按之不绝
    D. 如切绳转珠
    E. 多为洪脉

42. 行经时腹痛一般不考虑
    A. 痛经
    B. 子宫内膜异位症
    C. 先天性生殖道畸形
    D. 子宫腺肌病
    E. 盆腔淤血综合征

43. 中医学认为妊娠剧吐的主要发病机理是
    A. 脾胃虚弱，肝气偏旺
    B. 冲气上逆，胃失和降
    C. 肝失条达，气机瘀滞
    D. 痰湿内停，阻滞脾阳
    E. 肝气郁结，胃气上逆

44. 患者，女，26岁，已婚。孕8周，阴道出血量多，伴阵发性腹痛，诊断为难免流产。应首先考虑的治疗措施是
    A. 尽快清宫
    B. 卧床休息
    C. 肌注抗生素
    D. 给予止血药物
    E. 给予大剂量雌激素

45. 疑为宫外孕破裂，最常用的辅助检查方法是
    A. 妊娠试验
    B. B型超声波
    C. 阴道后穹隆穿刺
    D. 腹腔镜检查
    E. 诊断性刮宫

46. 孕32周，腰酸腹痛，小腹空坠，阴道少量血性黏液或出血，色淡红，质稀，神疲乏力。舌淡，苔薄白，脉细滑无力。方剂首选
    A. 加味圣愈汤
    B. 补肾安胎饮
    C. 胎元饮
    D. 保阴煎
    E. 补中益气汤

47. 正气天香散适用于妊娠高血压综合征的哪种证型
    A. 脾虚
    B. 肾虚

C. 气滞
D. 脾虚肝旺
E. 阴虚肝旺

48. 妊娠中晚期，腹形小于妊娠月份，胎儿存活，颧赤唇红，手足心热，口干喜饮。舌质嫩红，少苔，脉细数。治疗的首选方是
    A. 白术散
    B. 胎元饮合寿胎丸
    C. 寿胎丸合温土毓麟汤
    D. 保阴煎
    E. 长胎白术散

49. 32岁，女性。原发不孕，痛经5年，逐渐加重，经前1~2天开始下腹、腰痛，经后渐消失。检查：子宫大小正常，后倾不活动，双侧附件均可及直径5~6cm之囊实性包块，欠活动，双骶韧带串珠状痛性结节。应考虑下述何种诊断
    A. 慢性盆腔炎
    B. 结核性盆腔炎
    C. 盆腔子宫内膜异位症
    D. 双侧输卵管卵巢囊肿
    E. 卵巢癌

50. 32岁，经产妇。平时月经周期规律，经量中等，普查发现子宫肌瘤。来院咨询子宫肌瘤的治疗方法，医师回答中下列哪项错误
    A. 子宫肌瘤大于妊娠10周，应手术治疗
    B. 肌瘤伴月经过多致贫血者，应纠正贫血后手术
    C. 肌瘤引起压迫症状者，应手术
    D. 凡发现肌瘤，为预防长大或恶变，应药物治疗
    E. 要求保留生育功能，应行肌瘤剔除术

51. 妊娠与糖尿病二者间的相互影响，错误的是
    A. 妊娠可加重糖尿病病情
    B. 糖尿病患者妊娠后易发生感染
    C. 易并发妊高征、羊水过多、巨大儿
    D. 可促进产后子宫恢复正常
    E. 畸胎死胎发生率高

52. 妊娠合并急性肾盂肾炎临床表现及体征不包括
    A. 突发寒战、高热
    B. 恶心、呕吐
    C. 膀胱刺激症状
    D. 肾区疼痛及叩痛
    E. 膀胱区压痛

53. 患者，女性，23岁。患痛经，经前小腹冷痛，得热痛减，量少，色暗，有血块，畏寒肢冷，舌淡暗，苔白腻，脉沉紧。治疗宜用
    A. 膈下逐瘀汤
    B. 少腹逐瘀汤
    C. 清热调血汤
    D. 八珍益母汤
    E. 调肝汤

54. 女患者，月经淋沥日久不净，血色深红，质稠，口渴烦热，头晕面赤，舌红苔黄，脉滑数。其治法应是
    A. 舒肝清热，凉血止血
    B. 舒肝清热，化瘀止血
    C. 清热凉血，固冲止血
    D. 养阴清热，止血调经
    E. 理气开郁，化瘀止血

55. 胎膜早破是
    A. 临产时胎膜破裂
    B. 妊娠40周前胎膜破裂

C. 妊娠32周前胎膜破裂
D. 临产前胎膜破裂
E. 任何时期的胎膜破裂

56. 24岁未婚妇女,减肥后月经稀发,继之闭经6个月,为了解卵巢功能,下述哪项检查最简便、易行、可靠
    A. 测定血中性激素水平
    B. 阴道细胞学检查
    C. 内膜活检病理检查
    D. 宫颈黏液检查
    E. 基础体温测定

57. 患者,女,25岁。在分娩时突发呼吸困难,其后咯血而死。尸检发现肺小血管内有胎脂及角化上皮。其死因可能是
    A. 血栓栓塞
    B. 气体栓塞
    C. 脂肪栓塞
    D. 羊水栓塞
    E. 瘤细胞栓塞

58. 产后血瘀发热最佳选方
    A. 解毒活血汤
    B. 生化汤
    C. 桃红四物汤
    D. 少腹逐瘀汤
    E. 失笑散

59. 患者,女,30岁,已婚。分娩一女婴,因小事与家人发生争吵后,情志抑郁,食欲不振,2天后乳汁减少,乳房胀硬,低热,舌质正常,脉弦。其证型是
    A. 气血虚弱
    B. 肝郁气滞
    C. 心脾两虚
    D. 肝胃不和
    E. 肝经郁热

60. 硬化性苔藓临床表现不包括
    A. 早期皮损颜色暗红
    B. 病损区发痒
    C. 大阴唇皮肤及黏膜变白
    D. 肛周皮肤干燥
    E. 阴蒂多萎缩

61. 外阴炎湿热下注首选方剂
    A. 五味消毒饮
    B. 少腹逐瘀汤
    C. 苓桂术甘汤
    D. 桂枝茯苓丸
    E. 龙胆泻肝汤

62. 孕40周临产,规则宫缩12小时,破膜10小时。肛查:宫口开大8cm,S+1,目前的诊断以下哪项正确
    A. 胎膜早破
    B. 正常潜伏期
    C. 正常活跃期
    D. 潜伏期延长
    E. 第一产程延长

63. 患者,女,30岁,已婚。清宫术后10天,下腹疼痛拒按,寒热往来,带下量多,色黄,臭秽,小便赤,大便燥结,舌红,苔黄厚,脉弦滑。应首先考虑的诊断是
    A. 急性盆腔炎热毒壅盛证
    B. 急性盆腔炎湿热瘀结证
    C. 急性盆腔炎气营同病证
    D. 慢性盆腔炎湿热壅阻证
    E. 慢性盆腔炎气滞血瘀证

64. 治疗闭经气血虚弱证,应首选
    A. 黄体酮加一阴煎
    B. 启宫丸
    C. 人参养荣汤

D. 举元煎

E. 圣愈汤

C. 浆液性囊腺癌

D. 黏液性囊腺癌

E. 皮质-间质细胞瘤

65. 患者，女，23岁。每逢经行小腹胀痛拒按，月经量少，色紫暗有块，块下痛减，伴胸胁、乳房作胀，舌暗，脉弦。治疗应首选

A. 柴胡疏肝散

B. 膈下逐瘀汤

C. 少腹逐瘀汤

D. 桂枝茯苓丸

E. 逍遥散

70. 侵蚀性葡萄胎最常见的转移部位是

A. 阴道

B. 宫旁

C. 肺

D. 脑

E. 肝

71. 治疗子宫内膜异位症气滞血瘀证，应首选的方剂是

A. 温经汤

B. 桃红四物汤

C. 少腹逐瘀汤

D. 失笑散

E. 膈下逐瘀汤

66. 下列关于更年期综合征的叙述，错误的是

A. 中医又称为绝经前后诸证

B. 发生在45～55岁

C. 卵巢功能衰退是主要原因

D. 血中促性腺激素水平明显降低

E. 可有尿急、尿失禁，或反复发作膀胱炎

67. 宫颈癌湿热瘀毒证方剂首选

A. 丹栀逍遥散

B. 知柏地黄丸合二至丸

C. 真武汤合完带汤

D. 黄连解毒汤

E. 茵陈蒿汤

72. 关于子宫腺肌病的叙述，下列哪项是错误的

A. 多发生于子宫肌瘤摘除术后

B. 痛经是主要症状

C. 子宫多均匀增大

D. 过量雌激素的刺激是病因之一

E. 对性激素治疗缺乏反应

68. 治疗子宫肌瘤气滞血瘀证，应首选

A. 血府逐瘀汤

B. 温经汤（《妇人大全良方》）

C. 膈下逐瘀汤

D. 少腹逐瘀汤

E. 桂枝茯苓丸

73. Ⅱ度子宫脱垂是

A. 宫颈外口距处女膜缘＜4cm

B. 宫颈已脱出阴道口，宫体仍在阴道内

C. 宫颈外口达处女膜缘

D. 宫颈及宫体全部脱出至阴道口外

E. 宫颈外口距处女膜缘＜2cm

69. 卵巢恶性肿瘤中最常见的是

A. 未成熟畸胎瘤

B. 颗粒-间质细胞瘤

74. 以下不属于不孕症诊断条件的是

A. 婚后有正常性生活

B. 未避孕

C. 同居2年未受孕

D. 婚后未避孕而从未妊娠者

E. 同居1年未受孕

75. 以下哪项是对子宫内膜异位症进行临床分期的最佳方法

A. 彩色超声多普勒检查

B. 典型病史及妇科检查

C. 宫腔镜检查

D. 腹腔镜检查

E. 血清CA125测定

76. 以下哪种情况应行人工流产

A. 避孕失败要求终止妊娠

B. 急性乙型肝炎合并妊娠

C. 妊娠合并急性肾功能衰竭

D. 妊娠35周

E. 妊娠伴急性心衰

77. 人工流产术并发子宫穿孔的处理错误的是

A. 在B超或腹腔镜监护下清宫

B. 内出血增多者，应剖腹探查修补穿孔处

C. 未行吸宫操作者，1周后清宫

D. 疑有脏器损伤者，应剖腹探查修补穿孔处

E. 宫颈注射缩宫素后尽快清除宫腔内容物

78. 患者，女，39岁，已婚。停经43天，突发左下腹剧痛2小时，伴肛门坠胀，晕倒1次。对诊断最有意义的检查是

A. 尿妊娠试验

B. 诊断性刮宫

C. 后穹隆穿刺

D. 腹部平片

E. B型超声波

79. 3岁儿童的正常体重大约为

A. 10kg

B. 16kg

C. 12kg

D. 14kg

E. 20kg

80. 6～7个月婴儿应会的动作是

A. 爬

B. 扶站

C. 独坐

D. 独走

E. 双脚跳

81. 治疗小儿病毒性心肌炎，主张大量使用的维生素是

A. 维生素A

B. B族维生素

C. 维生素C

D. 维生素D

E. 维生素E

82. 以下人工喂养错误的是

A. 喂养谷物为主

B. 可选用牛、羊乳

C. 奶粉需要稀释

D. 满月后即可进行全奶喂养

E. 可选用大豆类代乳品进行喂养

83. 小儿疾病的治疗原则不包括

A. 身心兼顾，综合治疗

B. 中病即止，合理调护

C. 注意顾护脾胃

D. 足量用药，避免复发

E. 中西医结合，取长补短

84. 患儿，腹泻3天，口唇黏膜干燥，精神萎靡，皮肤干燥、弹力差，眼窝、前囟明显凹陷，哭时少泪。脱水程度为

A. 轻度

B. 中度
C. 重度
D. 极重度
E. 无脱水

85. 硬肿症的病机为
    A. 邪毒入脏，肝木乘脾
    B. 阳气虚衰，寒凝血涩
    C. 邪毒入侵经脉，随气血流行，发于肌表
    D. 寒湿阻滞，脾失健运
    E. 表虚不固，营卫不和

86. 治疗小儿暑湿感冒，应首选
    A. 荆防败毒散
    B. 新加香薷饮
    C. 银翘散
    D. 三拗汤
    E. 桑菊饮

87. 小儿急性支气管肺炎最常见的细菌和病毒病原是
    A. 肺炎链球菌和呼吸道合胞病毒
    B. 肺炎链球菌和柯萨奇病毒
    C. 肺炎链球菌和轮状病毒
    D. 流感嗜血杆菌和原病毒
    E. 流感嗜血杆菌和呼吸道合胞病毒

88. 出生时新生儿的身长、头围平均是
    A. 身长 46cm；头围 32cm
    B. 身长 50cm；头围 34cm
    C. 身长 40cm；头围 30cm
    D. 身长 42cm；头围 31cm
    E. 身长 50cm；头围 32cm

89. 小儿病毒性心肌炎的主要病原是
    A. A 群溶血性链球菌
    B. 柯萨奇乙组病毒（1～6 型）
    C. 腺病毒、合胞病毒

D. 流感和副流感病毒
E. 带状疱疹、单纯疱疹病毒

90. 患儿，着凉感冒后胸闷气短，恶心呕吐，心悸，乏力，低热，心率快，心音低钝，心肌酶升高。心电图示：ST 段抬高，低电压。下列处理错误的是
    A. 安静卧床
    B. 避免情绪波动
    C. 易消化富营养饮食
    D. 加强体育锻炼增加运动量
    E. 营养心肌，改善心肌代谢，稳定心功能

91. 下述哪项不是小儿疾病的治疗原则
    A. 治疗及时
    B. 中西医有机结合
    C. 注意顾护脾胃
    D. 整体治疗
    E. 补益脾肾

92. 小儿疱疹性口炎风热乘脾的中医治疗方药是
    A. 银翘散加减
    B. 葛根芩连汤加减
    C. 六味地黄丸
    D. 凉膈散加减
    E. 泻心导赤散加减

93. 婴幼儿腹泻湿热泻泻证的治法是
    A. 消食导滞，和中止泻
    B. 疏风散寒，理气化湿
    C. 清热利湿，清肠止泻
    D. 健脾益气，升提助运
    E. 补脾温肾，固涩止泻

94. 急性肾小球肾炎的最常见病因是
    A. 肺炎链球菌感染
    B. 金黄色葡萄球菌感染

C. 肺炎克雷白杆菌感染

D. 流感嗜血杆菌感染

E. 溶血性链球菌感染

95. 小儿鹅口疮的病原是

A. 腺病毒

B. 单纯疱疹病毒

C. 链球菌

D. 金黄色葡萄球菌

E. 白色念珠菌

96. 肾病综合征的并发症有

A. 感染

B. 电解质紊乱

C. 血栓形成

D. 肾上腺危象

E. 以上都是

97. 区别化脓性脑膜炎和结核性脑膜炎的主要检查方法是

A. 病史

B. OT试验

C. 脑脊液检查

D. 周围血象变化

E. 胸部X线检查

98. 营养性缺铁性贫血患儿最适合的治疗应是

A. 餐前服用富马酸铁

B. 餐后服用硫酸亚铁及B族维生素

C. 反复多次少量输血及硫酸亚铁

D. 肌注左旋糖酐铁及维生素C口服

E. 餐间服用硫酸亚铁及维生素C

99. 病毒性脑炎治疗不恰当的是

A. 早期应用无环鸟苷

B. 早期应用地塞米松

C. 处理高热，抗惊厥

D. 重症应用地塞米松

E. 恢复期康复治疗

100. 关于癫痫持续状态，哪项是不正确的

A. 癫痫发作连续30分钟以上

B. 因大发作引起者多见

C. 脑电图可在慢波睡眠期发现电持续现象

D. 在反复发作间隙意识可恢复

E. 可由突然停药、药物中毒等引起

101. 患者，7岁。面红耳赤，烦躁易怒，皱眉眨眼，张口歪嘴，摇头耸肩，发作频繁，抽动有力，口出异声秽语，大便秘结，小便短赤，舌红苔黄，脉弦数。应诊断为

A. 惊风

B. 癫痫

C. 多发性抽动症

D. 注意力缺陷多动症

E. 痉挛症

102. 小儿营养性缺铁性贫血的中医病因内因是

A. 稚阴稚阳

B. 肝常有余

C. 肺常不足

D. 脾常不足、肾常虚

E. 喂养失宜

103. 营养性缺铁性贫血，铁剂治疗后停药指征为

A. 网织红细胞升高后再用1～2个月

B. 血红蛋白及红细胞恢复正常

C. 面色转红，精神及食欲好转

D. 血清铁恢复正常

E. 血红蛋白及红细胞恢复正常后再用2个月左右

104. 下列哪个方剂治疗紫癜血热伤络证作为首选
    A. 玉女煎
    B. 茜根散
    C. 归脾汤
    D. 犀角地黄汤
    E. 龙胆泻肝汤

105. 新生儿出生体重3.2kg。生后48小时血清总胆红素257mmol/L（15mg/dL），结合胆红素34.2mmol/L（2mg/dL）。首选治疗方案是
    A. 光照治疗
    B. 抗生素疗法
    C. 肌注苯巴比妥钠
    D. 换血疗法
    E. 应用利尿剂

106. 患儿，4岁。有哮喘病史，此次喘促迁延不愈月余，动则喘甚，面白少华，形寒肢冷，小便清长，伴见咳嗽痰多，喉间痰鸣，舌质淡，苔白腻，脉细弱。其证型是
    A. 寒性哮喘
    B. 热性哮喘
    C. 虚实夹杂
    D. 肺脾气虚
    E. 肾虚不纳

107. 风湿热最常见的皮肤损害是
    A. 环形红斑
    B. 结节性红斑
    C. 多形红斑
    D. 蝶状红斑
    E. 圆形红斑

108. 5岁男孩，咳嗽4个月，凌晨及活动后加剧，服用多种抗生素无效，服用特布他林（博利康尼）后有缓解。查体：无发热，面及颈部散在湿疹，两肺呼吸音粗。该病儿最可能的诊断是
    A. 毛细支气管炎
    B. 支气管异物
    C. 咳嗽变异性哮喘
    D. 支气管淋巴结结核
    E. 儿童哮喘

109. 过敏性紫癜与特发性血小板减少性紫癜鉴别点是
    A. 特发性血小板减少性紫癜出血点高出表面
    B. 过敏性紫癜出血点遍布全身
    C. 特发性血小板减少性紫癜血小板减少
    D. 过敏性紫癜血小板减少
    E. 过敏性紫癜出血时间延长

110. 皮肤黏膜淋巴结综合征的西医治疗错误的是
    A. 阿司匹林和潘生丁
    B. 肾上腺皮质激素
    C. 大剂量丙种球蛋白静滴
    D. 抗生素控制感染
    E. 对症支持治疗

111. 营养不良最先出现的症状是
    A. 体重不增
    B. 身长低于正常
    C. 皮下脂肪减少或消失
    D. 皮肤干燥，苍白，失去弹性
    E. 肌张力低下，体温偏低，智力迟钝

112. 维生素D缺乏性佝偻病的临床分期为
    A. 初期、中期、后期
    B. 早期、中期、晚期
    C. 初期、高峰期、恢复期

D. 初期、激期、恢复期、后遗症期

E. 以上都不是

113. 患儿，3个月。易激惹，烦躁多哭，夜寐不安，多汗，摇头擦枕，生长发育与同龄儿相同。X线骨骼检查正常。实验室检查：血清总钙及血磷偏低，钙磷乘积36，碱性磷酸酶稍有增高。初步诊断为维生素D缺乏性佝偻病，其分期是

A. 活动早期

B. 活动期

C. 恢复期

D. 后遗症期

E. 以上均非

114. 某小儿，2个月。足月顺产，母乳喂养，为预防佝偻病服用维生素D，每日补充的合理剂量是

A. 200U

B. 400U

C. 2000U

D. 5000U

E. 10000U

115. 诊治麻疹的要点是

A. 升

B. 散

C. 清

D. 透

E. 和

116. 关于风疹描述错误的是

A. 通过空气飞沫传播

B. 人类是风疹病毒的唯一自然宿主

C. 在出疹前、中、后数天内传染性最强

D. 风疹病毒耐热，在38℃室温能存活

4小时

E. 除鼻咽分泌物外，血、尿、粪中也可有病毒存在

117. 水痘是由于感染以下哪种病原微生物

A. 麻疹病毒

B. 单纯疱疹病毒

C. EB病毒

D. 柯萨奇病毒

E. 带状疱疹病毒

118. 猩红热的病原是

A. 肺炎双球菌

B. A组甲型溶血性链球菌

C. A组乙型溶血性链球菌

D. 大肠杆菌

E. 金黄色葡萄球菌

119. 猩红热的临床表现不包括

A. 初起发热，咽喉红肿糜烂

B. 发热数小时到1天内出疹

C. 皮疹鲜红，密集成片，先见颈、胸，然后遍布全身

D. 恢复期有色素沉着

E. 口周苍白圈，杨梅舌

120. 流行性腮腺炎肿大部位是

A. 两侧颈部

B. 两侧耳后

C. 两侧颌下

D. 两侧面部

E. 耳垂为中心

121. 中毒性菌痢致病菌在我国较多见的是

A. 志贺杆菌

B. 福氏杆菌

C. 宋氏杆菌

D. 鲍氏杆菌

E. 以上均不是

122. 传染性单核细胞增多症的病原是
 A. 腺病毒
 B. 柯萨奇病毒
 C. 埃可病毒
 D. EB 病毒
 E. 鼻病毒

123. 蛔虫的防治方法错误的是
 A. 开展卫生教育
 B. 养成良好的卫生习惯，饭前便后洗手
 C. 常用药物是扑蛲灵
 D. 勤剪指甲
 E. 搞好环境卫生，加强粪便管理

124. 一般心肺复苏的正确步骤是
 A. 通畅气道，建立呼吸，循环支持，药物治疗
 B. 建立呼吸，通畅气道，胸外心脏按压
 C. 先口对口人工呼吸，再胸外心脏按压，心腔内注射药物
 D. 先胸外按压恢复心跳，再口对口呼吸及药物治疗
 E. 先心腔内注射药物恢复心跳，再进行口对口呼吸及胸外心脏按压

125. 治疗小儿风寒咳嗽主方是
 A. 桑菊饮加减
 B. 清金化痰汤加减
 C. 沙参麦冬汤加减
 D. 金沸草散加减
 E. 二陈汤加减

126. 患儿，3岁。不思进食，泛恶，夜间哭闹少寐，腹胀，舌苔厚腻垢浊。其诊断是

 A. 厌食
 B. 积滞
 C. 疳证
 D. 口疮
 E. 夜啼

127. 小儿惊风的特征性证候为
 A. 抽搐神清
 B. 高热抽搐伴神昏
 C. 四肢抽搐，口吐涎沫
 D. 四肢抽搐或作猪羊叫
 E. 突然仆倒，昏不知人

128. 对于输尿管结石引起梗阻而致的肾功能明显受损，应采取的措施是
 A. 肾盂造瘘
 B. 膀胱造瘘
 C. 立刻使用利尿剂
 D. 立刻中药排石
 E. 输尿管切开取石

129. 患者，女，30岁。有内痔史，近日大便带血，血色鲜红，间或有便后滴血。舌淡红，苔薄黄，脉弦。其治法是
 A. 清热利湿
 B. 补气升提
 C. 清热凉血祛风
 D. 通腑泄热
 E. 润肠通便

130. 鉴别腹股沟斜疝或直疝最有意义的体征是
 A. 疝块的形状
 B. 疝块是否进入阴囊
 C. 还纳疝内容后，压住内环，增加腹压时，疝内容物是否脱出
 D. 疝内容的质地
 E. 单侧或双侧

131. 前列腺增生症最早出现的症状是
    A. 尿频
    B. 排尿困难
    C. 血尿
    D. 尿痛
    E. 尿急

132. 由于内痔的动脉供应，其好发部位多在截石位的
    A. 3、5、10 点
    B. 1、5、9 点
    C. 3、7、9 点
    D. 1、6、11 点
    E. 3、7、11 点

133. 下列哪项是孕激素的生理功能
    A. 促进子宫发育
    B. 促进女性第二性征发育
    C. 使阴道上皮细胞增生、角化
    D. 通过中枢神经系统使体温升高 0.3～0.5℃
    E. 对防止高血压及冠状动脉硬化有一定的作用

134. 其与胞宫的生理功能有关，被称为"血海"的是
    A. 冲脉
    B. 任脉
    C. 督脉
    D. 带脉
    E. 胃

135. 我国现阶段采用的围生期范围是
    A. 从胚胎形成至产后 1 周
    B. 从妊娠满 20 周至产后 4 周
    C. 从妊娠满 28 周至产后 1 周
    D. 从妊娠满 28 周至产后 4 周
    E. 从妊娠满 24 周至产后 1 周

136. 决定胎儿能否顺利通过产道的胎儿因素不包括
    A. 胎位
    B. 胎儿大小
    C. 胎儿有无畸形
    D. 胎儿性别
    E. 胎儿颅骨过硬

B 型题

答题说明

以下提供若干组考题，每组考题共用在考题前列出的 A、B、C、D、E 五个备选答案。请从中选择一个与问题关系最密切的答案，并在答题卡上将相应题号的相应字母所属方框涂黑。每个备选答案可能被选择一次、多次或不被选择。

（137～138 题共用备选答案）
    A. 机体柔弱，阴阳二气幼稚
    B. 脏腑娇嫩
    C. 易虚易实
    D. 易寒易热
    E. 生长迅速

137. "稚阴稚阳"之说表述的小儿特点是
138. "纯阳"之说表述的小儿特点是

（139～140 题共用备选答案）
    A. 麻疹
    B. 幼儿急疹
    C. 风疹
    D. 猩红热
    E. 水痘

139. 丘疹、水疱、结痂同时存在
140. 高热 3～5 天，热退疹出

（141～142题共用备选答案）
A. 肺炎
B. 脑膜脑炎
C. 心肌炎
D. 急性肾炎
E. 关节炎

141. 麻疹最常见的并发症是
142. 流行性腮腺炎最常见的并发症是

（143～144题共用备选答案）
A. 清热泻脾散
B. 参苓白术散
C. 泻心导赤散
D. 黄连解毒汤
E. 六味地黄汤加肉桂

143. 治疗鹅口疮心脾积热证，应首选
144. 治疗鹅口疮虚火上炎证，应首选

（145～146题共用备选答案）
A. 衣原体
B. 呼吸道合胞病毒
C. 流感病毒
D. 腺病毒
E. 柯萨奇病毒

145. 咽结膜热的病原是
146. 疱疹性咽峡炎的病原是

（147～148题共用备选答案）
A. 子宫收缩
B. 子宫颈黏液有羊齿状结晶
C. 乳房发育
D. 基础体温上升
E. 输卵管蠕动

147. 孕激素的作用是
148. 雌激素和孕激素协同的作用是

（149～150题共用备选答案）
A. 先兆流产
B. 难免流产
C. 不全流产
D. 完全流产
E. 习惯性流产

149. 中医称之为胎动欲堕者，是指
150. 中医称之为屡孕屡堕者，是指

试卷标识码：

中西医结合执业医师资格考试
最后成功四套胜卷（四）

（医学综合考试部分）

第四单元

考生姓名：_____
准考证号：_____
考　　点：_____
考　场　号：_____

A1 型题

答题说明

每一道考试题下面有 A、B、C、D、E 五个备选答案。请从中选择一个最佳答案，并在答题卡上将相应题号的相应字母所属的方框涂黑。

1. 下列哪项不符合胸壁疾患所致胸痛的特点
   A. 疼痛部位较固定
   B. 局部有压痛
   C. 举臂动作时可加剧
   D. 因情绪激动而诱发
   E. 深呼吸或咳嗽可加剧

2. 下列哪项不属于急性腹痛的常见病因
   A. 结核性腹膜炎
   B. 急性胆囊炎
   C. 急性胰腺炎
   D. 肠梗阻
   E. 异位妊娠破裂

3. 下列叙述不正确的是
   A. 长期慢性咳嗽——慢性支气管炎
   B. 夜间咳嗽较明显——肺结核
   C. 体位改变时咳嗽加剧——支气管扩张
   D. 干性咳嗽——肺炎
   E. 大量脓痰静置后出现分层现象——肺脓肿

4. 从咯血的颜色可提示不同疾病，但下列哪项是不正确的
   A. 急性左心衰竭时咯血为粉红色泡沫痰
   B. 支气管扩张咯血为鲜红色
   C. 典型大叶性肺炎咯血为铁锈色
   D. 二尖瓣狭窄合并肺淤血时咯血为鲜红色
   E. 肺栓塞时咳黏稠的暗红色血痰

5. 关于呼吸困难的描述哪项是错误的
   A. 严重的吸气性呼吸困难时患者会出现三凹征
   B. 呼气性呼吸困难表现为呼气时间延长
   C. 吸气性呼吸困难时出现哮鸣音
   D. 气胸时的呼吸困难属于混合性呼吸困难
   E. 慢性阻塞性肺气肿病人常出现呼气性呼吸困难

6. 喷射性呕吐，可见于
   A. 耳源性眩晕
   B. 胃炎
   C. 肠梗阻
   D. 尿毒症
   E. 脑炎

7. 患者反复呕吐隔餐食物。查体：消瘦，上腹部膨胀，并见胃型。应首先考虑的是
   A. 肝炎
   B. 肝硬化
   C. 胃炎
   D. 幽门梗阻
   E. 胆囊炎

8. 下列哪项不属于溶血性黄疸
   A. 地中海贫血
   B. 遗传性球形细胞增多症
   C. 误输异型血
   D. 阵发性睡眠性血红蛋白尿
   E. 败血症

9. 全身肌肉松弛，对各种刺激全无反应，深浅反射均消失属于
   A. 中度昏迷
   B. 浅昏迷
   C. 深度昏迷

D. 嗜睡
E. 昏睡

10. 下列不属谵妄表现的是
    A. 意识大部分丧失
    B. 谵语
    C. 躁动不安
    D. 意识模糊
    E. 错觉

11. 过清音见于
    A. 叩击富有弹性、含气量正常的肺组织所产生的音响
    B. 叩击含有大量气体的空腔脏器时出现
    C. 叩击含气量增多、弹性减退的肺组织时出现
    D. 叩击不含气的实质性脏器时出现
    E. 叩击各种原因所致含气减少的肺组织时出现

12. 现病史诊治经过应包括
    A. 起病诱因
    B. 主要症状
    C. 持续时间
    D. 在何处接受过治疗
    E. 伴随症状

13. 下列疾病，蜘蛛痣有诊断意义的是
    A. 肝硬化
    B. 麻疹
    C. 猩红热
    D. 伤寒
    E. 药物过敏

14. 病理性双侧瞳孔缩小，可见于
    A. 有机磷中毒
    B. 青光眼
    C. 视神经萎缩

D. 脑肿瘤
E. 脑疝

15. 下列疾病，常使气管移向患侧的是
    A. 胸膜粘连
    B. 大量胸腔积液
    C. 胸腔积气
    D. 肺气肿
    E. 纵隔肿瘤

16. 测量血压时袖带的正确位置是
    A. 袖带上缘距肘窝横纹2～3cm
    B. 袖带下缘距肘窝横纹2～3cm
    C. 袖带上缘置于肘窝横纹处
    D. 袖带下缘置于肘窝横纹处
    E. 袖带中点置于肘窝横纹处

17. 可根据以下哪一项指标判断营养状态
    A. 皮下脂肪
    B. 意识状态
    C. 瞳孔大小
    D. 关节畸形
    E. 智力

18. 患者咳嗽。查体：右侧呼吸动度减弱，右下肺叩诊出现浊音，听诊可闻及支气管呼吸音。应首先考虑的是
    A. 右下肺不张
    B. 右下肺实变
    C. 右侧胸腔积液
    D. 右侧气胸
    E. 肺气肿

19. 心包摩擦音通常在什么部位听诊最清楚
    A. 心尖部
    B. 心底部
    C. 胸骨左缘第3、4肋间
    D. 胸骨右缘第3、4肋间

E. 左侧腋前线3、4肋间

20. 在胸骨左缘第3、4肋间触及收缩期震颤，应考虑为
    A. 主动脉瓣关闭不全
    B. 室间隔缺损
    C. 二尖瓣狭窄
    D. 三尖瓣狭窄
    E. 肺动脉瓣狭窄

21. 心室收缩时颈静脉有搏动，可见于
    A. 高血压病
    B. 严重贫血
    C. 三尖瓣关闭不全
    D. 主动脉瓣关闭不全
    E. 甲状腺功能亢进症

22. 患者，65岁。查体：桶状胸，心尖搏动出现在剑突下且深吸气时增强，肺动脉瓣第二心音增强。应首先考虑的是
    A. 冠心病
    B. 高血压性心脏病
    C. 风心病
    D. 肺心病
    E. 心肌炎

23. 患者突感胸闷，心前区痛，心电图显示室间隔前部心肌梗死。营养患处的动脉来自
    A. 左冠状动脉旋支
    B. 右冠状动脉右缘支
    C. 右冠状动脉后室间支
    D. 冠状动脉前室间支
    E. 右冠状动脉窦房结支

24. 空腹听诊出现振水音可见于
    A. 肝硬化腹水
    B. 肾病综合征
    C. 结核性腹膜炎
    D. 幽门梗阻
    E. 急性肠炎

25. 患者腹部膨隆呈球形，转动体位时形状改变不明显。应首先考虑的是
    A. 肝硬化
    B. 右心功能不全
    C. 缩窄性心包炎
    D. 肾病综合征
    E. 肠麻痹

26. 患者，男，45岁。近日发现大便色黑，伴不规则上腹痛。检查：左锁骨上窝触及1个1cm×1.2cm大小的淋巴结，质硬，大便隐血试验（+++）。首先考虑的是
    A. 消化性溃疡病
    B. 胆道感染合并出血
    C. 胃癌
    D. 血小板减少性紫癜
    E. 肝硬化

27. 患者，男，58岁。腰痛，腰部活动受限。检查：脊柱叩击痛，坐骨神经刺激征（+）。应首先考虑的是
    A. 腰肌劳损
    B. 脑膜炎
    C. 蛛网膜下腔出血
    D. 腰椎间盘突出
    E. 肾下垂

28. 下列哪项不属于神经反射的深反射
    A. 肱二头肌反射
    B. 肱三头肌反射
    C. 膝腱反射
    D. 腹壁反射
    E. 跟腱反射

29. 下列各项对诊断伤寒最有意义的是
    A. 稽留热
    B. 血细菌培养阳性
    C. 脾肿大
    D. 肝肿大
    E. 相对缓脉

30. 患者食欲和记忆力减退。检查：眼睑苍白，血红细胞、白细胞和血小板均减少。应首先考虑的是
    A. 再生障碍性贫血
    B. 缺铁性贫血
    C. 溶血性贫血
    D. 失血性贫血
    E. 巨幼红细胞性贫血

31. 下列关于血尿素氮改变及临床意义的叙述，正确的是
    A. 上消化道出血时，血尿素氮减少
    B. 大面积烧伤时，血尿素氮减少
    C. 严重的肾盂肾炎，血尿素氮减少
    D. 血尿素氮对早期肾功能损害的敏感性差
    E. 血尿素氮对早期肾功能损害的敏感性强

32. 下列除哪项外，均可引起血清钾增高
    A. 急慢性肾功能衰竭
    B. 静脉滴注大量钾盐
    C. 严重溶血
    D. 代谢性酸中毒
    E. 代谢性碱中毒

33. 下列关于急性胰腺炎酶学检查的叙述，正确的是
    A. 血清淀粉酶多在发病1～2小时开始增高
    B. 尿淀粉酶多在发病3～4小时开始增高
    C. 胰腺广泛坏死时，尿淀粉酶可增高不明显
    D. 尿淀粉酶的增高多早于血清淀粉酶
    E. 尿、血淀粉酶常同时开始增高

34. 病理性蛋白尿可见于
    A. 剧烈活动后
    B. 严重受寒
    C. 直立性蛋白尿
    D. 妊娠中毒
    E. 以上均非

35. 下列哪项符合漏出液的特点
    A. 外观呈血性
    B. 比重＞1.018
    C. 能自凝
    D. 白细胞计数＞0.5×10^9/L
    E. 无病原菌

36. 下列除哪项外，均可见胸痛
    A. 带状疱疹
    B. 肺癌
    C. 气胸
    D. 心包炎
    E. 哮喘

37. 触觉语音震颤增强主要见于
    A. 胸腔积液
    B. 气胸
    C. 大叶性肺炎
    D. 胸膜肥厚粘连
    E. 肺气肿

38. 患者，女，70岁。冠心病病史5年。今日突然心悸气短，不能平卧，咳嗽，咯粉红色泡沫样痰。应首先考虑的是
    A. 肺癌
    B. 肺脓肿
    C. 肺结核
    D. 急性肺水肿

E. 支气管扩张

39. 引起吸气性呼吸困难的疾病是
   A. 气管肿瘤
   B. 慢性阻塞性肺气肿
   C. 支气管哮喘
   D. 气胸
   E. 大块肺不张

40. 下列为肺下界叩诊的正确叙述，但哪一项应除外
   A. 两侧肺下界大致相同
   B. 平静呼吸时位于锁骨中线上第6肋间
   C. 平静呼吸时位于腋中线上第8肋间
   D. 平静呼吸时位于肩胛下角线上第10肋间
   E. 体型和发育情况不同，肺下界位置无差异

41. 关于干啰音特点的阐述，下列不正确的是
   A. 有时不用听诊器亦可闻及
   B. 是一种持续时间较长的带乐音的呼吸附加音
   C. 音调较高
   D. 部位不易变，较恒定
   E. 吸气与呼气均可闻及，但以呼气时明显

42. 关于捻发音以下哪项是不正确的
   A. 出现于吸气末
   B. 几次深吸气后可消失
   C. 多见于肺底部
   D. 变换体位后增多
   E. 持续存在有病理意义

43. 下列哪一项属于脑膜刺激征
   A. 巴宾斯基征
   B. 肱二头肌反射

C. 克尼格征
D. 霍夫曼征
E. 跖反射

44. 嗜酸性粒细胞减少见于的疾病是
   A. 荨麻疹
   B. 哮喘
   C. 伤寒
   D. 湿疹
   E. 血吸虫病

45. 正常成人的尿相对密度为
   A. 1.015～1.025
   B. 1.010～1.020
   C. 1.015～1.020
   D. 1.010～1.025
   E. 1.020～1.028

46. 不符合渗出液者为
   A. 穿刺液自凝
   B. 呈现不同颜色或混浊
   C. 比重＞1.018
   D. Rivalta 试验（－）
   E. 细胞数＞$500×10^6$/L

47. 正常 QRS 波群时限为
   A. ≤0.10s
   B. ≤0.11s
   C. ≤0.12s
   D. ≤0.13s
   E. ≤0.14s

48. 下列除哪项外，均属急腹症
   A. 消化性溃疡病
   B. 急性胰腺炎伴黄疸
   C. 胃肠穿孔
   D. 肠梗阻
   E. 实质脏器破裂

49. 下列除哪项外，均是采录"主诉"所要求的内容
    A. 主诉是迫使病人就医的最主要的症状
    B. 一般不超过20个字
    C. 确切的主诉常可作为诊断的向导
    D. 主诉的记录，尽量使用诊断术语
    E. 症状不突出者，可把就医的主要目的作为主诉

50. 患者，女，23岁。被人发现时呈昏迷状态。查体：神志不清，两侧瞳孔呈针尖样大小，呼吸有大蒜臭味。应首先考虑的是
    A. 安定中毒
    B. 急性毒蕈中毒
    C. 急性有机磷农药中毒
    D. 亚硝酸盐中毒
    E. 一氧化碳中毒

51. 病原体侵袭人体后，不出现或仅出现不明显的临床表现，但通过免疫学检查可发现对入侵病原体产生了特异性免疫反应，应称为
    A. 健康携带者
    B. 潜在性感染
    C. 隐性感染
    D. 显性感染
    E. 不典型病例

52. 对于消化道传染病应搞好"三管一灭"是指
    A. 管好水源、饮食、粪便和消灭苍蝇
    B. 管好水源、饮食、粪便和消灭蟑螂
    C. 管好水源、饮食、垃圾和消灭苍蝇
    D. 管好衣服、饮食、粪便和消灭苍蝇
    E. 以上都不是

53. 对乙肝病毒感染具有保护作用的是
    A. 抗–HBe
    B. 抗–HBs
    C. DNA聚合酶
    D. 抗核抗体
    E. 抗–HBc

54. 指出下列哪种是戊型肝炎病毒的主要传播途径
    A. 注射、输血
    B. 蚊虫叮咬传播
    C. 唾液传播
    D. 垂直传播
    E. 粪–口传播

55. 流行性出血热病毒是
    A. 一种DNA病毒
    B. 正性单链RNA病毒
    C. 与丙型肝炎病毒一样
    D. 与艾滋病病毒（HIV）相同属反转录病毒科
    E. 汉坦病毒属，为负性单链RNA病毒

56. 流行性出血热潜伏期一般为
    A. 3～5天
    B. 1周
    C. 1～2周
    D. 2～3周
    E. 1个月

57. 人免疫缺陷病毒的主要特征是
    A. 单链DNA病毒，外有类脂包膜
    B. 双链DNA病毒，外有类脂包膜
    C. 单链RNA病毒，外有类脂包膜
    D. 双链RNA病毒，含反转录酶
    E. 双链DNA病毒，含反转录酶

58. 下述哪项不是艾滋病的主要传播途径
    A. 性接触

B. 注射及输血和血制品
C. 母婴传播
D. 器官移植
E. 消化道传播

59. 流行性脑脊髓膜炎发病年龄高峰是
    A. <6个月
    B. 6个月~2岁
    C. 学龄前儿童
    D. 学龄儿童
    E. 7~14岁

60. 确诊伤寒最可靠的依据是来自以下哪一项
    A. 发热、中毒症状、白细胞减少
    B. 血培养
    C. 粪便培养
    D. 胆汁培养
    E. 肥达反应

61. 伤寒杆菌的主要致病因素
    A. 外毒素
    B. 伤寒内毒素
    C. 细菌的侵袭力
    D. "H"抗原
    E. 肠毒素

62. 慢性菌痢的病程应该超过的时间是
    A. 1个月
    B. 2个月
    C. 3个月
    D. 半年
    E. 1年

63. 有关医院感染的概念，错误的是
    A. 在医院内获得的感染
    B. 出院之后的感染有可能是医院感染
    C. 入院时处于潜伏期的感染一定不是医院感染
    D. 与上次住院有关的感染是医院感染
    E. 婴幼儿经胎盘获得的感染属医院感染

64. 男性，20岁，无任何症状，体检时发现血清HBsAg阳性，转氨酶等其他肝功能检查均正常
    A. 既往感染过
    B. 显性感染
    C. 潜在性感染
    D. 病原体携带
    E. 重复感染

65. 女性，35岁。手术后2个月出现腹胀，乏力，ALT 200U/L，手术时输血800mL，化验甲肝抗体（－），HBsAg（－），抗–HBc（＋），抗–HBs（＋），抗HCV（＋），诊断应考虑
    A. 术后引起中毒性肝炎
    B. 甲型肝炎
    C. 乙型肝炎
    D. 输血后肝炎
    E. 急性丙型肝炎，输血所致

66. 男性，20岁。半月来发热37.5℃，伴周身乏力，食欲不振，尿色加深如深茶样，化验肝功能，ALT 500U/L，胆红素80μmol/L，抗HAVIgM（＋），HBsAg（＋），抗HBcIgG（＋），应诊为
    A. 急性甲型黄疸型肝炎
    B. 急性甲型合并乙型黄疸型肝炎
    C. 急性乙型黄疸型肝炎
    D. 急性乙型肝炎，既往感染甲肝病毒
    E. 急性甲型黄疸型肝炎，乙肝病毒携带

67. 肝硬化病人，近2天发热38℃，伴腹痛、腹泻、腹胀。查体：肝肋下未及，脾肋下触及3cm，腹水征（＋），下腹部

有压痛及反跳痛。首先应做何项检查

A. 血常规，便常规

B. 肝功化验

C. 血常规，腹水常规

D. 凝血酶原时间

E. 便培养

68. 男性，30岁。自11月30日起出现发热，头痛，并皮肤黏膜出血，3天后出现少尿，此时血常规白细胞$35×10^9$/L，尿常规见尿蛋白（+++）。此时最可能的诊断是

A. 肾小球肾炎

B. 尿毒症

C. 白血病

D. 流行性出血热

E. 重型感冒

69. 男性，40岁。曾在国外居住多年，3年前回国，近半年持续低热，伴乏力，周身淋巴结肿大，口腔黏膜反复感染，大量抗生素治疗效果不佳，近来体重减轻。血常规示白细胞低和贫血。此时应注意哪种疾病更合适

A. 结核病

B. 白塞病

C. 传染性单核细胞增多症

D. 艾滋病

E. 亚急性变应性败血症

70. 男性，突发寒战，体温39℃左右，腹泻10余次，伴里急后重，便为稀便，很快转化为脓血便，便常规红细胞5/HP，白细胞10/HP，脓细胞（++）。该患者最可能的诊断是

A. 细菌性痢疾

B. 伤寒

C. 阿米巴痢疾

D. 肠炎

E. 食物中毒

71. 男性，28岁。因江水泛滥，饮用江水，突然出现剧烈腹泻，随后呕吐，由水样物转为"米泔水"样物。最可能的诊断是

A. 金葡菌胃肠炎

B. 急性细菌性痢疾

C. 大肠杆菌性肠炎

D. 病毒性肠炎

E. 霍乱

72. 30岁，男性。突然不规则发热20余日，于5月8日急诊入院。查体：巩膜黄染，肝脾在肋下1.0cm。血白细胞计数$4.0×10^9$/L，总胆红素定量98μmol/L（正常＜17.1μmol/L），ALT85单位，尿蛋白（+），肥达反应"O"1：80，"H"1：160，抗–HBs（+）。下列哪项检查最有利于确定诊断

A. 血涂片检疟原虫

B. 骨髓细菌培养

C. 粪便细菌培养

D. 凝溶试验

E. 肝活检

73. 男性，30岁。患病4周，以高热为主，曾确诊为伤寒，日前体温开始下降，食欲好转，体力渐增，脾肿大开始回缩，要特别重视

A. 加强营养

B. 增加活动

C. 限制饮食

D. 继续用足量抗生素

E. 充足睡眠

74. 药物的治疗指数是

A. ED_{50} 与 LD_{50} 之间的距离
B. ED_{50} 与 LD_{50} 的比值
C. LD_{50} 与 ED_{50} 的比值
D. ED_{95} 与 LD_{5} 的比值
E. ED_{90} 与 LD_{10} 的比值

75. 肌注阿托品治疗有机磷农药中毒引起口干作用称为
A. 毒性反应
B. 变态反应
C. 后遗效应
D. 副作用
E. 治疗作用

76. 某药的 $t_{1/2}$ 为 4 小时，每隔 1 个 $t_{1/2}$ 给药一次，达到稳态血药浓度的时间是
A. 约 10 小时
B. 约 20 小时
C. 约 30 小时
D. 约 40 小时
E. 约 50 小时

77. 在碱性尿液中弱碱性药物
A. 排泄速度不变
B. 解离的多，再吸收多，排泄快
C. 解离的多，再吸收少，排泄快
D. 解离的少，再吸收多，排泄慢
E. 解离的少，再吸收少，排泄快

78. 受体激动剂的特点是
A. 与受体有亲和力，无内在活性
B. 与受体有亲和力，有较强内在活性
C. 与受体无亲和力，有内在活性
D. 与受体无亲和力，有较强内在活性
E. 与受体有亲和力，有弱的内在活性

79. 药物的首关消除可能发生于
A. 口服给药后
B. 吸入给药后
C. 舌下给药后
D. 静脉注射后
E. 皮下注射后

80. 治疗闭角型青光眼应选择
A. 毛果芸香碱
B. 新斯的明
C. 加兰他敏
D. 阿托品
E. 去甲肾上腺素

81. 术后腹胀气应选用以下哪种药
A. 阿托品
B. 东莨菪碱
C. 毒扁豆碱
D. 新斯的明
E. 毛果芸香碱

82. 能增加肾血流量，明显舒张肾血管的药物是
A. 麻黄碱
B. 多巴胺
C. 肾上腺素
D. 去甲肾上腺素
E. 异丙肾上腺素

83. 下列局麻药中毒性最大的药是
A. 利多卡因
B. 普鲁卡因
C. 依替卡因
D. 丁卡因
E. 布比卡因

84. 地西泮抗焦虑的作用部位是
A. 大脑皮层
B. 下丘脑
C. 黑质纹状体

D. 边缘系统
E. 脑干网状结构

85. 长期服用氯丙嗪后出现的不良反应中，哪一反应用抗胆碱药治疗反可使之加重
    A. 体位性低血压
    B. 静坐不能
    C. 帕金森综合征
    D. 迟发性运动障碍
    E. 急性肌张力障碍

86. 下列哪一作用与吗啡治疗心源性哮喘的机制无关
    A. 有强大的镇痛作用
    B. 有明显的镇静作用
    C. 消除患者焦虑、恐惧情绪
    D. 血管扩张、心脏负荷减轻
    E. 降低呼吸中枢对 CO_2 的敏感性

87. 长期应用可以引起成瘾的药物是
    A. 阿司匹林
    B. 对乙酰氨基酚
    C. 布洛芬
    D. 芬太尼
    E. 哌替啶

88. 选择性扩张脑血管的药物是
    A. 氟桂利嗪
    B. 硝苯地平
    C. 地尔硫䓬
    D. 维拉帕米
    E. 氨氯地平

89. 广谱抗心律失常药是
    A. 利多卡因
    B. 普萘洛尔
    C. 胺碘酮
    D. 奎尼丁

E. 普鲁帕酮

90. 下列不属于血管紧张素转化酶抑制剂（ACEI）特点的是
    A. 引起反射性心率加快
    B. 可用于各型高血压
    C. 对肾脏有保护作用
    D. 可防治高血压患者心肌细胞肥大
    E. 减少循环组织中的血管紧张素Ⅱ

91. 地高辛治疗心房纤颤的主要作用是
    A. 直接降低心房的兴奋性
    B. 降低浦肯野纤维的自律性
    C. 减慢房室传导
    D. 缩短心房有效不应期
    E. 抑制窦房结

92. 氯沙坦降压作用是
    A. 拮抗 ATⅡ受体活性
    B. 拮抗 ACE 的活性
    C. 拮抗肾素活性
    D. 减少血液缓激肽水平
    E. 增加血液中血管紧张素Ⅱ水平

93. 噻嗪类利尿药利尿作用机制是
    A. 抑制髓袢升支粗段髓质部和皮质部对 NaCl 的再吸收
    B. 抑制髓袢升支粗段皮质部对 NaCl 的再吸收
    C. 抑制髓袢升支粗段髓质部对 NaCl 的再吸收
    D. 抗醛固酮作用
    E. 降低尿的稀释和浓缩功能

94. 可引起男子乳房女性化和性功能障碍的药物是
    A. 氢氯噻嗪
    B. 糖皮质激素

C. 呋塞米

D. 螺内酯

E. 甘露醇

95. 奥美拉唑治疗消化性溃疡的作用机制是
   A. 抑制 H^+-K^+-ATP 酶，减少胃酸分泌
   B. 抑制 H^+-Na^+-ATP 酶，减少胃酸分泌
   C. 抑制 Na^+-K^+-ATP 酶，减少胃酸分泌
   D. 阻断 H_2 受体，抑制胃酸分泌
   E. 阻断 H_1 受体，抑制胃酸分泌

96. 下列哪种疾病不宜用糖皮质激素类药物
   A. 中毒性痢疾
   B. 中毒性肺炎
   C. 败血症
   D. 腮腺炎
   E. 重症伤寒

97. 肝素的抗凝血作用机制是
   A. 加速抗凝血酶Ⅲ灭活各种凝血因子
   B. 抑制凝血因子的合成
   C. 直接灭活各种凝血因子
   D. 抑制血小板聚集
   E. 激活纤溶酶

98. 第三代头孢菌素的特点是
   A. 对革兰阴性菌作用较弱
   B. 作用时间短
   C. 组织穿透力弱
   D. 对 β 内酰胺酶的稳定性较第一、二代强
   E. 主要用于轻、中度呼吸道和尿路感染

99. 阿莫西林主要用于治疗
   A. 胆道感染
   B. 肺炎链球菌引起的下呼吸道感染
   C. 尿路感染
   D. 螺旋体感染

   E. 鼠咬热

100. 对细菌和结核杆菌感染都有效的药物是
   A. 氨苄西林
   B. 青霉素
   C. 乙胺丁醇
   D. 利福平
   E. 异烟肼

101. 目前用于病因性预防的首选抗疟药物是
   A. 氯喹
   B. 伯氨喹
   C. 乙胺嘧啶
   D. 乙胺丁醇
   E. 利福平

102. 不良反应最小，可进入脑脊液的咪唑类抗真菌药是
   A. 克霉唑
   B. 咪康唑
   C. 氟康唑
   D. 酮康唑
   E. 氟胞嘧啶

103. 医学伦理学的研究对象是
   A. 医学道德现象和医学道德关系
   B. 职业道德
   C. 生物学
   D. 卫生法学
   E. 医学社会学

104. 行医中反对"按寸不及尺，握手不及足""相对斯须，便处汤药"的草率作风出自
   A.《本草纲目》
   B.《黄帝内经》
   C.《劝医论》
   D.《备急千金要方》

E.《伤寒杂病论》

105. "无论至于何处，遇男或女，贵人及奴婢，我之唯一目的，为病家谋幸福"出自
    A.《纪念白求恩》
    B.《阁逻迦集》
    C.《希波克拉底誓言》
    D.《广济医刊》
    E.《迈蒙尼提斯祷文》

106. 医德品质的内容不包括下列哪项
    A. 仁爱
    B. 严谨
    C. 诚挚
    D. 公正
    E. 幸福

107. 下列不属于公益论原则的是
    A. 人人享有最基本的医疗权利
    B. 当发生个体利益与群体利益矛盾时，以群体利益为重
    C. 当发生局部利益与整体利益矛盾时，以整体利益为重
    D. 当发生眼前利益与长远利益矛盾时，以长远利益为重
    E. 当发生个人与社会之间的矛盾时，以社会利益为重

108. 关于医学伦理学基本原则的说法，正确的是
    A. 四个基本原则中不伤害原则是最重要的
    B. 在实际应用中，这四个原则只有在不冲突的情况下才有效
    C. 四个基本原则中有利原则是最重要的
    D. 这四个原则中公正原则是最不重要的
    E. 这四个原则之间存在冲突的情况，需要具体判断

109. 关于不伤害原则，正确的是
    A. 此原则是绝对的，最基本的
    B. 临床中存在的很多对病人造成伤害的情况，有些是可以避免的
    C. 对病人的不伤害，只是指生理上的不伤害
    D. 对病人的不伤害，是指对病人心理的不伤害
    E. 如果不伤害原则与其他原则冲突，应该以满足不伤害原则为最终选择

110. 下述各项中属于医生违背尊重原则的是
    A. 医生对病人的呼叫或提问给予应答
    B. 医生的行为使某个病人受益，但却给别的病人带来了损害
    C. 妊娠危及母亲的生命时，医生给予引产
    D. 医生给病人实施必要的检查或治疗
    E. 医生尊重病人是指满足病人的一切要求

111. 医学伦理学中最古老、最有生命力的医德范畴是
    A. 医疗义务
    B. 医疗审慎
    C. 医疗情感
    D. 医疗良心
    E. 医疗保密

112. 下面关于医务人员权利的理解，不正确的是
    A. 医务人员享受权利的前提是履行自己的义务
    B. 医务人员权利的范围是维护病人平

等医疗权利的实现，促进病人身心健康

C. 医务人员享有的职业权利是其必须履行的义务

D. 医务人员享有的权利是病人实现自己医疗权利的满足

E. 医务人员权利与病人权利发生矛盾时，要求医务人员放弃权利而服从病人的权利

113. 卫生法的最高宗旨是

A. 维护公民身体健康

B. 预防为主

C. 促进卫生事业的国际交流和合作

D. 推动科学技术的进步和发展

E. 动员全社会参与卫生工作

114. 民事责任构成必须有下面的要件，除了

A. 损害事实的客观存在

B. 行为的违法性

C. 必须是不作为的违法行为

D. 违法行为和损害事实之间有因果关系

E. 行为人的过错

115. 属于行政处分的是

A. 行政拘留

B. 记大过

C. 管制

D. 罚金

E. 赔礼道歉

116. 下列各项中，哪项不属于医师在执业活动中应当履行的法定义务

A. 尊重患者，保护患者的隐私

B. 遵守技术操作规范

C. 参与所在机构的民主管理

D. 恪守职业道德

E. 宣传卫生保健知识

117. 下列情形中，应当被注销执业医师注册的是

A. 中止医师执业活动满一年的

B. 在医疗事故中负有民事赔偿责任的

C. 受罚款行政处罚的

D. 受暂停执业6个月行政处罚的

E. 构成医疗事故罪而被判处刑罚的

118. 以师承方式学习传统医学至少满多长时间，经卫生行政部门指定的组织考核合格并推荐，才可以参加执业医师资格或者执业助理医师资格考试

A. 一年

B. 二年

C. 三年

D. 四年

E. 五年

119. 片剂处方不得超过三日剂量的是

A. 麻醉药品

B. 第二类精神药品

C. 医疗用毒性药品

D. 抗生素

E. 放射性用品

120. 根据《中华人民共和国药品管理法》，对生产、销售、使用假药、劣药的，规定处罚的行政处罚种类有

A. 拘留、罚款、责令停产、停业整顿、吊销执照等形式

B. 没收、罚款、责令停产、停业整顿、判刑等形式

C. 没收、罚款、责令停产、停业整顿、吊销执照等形式

D. 没收、罚款、责令停产、赔偿损失、吊销执照等形式

E. 没收、判刑、责令停产、赔偿损失、吊销执照等形式

121. 对流动人口中的传染病病人、疑似病人处理的原则是
A. 就地控制、就地治疗、就地康复
B. 就地隔离、就地治疗、就地康复
C. 就地控制、就地观察、就地治疗
D. 就地隔离、就地观察、就地治疗
E. 就地观察、就地治疗、就地康复

122. 某县（省直接管辖）县医院发生医疗事故争议，须进行医疗事故技术鉴定，按照《医疗事故处理条例》的规定，负责首次医疗事故鉴定工作的组织应当是
A. 该县卫生行政部门
B. 该县医学会
C. 该县卫生行政部门的上级组织
D. 市级医学会
E. 省级医学会

123. 《中华人民共和国中医药条例》明确对中医药发展的政策是国家
A. 保护、支持、发展中医药事业
B. 保护、扶持、发展中医药事业
C. 保护、发展中医药事业
D. 扶持、发展中医药事业
E. 积极保护中医药事业

124. 王某经执业医师考试合格并进行注册后，开办了一家牙科诊所，同时因为其对妇产科知识和操作较为熟悉，所以平时也会诊治一些妇科和产科的患者，其进行的妇产科诊疗活动属于
A. 法律允许的行为
B. 医师执业规定所允许的行为
C. 只要不发生差错，法律即允许
D. 超出执业范围的违法行为
E. 只要是患者自愿，就是法律允许的行为

B 型题

答题说明

以下提供若干组考题，每组考题共用在考题前列出的 A、B、C、D、E 五个备选答案。请从中选择一个与问题关系最密切的答案，并在答题卡上将相应题号的相应字母所属方框涂黑。每个备选答案可能被选择一次、多次或不被选择。

（125～126题共用备选答案）
A. 1年
B. 2年
C. 3年
D. 4年
E. 5年

125. 按照《麻醉药品和精神药品管理条例》规定：医疗机构应当对麻醉药品和精神药品处方进行专册登记，加强管理。麻醉药品处方至少保存

126. 按照《麻醉药品和精神药品管理条例》规定：医疗机构应当对麻醉药品和精神药品处方进行专册登记，加强管理。精神药品处方至少保存

（127～128题共用备选答案）
A. 慢性规律性的上腹痛
B. 无规律性的上腹痛
C. 右上腹绞痛
D. 左上腹剧痛
E. 全腹剧痛

127. 胆道结石，常表现

128. 消化性溃疡，常表现

（129～130题共用备选答案）
A. 红细胞管型
B. 白细胞管型
C. 上皮细胞管型
D. 透明管型
E. 蜡样管型

129. 正常人尿中可以偶见的管型是
130. 主要见于肾盂肾炎的管型是

（131～132题共用备选答案）
A. 急性发热
B. 黄疸
C. 呕吐
D. 腹泻
E. 血便

131. 肠梗阻可见腹痛，并伴有
132. 肠套叠可见腹痛，并伴有

（133～134题共用备选答案）
A. 呕吐物为隔餐食物，带腐臭味
B. 呕吐物为黄绿色，带粪臭味
C. 呕吐物为大量黏液及食物
D. 呕吐物为血液
E. 吐出胃内容物后仍干呕不止

133. 急性胃炎的临床表现是
134. 急性胆囊炎的临床表现是

（135～136题共用备选答案）
A. 脉搏短绌
B. 水冲脉
C. 奇脉
D. 颈静脉搏动
E. 交替脉

135. 主动脉瓣关闭不全，多表现为
136. 缩窄性心包炎，多表现为

（137～138题共用备选答案）
A. 淀粉酶
B. 血清转氨酶
C. 谷氨酰基转肽酶
D. 血清碱性磷酸酶
E. 肌酸磷酸激酶

137. 对诊断骨质疏松最有意义的是
138. 对诊断心肌梗死最有意义的是

（139～140题共用备选答案）
A. 劣药
B. 假药
C. 保健药品
D. 非处方用药
E. 特殊药品

139. 药品所含成分的名称与国家药品标准或者省、自治区、直辖市药品标准规定不符合的是
140. 药品成分的含量与国家药品标准或者省、自治区、直辖市药品标准规定不符合的是

（141～142题共用备选答案）
A.《省心录·论医》
B.《备急千金要方》
C.《外科正宗》
D.《本草纲目》
E.《迈蒙尼提斯祷文》

141. "无恒德者，不可以作医，人命死生之系"。出自的著作是
142. "启我爱医术，复爱世间人，愿绝名利心，尽力为患者，无分爱与憎，不问富与贫，凡诸疾病者，一视如同仁"。出自的著作是

（143～144题共用备选答案）
A. 医患关系是一种民事法律关系
B. 医患关系是具有道德意义较强的社

会关系

C. 医患关系是一种商家与消费者的关系

D. 医患关系是包括非技术性和技术性方面的关系

E. 医患关系是患者与治疗者在诊疗和保健中所建立的联系

143. 反映医患关系本质的是

144. 概括医患关系内容的是

（145～146题共用备选答案）

A. 呼吸困难

B. 咳嗽

C. 咯血

D. 下垂性凹陷性水肿

E. 紫绀

145. 左心衰竭时最早出现和最重要的症状是

146. 右心衰竭时典型的体征是

（147～148题共用备选答案）

A. 氢氯噻嗪

B. 头孢呋辛

C. 头孢他啶

D. 维生素K

E. 鱼精蛋白

147. 呋塞米不应与哪一药物合用

148. 肝素使用过量引起的出血应选用

（149～150题共用备选答案）

A. 华法林

B. 肝素

C. 尿激酶

D. 糖皮质激素

E. 甲苯磺丁脲

149. 治疗急性血栓栓塞性疾病最好选用

150. 可引起股骨头无菌性坏死的药物最常见的是

中西医结合执业医师资格考试最后成功四套胜卷
答案与解析

中西医结合执业医师资格考试
最后成功四套胜卷（一）答案

第一单元

1.E	2.B	3.B	4.A	5.D	6.E	7.C	8.B	9.E	10.A
11.E	12.E	13.B	14.D	15.C	16.A	17.D	18.A	19.E	20.A
21.D	22.A	23.A	24.C	25.C	26.D	27.D	28.D	29.B	30.B
31.C	32.E	33.C	34.C	35.D	36.B	37.D	38.C	39.C	40.C
41.A	42.D	43.C	44.A	45.D	46.A	47.D	48.D	49.B	50.C
51.A	52.D	53.C	54.C	55.B	56.D	57.C	58.C	59.B	60.E
61.B	62.A	63.E	64.C	65.D	66.C	67.C	68.D	69.A	70.D
71.E	72.C	73.A	74.C	75.D	76.B	77.C	78.E	79.D	80.E
81.D	82.A	83.A	84.D	85.C	86.A	87.A	88.D	89.C	90.D
91.B	92.C	93.B	94.C	95.B	96.C	97.A	98.A	99.A	100.E
101.A	102.C	103.C	104.C	105.D	106.C	107.E	108.C	109.B	110.A
111.D	112.E	113.E	114.E	115.C	116.D	117.A	118.C	119.B	120.C
121.C	122.E	123.C	124.D	125.D	126.D	127.C	128.E	129.D	130.A
131.E	132.B	133.D	134.A	135.E	136.A	137.D	138.B	139.C	140.C
141.E	142.C	143.A	144.C	145.A	146.D	147.D	148.E	149.C	150.D

第二单元

1.E	2.A	3.B	4.B	5.A	6.A	7.B	8.E	9.E	10.B
11.D	12.B	13.D	14.C	15.E	16.D	17.B	18.A	19.B	20.D
21.D	22.E	23.C	24.E	25.E	26.D	27.C	28.E	29.A	30.B
31.B	32.D	33.B	34.B	35.C	36.D	37.B	38.C	39.A	40.A
41.A	42.A	43.E	44.B	45.E	46.B	47.A	48.C	49.B	50.D
51.C	52.E	53.D	54.D	55.B	56.B	57.B	58.C	59.B	60.E
61.B	62.B	63.E	64.C	65.A	66.B	67.A	68.E	69.B	70.D
71.E	72.C	73.A	74.E	75.B	76.A	77.B	78.A	79.B	80.C
81.A	82.A	83.C	84.B	85.B	86.B	87.E	88.A	89.D	90.E
91.C	92.D	93.C	94.C	95.D	96.D	97.A	98.D	99.A	100.B
101.D	102.B	103.D	104.E	105.C	106.C	107.D	108.A	109.C	110.D
111.E	112.E	113.B	114.C	115.D	116.C	117.C	118.C	119.B	120.D

121.B 122.A 123.D 124.C 125.D 126.E 127.A 128.C 129.C 130.D
131.C 132.B 133.A 134.D 135.E 136.B 137.D 138.E 139.C 140.D
141.A 142.B 143.D 144.A 145.D 146.A 147.D 148.C 149.D 150.B

第三单元

1.C 2.C 3.E 4.A 5.A 6.A 7.A 8.C 9.C 10.E
11.A 12.B 13.A 14.C 15.C 16.B 17.E 18.B 19.B 20.A
21.A 22.C 23.D 24.B 25.D 26.E 27.C 28.D 29.A 30.E
31.D 32.A 33.C 34.B 35.E 36.D 37.D 38.C 39.A 40.B
41.A 42.E 43.B 44.E 45.B 46.D 47.D 48.C 49.D 50.A
51.B 52.C 53.E 54.E 55.E 56.D 57.B 58.C 59.C 60.B
61.C 62.D 63.B 64.C 65.D 66.A 67.B 68.D 69.C 70.C
71.D 72.C 73.E 74.E 75.E 76.E 77.C 78.D 79.A 80.C
81.D 82.C 83.B 84.A 85.C 86.E 87.E 88.A 89.B 90.D
91.D 92.D 93.B 94.C 95.A 96.C 97.C 98.C 99.B 100.A
101.C 102.B 103.C 104.C 105.B 106.D 107.E 108.D 109.B 110.B
111.D 112.B 113.B 114.C 115.A 116.D 117.E 118.B 119.C 120.B
121.D 122.E 123.B 124.C 125.B 126.B 127.B 128.B 129.E 130.D
131.E 132.B 133.D 134.D 135.C 136.B 137.D 138.B 139.B 140.E
141.C 142.D 143.B 144.D 145.A 146.D 147.B 148.C 149.A 150.B

第四单元

1.E 2.A 3.A 4.D 5.D 6.A 7.B 8.A 9.B 10.C
11.D 12.A 13.D 14.C 15.A 16.A 17.B 18.B 19.E 20.A
21.E 22.E 23.E 24.A 25.C 26.B 27.A 28.A 29.D 30.B
31.D 32.D 33.E 34.B 35.B 36.C 37.D 38.D 39.A 40.B
41.E 42.A 43.A 44.B 45.C 46.D 47.A 48.B 49.A 50.B
51.C 52.B 53.A 54.E 55.C 56.D 57.D 58.B 59.D 60.C
61.C 62.B 63.A 64.E 65.A 66.E 67.C 68.B 69.B 70.D
71.C 72.D 73.C 74.A 75.D 76.C 77.C 78.B 79.E 80.D
81.C 82.E 83.C 84.B 85.B 86.E 87.A 88.A 89.B 90.E
91.C 92.E 93.B 94.C 95.B 96.C 97.D 98.C 99.D 100.C
101.A 102.E 103.C 104.A 105.D 106.E 107.B 108.C 109.C 110.D
111.A 112.B 113.B 114.D 115.B 116.A 117.C 118.C 119.D 120.D
121.E 122.C 123.A 124.D 125.C 126.D 127.D 128.D 129.B 130.D
131.C 132.E 133.C 134.B 135.B 136.B 137.D 138.B 139.A 140.E
141.C 142.E 143.E 144.D 145.C 146.D 147.E 148.A 149.A 150.A

中西医结合执业医师资格考试最后成功四套胜卷（一）解析

第一单元

1. 答案：E　解析：中医学整体观念的内涵包括：①人体是有机的整体。②人与自然界的统一性。故选择E。

2. 答案：B　解析：同病异治，指同一病证，因时、因地、因人不同，或由于病情进展程度、病机变化，以及用药过程中正邪消长等差异，导致证不同，治疗上应相应采取不同治法。故选择B。

3. 答案：B　解析：上午为阳中之阳，下午为阳中之阴；上半夜为阴中之阴，下半夜为阴中之阳。故选择B。

4. 答案：A　解析："寒极生热，热极生寒"反映了阴阳之间相互转化的关系，"极"即为阴阳转化的条件。故选择A。

5. 答案：D　解析：生我者为母，我生者为子。克我者，为所不胜；我克者，为所胜。金克木，金为木之所不胜。故选择D。

6. 答案：E　解析：五行相乘次序是：木乘土，土乘水，水乘火，火乘金，金乘木。根据五脏的五行所属，可知选项中脾病及肾为相乘传变。故选择E。

7. 答案：C　解析：脾运化水谷的功能，全赖于脾气，只有在脾气强健的情况下，水谷精微才得以正常消化吸收，为化生精、气、血、津液提供足够的养料。所以与血液生成关系最密切的脏腑为脾。故选择C。

8. 答案：B　解析：心藏神，肺藏魄，肝藏魂，脾藏意，肾藏志。心为君主之官，神明之府，是精神活动产生和依附的器官。《灵枢·邪客》亦说："心者，五脏六腑之大主也，精神之所舍也。"故选择B。

9. 答案：E　解析：肺为娇脏，是指肺为清虚之脏，轻清肃静，不容纤芥，不耐邪气之侵，肺气通于天，不耐寒热，故为娇嫩之脏。故选择E。

10. 答案：A　解析：纳，即受纳、摄纳之意。肾主纳气，是指肾有摄取肺所吸入的清气的生理功能。所以具体表现为肺吸入的清气必须下达肾，由肾来摄纳之，才能保持呼吸运动的平稳和深沉。故选择A。

11. 答案：E　解析：肾主纳气，具有帮助肺保持呼吸的深度、防止呼吸浅表的作用。吸气的降纳，必须得到肾摄纳作用的帮助，也就是说，肺的吸气，一定要依靠肾的摄纳，才能维持其深度。故选择E。

12. 答案：E　解析：肾因开窍二阴而司大小便，又寄藏命门之火，为元阴、元阳之脏，故有"水火之脏""阴阳之宅"之称，为最易发生阴阳互损的脏腑。故选择E。

13. 答案：B　解析：心主血脉，心气推动和调控血液在脉管中正常运行，流注全身；肝藏血，具有贮藏血液、调节血量及防止出血的功能；脾统血，可统摄血液在脉内运行。故选择B。

14. 答案：D　解析：心主神志，心烦不寐，病位在心；腰为肾府，腰酸梦遗，病位在肾。故选择D。

15. 答案：C　解析：胃主受纳、腐熟水谷，排除B；小肠主受盛与化物，排除D；三焦通行元气，排除E；脾主运化、统血，排除A。大肠主津。故选择C。

16. 答案：A　解析：脑为元神之府，

骨为髓之府,脉为血之府,胆为中精之府。故选择A。

17.答案:D 解析:气的推动作用是指气对于人体的生长发育,以及脏腑经络等组织器官的生理活动,起推动和激发作用,排除A;气的温煦作用是指气是人体热量的来源,排除B;气的防御作用是指护卫全身的肌表,防御外邪的入侵,故排除C;气的固摄作用是指对于血液、津液等液态物质具有防止其无故流失的作用;气的气化作用是指通过气的运动而产生的各种变化,排除E。故选择D。

18.答案:A 解析:十二经脉的流注次序为:从手太阴肺经开始,依次传至手阳明大肠经、足阳明胃经、足太阴脾经、手少阴心经、手太阳小肠经、足太阳膀胱经、足少阴肾经、手厥阴心包经、手少阳三焦经、足少阳胆经、足厥阴肝经,再回到手太阴肺经。故选择A。

19.答案:E 解析:太阴、阳明在前缘;厥阴、少阳在中线;少阴、太阳在后缘。阴经行于内侧,阳经行于外侧。手少阳三焦经,在外侧中线。故选择E。

20.答案:A 解析:寒性收引,寒邪侵袭人体,可使气机收敛,腠理、经络、筋脉收缩挛急。故选择A。

21.答案:D 解析:湿性重浊,"重",即沉重或重着之意,"浊",即秽浊,多指分泌物秽浊不清而言。湿邪致病可出现多种秽浊症状,如面垢眵多、大便溏泄、下痢黏液脓血、小便混浊、妇女白带过多、湿疹浸淫流水等,都是湿性秽浊的病理反映。患者大便溏泄,时发下痢脓血,小溲混浊不清,反映的是湿邪秽浊的特性。故选择D。

22.答案:A 解析:怒则气上,喜则气缓,悲则气消,恐则气下,寒则气收,惊则气乱,劳则气耗,思则气结。故选择A。

23.答案:A 解析:久视伤血,久卧伤气,久坐伤肉,久立伤骨,久行伤筋,是谓五劳所伤。故选择A。

24.答案:C 解析:患者腹部胀满,为实象;纳食减少,疲乏无力,舌胖嫩而苔润,脉细弱而无力为虚象。此患者为脾虚患者,脾虚则运化无力,故患者纳食减少,腹部胀满,脉细弱而无力也支持脾虚证。故选择C。

25.答案:C 解析:素有高血压病史,现症见眩晕耳鸣,面红头胀,为肝阳上亢;腰膝酸软,失眠多梦,时有遗精或性欲亢进,舌红,脉沉弦细,为肾阴亏虚之证。故选择C。

26.答案:D 解析:发病初起恶寒发热,头痛无汗,咳吐白痰,舌苔白,脉浮紧,2日后壮热而不恶寒,面赤口渴,溲赤便干,舌红而干,脉数。其证候是由寒转热。初起为表寒,后转为里热证。故选择D。

27.答案:D 解析:用寒远寒,是指秋冬季节,气候由凉变寒,阴盛阳衰,人体腠理致密,阳气内敛,此时若非大热之证,就当慎用寒凉之品,以防苦寒伤阳。用热远热,亦然,炎热的季节,慎用热性的药物。故选择D。

28.答案:D 解析:《素问·上古天真论》提出的具体养生方法包括五个方面:一是法于阴阳,顺应四时,调养身心;二是和于术数,锻炼身体,保精养神;三是食饮有节,五味和调,滋养气血,日常饮食有节制、有规律;四是起居有常,按时作息,睡眠充足,怡养神气;五是不妄作劳,劳逸结合,保养形气。如此则保全形神,达到祛病延年、健康长寿的养生目的。故选择D。

29.答案:B 解析:《素问·阴阳应象大论》曰:"形不足者,温之以气;精不足者,补之以味。"其指形体虚弱者,宜用气厚之品温补阳气。阴精虚损者,宜用厚味之品滋补阴精。张介宾注："以形精言，则形为阳，精为阴；以气味言，则气为阳，味为阴。阳者卫外而为固也，阴者藏精而起亟也。故形不足者，阳之衰也，非气不足以达表而温之；精不足者，阴之衰也，非味不足以实中而补之。阳性缓，故曰温；阴性静，故曰补。"故选择B。

30. 答案：B 解析：《灵枢·本神》曰："随神往来者谓之魂。"魂是神支配下的意识活动。魂属神志活动之一，依附神而存在，故属阳。如果魂离开了神的支配，则出现梦话、梦游、梦幻等无意识的感觉和动作。张介宾注："盖神之为德，如光明爽朗、聪慧灵通之类皆是也。魂之为言，如梦寐恍惚、变幻游行之境皆是也。神藏于心，故心静则神清；魂随乎神，故神昏则魂荡。"故选择B。

31. 答案：C 解析：《素问·评热病论》曰："劳风法在肺下，其为病也。"肺下指肺部。劳风的病因为因劳而虚，因虚而受风，邪气化热壅肺；病机为太阳受风，卫阳郁遏，肺失清肃，痰热壅积。故选择C。

32. 答案：E 解析：《灵枢·决气》曰："壅遏营气，令无所避，是谓脉。"脉，是营血运行的道路，能约束营血运行于脉中。故选择E。

33. 答案：C 解析："阳浮而阴弱"，阳浮而阴弱既指脉象又指病机。阳指浮取，阴指沉取，意为轻取见浮，沉取则弱。从病机言则卫阳浮盛，营阴不足。这里的"而"字，卫强而营弱，卫受邪，卫不固表致营阴不足，有因果转属之意。故选择C。

34. 答案：C 解析：本证病机为太阳之腑膀胱受邪，气化不利。太阳病发汗太过，损伤津液，如果表证已解，只是大汗伤津致口渴，必伴胃津不足之烦躁、失眠，治疗只需少量多次饮水，使津复胃和自愈；如表证不解，表邪内传膀胱，致膀胱气化不

利，水津不布，津不上承之口渴，必伴见小便不利、脉浮发热等症，治以五苓散化气利水，兼以解表。这里应注意五苓散证与小青龙汤证均属外有表寒、内有水饮为病的表里同病之证。均有口渴或不渴，均可见小便不利，治疗均用表里双解之法。但两证水停部位不同，小青龙汤证，水饮停在上焦，以喘咳、咳吐白色清稀痰涎为主症，治以温肺化饮，而五苓散证，水蓄下焦，以小便不利，少腹满为主症，治以通阳化气利水。而茯苓甘草汤证因水停胃脘，故见心下悸，四肢厥冷，小便自利，口不渴，治疗重用生姜温胃散水，用桂枝配茯苓化气蠲饮。故选择C。

35. 答案：D 解析：生姜泻心汤证与干姜黄芩黄连人参汤、黄连汤、甘草泻心汤均为辛开苦降之法。这里需注意生姜泻心汤证为寒热错杂于中焦，水食停滞，临床以心下痞硬，干噫食臭为主症，治疗重在和中消痞，其用药寒温较为均衡；黄连汤证与干姜黄芩黄连人参汤证均属上热下寒，胃热脾寒，黄连汤以下寒为主，临床以腹痛为主症，治疗去黄芩之苦寒，加桂枝温通阳气，全方药性偏温，干姜黄芩黄连人参汤证，偏于上热，临床以呕吐为主症，故治疗重用芩连以清上热，全方药性偏于寒。故选择D。

36. 答案：B 解析：此证由于邪热内盛，热郁气滞，故腹满、胃热炽盛，灼伤津液，故口渴、面垢；热扰神明，故谵语；此热邪充斥上下内外，逼迫津液外泄而见自汗。应独清阳明之热，用辛凉清热重剂白虎汤治疗。若妄行发汗，则津液外泄，里热愈炽，谵语愈甚。若误下之，则阴竭而阳无所附，故额上汗出，手足逆冷。故选择B。

37. 答案：D 解析：太阴虚寒证与阳明中寒证的证治异同：太阴虚寒证与阳明中寒证均属中焦虚寒证。太阴虚寒，乃脾阳亏虚，寒湿内盛。脾主运化，脾虚邪入，则运化无权，故太阴病多见腹满而吐，食不下，

时腹自痛，下利不渴，舌苔白腻，脉沉迟而弱等证候。治疗当温脾祛寒，燥湿除满。方用理中汤。阳明中寒证乃胃阳亏虚，寒邪内盛，不能受纳水谷，故临床表现为不能食，食谷欲呕，小便不利，大便初硬后溏，手足濈然汗出。治疗温中和胃，降逆止呕，方用吴茱萸汤。故选择D。

38．答案：C 解析：伤寒论326条"厥阴之为病，消渴，气上撞心，心中疼热，饥而不欲食，食则吐蛔，下之利不止。"本条为厥阴病的辨证纲要。"消渴"指口渴饮水不能解渴，非消渴病。其症状与五苓散证的消渴相同，但机理不同，乃厥阴风木之气化火（少阳相火），风火相煽，消灼津液所致。因肝脉夹冲脉上行，脉连心包，故气上撞心，心中疼热。胃中有热则消谷易饥；肝邪乘胃，胃寒气逆，故虽饥却不欲食；若胃寒，蛔闻食臭出，则吐蛔。以上诸症，总为寒热夹杂，治疗当清上温下，寒温并用。厥阴正气已虚，一般不可单纯攻下，否则脾虚寒益甚，出现下利不止等症。故选择C。

39．答案：C 解析：原文百合地黄汤的组成及煎煮方法："百合七枚（擘）生地黄汁一升以水洗百合，渍一宿，当白沫出，出其水，更以泉水二升，煎取一升，去滓，内地黄汁，煎取一升五合，分温再服。中病，勿更取。大便当如漆。"故选择C。

40．答案：C 解析：麦门冬汤中麦冬与半夏用药比例为7:1，是仲景的配伍特点和临床用药经验，应予以重视。故选择C。

41．答案：A 解析：此病为风水夹热证。治以越婢汤。病机为：风邪袭表，肺合皮毛则恶风；肺失宣降，水湿泛溢肌肤，则全身浮肿；湿郁而化热则身热。越婢汤可发越水气，清解郁热，治疗风水夹热水肿。故选择A。

42．答案：D 解析：《温热论》原文："温邪上受，首先犯肺，逆传心包。""温邪"指出了温病的致病因素；"上受"是指温邪从口鼻而入侵犯人体；"首先犯肺"是指温病的首发病位为肺部。因肺居上焦，开窍于鼻，外合皮毛，与卫气相通，故温邪初犯首先表现肺卫证候。故选择D。

43．答案：C 解析：温病发斑多为阳明热毒内陷营血所致，因邪热有外泄之势，热随斑出之后，热势应渐解。若斑出而邪热仍不解者，表明邪热已消灼胃津，津伤则水不能济火，即所谓"胃津亡"，治疗主要以甘寒之剂清热生津。故选择C。

44．答案：A 解析：原文"太阴风温、温热、温疫、冬温，初起恶风寒者，桂枝汤主之；但热不恶寒而渴者，辛凉平剂银翘散主之。"本条文中，吴鞠通以"恶风寒"和"不恶寒"作为选用辛温法和辛凉法的重要依据，但临证时应结合其他临床表现判断。故选择A。

45．答案：D 解析：阳明温病，无汗出表示非阳明无形热盛，即非阳明经证，实证未剧，即阳明腑实证尚不明显，故不能以下法治疗。予冬地三黄汤，"甘苦合化"以泄热益阴。故选择D。

46．答案：A 解析：A指先全身恶寒，战栗，接着大汗出，若汗出热退，脉静身凉，是邪去正复之佳兆，主疾病向愈；若汗出而身热不减，仍烦躁不安，脉来疾急，为邪胜正衰之危候，主病情恶化。B由于阳气亏虚，不能实卫固表，腠理疏松，津液外泄，故见自汗。C是因入睡之时，卫气入里，腠理不固，加上阴虚所生之虚热蒸津外泄，故睡时汗出；醒后卫气复归于表，腠理固密，虽阴虚内热，也不能蒸津外出，故醒后汗止。D为亡阳之汗，表现为大汗淋漓，汗出如珠，冷汗清稀，兼见面色苍白，四肢厥冷，脉微欲绝等。E热汗，即阳汗。故选择A。

47．答案：D 解析：A主气滞，多属

肺肝胃肠气滞之证，排除A。B属热证，多属火热之邪窜扰经络，或阴虚火旺，组织被灼所致，故排除。C属寒证，因寒邪侵入脏腑、经络所致者，多属实寒证；因阳气不足，脏腑形体失于温煦所致者，多属虚寒证，故排除。D多因有形实邪阻闭气机，或寒邪凝滞气机所致。E多属虚证，由于精血亏损或阳虚生寒，脏腑、形体失于充养、温煦而致，故排除。故选择D。

48. 答案：D　解析：痰热内盛时的口味为黏腻而苦，故排除。湿热蕴脾时口味多为黏腻而甜，故排除。肝胃郁热时口味多为口酸，也排除。脾胃虚弱时口味多为口淡。食滞胃脘口味为口酸。故选择D。

49. 答案：B　解析：黑色主肾虚、水饮、血瘀、寒证，由此便可排除选项A及E。A主虚寒、气血不足、失血。B多提示瘀血内停，考虑到题目中提到的气血受困，此选项更切题。C多为肾虚水饮或寒湿带下。D提示气滞血瘀。E为寒湿郁滞所致。故选择B。

50. 答案：C　解析：绛舌主热入营血，阴虚火旺及瘀血，舌绛而少苔或无苔，或有裂纹，则为阴虚火旺。故选择C。

51. 答案：A　解析：由题目中描述的诸症可判定患者为脾肾阳虚证。B常见于风热表证，不符合题意，可排除。C主热证、里证。D主湿热内蕴、痰饮化热或食积化热，因此也要排除。E主热极或寒盛，故排除。故选择A。

52. 答案：D　解析：独语是指自言自语，喃喃不休，见人则止，首尾不续者。多因心气不足，神失所养，或气郁生痰，蒙蔽心窍所致。故选择D。

53. 答案：C　解析：A指呼吸困难，短促急迫，甚则张口抬肩，鼻翼扇动，不能平卧。B是指呼吸喘促而喉间有哮鸣音。C指肺气上逆，肺气不得宣散，上逆喉间，气道窒塞，呼吸急促。D指呼吸短促，息虽促而不能接续，气虽急而不伴痰鸣，似喘而不抬肩。E指呼吸微弱而声低，气少不足以息，言语无力的表现。故选择C。

54. 答案：C　解析：A以妊娠晚期出现声音嘶哑，音浊不扬，甚至不能出声为主要表现。B多属虚证，是肺气损伤而声音嘶哑的病理，失音呈慢性进行。C属实证，多见外感风寒或风热，痰浊阻滞以致肺气不宣而失音。D为呼吸微弱短促，言语无力。E为呼吸短促而不相接续。故选择C。

55. 答案：B　解析：A指端直以长，如按琴弦，弦是脉气紧张的表现。主肝胆病、痰饮、痛证、疟疾。B指浮而细软，如帛在水中。主虚证、湿证。C指往来流利，如珠走盘，应指圆滑。主痰饮、食积、实热。邪气壅盛于内，正气不衰，气实血涌，故脉往来甚为流利，应指圆滑。D指脉来绷急，状若牵绳转索。寒邪侵袭人体，与正气相搏，以致脉道紧张而拘急，故见紧脉。E指首尾端长，超过本位。主肝阳有余，火热邪毒等有余之证。故选择B。

56. 答案：B　解析：A主痰热、痰火、湿热或食积化热。B主肝胆病，痰饮，痛证，疟疾。寒邪侵袭人体，与正气相搏，以致脉道紧张而拘急，故见紧脉。C主阴盛气结，寒痰血瘀，癥瘕积聚。代脉指脉来时见一止，止有定数，良久方来。主脏气衰微、痛证、惊恐、跌仆损伤等病证。D主气血两虚、诸虚劳损、湿证。涩脉主精血亏少，气滞血瘀，夹痰，夹食。E主寒证。缓脉主湿证，脾胃虚弱。故选择B。

57. 答案：C　解析：A为腹部高度胀大，如鼓之状者。B是自觉心下或胃脘部痞塞不适和胀满的一种症状。C指腹内的结块，或胀或痛的一种病证。但积和聚不同：痛有定处，按之有形而不移的为积，病属血分；痛无定处，按之无形，聚散不定的为聚，病

第9页

属气分。D为腹部高度胀大，如鼓之状者。E指邪气内结，引起胸腹胀满疼痛、手不可近的病证。故选择C。

58. 答案：C 解析：手足冷，脉沉等，似属寒证，但四肢冷而身热不恶寒反恶热，脉沉数而有力，更见烦渴喜冷饮，咽干，口臭，谵语，小便短赤，大便燥结或热痢下重，舌质红，苔黄而干等症。可见选项C即为答案。A主要表现为恶寒发热，头痛身痛，口渴引饮，心烦尿黄，咳喘痰黄，舌红苔薄等。B多表现为发热头痛，咽干汗出，食少腹胀，便溏溲清，舌体胖，苔略黄等。D表现为身热，面色浮红，口渴，脉大等似属热证，但患者身虽热却反欲盖衣被，渴欲热饮而饮不多，面红时隐时现，浮嫩如妆，不像实热之满面通红，脉大却按之无力。同时还可见到四肢厥冷，下利清谷，小便清长，舌淡苔白等症状。E即指患者在同一时间内，上部表现为热，下部表现为寒的证候。故选择C。

59. 答案：B 解析：患者发热，微恶寒，提示表寒为主。口苦，胁痛，尿短黄，大便黏臭，舌红苔薄白，脉数等症，提示里热较重。寒热真假发生在病情危重阶段，出现一些与疾病本质相反的假象。故选择B。

60. 答案：E 解析：阳虚证临床表现为面色淡白或萎黄，精神萎靡，神疲乏力，心悸气短，形寒肢冷，自汗，大便滑脱，小便失禁，舌淡胖嫩，脉虚沉迟。若伤阳者，以阳气虚的表现为主。故选择E。

61. 答案：B 解析：头痛、眩晕、昏厥、不省人事、肢体强痉多因郁怒伤肝，肝气上逆，肝气升发太过，气火上逆而见。呕血为血随气逆而上涌。故选择B。

62. 答案：A 解析：患者腹痛腹泻2天，日泻10余次水便，津液大亏；口渴心烦为津液亏虚，虚热内扰；皮肤干瘪，眼窝凹陷，是由于津亏则使皮肤、口唇、眼部失

去濡润滋养，故呈干燥不荣之象。舌淡白苔薄黄，脉细数，皆为津亏内热之象。故选择A。

63. 答案：E 解析：食滞胃肠主要表现为泻下稀便，夹有不消化食物，酸腐臭秽，脘腹胀满，嗳腐吞酸，苔厚脉滑。此为宿食停滞，胃肠受阻，传化失常所导致。A、B、C、D均不符合题目。故选择E。

64. 答案：C 解析：咳嗽喘促为肺气虚的表现，呼多吸少，动则益甚，声低息微，腰膝酸软，为肾气虚的表现。舌淡为气虚，脉沉细两尺无力为肾气虚的表现。由此可见患者肺肾两脏气虚，降纳无权。故选择C。

65. 答案：D 解析：脘腹痞闷为湿热蕴结脾胃，受纳运化失职，升降失常，纳呆呕恶。肢体困重为脾为湿困。大便溏泄，小便黄，为湿热蕴脾，交阻下迫。面目肌肤发黄，其色鲜明如橘子皮，为湿热内蕴，熏蒸肝胆，致胆汁不循常道，外溢肌肤。身热不扬为湿遏热伏，热处湿中，湿热郁蒸。舌红苔黄腻，脉濡数，均为湿热内盛之象。故选择D。

66. 答案：B 解析：脘部隐痛，饥不欲食为胃阴不足。胃阴不足则胃阳偏亢，虚热内生。热郁胃中，胃气不和，大便干结为下不能濡润大肠。干呕呃逆为胃失阴液滋润，胃气不和，可见脘痞不舒，阴虚热扰，胃气上逆，舌红少津，脉象细数，是阴虚内热的征象。C在胃热炽盛的基础上有津亏的表现。D的临床表现为胃脘灼痛，吞酸嘈杂，或食入即吐，或渴喜冷饮，消谷善饥，或牙龈肿痛，齿衄口臭，大便秘结，小便短赤，舌红苔黄，脉滑数。E的临床表现为脘胁胀闷疼痛，嗳气呃逆，嘈杂吞酸，烦躁易怒，舌红苔黄薄，脉弦或带数象，或颠顶疼痛，遇寒则甚，得温痛减，呕吐涎沫，形寒肢冷，舌淡苔白滑，脉沉弦紧。故选择B。

67. 答案：D 解析：阳明经证，是指

阳明病邪热弥漫全身,充斥阳明之经,肠中并无燥屎内结所表现出的临床证候。阳明腑证,是指阳明经邪热不解,由经入腑,或热自内发,与肠中糟粕互结,阻塞肠道所表现出的临床证候。阳明腑证较经证为重,往往是阳明经证进一步发展,误用发汗使津液外泄,于是肠中干燥,热与糟粕充斥肠道,结而不通,则脐腹部胀满疼痛,大便秘结。故选择D。

68. 答案: D 解析: A表现为腹满欲吐,食不下,自利,口不渴,时腹自痛,舌淡苔白滑,脉沉缓而弱。B以上热下寒为主证,表现为消渴,气上冲心,心中疼热,饥而不欲食,食则吐蛔。C是对外感病过程的后期阶段,全身性阴阳衰竭所表现证候的概括。D表现为心烦不得眠,口燥咽干,舌尖红少津,脉象细数。E表现为无热恶寒,脉微细,但欲寐,四肢厥冷,下利清谷,呕不能食,或食入即吐,脉微欲绝,甚则身热反不恶寒,面赤。故选择D。

69. 答案: A 解析: 解表药以辛温发散为主要功能,以辛味居多。故选择A。

70. 答案: D 解析: 蝉蜕归肺、肝经。故选择D。

71. 答案: E 解析: 中药"七情"配伍理论: 单行、相须、相使、相畏、相杀、相恶、相反。A相使,指主药配合辅药,互相增强作用。B相畏,指一种药物的毒性可以被另一种药物减轻或消除。C相杀,指一种药物能减轻或消除另一种药物的毒性。D相反,指两药合用,产生毒性反应或副作用。E相恶,一种药物破坏另一种药物的功效。莱菔子能削弱人参的补气作用。故选择E。

72. 答案: C 解析: 牛黄为息风止痉药,孕妇慎用,其他选项为清热药,无孕妇的禁忌。故选择C。

73. 答案: A 解析: 人参为贵重药材,为了更好地煎出有效成分,还应单独另煎,即另炖2～3小时。煎液可以另服,也可与其他煎液混合服用。故选择A。

74. 答案: C 解析: 桂枝具有发汗解肌之功,倘若配伍得当,则既可以治疗风寒表实无汗,又治风寒表虚有汗。其余药物则多用于治疗风寒表实无汗。故选择C。

75. 答案: B 解析: 防风祛风解表,胜湿止痛,止痉。白芷解表散寒,祛风止痛,通鼻窍,燥湿止带,消肿排脓。羌活解表散寒,祛风胜湿,止痛。苍耳子发散风寒,通鼻窍,祛风湿,止痛。藁本祛风散寒,除湿止痛。故选择B。

76. 答案: C 解析: A麻黄发汗解表,宣肺平喘,利水消肿,散寒通滞。B桂枝发汗解肌,温通筋脉,助阳化气。C香薷发汗解表,化湿和中,利水消肿。D防风祛风解表,胜湿止痛,止痉。E白芷解表散寒,祛风止痛,通鼻窍,燥湿止带,消肿排脓,祛风止痒。本题所述病证中有"吐泻",提示脾胃失调,选取有化湿和中功效的香薷较好。故选择C。

77. 答案: C 解析: 薄荷疏散风热,清利头目,利咽透疹,疏肝行气。故选择C。

78. 答案: E 解析: 患者"两目模糊,视物不清,伴有头痛、眩晕",是因肝阳上亢,上扰头目。治宜平肝潜阳,清肝明目。而选项E菊花疏散风热,平抑肝阳,清肝明目,清热解毒。常用于:①风热感冒,温病初起。②肝阳眩晕,肝风实证。③目赤昏花。④疮痈肿毒。升麻发表透疹,清热解毒,升举阳气。葛根解肌退热,透发麻疹,生津止渴,升阳止泻。薄荷疏散风热,清利头目,利咽透疹,疏肝行气。柴胡疏散退热,疏肝解郁,升阳举陷。故选择E。

79. 答案: D 解析: 针对本题所述症状,应选择兼具清热泻火,生津止渴,除烦止呕功效的药物。A石膏生用清热泻火,除烦止渴。B知母清热泻火,生津润燥。C天

第11页

花粉清热泻火，生津止渴，消肿排脓。D芦根清热泻火，生津止渴，除烦止呕，利尿。E栀子泻火除烦，清热利湿，凉血解毒。故选择D。

80. 答案：E　解析：大青叶清热解毒，凉血消斑。鱼腥草清热解毒，消痈排脓，利尿通淋。夏枯草清热泻火，明目，散结消肿。蒲公英清热解毒，消肿散结，利湿通淋。芦根清热泻火，生津止渴，除烦、止呕，利尿。故选择E。

81. 答案：D　解析：A蒲公英兼能利湿通淋，清肝明目。B紫花地丁兼能凉血消肿。C鱼腥草兼能利尿通淋。D穿心莲兼能凉血，消肿，燥湿。E青黛清肝泻火，定惊。故选择D。

82. 答案：A　解析："咽喉红肿疼痛"治宜利咽，"肺热咳嗽痰多"治宜清肺热止咳化痰。射干清热解毒，消痰，利咽。鱼腥草清热解毒，消痈排脓，利尿通淋。马勃清热解毒，利咽，止血。板蓝根清热解毒，凉血，利咽。山豆根清热解毒，利咽消肿。故选择A。

83. 答案：A　解析：生地黄清热凉血，养阴生津，且兼具凉血止血的功效，为治疗热入营血，血热妄行的常用药。玄参清热凉血，泻火解毒，滋阴。牡丹皮清热凉血，活血祛瘀。赤芍清热凉血，散瘀止痛。羚羊角平肝息风，清肝明目，清热解毒。故选择A。

84. 答案：D　解析：A知母清热泻火，生津润燥。B杏仁止咳平喘，润肠通便。C决明子清热明目，润肠通便。D郁李仁润肠通便，利水消肿。E火麻仁润肠通便，滋养补虚。故选择D。

85. 答案：C　解析：白花蛇祛风，活络，定惊。故选择C。

86. 答案：A　解析：A苍术燥湿健脾，祛风湿，发汗，明目。B厚朴燥湿消痰，下气除满。C藿香化湿解暑，发表止呕。D佩兰化湿解暑。E砂仁化湿行气，温中止泻，安胎。故选择A。

87. 答案：A　解析：泽泻是利水消肿药，除能利水消肿外，还能渗湿、泄热。故选择A。

88. 答案：D　解析：针对本题所述症状，应选用兼具清热解暑功效的药物。A茯苓利水渗湿，健脾宁心。B猪苓利水消肿，渗湿。C金钱草利湿退黄，利尿通淋，解毒消肿。D滑石利水通淋，清热解暑，祛湿敛疮。E泽泻利水消肿，渗湿泄热。故选择D。

89. 答案：C　解析：A附子温里作用最强，可补火助阳，回阳救逆。C干姜善于温肺散寒化饮。B肉桂善补火助阳，温通经脉。D生姜善解表散寒，温中止呕，温肺止咳。E高良姜温里作用较弱，可温中散寒。本题所述病证为寒饮咳喘，用干姜温肺化饮比较合适。故选择C。

90. 答案：D　解析：丁香能够温中降逆，散寒止痛，温肾助阳。常用于治疗胃寒呕吐，呃逆，脘腹冷痛，阳痿，宫冷。故选择D。

91. 答案：B　解析：理气药中具有破气之功的有青皮、枳实，故排除A、D、E，青皮又能消积化滞，枳实又能化痰消积。故选择B。

92. 答案：C　解析：患者"素体肥胖，胸闷憋气，时感胸痛，甚则胸痛彻背"，可诊断为胸痹，其主要的病机是痰浊阻滞胸部气机。故治宜通阳散结，行气导滞。C为治疗胸痹的要药。青皮疏肝破气，消积化滞。主要用于肝郁气滞证，气滞脘腹疼痛，食积腹痛，癥瘕积聚，久疟癖块。乌药行气止痛，温肾散寒，用于寒凝气滞胸腹诸痛证，尿频遗尿。木香行气止痛，健脾消食，用于脾胃气滞证，泻痢里急后重，腹痛胁痛，黄疸，疝气疼痛，胸痹。香附疏肝解郁，调经止痛，理气调中，用于肝郁气滞胁痛，腹痛，月经不调，痛经，乳房胀痛，气滞腹痛。故选择C。

93. 答案：B　解析：本题五个选项均具有消食化积之功效。A山楂兼能行气散瘀。B莱菔子降气化痰。C神曲可和胃。D鸡内金涩精止遗，化坚消石。E麦芽回乳消胀。本题所述症状中有痰壅气逆，痰多胸闷，可用莱菔子降气化痰。故选择B。

94. 答案：C　解析：白茅根的功效：凉血止血，清热利尿，清肺胃热。故选择C。

95. 答案：B　解析：五种药物除虎杖外均具有凉血止血之功。虎杖散瘀止痛，擅长治疗水火烫伤，跌打损伤。槐花凉血止血，清肝泻火，擅长治疗血热便血、痔血及肝热目赤头痛。大蓟、小蓟凉血止血，散瘀解毒消痈，常用于血热出血证，热毒痈肿。地榆凉血止血，解毒敛疮，擅长治疗水火烫伤。故选择B。

96. 答案：C　解析：A艾叶温经止血、散寒调经、安胎。B白及收敛止血、消肿生肌。C三七化瘀止血、活血定痛。D槐花凉血止血、清肝泻火。E小蓟凉血止血、散瘀解毒消痈。本题所述症状"舌质紫暗，脉沉涩"提示有血瘀证，宜用活血止血药三七。故选择C。

97. 答案：A　解析：A川芎、C郁金为活血止痛药。B丹参、E益母草、D牛膝为活血调经药。本题所述为外感风邪所致头痛，故可排除调经药B、D、E。川芎可祛风止痛，上行头目，为治头痛要药，郁金则偏重于清热凉血、利胆退黄，故排除C。故选择A。

98. 答案：A　解析：A牛膝兼能补肝肾强筋骨。B桃仁兼能润肠通便。C红花兼能祛瘀止痛。D郁金兼能利胆退黄。E鸡血藤兼能祛风通络。本题所述症状腰膝酸软，遇劳则甚，为肾虚所致筋骨无力，故选择A。

99. 答案：A　解析：患者"痰壅气逆，咳喘痰多，胸闷食少"，是因气滞痰食阻滞，治宜降气快膈，化痰消食，方用三子养亲汤。故选择A。

100. 答案：E　解析：A葶苈子泻肺平喘、利水消肿。B杏仁止咳平喘、润肠通便，有小毒。C白芥子无润肠通便作用。D黄药子有毒。E苏子降气化痰、止咳平喘、润肠通便。故选择E。

101. 答案：A　解析：患者"面色萎黄，头晕眼花，心悸失眠"，此为血虚不能养神，治宜养血柔肝，安神，酸枣仁养心益肝，安神，敛汗。故为正确选项。合欢皮解郁安神，活血消肿。磁石镇惊安神，平肝潜阳，聪耳明目，纳气定喘。远志宁心安神，祛痰开窍，消散痈肿。朱砂清心镇惊，安神解毒。四种药物虽然都能安神，但不具有养血之功。故选择A。

102. 答案：C　解析：羚羊角平肝潜阳，清肝明目，清热解毒。故选择C。

103. 答案：A　解析：石菖蒲开窍醒神，化湿和胃，宁神益智。苏合香开窍醒神，辟秽，止痛。麝香开窍醒神，活血通经，消肿止痛，催生下胎。冰片开窍醒神，清热止痛。牛黄化痰开窍，凉肝息风，清热解毒。故选择A。

104. 答案：C　解析：人参大补元气，补脾益肺，生津，安神，为拯危救脱的要药。适用于因大汗、大泻、大失血，或大病、久病所致元气虚极欲脱，脉微欲绝的危重证候。故选择C。

105. 答案：B　解析：白术健脾益气，燥湿利尿，止汗，安胎。西洋参补气养阴，清热生津。黄芪健脾补中，升阳举陷，益卫固表，利尿，托毒生肌。人参大补元气，补脾益肺，生津，安神。甘草补脾益气，祛痰止咳，缓急止痛，清热解毒，调和诸药。故选择B。

106. 答案：B 解析：补骨脂的功效：补肾壮阳，固精缩尿，温脾止泻，纳气平喘。A、C、D、E均不是补骨脂的功效。故选择B。

107. 答案：E 解析：沉香行气止痛，温中止呕，纳气平喘。磁石镇惊安神，平肝潜阳，聪耳明目，纳气定喘。蛤蚧补肺益肾，纳气平喘，助阳益精。益智仁暖肾固精缩尿，温脾开胃摄唾。紫河车补肾益精，养血益气。故选择E。

108. 答案：E 解析：玉竹养阴润燥，生津止渴。龙眼肉补益心脾，养血安神。人参大补元气，补脾益肺，生津，安神增智。莲子固精止带，补脾止泻，益肾养心。百合养阴润肺，清心安神。故选择E。

109. 答案：B 解析：麻黄根固表止汗。浮小麦固表止汗，益气，除热。麻黄发汗解表，宣肺平喘，利水消肿。五味子收敛固涩，益气生津，补肾宁心。山茱萸补益肝肾，收敛固涩。故选择B。

110. 答案：A 解析：A椿皮兼有涩肠、止血、杀虫之功效。B苦楝皮、D榧子为驱虫药。C贯众为清热解毒药。E肉豆蔻为收涩药。故选择A。

111. 答案：D 解析：A宜用泻下剂。B宜用滋阴剂。C宜用清热化痰之剂。D宜用开窍剂。E宜用清热解毒之剂。故选择D。

112. 答案：E 解析：止嗽散的组成：桔梗、荆芥、紫菀、百部、白前、甘草、陈皮。故选择E。

113. 答案：E 解析：柴葛解肌汤的组成：柴胡、干葛、甘草、黄芩、羌活、白芷、芍药、桔梗。大柴胡汤的组成：柴胡、黄芩、芍药、半夏、生姜、枳实、大枣、大黄。故选择E。

114. 答案：E 解析：麻子仁丸的组成：麻子仁、芍药、枳实、大黄、厚朴、杏仁。

故选择E。

115. 答案：C 解析：小柴胡汤的组成：柴胡、黄芩、人参、甘草、半夏、生姜、大枣。故选择C。

116. 答案：D 解析：清营汤清营透热，养阴活血。故选择D。

117. 答案：A 解析：四妙勇安汤的组成：金银花、玄参、当归、甘草。故选择A。

118. 答案：C 解析：麻黄杏仁甘草石膏汤辛凉疏表，清肺平喘。葛根黄芩黄连汤解表清里，主治协热下利。大柴胡汤和解少阳，内泻热结。凉膈散泻火通便，清上泄下。防风通圣散解表通便。故选择C。

119. 答案：B 解析：青蒿鳖甲汤适用于温热病后期，余热未尽而阴液不足之虚热证。临床应用以夜热早凉，热退无汗，舌红少苔，脉细数为辨证要点。其余选项均不符合。故选择B。

120. 答案：C 解析：吴茱萸汤的功用：温中补虚、降逆止呕。故选择C。

121～122. 答案：C、E 解析：胸痹心痛属痛证，心烦不寐多属虚热内扰。A主痰饮、食积、实热。B主阳热亢盛，气血痰食瘀滞。C主肝胆病、痰饮、痛证、疟疾。D主精血亏少，气滞血瘀、夹痰、夹食。E主热证，有力为实热，无力为虚热。

123～124. 答案：A、D 解析：治疗血虚应用补气药，五脏之气充足能促使血道充盈、血流顺畅，主要由于气能生血。气存在于血液之中，血脱随则气脱。

125～126. 答案：A、C 解析：A表现眩晕欲仆，头摇肢颤，语言謇涩，或舌强不语，或猝然倒地，不省人事，半身不遂。B表现为手足蠕动，午后潮热，五心烦热，口咽干燥，形体消瘦。C表现为手足震颤，肌肉跳动，关节拘急不利，肢体麻木，眩晕耳鸣，面白无华，爪甲不荣，头痛项强，手足麻木，步履不正。D表现为手足抽搐，颈项强直，角弓反张，两目上视，牙关紧闭，高热神昏，燥热如狂。E表现为眩晕耳鸣，头目胀痛，面红目赤，急躁易怒，心悸健忘，失眠多梦，腰膝酸软，头重脚轻，舌红少苔，脉弦有力。

127～128.答案：B、D 解析：肺与大肠表里合病，除了阳明热结外，因热邪阻肺，肺失宣降，而出现喘促不宁，坐卧不安，痰热壅盛及右寸脉实大的一派肺热炽盛的表现。同时肺和大肠相表里，大肠腑气不通，可加重肺气不降，肺气不降亦能加重大肠腑气不通。故临床治疗上予以宣白承气汤表里合治，吴氏称此法为"脏腑合治法"。阳明热邪内闭心包，除阳明腑实证外，出现神志昏迷，舌短难伸，口渴而饮不解等症状，此为热邪内陷，热闭心包的症状。治疗上除了泻下阳明腑实外，亦要清心开窍，方予牛黄承气汤，吴氏称此法为"两少阴合治法"。

129～130.答案：B、A 解析：白头翁清热解毒，凉血止痢，被誉为"治痢要药"；连翘清热解毒，消肿散结，疏散风热，常用于痈肿疮毒，瘰疬痰核，故有"疮家圣药"之称。

131～132.答案：E、B 解析：独活祛风湿，止痛，解表。秦艽祛风湿，通络止痛，退虚热，清湿热。防己祛风湿，止痛，利水消肿。狗脊祛风湿，补肝肾，强腰膝。此外，狗脊的绒毛有止血作用。川乌祛风湿，温经止痛。

133～134.答案：D、A 解析：小茴香散寒止痛，理气和胃，尤其适用于睾丸偏坠胀痛。丁香温中降逆，散寒止痛，温肾助阳，阳痿肾阳不足可以选用。细辛解表散寒，祛风止痛，通窍，温肺化饮。花椒温中止痛，杀虫止痒。高良姜温中止痛，止呕。

135～136.答案：E、A 解析：侧柏叶凉血止血，化痰止咳，生发乌发。仙鹤草收敛止血，止痢，截疟，补虚，解毒杀虫。白及收敛止血，消肿生肌。三七化瘀止血，活血定痛。炮姜温经止血，温中止痛。

137～138.答案：D、B 解析：石决明平肝潜阳，清肝明目。桂枝发汗解肌，温经通脉，助阳化气。桂枝可用于治疗胸痹，主要是应用通阳之功。

139～140.答案：C、C 解析：小青龙汤的组成药物是：细辛、半夏、干姜、五味子、麻黄、甘草、桂枝、芍药。九味羌活汤的组成药物是：羌活、防风、细辛、苍术、白芷、川芎、黄芩、生地黄、甘草。

141～142.答案：E、C 解析：小柴胡汤功用和解少阳。大柴胡汤功用和解少阳，内泻里热。

143～144.答案：A、C 解析：清骨散清虚热，退骨蒸。知柏地黄丸滋阴降火。清营汤清营解毒，透热养阴。黄连解毒汤泻火解毒。五味消毒饮清热解毒，消散疔疮。

145～146.答案：A、D 解析：参苓白术散的功用益气健脾，渗湿止泻。炙甘草汤的功用益气滋阴，通阳复脉，为阴阳气血并补之剂。

147～148.答案：D、E 解析：杏苏散：苏叶、半夏、茯苓、前胡、苦桔梗、枳壳、甘草、大枣、杏仁、橘皮。清燥救肺汤：桑叶、石膏（煅）、甘草、人参、胡麻仁、阿胶、麦冬、杏仁、枇杷叶。桑杏汤：桑叶、杏仁、沙参、象贝、香豉、栀皮、梨皮。麦门冬汤：麦冬、半夏、人参、甘草、粳米、大枣。养阴清肺汤：生地黄、麦冬、生甘草、玄参、贝母、丹皮、薄荷、白芍。

149～150.答案：C、D 解析：大建中汤温中补虚，降逆止痛。吴茱萸汤温中补虚，降逆止呕。

第二单元

1. 答案：E　解析：COPD 的诊断要进行肺功能检查，吸入支气管扩张剂之后 $FEV_1/FVC < 70\%$ 表明存在气流受限，即可诊断 COPD。故选择 E。

2. 答案：A　解析：B 用于哮喘缓解期的肺虚证。C 用于哮缓解期脾虚证。D 用于哮喘发作期热哮证。E 用于哮喘缓解期肾虚证。故选择 A。

3. 答案：B　解析：哮病的病理因素以痰为主。故选择 B。

4. 答案：B　解析：反复发作的喘息、气急、胸闷或咳嗽，多与接触变应原、冷空气、物理或化学性刺激等有关。发作时在双肺可闻及散在或弥漫性，以呼气相为主的哮鸣音，呼气相延长。上述症状和体征经治疗可缓解或自行缓解，为支气管哮喘诊断要点。本题症状体征符合支气管哮喘的诊断。故选择 B。

5. 答案：A　解析：症见形寒肢冷，舌苔白滑，脉浮紧，诊断为寒哮，治宜温肺散寒、化痰平喘，方用射干麻黄汤。故选择 A。

6. 答案：A　解析：肺炎链球菌性肺炎早期叩诊呈轻度浊音，实变期叩诊呈浊音。故选择 A。

7. 答案：B　解析：肺炎链球菌肺炎典型症状：恶寒、高热、咳嗽、胸痛。故选择 B。

8. 答案：E　解析：略。

9. 答案：E　解析：肺心病多表现为急性发作期（肺、心功能失代偿期）与缓解期（肺、心功能代偿期）症状交替出现。A、B 为缓解期肺、心功能代偿的体征；C 为急性发作期肺功能失代偿的症状；D 为急性发作期心功能失代偿的表现；E 为冠状动脉性心脏病心绞痛的表现。故选择 E。

10. 答案：B　解析：肺心病症见舌苔黄腻，边尖红，脉滑数，诊断为痰热郁肺证。故选择 B。

11. 答案：D　解析：呼吸衰竭是由于肺气虚衰、感受邪毒所致。病久损及肝、肾、心诸脏，肺失通调，脾失健运，肾失开阖，则三焦决渎失司，水湿泛溢肌肤，凌心射肺，最终可致阳微欲脱。故迁延不愈，可累及肺、脾、肾、心。故选择 D。

12. 答案：B　解析：Ⅰ型呼吸衰竭：$PaO_2 < 60mmHg$，$PaCO_2$ 正常或轻度下降；Ⅱ型呼吸衰竭 $PaO_2 < 60mmHg$，伴 $PaCO_2 > 50mmHg$。因此，本题为Ⅱ型呼吸衰竭。神志恍惚，谵语，烦躁不安，嗜睡，颜面发绀，舌暗紫，舌苔白腻，脉滑数为痰蒙神窍证的表现。故选择 B。

13. 答案：D　解析：真武汤用于阳虚饮停证；生脉散合酸枣仁汤用于气阴亏虚证；养心汤合补肺汤用于心肺气虚证；三子养亲汤合真武汤用于痰饮阻肺证；人参养荣汤合桃红四物汤用于气虚血瘀证。故选择 D。

14. 答案：C　解析：急性心肌梗死的心律失常以室性心律失常最多，尤其是室性期前收缩；室颤是急性心肌梗死早期，特别是入院前主要的死因。可知急性心肌梗死最常见的心律失常是室性早搏及室性心动过速。故选择 C。

15. 答案：E　解析：对于快速性心律失常，归脾汤用于气血不足证；天王补心丹用于阴虚火旺证；生脉散用于气阴两虚证；黄连温胆汤用于痰火扰心证；桃仁红花煎用于心脉瘀阻证。故选择 E。

16. 答案：D　解析：痰火内郁，上扰心胸，故心悸时发时止，胸闷；心神被扰，故见烦躁，失眠，多梦；心火下移小肠，则见小便黄赤；伤津耗液，则见口干口苦，大便秘结；舌质红，苔黄腻，脉弦滑均是痰热之证。故选择D。

17. 答案：B 解析：心肺复苏时，出现心室颤动或持续性快速室性心动过速，应立即用100J能量双相波进行直流电除颤。故选择B。

18. 答案：A 解析：高血压病肝阳上亢证选用天麻钩藤饮；痰湿内盛证选用半夏白术天麻汤；瘀血内停证选用血府逐瘀汤；肝肾阴虚证选用杞菊地黄丸；肾阳虚衰证选用济生肾气丸。故选择A。

19. 答案：B 解析：从题干可知，为高血压导致脑血管意外，应首选颅脑CT。故选择B。

20. 答案：D 解析：心绞痛发作时，首选的速效药物是硝酸甘油，0.3～0.6mg舌下含化。对于较重的发作，可使用作用较快的硝酸酯制剂。故选择D。

21. 答案：D 解析：胸痹是以气虚、气阴两虚及阳气虚衰为本，血瘀、寒凝、痰浊、气滞为标的本虚标实证。故选择D。

22. 答案：E 解析：症见心悸盗汗，虚烦不寐，腰膝酸软，诊断为心肾阴虚证，治法为滋阴益肾，养心安神。故选择E。

23. 答案：C 解析：硝酸异山梨醇酯、硝酸甘油、硝苯地平主要用于心绞痛；硝酸甘油可用于急性心肌梗死发生休克的缓解；安痛定多用于发热及发热引起的多种疼痛；吗啡可作为缓解急性心肌梗死疼痛的最有效药物。故选择C。

24. 答案：E 解析：症见舌质紫暗，为有血瘀；舌苔浊腻，脉滑，为有痰浊。故诊断为痰瘀互结证。故选择E。

25. 答案：E 解析：症见畏寒肢冷，腰部、下肢浮肿，面色苍白，唇甲淡白，舌淡胖，苔水滑，脉沉细，为一派虚寒水湿之象，诊断为阳虚水泛证。故选择E。

26. 答案：B 解析：A多用于消化性溃疡脾胃虚寒证；B用于慢性胃炎脾胃虚弱证；C用于慢性胃炎胃阴不足证；D用于慢性胃炎脾胃湿热证；E用于慢性胃炎胃络瘀阻证。故选择B。

27. 答案：C 解析：症见胃脘灼热胀痛，舌红，苔黄腻，脉滑，诊断为脾胃湿热证，方药选用三仁汤加减。故选择C。

28. 答案：A 解析：A用于消化性溃疡肝胃不和证；B用于消化性溃疡脾胃虚寒证；C用于消化性溃疡胃阴不足证；D用于消化性溃疡肝胃郁热证；E用于消化性溃疡胃络瘀阻证。故选择A。

29. 答案：A 解析：胃癌病位在胃，与肝、脾、肾等脏关系密切。故选择A。

30. 答案：B 解析：早期溃疡性胃癌黏膜糜烂最深，但不超过黏膜下层，病变局限在黏膜层和黏膜下层。故选择B。

31. 答案：B 解析：症见脘痛剧烈，痛处固定，拒按，上腹肿块，肌肤甲错，眼眶暗黑，舌质紫暗，舌下脉络紫胀，均为瘀毒内阻之证，选用膈下逐瘀汤加减治疗。故选择B。

32. 答案：D 解析：肝硬化的病变脏腑在肝，与脾、肾密切相关。初起病位在肝、脾，久则及肾。故选择D。

33. 答案：B 解析：患者前胸有蜘蛛痣，为肝硬化出现内分泌紊乱导致雌激素增多；出现腹水，是肝脏代偿功能减退所致；脾大为门静脉压增高后脾脏慢性淤血，脾索纤维组织增生所致。这些均为肝硬化门脉高压症的主要临床表现。本题患者出现肝硬化门静脉高压，为门脉性肝硬化。故选择B。

34. 答案：B 解析：原发性肝癌湿热瘀毒证首选茵陈蒿汤合鳖甲煎丸加减。气滞血瘀证选用逍遥散合桃红四物汤。故选择B。

35. 答案：C 解析：症见烦躁易怒，舌暗有瘀斑，诊断为气滞血瘀证。故选择C。

36. 答案：B 解析：急性胰腺炎起

病6～12小时，血清淀粉酶开始升高；12～24小时达高峰；3～5天恢复正常。故选择B。

37. 答案：A 解析：症见腹胀痛，痛引两胁，诊断为肝郁气滞证。故选择A。

38. 答案：C 解析：上消化道出血的治疗，泻心汤合十灰散加减用于胃中积热证；龙胆泻肝汤加减用于肝火犯胃证；归脾汤加减用于脾不统血证；独参汤或四味回阳饮加减用于气随血脱证。故选择C。

39. 答案：A 解析：慢性肾小球肾炎病位在肾，与肺、脾相关。故选择A。

40. 答案：A 解析：由症状可知，诊断为慢性肾小球肾炎，辨证为气阴两虚证，治以益气养阴。选用参芪地黄汤加减。故选择A。

41. 答案：A 解析："诸有水者，腰以下肿，当利小便，腰以上肿，当发汗乃愈"出自汉代张仲景《金匮要略·水气病脉证并治第十四》。故选择A。

42. 答案：A 解析：尿路感染属于中医学"淋证""腰痛""虚劳"等范畴，主要与湿热毒邪蕴结膀胱及脏腑功能失调有关，膀胱位于下焦，故本病病机为"湿热蕴结下焦，肾与膀胱气化不利"。故选择A。

43. 答案：D 解析：淋证的病机为"湿热蕴结下焦，肾与膀胱气化不利"，可知其病理因素为湿热。故选择D。

44. 答案：A 解析：症见寒战高热，腰痛，尿频、尿急，灼热刺痛，舌红苔黄腻，脉濡数。检查：体温38℃，双肾区叩击痛，血中白细胞$19.5×10^9$/L，中性90%，尿中白细胞20/HP，诊断为肾盂肾炎的膀胱湿热证，方用八正散加减。故选择A。

45. 答案：E 解析：慢性肾功能不全的病位主要在肾，涉及肺、脾（胃）、肝等脏腑，主要病机为脾肾两虚，湿浊内聚，为本虚标实之证。故选择E。

46. 答案：E 解析：缺铁性贫血脾胃虚弱证的表现为：面色萎黄，口唇色淡，爪甲无泽，神疲无力，食少便溏，恶心呕吐，舌质淡，苔薄腻，脉细弱。E为肾虚表现。故选择E。

47. 答案：A 解析：有食生米、木炭等异食癖。实验室检查：大便常规发现钩虫卵。这些均为缺铁性贫血的表现。故选择A。

48. 答案：C 解析：白细胞减少症与粒细胞缺乏症的中医病机多以肝、脾、肾及气血亏虚为本。故选择C。

49. 答案：B 解析：白血病的成因与正气不足，邪毒内陷血脉，阻碍气血生化；或有害物质伤及营血、肾精，累及骨髓，气血生化失常有关。故可知其病位在骨髓。故选择B。

50. 答案：D 解析：中枢神经系统白血病多发生在缓解期，以急性淋巴细胞白血病最常见，儿童患者最常见。故选择D。

51. 答案：C 解析：症见壮热口渴，头痛面赤，咽喉肿痛，时有鼻衄，便秘，舌红绛，苔黄，脉洪大，诊断为热毒炽盛证。故选择C。

52. 答案：E 解析：糖皮质激素是治疗特发性血小板减少性紫癜的首选药物。故选择E。

53. 答案：D 解析：对于紫癜的治疗，桃红四物汤用于瘀血内阻证，茜根散或玉女煎用于阴虚火旺证，归脾汤用于气不摄血证，犀角地黄汤用于血热妄行证。故选择D。

54. 答案：D 解析：对于甲状腺功能亢进症的治疗，气滞痰凝证治以疏肝理气，化痰软坚；肝火旺盛证治以清肝泻火，消瘿散结；阴虚火旺证治以滋阴清热，软坚散结；气阴两虚证治以益气养阴，消瘿散结。故选择D。

55. 答案：E 解析：对于瘿病阴虚火旺证，治以天王补心丹加减；气阴两虚证治以生脉散加减。故选择 E。

56. 答案：E 解析：消渴病的主要病位在肺、胃、肾，而以肾为关键。故选择 E。

57. 答案：B 解析：发现尿糖阳性，应进一步检查血糖情况，以空腹血糖为便捷，且可用于诊断。故选择 B。

58. 答案：C 解析：糖尿病的病因主要包括禀赋不足、饮食失节、情志失调、劳欲过度、外感热邪。故选择 C。

59. 答案：B 解析：患者有糖尿病病史，继出现双下肢浮肿，尿蛋白（+++），说明出现肾脏病变，可诊断为糖尿病肾病。故选择 B。

60. 答案：E 解析：低钾血症的常见原因为体内总钾量的丢失，或由于稀释、转移到细胞内等引起。其中 A、B 为造成钾丢失的原因，C 为造成稀释性低钾血症的原因，D 可导致 K^+ 向细胞内转移而引起低钾血症，E 可导致 K^+ 向细胞外转移。故选择 E。

61. 答案：B 解析：低钾性碱中毒可由于胃肠、肾脏丢失 K^+ 过多等引起，胃肠减压可引起 K^+ 从胃肠丢失。故选择 B。

62. 答案：B 解析：长期呕吐可导致体内 K^+、Cl^- 随呕吐液体排出体外而丢失。故选择 B。

63. 答案：E 解析：症见心悸气短，自汗，时有胸痛，失眠，纳差，乏力，舌质红，脉弱或细数，诊断为气阴两虚证，方用五阴煎加减。故选择 E。

64. 答案：C 解析：痹证多是感受风寒湿热之邪所致，急性期以标实为主，多为寒湿、湿热、痰浊、瘀血内阻，缓解期多以肝肾不足为主。故选择 C。

65. 答案：A 解析：系统性红斑狼疮气营热盛证治以清热解毒，凉血化斑；阴虚内热证治以养阴清热；瘀热痹阻证治以清热凉血，活血散瘀；气血亏虚证治以益气养血；瘀热伤肝证治以疏肝清热，凉血活血。故选择 A。

66. 答案：D 解析：症见面部蝶形红斑，关节、肌肉酸痛，低热绵绵，口苦纳呆，两胁胀痛，月经提前，经血暗紫带块，烦躁易怒，肝脾肿大，皮肤瘀斑，舌质紫暗，脉弦。诊断为瘀热伤肝证，治法为疏肝清热，凉血活血。故选择 D。

67. 答案：A 解析：由题干可知本病为癫痫。其眩晕，两目干涩，为肝肾之阴不足；腰膝酸软，为肾阴亏虚；舌红少苔，脉细数，为阴虚火旺之征；心烦失眠，为阴虚火旺，上耗心阴所致。以肝肾亏虚为本，火炎风扇，故治以补益肝肾，育阴息风。故选择 A。

68. 答案：E 解析：颜面、口唇青紫，舌质紫暗有瘀斑，脉涩，为瘀阻清窍证的辨证要点。故选择 E。

69. 答案：B 解析：镇肝熄风汤用于阴虚风动证；天麻钩藤饮用于肝阳暴亢，风火上扰证；星蒌承气汤用于痰热腑实，风痰上扰证；二陈汤合桃红四物汤多用于痰瘀互结，阻滞脉络证；补阳还五汤用于气虚血瘀证。故选择 B。

70. 答案：D 解析：天麻钩藤饮用于肝阳暴亢，风火上扰证；镇肝熄风汤用于阴虚风动证；补阳还五汤用于气虚血瘀证；局方至宝丹用于痰热内闭清窍证。故选择 D。

71. 答案：E 解析：苔白滑而腻为痰湿证的辨证要点。故选择 E。

72. 答案：C 解析：有机磷杀虫药中毒为呼吸带有蒜臭味；乙醇中毒为呼吸带有浓厚的乙醇味；氰化物中毒为呼吸带有苦杏仁味。D、E 一般无特殊呼吸气味。故选择 C。

73. 答案：A 解析：急性一氧化碳中毒可发生皮肤黏膜变化，以口唇部呈现樱桃红色为易见。故选择 A。

74. 答案：E　解析：略。

75. 答案：A　解析：对口服有机磷农药中毒患者，清除其未被吸收毒物的首要方法是清除胃中残留的毒物，故可首选催吐和洗胃的方法。故选择A。

76. 答案：D　解析：目前认为幽门螺杆菌感染是消化性溃疡的主要病因。据报道，十二指肠溃疡患者幽门螺杆菌检查阳性率为95%～100%，胃溃疡为70%～85%。故选择D。

77. 答案：B　解析：急性心力衰竭可属于中医学"喘脱""心水""水肿""亡阳""厥脱"等病证范畴，多为阳气虚衰暴脱，病位在心，故其本虚为心阳虚衰。故选择B。

78. 答案：A　解析：患者面白神疲，气短声怯，倦怠乏力，脉细数无力，为肺痨气阴耗伤证，治法为益气养阴，方用保真汤或参苓白术汤加减。故选择A。

79. 答案：B　解析：急性肾功能衰竭病位在肾，涉及肺、脾（胃）、三焦、膀胱，与水液代谢相关的脏腑关系较为密切。故选择B。

80. 答案：C　解析：冷秘的证机概要是：阴寒内盛，凝滞胃肠。治法是：温里散寒，通便止痛。方用温脾汤合半硫丸加减。故选择C。

81. 答案：A　解析：中医学认为肺癌发生是由于正气虚弱，脏腑气血阴阳失调，导致邪毒内侵，肺失治节，宣降失司，气机不利，血行不畅，为痰为饮，瘀阻络脉，日久形成肺部积块。故选择A。

82. 答案：A　解析：根除幽门螺杆菌是治疗本病和防止复发的关键。故选择A。

83. 答案：C　解析：臌胀的形成虽有种种因素，但其基本病理变化总属肝、脾、肾受损，气滞，血瘀，水停腹中。故选择C。

84. 答案：B　解析：肝脏对雌激素灭活减少可出现：蜘蛛痣、肝掌、性功能减退，男性乳房发育、睾丸萎缩、女性闭经、不孕等。故选择B。

85. 答案：E　解析：风、火、痰、瘀是眩晕的常见病理因素。故选择E。

86. 答案：B　解析：①发病年龄多较高。②多有动脉硬化及高血压病史。③发病前可有短暂性脑缺血发作。④常在安静状态下发病。⑤多在几个小时或数日内达到高峰，无明显头痛、呕吐及意识障碍。⑥脑脊液多正常，CT检查在24～48小时后出现低密度影。故选择B。

87. 答案：E　解析：根据题干诊断为癫痫脾虚痰湿证，治法为健脾和胃，化痰息风，治疗当用醒脾汤加减。故选择E。

88. 答案：A　解析：中风分中经络和中脏腑两种。中经络包括以下几种：风痰入络证、风阳上扰证和阴虚风动证。中脏腑包括以下几种：痰热腑实证、痰火瘀闭证、痰浊瘀闭证和阴竭阳亡证。阴虚风动证的治法是：滋阴潜阳，息风通络，方用镇肝熄风汤加减。故选择A。

89. 答案：D　解析：右心功能不全以体循环静脉淤血的表现为主。体循环静脉淤血体征，如颈静脉怒张和肝-颈静脉回流征阳性，下垂部位凹陷性水肿等，以颈静脉怒张较早出现。故选择D。

90. 答案：E　解析：略。

91. 答案：C　解析：肺癌的X线表现主要是空洞形成，空腔是偏心性，壁厚，内壁凹凸不平。故选择C。

92. 答案：D　解析：手术切除是目前唯一比较有效的治疗胃癌的方法。故选择D。

93. 答案：C　解析：慢性粒细胞白血病的全身症状是：乏力、低热、多汗、消瘦、体重减轻，脾肿大引起左上腹沉重不适、食欲减少、食后饱胀等，后期常有贫血及出血倾向。脾脏肿大为慢性粒细胞白血病的最突出体征，早期就诊时脾脏常已达脐平面上下。晚期可有巨脾，肋缘下可达10cm以上，甚至伸入盆腔，占满全腹。故选择C。

94.答案：C 解析：五心烦热，口苦，渴喜饮水，盗汗，乏力，体倦，为急性白血病阴虚火旺证。舌质红，苔黄，脉细数，亦是阴虚火旺之征。治法是滋阴降火，凉血解毒。故选择C。

95.答案：C 解析：五志过极，心气耗伤，营血不足，以致心神失养，故见精神恍惚，心神不宁，心神惑乱，不能自主，故见悲忧善哭，时时欠伸。此病又名脏躁，治宜养心安神。故选择C。

96.答案：D 解析：悬钟穴的定位：在小腿外侧，当外踝尖上3寸，腓骨前缘。故选择D。

97.答案：A 解析：太冲穴主治头痛、眩晕、目赤肿痛、口㖞、胁痛、遗尿、疝气、崩漏、月经不调、癫痫、呕逆、小儿惊风、下肢痿痹。故选择A。

98.答案：D 解析：A项指切适用于短针的进针。B项挟持适用于长针的进针。C项舒张适用于皮肤松弛部位腧穴的进针。D项提捏适用于皮肉浅薄部位的进针。E项套管可以代替押手，但是不常用，排除。故选择D。

99.答案：A 解析：化脓灸又称瘢痕灸，是直接灸的一种。故选择A。

100.答案：B 解析：三棱针法的适应证：某些急症和慢性病，如昏厥、高热、中暑、中风闭证、急性咽喉肿痛、目赤红肿、顽癣、疔痈初起、扭挫伤、疳疾、痔疾、久痹、头痛、丹毒、指（趾）麻木等。故选择B。

101.答案：D 解析：本经原穴与其相表里的络穴相互配合应用时，称为"原络配穴"。故合谷与列缺相配是原络配穴法，太渊与偏历穴相配是原络配穴法，太溪与飞扬穴相配是原络配穴法，京骨与大钟穴相配是原络配穴法，冲阳与公孙相配是原络配穴法，太白与丰隆相配是原络配穴法。故选择D。

102.答案：B 解析：背俞穴可以治疗与脏腑经脉相联属的组织器官所发生的病证。肺主皮毛，所以皮肤痒疹应属于肺经的病证，故应该选用肺俞穴治疗。故选择B。

103.答案：D 解析：阴经的井荥输经合属木火土金水，阳经的井荥输经合属金水木火土。A项少府是心经的荥穴属火。B项大陵是心包经的输穴属土。C项后溪是小肠经的输穴属木。D项曲泉是肝经的合穴属水。E项经渠是肺经的经穴属金。故选择D。

104.答案：E 解析：治疗六腑病证均可选用各相应的下合穴。此患者所患疾病应与腑病相关，故应选用下合穴。故选择E。

105.答案：C 解析：此患者所患之病为痹证，其取穴原则应近取穴与远取穴相结合。故选择C。

106.答案：C 解析：由本病患者的症状可以得出所患疾病为颈椎病，兼见恶风畏寒，所以治疗上应该兼顾颈椎病，同时疏风散寒，故选取疏风散寒的风池穴和合谷穴。故选择C。

107.答案：D 解析：由本患者的症状可知本病为泄泻之肾虚泄泻，故治疗上要配肾俞、命门、关元等补肾虚的腧穴。故选择D。

108.答案：A 解析：由本患者的症状可知本病为感冒之风寒感冒，所以应首选手太阴肺经疏风散寒；手阳明大肠经与肺经相表里，所以其经穴能协助肺经穴疏风散寒；外感风寒首先犯太阳而伤肺卫，故选足太阳膀胱经的腧穴以解表宣肺。故选择A。

109.答案：C 解析：由本患者的症状可知本病为痿证，本病取穴应侧重阳明之经,阳明经多气多血,又主润宗筋,宗筋约束骨骼,利于关节运动,故治痿证重在调理阳明,补益气血,舒筋通络。故选择C。

110. 答案:D 解析:由本患者的症状可知本病为便秘之实证。故治疗应清热理气、通导肠腑,故应选用内庭和合谷穴,内庭乃胃经荥穴,宣散肠胃积热,合谷穴亦可以清热。故选择D。

111. 答案:E 解析:由本患者的症状可知本病为风热感冒,应选用肺经、大肠经上的腧穴。曲池为大肠经的合穴,属土,为金之母。尺泽穴为肺经的合穴。鱼际穴是肺经的荥穴,荥穴主身热,故应选肺经的荥穴以清热。故选择E。

112. 答案:E 解析:由本患者的症状可知本病为遗尿之肾气不足证。故应选用补益肾气的关元俞、肾俞、关元。故选择E。

113. 答案:B 解析:由本患者的症状可知本病为带状疱疹的肝胆火盛证,选穴行间、大敦、阳陵泉等清泄肝胆经实火。故选择B。

114. 答案:C 解析:由本患者的症状可知本病为耳鸣。手足少阳经脉循耳之前后,故手足少阳经脉的腧穴可以疏导少阳经气。故选择C。

115. 答案:D 解析:由本患者的症状可知本病为耳鸣。应首选翳风、听会、侠溪、中渚等腧穴清肝泻火,豁痰开窍,健脾益气。翳风、听会疏导少阳经气;侠溪清泄肝胆之火;中渚泻三焦火而清窍。诸穴相配通上达下,通经活络。故选择D。

116. 答案:C 解析:由患者突然昏仆,不省人事,伴口噤不开,牙关紧闭,肢体强痉等症可判断,患者所患病为中风中脏腑,且为闭证。治疗当平肝息风、清心豁痰、醒脑开窍。治疗选用手厥阴经穴位清心开窍;督脉上行入颅络脑,与脑、髓功能关系密切,故选用该经穴位。故选择C。

117. 答案:B 解析:本题所述证属痰热郁肺证,方用桑白皮汤加减。故选择B。

118. 答案:C 解析:支气管哮喘的临床特征是反复发作的呼气性呼吸困难或发作性胸闷和咳嗽。故选择C。

119. 答案:B 解析:任脉调节全身阴经经气,称"阴脉之海"。故选择B。

120. 答案:D 解析:鸠尾是任脉的络穴,大包是脾之大络。故选择D。

121~122. 答案:B、A 解析:略。

123~124. 答案:D、C 解析:激素是最有效的控制气道炎症的药物。吸入糖皮质激素是长期治疗哮喘的首选药物。支气管哮喘急性发作的首选药是喷吸沙丁胺醇。

125~126. 答案:D、E 解析:A为心肺气虚证。B为气阴两虚证。C为心肾两虚证。D为气虚血瘀证。E为阳虚水泛证。

127~128. 答案:A、C 解析:五皮饮合五苓散治疗急性肾小球肾炎水湿证;参芪地黄汤治疗慢性肾小球肾炎肺肾气阴两虚证;杞菊地黄丸治疗慢性肾小球肾炎肝肾阴虚证。

129~130. 答案:C、D 解析:再障贫血病变部位在骨髓,发病脏腑为心、肝、脾、肾。

131~132. 答案:C、B 解析:四妙丸用于类风湿关节炎湿热痹阻证;桂枝芍药知母汤用于类风湿关节炎寒热错杂证;丁氏清络饮用于阴虚内热证。三者可用于类风湿关节炎的治疗。

133~134. 答案:A、D 解析:痰饮——饮停肠胃,悬饮——饮流胁下,溢饮——饮溢肢体,支饮——支撑胸肺。

135~136. 答案:E、B 解析:慢性肺源性心脏病表现为呼吸浅短,声低气怯,张口抬肩,不能平卧,心慌,形寒,诊断为肺肾气虚证。治法:补肺纳肾,降气平喘。方用补肺汤加减。慢性肺源性心脏病表现为咳喘无力,气短难续,咳痰不爽,面色晦暗,心慌,唇甲发紫,神疲乏力,舌淡暗,脉沉细涩无力。诊断为气虚血瘀证。方药选生脉散合血府逐瘀汤加减。

137～138. 答案:D、E 解析:略。

139～140. 答案:C、D 解析:柴胡疏肝散合胃苓汤用于气滞湿阻证;调营饮用于肝脾血瘀证;附子理中汤合五苓散用于脾肾阳虚证;一贯煎合膈下逐瘀汤用于肝肾阴虚证;中满分消丸合茵陈蒿汤用于湿热蕴脾证。

141～142. 答案:A、B 解析:略。

143～144. 答案:D、A 解析:足三阳经在下肢的分布是足阳明胃经在前线,足少阳胆经在中线,足太阳膀胱经在后线。

145～146. 答案:D、A 解析:略。

147～148. 答案:D、C 解析:手厥阴心包经的郄穴是郄门,足厥阴肝经的郄穴是中都。

149～150. 答案:D、B 解析:癃闭实证首选中极、膀胱俞、阴陵泉、三阴交;肾气不足证首选阴谷、肾俞、三焦俞、气海、委阳。

第三单元

1. 答案:C 解析:略。

2. 答案:C 解析:风痛痛无定处,忽彼忽此,走注甚速,遇风则剧。见于行痹等。故选择C。

3. 答案:E 解析:腰麻的禁忌证包括:中枢神经系统进行性疾病;全身严重性感染或穿刺部位有炎症感染者;老年人、小儿不合作者,体质较弱、严重贫血者;有严重心脏代偿功能不全或严重高血压动脉硬化的患者;低血容量休克,在血容量未补足的情况下;妊娠、腹部巨大肿瘤、严重腹水者;脊柱畸形或严重腰背痛者。因此,A、B、C、D均为其禁忌证。故选择E。

4. 答案:A 解析:单纯代谢性酸中毒血气分析结果可见pH值、HCO_3^-明显下降,$PaCO_2$在正常范围或有所降低,AB、SB、BB均降低,BE负值增大,CO_2CP随酸中毒的程度加重而降低。故选择A。

5. 答案:A 解析:略。

6. 答案:A 解析:切口分类和愈合级别。手术切口可分为三类:一类切口为无菌切口,以"Ⅰ"表示,如甲状腺、疝修补术。二类切口为可能污染切口,以"Ⅱ"表示,如胃肠道手术、胆道手术。三类切口为感染切口,以"Ⅲ"表示,如消化道穿孔、阑尾穿孔等。切口愈合的级别也分三类:甲级愈合指愈合良好,没有不良反应的愈合,用"甲"表示。乙级愈合是指愈合欠佳,局部有炎症反应,如红肿、硬结、积液等,但未化脓,用"乙"表示。丙级愈合是指切口化脓,须切开引流者,用"丙"表示。故选择A。

7. 答案:A 解析:1987年世界卫生组织曾介绍疼痛程度积分法。1分:轻痛,不影响睡眠及食欲。2.5分:困扰痛,疼痛反复发作,有痛苦表情,痛时中断工作,并影响食欲、睡眠。5分:疲惫痛,持续疼痛,表情痛苦。7.5分:难忍痛,疼痛明显,勉强坚持,有显著的痛苦表情。10分:剧烈痛,剧痛难忍,伴情绪、体位的变化,呻吟或喊叫,脉搏或呼吸加快,面色苍白,多汗,血压下降。故选择A。

8. 答案:C 解析:目前普遍开展腹腔镜手术,包括胆囊切除术、腹腔镜诊断术、结肠切除术(良性肿瘤)、阑尾切除术、食管反流手术(Nissen手术)、小肠切除术、疝修补术、脾切除术、肾上腺切除术、淋巴结清扫术、肝楔形切除术(良性肿瘤)等。故选择C。

9. 答案：C 解析：略。

10. 答案：E 解析：略。

11. 答案：A 解析：闭合性损伤包括：①挫伤。②扭伤。③挤压伤。④冲击伤。故选择A。

12. 答案：B 解析：血胸分类：按出血量分为小量积血（0.5L以下）、中量积血（0.5～1L）、大量积血（1L以上）。故选择B。

13. 答案：A 解析：消、托、补法是外科内治总的治则，其应用应根据临床中疾病的发生发展过程，特别是三个发展阶段，确立治疗原则。但绝不是每种外科病的内治都要严格遵循消、托、补法的顺序。故选择A。

14. 答案：C 解析：进展期胃癌：国际上按Bomann分类，分为：①Ⅰ型：息肉样型或称结节型。②Ⅱ型：局限溃疡型。③Ⅲ型：浸润溃疡型。④Ⅳ型：弥漫浸润型。故选择C。

15. 答案：C 解析：症见右下腹疼痛，高热，烦渴欲饮，呕吐不食，大便秘结，小便黄，舌红苔黄燥，脉洪大而数，诊断为热毒证，方用大黄牡丹汤和透脓散。故选择C。

16. 答案：B 解析：症见腹胀2天，伴恶心呕吐，大便秘结，舌质淡红，苔薄白，脉弦。诊断为气滞血瘀证。故选择B。

17. 答案：E 解析：疮疡阴证、阳证都可有脓液。故选择E。

18. 答案：B 解析：单纯性甲状腺肿有下列情况之一者，可考虑手术切除治疗：①巨大甲状腺肿影响生活和工作者。②甲状腺肿大引起压迫症状者。③胸骨后甲状腺肿。④结节性甲状腺肿继发功能亢进者。⑤结节性甲状腺肿疑有恶变者。为防止术后残留甲状腺组织再形成腺肿及甲状腺功能低下，宜长期服用甲状腺激素制剂。故选择B。

19. 答案：B 解析：症见胸闷，舌苔薄白，脉弦，诊断为肝郁气滞。方用逍遥散与海藻玉壶汤加减。故选择B。

20. 答案：A 解析：急性乳腺炎酿脓期脓肿形成后宜及时切开排脓。故选择A。

21. 答案：A 解析：肝郁气滞、肝脾不和用逍遥散治疗；痰瘀凝结用失笑散合开郁散加减治疗；气滞血瘀用桃红四物汤合失笑散加减治疗；冲任失调用二仙汤加减治疗。故选择A。

22. 答案：C 解析：乳岩症见无疼痛、单发包块、质地硬、表面不光滑、与周围组织粘连、界限不清、不易推动、无自觉症状等。包块增长的速度比较快，其变化不受月经周期的影响。故选择C。

23. 答案：D 解析：脑震荡患者，脑脊液检查无红细胞，神经系统检查无阳性体征，CT检查颅内无异常发现。故选择D。

24. 答案：B 解析：门静脉主干中少有静脉瓣存在。故选择B。

25. 答案：D 解析：反常呼吸是因胸壁失去完整肋骨支撑，胸壁软化所致。吸气时软化胸壁内陷呼气时外突，多根多处肋骨骨折时出现。故选择D。

26. 答案：E 解析：略。

27. 答案：C 解析：症见大便带血，血色鲜红，间或有便后滴血，舌淡红，苔薄黄，脉弦，诊断为风伤肠络证，治法为清热凉血祛风。故选择C。

28. 答案：D 解析：开放性气胸引起患者一系列严重病理生理改变，危及生命的关键是胸壁上的开放性伤口，因此其急救首先是要迅速封闭胸壁伤口，使其变为闭合性气胸，再按闭合性气胸处理。故选择D。

29. 答案：A 解析：略。

30. 答案：E 解析：由于单纯性和绞窄性肠梗阻的关键区别是肠壁有无血运障碍，

这5个答案中只有呕吐物的性状能反映肠壁血运情况。故选择E。

31. 答案：D　解析：孕激素的生理功能为：可以兴奋下丘脑体温调节中枢，使基础体温在排卵后升高0.3～0.5℃。A、B、C、E为雌激素的生理功能。故选择D。

32. 答案：A　解析：略。

33. 答案：C　解析：略。

34. 答案：B　解析：略。

35. 答案：E　解析：妊娠期间，凡峻下、滑利、祛瘀、破血、耗气、散气，以及一切有毒药品，都应慎用或禁用。故选择E。

36. 答案：D　解析：决定胎儿能否顺利通过产道的胎儿因素包括胎儿大小（胎头颅骨、胎头颈线）、胎位和胎儿有无畸形。故选择D。

37. 答案：D　解析：略。

38. 答案：C　解析：经阴道自然分娩的产后6～12小时可在室内随意走动。故选择C。

39. 答案：A　解析：略。

40. 答案：B　解析：月经后期虚寒证表现为经期延后，月经量少色淡、质清稀，腰酸无力，腰膝怕冷，小便清长，大便稀溏，舌淡苔白，脉沉迟或细弱无力。故选择B。

41. 答案：A　解析：略。

42. 答案：E　解析：子宫颈癌为大量米汤样或脓性恶臭白带；子宫黏膜下肌瘤为明显白带增多；宫颈息肉可表现为带色黄，有异味，或白带中带有血丝；子宫腺肌病无特异性白带变化；滴虫性阴道炎为灰黄色泡沫状带下。故选择E。

43. 答案：B　解析：症见呕吐食物残渣，恶闻食气，口淡，神疲嗜睡，舌淡苔白润，脉缓滑无力，其证型是脾胃虚弱。故选择B。

44. 答案：E　解析：异位妊娠基本病机是少腹血瘀实证。故选择E。

45. 答案：B　解析：患者已婚，停经2个月余，10天前曾下腹剧痛。现下腹坠胀。妇科盆腔及B型超声波检查：子宫大小正常，右附件包块约7cm×6cm×5cm大小，尿妊娠试验可疑（+），可诊断为妊娠、宫外孕。反复少量阴道流血18天，可诊为不稳定型。故选择B。

46. 答案：D　解析：略。

47. 答案：D　解析：症见疲乏无力，口淡纳少，腹胀便溏，诊断为脾虚证，方用白术散。故选择D。

48. 答案：C　解析：症见头晕胀痛，胸胁胀满，舌苔薄腻，脉弦滑，诊断为气滞证。故选择C。

49. 答案：D　解析：羊水过多处理：①羊水过多合并胎儿畸形，应立即终止妊娠。②胎儿无畸形，孕妇症状较轻，妊娠不足37周者可继续妊娠，但应注意休息，低盐饮食，必要时服用利尿剂及镇静剂，防止早产。③吲哚美辛治疗。故选择D。

50. 答案：A　解析：妊娠期血容量增加，心排出量加大，心率加快，心脏负担加重。妊娠晚期子宫增大，膈肌上升，心脏位置改变，大血管扭曲，也导致心脏负担加重。妊娠易致心脏病加重，甚至发生心衰。治疗应以预防和治疗心衰为主，可适时终止妊娠，孕28周以上者，可考虑剖宫产术。故选择A。

51. 答案：B　解析：妊娠合并心脏病的症状可表现为心功能异常，如劳力性呼吸困难、经常性夜间端坐呼吸、咯血、经常性胸闷、胸痛、心悸、气短、乏力、水肿等。故选择B。

52. 答案：C　解析：白虎汤用于气分热盛证；六味地黄丸用于肾阴亏虚证；玉女煎用于胃热炽盛证；四君子汤用于脾胃气虚证；左归丸用于肾精不足证。故选择C。

53. 答案：E　解析：喹诺酮类药物为妊娠期禁用药。故选择E。

54. 答案：E　解析：产后缺乳病分气血虚弱证和肝郁气滞证两型。前者选用通乳丹加减治疗，后者选用下乳涌泉散治疗。故选择E。

55. 答案：E　解析：胎儿发育异常的分类：①巨大胎儿：胎儿出生体重达到或超过4kg者。②脑积水。③无脑儿：其特殊外观为无头盖骨，双眼突出，颈短。④联体双胎畸形：均以胸与胸、背与背、头与头、臀与臀等相同部分相连。故选择E。

56. 答案：D　解析：胎膜早破诊断方法：阴道液酸碱度检查，阴道液涂片检查，羊膜镜检查。处理方法：期待疗法；终止妊娠。故选择D。

57. 答案：B　解析：先兆子宫破裂：出现病理性缩复环，按之下腹部有压痛；患者烦躁不安，感宫缩过强，胎心音听不清，疼痛难忍；胎先露压迫膀胱，出现排尿困难、血尿，如不及时处理，在病理性缩复环处可发生子宫破裂。故选择B。

58. 答案：C　解析：略。

59. 答案：C　解析：略。

60. 答案：B　解析：产后关节痛血虚证以黄芪桂枝五物汤加减治疗，血瘀证以生化汤加减治疗，外感证以独活寄生汤加减治疗。故选择B。

61. 答案：C　解析：症见外阴及阴中瘙痒，干涩难忍，局部皮肤变白，外阴萎缩，健忘失眠，神疲乏力，舌淡，苔薄，脉细无力，诊断为血虚生风，方用当归饮子。故选择C。

62. 答案：D　解析：阴道毛滴虫可引起滴虫性阴道炎，白色念珠菌可引起霉菌性阴道炎；细菌感染可引起细菌性阴道炎；雌激素水平不足可引起老年性阴道炎。人在免疫功能下降时容易感染而发生阴道炎。故选

择D。

63. 答案：B　解析：止带方、五味消毒饮、二妙丸用于湿热内蕴证，首选止带方；龙胆泻肝汤用于湿热下注证；仙方活命饮用于湿热瘀结证。故选择B。

64. 答案：C　解析：黄体功能不足脾气虚弱证表现为月经提前，或兼量多，色淡质稀，神疲肢倦，面色萎黄，气短懒言，小腹空坠，食少纳差，舌淡，脉缓弱。故选择C。

65. 答案：D　解析：症见形体肥胖，胸胁满闷，神疲倦怠，呕恶痰多，面浮足肿，带下量多、色白，舌苔腻，脉滑，诊断为痰湿阻滞证。故选择D。

66. 答案：A　解析：产后病是指产妇在新产后及产褥期内发生的与分娩或产褥有关的疾病。B、C、D、E均不准确。故选择A。

67. 答案：B　解析：略。

68. 答案：D　解析：子宫肌瘤按肌瘤生长部位分为宫体肌瘤、宫颈肌瘤；按肌瘤与子宫肌壁的关系分为肌壁间肌瘤、浆膜下肌瘤、黏膜下肌瘤。故选择D。

69. 答案：C　解析：症见腹有癥瘕，小腹胀痛，精神抑郁，经前乳房胀痛，舌边有瘀点，舌苔薄，脉弦涩，诊断为气滞血瘀型，方用膈下逐瘀汤。故选择C。

70. 答案：C　解析：恶性卵巢肿瘤较良性卵巢肿瘤病程短，迅速增大；双侧多见，固定，实性或囊实性，表面不平，呈结节状，常伴腹水，多为血性，可查到癌细胞；逐渐出现恶病质；液性暗区内有杂乱光团、光点，肿块边界不清。故选择C。

71. 答案：D　解析：绒毛膜癌临床表现为停经后阴道流血，时断时续，或反复大量出血，下腹痛，子宫异常增大变软，妊娠呕吐及子痫前期征象，甲状腺功能亢进现象，贫血与生殖器官感染，有酱油色和特臭的分泌物等。故选择D。

72. 答案：C 解析：症见经期小腹冷痛，喜温畏冷，经血有块，块下痛减，形寒肢冷，舌暗苔白，脉弦紧，诊断为寒凝血瘀证，方用少腹逐瘀汤。故选择C。

73. 答案：E 解析：子宫腺肌病的临床表现：经量增多，经期延长，进行性加重的痛经，子宫均匀增大。故选择E。

74. 答案：E 解析：子宫脱垂中气下陷证治以补益中气，升阳举陷；肾气亏虚证治以补肾固脱，益气升提；湿热下注证治以清热利湿。故选择E。

75. 答案：E 解析：不孕症中女性因素包括排卵障碍、输卵管因素、子宫内膜异位症、免疫因素、子宫因素、宫颈因素、外阴及阴道因素及不明原因。故选择E。

76. 答案：E 解析：略。

77. 答案：C 解析：略。

78. 答案：D 解析：宫颈宫腔粘连是在人工流产过程中，由于吸宫或刮宫过度，损伤了子宫颈管和子宫内膜，随后引起宫颈粘连阻塞或宫腔粘连缩小。症状有：人流后出现月经过少或闭经，伴周期性下腹痛。宫颈举痛，宫体可稍饱满且有压痛等。故选择D。

79. 答案：A 解析：①胎儿期：从卵子和精子结合到小儿出生，称为胎儿期。②新生儿期：自出生后脐带结扎至生后28天，称为新生儿期。③婴儿期：从出生后到满1周岁，称为婴儿期。④幼儿期：1周岁至满3周岁，称为幼儿期。⑤学龄前期：3周岁以后（第4年）到入小学前（6～7岁），称为学龄前期。⑥学龄期：从6～7岁至12～14岁，称为学龄期。⑦青春期：女孩从11～12岁至17～18岁，男孩从13～14岁至18～20岁，称为青春期。故选择A。

80. 答案：C 解析：略。

81. 答案：D 解析：小儿生理特点：脏腑娇嫩，形气未充；生机蓬勃，发育迅速。故选择D。

82. 答案：C 解析：根据题干诊断为慢性咳嗽肝火犯肺证，治法为清肝泻肺，化痰止咳，治疗当用黛蛤散合泻白散加减。故选择C。

83. 答案：B 解析：辅助食品的添加原则，从少到多，由稀到稠，由细到粗，由一种到多种，天气炎热和婴儿患病时，应暂缓添加新品种。故选择B。

84. 答案：A 解析：小儿药物剂量计算常用方法包括按体重、体表面积、年龄计算，按成人量折算等。故选择A。

85. 答案：C 解析：轻度酸中毒的症状不明显。较重酸中毒出现呼吸深快，心率增快，厌食，恶心，呕吐，精神萎靡，烦躁不安，进而嗜睡，昏睡，昏迷。严重酸中毒，心率转慢，周围血管阻力下降，心肌收缩力减弱，血压下降，心力衰竭。故选择C。

86. 答案：E 解析：根据题干诊断为便秘燥热内结证，治法为清热导滞，润肠通便，治疗当用麻子仁丸加减。故选择E。

87. 答案：E 解析：1岁内婴儿计划免疫顺序是：①出生时乙肝疫苗。②生后2～3天至2个月内接种卡介苗。③2个月口服脊髓灰质炎疫苗，共3次。④3个月皮下注射百白破疫苗，每月1次，共3次。⑤8个月接种麻疹疫苗。乙型脑炎疫苗属非计划免疫，根据流行季节和地区，一般1岁以上接种，不包括在1岁内需完成基础免疫内。故选择E。

88. 答案：A 解析：肺炎病理分类：支气管肺炎、大叶性肺炎、间质性肺炎等；病因分类：病毒性肺炎、细菌性肺炎、支原体肺炎、衣原体肺炎、真菌性肺炎、原虫性肺炎、非感染原因引起的肺炎；病程分类：急性、迁延性、慢性；病情分类：轻症、重症。故选择A。

89. 答案：B 解析：肺炎喘嗽痰热闭肺

证治以清热涤痰，开肺定喘，方用五虎汤合葶苈大枣泻肺汤加减。故选择B。

90．答案：D　解析：小儿病毒性心肌炎临床表现：多数前期有轻重不等的呼吸道感染或消化道感染史，轻型病儿无明显自觉症状，一般可有头晕，疲倦乏力，面色苍白，多汗，胸闷，心前区痛或不适，心悸，食欲不振，偶有恶心、呕吐。重症者发生心力衰竭时，可见肝大、浮肿、呼吸困难等；突然心源性休克时，血压下降、脉搏细数、四肢湿冷、末梢发绀。心脏体征主要表现为心尖区第一心音低钝，心动过速，部分有奔马律，心律失常如早搏、传导阻滞，一般无器质性杂音。反复发作心衰者，心脏明显扩大。伴心包炎者可听到心包摩擦音，有心包积液体征。故选择D。

91．答案：D　解析：病毒性心肌炎湿热侵心证的治疗方法为清热化湿，宁心安神，方用葛根黄芩黄连汤。故选择D。

92．答案：D　解析：婴儿重度脱水丢失水量10%～12%，血容量下降，出现周围循环衰竭，血压下降。故选择D。

93．答案：B　解析：症见溃疡较少，呈灰白色，周围色不红或微红，口臭不甚，反复发作，神疲颧红，口干不渴，舌红苔少或花剥，脉细数，诊断为虚火上炎。故选择B。

94．答案：C　解析：从病因过食瓜果和病情可诊为伤食泄。故选择C。

95．答案：A　解析：中医学认为，急性肾小球肾炎属水肿，外因为感受风邪、水湿、疮毒，内因为肺、脾、肾三脏虚弱。故选择A。

96．答案：B　解析：症见颜面眼睑浮肿，小便短赤，下肢疮毒，舌红苔薄黄，脉滑数，诊断为湿热内侵证，方选麻黄连翘赤小豆汤。故选择B。

97．答案：C　解析：症见面色萎黄，神疲乏力，肢体浮肿，晚间腹胀，纳少便溏。查体：全身浮肿呈凹陷性，舌淡苔白滑，脉沉缓，诊断为脾虚湿困。故选择C。

98．答案：C　解析：略。

99．答案：B　解析：颅内压增高，应及时使用脱水剂，减轻颅内高压，预防发生脑疝。故选择B。

100．答案：A　解析：症见神志不清，项背强直，阵阵抽搐，唇干，喉中痰鸣，恶心呕吐，舌红绛，苔黄腻，脉数。诊断为痰热壅盛，方用清瘟败毒饮加减。故选择A。

101．答案：C　解析：症见发作时吐舌，惊叫，急啼，面色时红时白，惊惕不安，如人将捕之状，苔薄白，脉弦滑，诊断为惊痫，方用镇惊丸。故选择C。

102．答案：B　解析：儿童多动症发病男性多于女性。故选择B。

103．答案：B　解析：营养性缺铁性贫血实验室检查，血清铁蛋白早期降低，红细胞游离原卟啉增高，血清铁降低，总铁结合力增高，转铁蛋白饱和度明显下降，铁粒幼红细胞增加等。故选择B。

104．答案：C　解析：症见面色不华，指甲苍白，纳食不佳，四肢乏力，大便溏泄，舌淡苔薄白，脉细无力，诊断为脾胃虚弱，方用参苓白术散。故选择C。

105．答案：B　解析：西医认为，哮喘是一种多基因遗传病。哮喘病因包括遗传因素和环境激发因素，过敏体质与哮喘关系密切。故选择B。

106．答案：D　解析：①咳嗽持续或反复发作1个月，常在夜间和（或）清晨发作，运动后加重，痰少，临床无感染征象，或经较长期抗生素治疗无效。②气管舒张剂治疗可使咳嗽发作缓解（系本诊断条件）。③个人过敏史或家族过敏史，变应原试验阳性，可辅助诊断。④气道呈高反应性特征，支气管激发试验阳性，可辅助诊断。⑤除外其他原因引起的慢性咳嗽。治疗原则是去除病因、控制发作。故选择D。

107.答案：E 解析：急性发作期主要是解痉和抗炎治疗，用药物缓解支气管平滑肌痉挛，减轻气道黏膜水肿和炎症，减少黏痰分泌。脱敏疗法应当在缓解期进行。故选择E。

108.答案：D 解析：确诊风湿热的主要表现包括心肌炎、多关节炎、舞蹈病、环形红斑、皮下结节。发热和关节炎是最常见的主诉。故选择D。

109.答案：B 解析：乙型溶血性链球菌感染后，链球菌菌体成分及其产物与相应的抗体作用，形成免疫复合物，沉积在关节、心肌、心脏瓣膜，导致Ⅲ型变态反应性组织损伤，风湿热发病。故选择B。

110.答案：B 解析：银翘散用于风热伤络证；清瘟败毒饮用于血热妄行证；四妙散用于湿热痹阻证；葛根黄芩黄连汤用于胃肠积热证；茜根散用于肝肾阴虚证。故选择B。

111.答案：D 解析：A、B、D常用于皮肤黏膜淋巴结综合征的治疗。银翘散加减用于卫气同病证；竹叶石膏汤加减用于气营两伤证；清营汤加减用于气营两燔证。故选择D。

112.答案：B 解析：略。

113.答案：B 解析：维生素D缺乏性手足搐搦症显性症状有惊厥、手足搐搦、喉痉挛，隐性症状有面神经征、腓反射、人工手痉挛征。全身抽搐、喉痉挛多发生在婴儿期，幼儿及儿童多见手足搐搦。故选择B。

114.答案：C 解析：在维生素D缺乏的病因基础上，有佝偻病的症状、体征，后出现惊厥、手足搐搦、喉痉挛、面神经征、腓反射、人工手痉挛征，排除其他因素导致的惊厥，可诊断为维生素D缺乏性手足搐搦症。故选择C。

115.答案：A 解析：麻疹患者大多数为婴幼儿，以1～5岁多见。故选择A。

116.答案：D 解析：麻疹见疹已6日，症见高热不退，咳嗽气急，鼻翼扇动，口渴烦躁，诊断为逆证，麻毒闭肺证。故选择D。

117.答案：E 解析：风疹的证候特点是前驱期类似伤风感冒，有低度或中度发热、咳嗽、咽痛、流涕，或轻度呕吐、腹泻等。耳后、枕后及颈部淋巴结肿大，有轻度压痛。出疹期可见散在淡红色斑丘疹，也可见大片皮肤发红或细小如针尖状猩红热样皮疹。故选择E。

118.答案：B 解析：丘疹性荨麻疹皮疹为红色丘疹，大小形态不一，痒感更明显。脓疱疮皮损为化脓性疱疹，疱液可培养出细菌。水痘皮疹特点为成批出现红色斑疹或斑丘疹，迅速发展为清亮、卵圆形、泪滴状小水疱，周围红晕，无脐眼，经24小时后，水疱内容物变为混浊，易破裂，疱疹持续3～4天，然后从中心干缩，迅速结痂。由于皮疹不断出现，一个病人身上可见到斑疹、丘疹、疱疹和结痂等各期皮疹同时出现。故选择B。

119.答案：C 解析：环口苍白圈、杨梅舌、贫血性皮肤划痕、帕氏线是猩红热的特殊体征表现。故选择C。

120.答案：B 解析：猩红热的并发症有化脓性中耳炎、风湿性心脏病、风湿性关节炎、急性肾小球肾炎、中毒性关节炎、蜂窝织炎等。故选择B。

121.答案：D 解析：流行性腮腺炎病因为外感风温病毒。风温病毒从口鼻而入，壅阻少阳经脉，郁而不散，结于腮部。故选择D。

122.答案：E 解析：起病急骤，全身中毒症状严重，一般突然出现高热，可达41℃或更高，未腹泻前即出现严重的感染中毒表现，也有开始即发热、腹泻、脓血便，

2～3天内再发展为中毒型者。故选择E。

123. 答案：B　解析：热毒炽盛——清气泄热，解毒利咽。方药：普济消毒饮加减。故选择B。

124. 答案：C　解析：蛲虫病的预防措施包括在集体儿童机构，开展普查普治及进行卫生宣教工作；培养良好的卫生习惯；注意环境卫生，对集体儿童机构勤用湿扫法打扫室内或紫外线消毒，并进行玩具消毒。应防止患儿用手抓肛门。每日晨起用温水洗会阴及肛周。患儿的内衣、短裤及床单应用开水烫洗。驱虫治疗药有甲苯达唑、驱蛔灵、扑蛲灵、丙硫咪唑等。故选择C。

125. 答案：B　解析：病因主要为细菌感染。在小儿疾病中，中毒型痢疾、重症肺炎、流行性脑脊髓膜炎、败血症、急性坏死性肠炎等常易并发休克。故选择B。

126. 答案：B　解析：小儿脾胃薄弱，经脉未盛，易为各种病邪所干扰。六腑以通降为顺，经脉以流通为畅。感受寒邪、乳食积滞、脾胃虚寒、情志刺激、外伤，皆可使气滞于脾胃肠腑，经脉失调，凝滞不通则腹痛。故选择B。

127. 答案：B　解析：积滞乳积型，选用消乳丸加减；食积型，选用保和丸加减；脾虚夹积型选用健脾丸加减。故选择B。

128. 答案：B　解析：惊风八候：搐、搦、颤、掣、反、引、窜、视八候。故选择B。

129. 答案：E　解析：输血适应证：①一次失血量在500mL以内者，可以不输血；失血量在500～800mL，输血与否视情况而定；若失血量在1000mL以上时，则必须及时输血。②贫血或低蛋白血症。③凝血机制异常和出血性疾病。④重症感染。⑤器官移植。故选择E。

130. 答案：D　解析：休克过程中影响肺的因素主要有：①创伤、失血及感染等直接影响。②输血过程中小凝血块输入，脂肪和蛋白质颗粒等造成肺循环发生栓塞。③严重肺部感染。④液体输入过多。故选择D。

131. 答案：E　解析：切口分类和愈合级别。手术切口可分为三类：一类切口为无菌切口，以"Ⅰ"表示，如甲状腺、疝修补术。二类切口为可能污染切口，以"Ⅱ"表示，如胃肠道手术、胆道手术。三类切口为感染切口，以"Ⅲ"表示，如消化道穿孔、阑尾穿孔等。切口愈合的级别也分三类：甲级愈合指愈合良好，没有不良反应的愈合，用"甲"表示。乙级愈合是指愈合欠佳，局部有炎症反应，如红肿、硬结、积液等，但未化脓，用"乙"表示。丙级愈合是指切口化脓，须切开引流者，用"丙"表示。故选择E。

132. 答案：B　解析：略。

133. 答案：D　解析：特异性感染：如结核病、破伤风、气性坏疽等。其特点是：①一种特异性感染疾病只能由特定的专一致病菌所引起。②它们的病程变化、临床表现、防治方法都各不相同。故选择D。

134. 答案：D　解析：丹毒好发部位为下肢和头面部。起病急，病人常有头痛、畏寒、发热等全身症状。局部表现呈片状红疹，颜色鲜红，中间较淡，边缘清楚，略为隆起。手指轻压可使红色消退，松压后很快又恢复鲜红色。红肿向四周扩展时，中央红色逐渐消退、脱屑，转为棕黄色。红肿区有时有水疱形成，局部有烧灼样疼痛，常伴有附近淋巴结肿大、疼痛。足癣或血丝虫感染可引起下肢丹毒的反复发作，有时可导致淋巴水肿，甚至发展为象皮腿。故选择D。

135～137. 答案：C、B、E　解析：略。

138～142. 答案：A、B、E、C、D　解析：感受风邪——疏风清热，息风定惊，银翘散加减。邪陷心肝——平肝息风，清心开窍，羚角钩藤汤合紫雪丹加减。气营两燔——清气凉营，息风开窍，清瘟败毒饮加减。湿热疫毒——解毒清肠，息风开窍，黄连解毒汤加减。暴受惊恐——镇惊安神，琥珀抱龙丸加减。

143～144.答案：B、D 解析：①吸入麻醉：吸入麻醉是挥发性麻醉药或气体麻醉药经呼吸道吸入体内，从而产生麻醉的方法。吸入全麻药可分挥发性和气体性两大类。常用的挥发性全麻药有乙醚、氟烷及甲氧氟烷等，气体全麻药有氧化亚氮等。②静脉麻醉：将麻醉药注入静脉而产生全身麻醉作用的方法称静脉麻醉。静脉全麻药一般分为巴比妥和非巴比妥两大类。常用的有：硫喷妥钠静脉麻醉、氯胺酮静脉麻醉、1-羟丁酸钠静脉麻醉等。

145～146.答案：A、D 解析：急性盆腔炎临床表现为高热、下腹痛、阴道分泌物增多、下腹部肌紧张、压痛、反跳痛；实验室检查可见白细胞升高，红细胞沉降率升高，血C反应蛋白升高。输卵管结核在育龄期妇女表现为不孕、轻微下腹疼痛、全身状况不良，如低热、消瘦、乏力等；输卵管碘油造影呈串珠状或显示管腔细小。

147～148.答案：B、C 解析：第一产程为宫颈扩张期，从规律宫缩到宫口开全；第二产程为胎儿娩出期，宫口开全到胎儿娩出；第三产程为胎盘娩出期，从胎儿娩出后到胎盘胎膜娩出。

149～150.答案：A、B 解析：直肠肛门疾患各有其典型症状。患肛裂时由于排便时干硬的粪便直接摩擦肛裂的溃疡创面或撑开裂口，使括约肌反射性痉挛造成肛门的剧痛，创面损伤出血，色新鲜。直肠肛管周围脓肿的患者主要临床表现是肛周的红肿疼痛、全身发热等感染症状，只是由于感染部位的深浅不同，表现稍有区别，深者疼痛、发热等全身感染中毒症状较重，浅者肛周局部红肿、压痛及波动感更明显，全身症状较轻。

第四单元

1.答案：E 解析：非感染性发热见于多种疾病：①结缔组织病。②恶性肿瘤。③无菌性组织坏死。④内分泌疾病。⑤中枢神经系统疾病。⑥物理因素。⑦其他：如植物神经功能紊乱影响正常体温调节，可产生功能性发热，包括感染后发热和功能性低热。故选择E。

2.答案：A 解析：选项A属于弛张热，又称败血症热型。体温常在39℃以上，波动幅度大，24小时内体温波动范围超过2℃，常见于败血症、风湿热、重型肺结核及化脓性炎症。选项B、D属于稽留热，体温恒定地维持在39～40℃以上的高水平，达数天或数周，24小时内体温波动范围不超过1℃，常见于大叶性肺炎、斑疹伤寒及伤寒高热期。选项C属于间歇热，体温骤升达高峰后持续数小时，又迅速降至正常水平，无热期可持续1天至数天，如此高热期与无热期交替出现，见于疟疾、急性肾盂肾炎等。选项E属于体温调节中枢功能失常。故选择A。

3.答案：A 解析：急腹症包括腹膜炎症，腹腔器官急性炎症（如急性胃、肠、胰腺、胆囊炎，急性出血性坏死性肠炎），空腔脏器阻塞扩张（如肠梗阻、胆道结石、泌尿系统结石、胆道蛔虫病），脏器扭转破裂（如肠扭转、肠绞窄、肠系膜或大网膜扭转、卵巢扭转、肝脾破裂、异位妊娠破裂等），腹腔内血管阻塞（如缺血性肠炎、夹层主动脉瘤），腹壁疾病（腹壁挫伤、腹壁脓肿、带状疱疹），胸部疾病（如肺炎、肺梗死、心绞痛、心肌梗死、急性心包炎、胸膜炎），全身性疾病（如腹型过敏性紫癜、尿毒症、铅中毒等）。故选择A。

4.答案：D 解析：左心衰竭、肺结核

夜间咳嗽明显，可能与夜间肺淤血加重、迷走神经兴奋性增高有关。故选择D。

5.答案：D 解析：肺炎链球菌肺炎由于渗出到肺泡内的红细胞破坏后释放出含铁血黄素，混在痰中，故出现铁锈色痰。故选择D。

6.答案：A 解析：呼气性呼吸困难，病变在小支气管。表现为呼气困难，呼气相对延长，伴哮鸣音。见于支气管哮喘及其他慢性阻塞性肺病。故选择A。

7.答案：B 解析：耳源性眩晕是指前庭迷路感受异常引起的眩晕。当发生迷路积水（梅尼埃综合征）、晕动病（晕舟车病）、迷路炎、迷路出血或中毒、前庭神经炎或损害、中耳感染等，都可引起体位平衡障碍，发生眩晕，由于前庭核通过内侧束与动眼神经核之间联系。故选择B。

8.答案：A 解析：病毒性脑炎均可引起颅压增高而发生呕吐，多不伴有恶心，但有剧烈头痛，呕吐与饮食无关，亦可伴有不同程度的意识障碍。故选择A。

9.答案：B 解析：胆红素尿为尿内含有大量结合胆红素所致，呈深黄色，见于肝细胞性黄疸及阻塞性黄疸。因此，在溶血性黄疸中，尿中结合胆红素多阴性。故选择B。

10.答案：C 解析：黄疸伴上腹剧烈疼痛可见于胆道结石、肝脓肿或胆道蛔虫症。故选择C。

11.答案：D 解析：要求如下：①从一般到特殊进行提问。②无诱导性提问、诘难性提问及连续性提问。③按项目的问诊评分顺序系统地问诊。④引证核实患者提供的信息。⑤问诊过程中应有小结。⑥询问者注意聆听，不轻易打断患者讲话，不能重复问诊。⑦不出现难堪的停顿。⑧友善的举止，友好的眼神。⑨给予赞扬性肯定或鼓励。⑩其他：不用医学名词和术语提问；谦虚礼貌、尊重患者，有同情心，使患者感到温暖等。故选择D。

12.答案：A 解析：一般成人清晨安静状态下，口腔（舌下）温度的正常值为36.3～37.2℃；腋窝温度的正常值为36.0～37.0℃；肛门温度的正常值为36.5～37.7℃。故选择A。

13.答案：D 解析：高血压脑病时，血压急剧升高、头痛、呕吐、烦躁、抽搐和意识障碍。急进型高血压是血压突然升高，并伴有视网膜病变（Ⅲ级眼底）。如呈Ⅳ级眼底，有视神经乳头水肿，则称为恶性高血压。缓进型高血压多发于40岁以上，起病隐匿，病程可达数十年，早期无任何症状，偶尔在查体时发现血压升高。脑血管痉挛临床上常出现颅内压增高（头痛、呕吐、眼底水肿出现或加重），意识障碍加重。急性心力衰竭时，患者常突然感到极度呼吸困难，迫坐呼吸，恐惧表情，烦躁不安，频频咳嗽，咳大量白色或血性泡沫痰液等。结合该患者症状体征，可判断为急进型高血压。故选择D。

14.答案：C 解析：风湿热的临床表现：皮肤环形红斑，多见于躯干及四肢屈侧，呈环形或半环形，边缘稍隆起，呈淡红色，环内皮肤颜色正常。此种红斑常于摩擦后表现明显，1天之内可时隐时现，消退后不遗留脱屑及色素沉着。故选择C。

15.答案：A 解析：阿托品可使双侧瞳孔散大。B、C、D、E使双侧瞳孔缩小。故选择A。

16.答案：A 解析：由气管移位可考虑患者存有胸腔、肺、纵隔及单侧甲状腺的病变。气管左移、右侧胸腔较左侧饱满，提示该侧气胸或胸腔积液病变。叩诊为鼓音，应考虑诊断为右侧气胸。左侧肺不张时，左胸可出现凹陷，叩诊呈浊音。右下肺炎时，气管无移位，右下肺叩诊呈浊音或实音。肺气肿气管无移位，叩出过清音。故选择 A。

17. 答案：B　解析：语颤的强弱受到发音的强弱、音调的高低、胸壁的厚薄以及气道通畅程度的影响。减弱或消失主要见于肺泡内含气量过多、支气管阻塞、大量胸腔积液或气胸、胸膜高度增厚粘连、胸壁皮下气肿或皮下水肿。故选择 B。

18. 答案：B　解析：正常肺泡呼吸音的最明显听诊部位为肺泡组织较多且胸壁较薄的部位，如乳房下部、肩胛下部、腋窝下部。故选择 B。

19. 答案：E　解析：干啰音是气流通过狭窄或部分阻塞的气道所发出的声音。病理基础为气道黏膜充血水肿，分泌物增加，平滑肌痉挛，管腔内异物、肿瘤、肉芽肿，以及管壁外淋巴结或肿瘤压迫等。干啰音在吸气相与呼气相都能听到，但呼气相尤为明显，持续时间较长，声音响度和性质容易改变，部位也易变换。低音调的干啰音称为鼾音，如同熟睡中的鼾声，多发生于气管或主支气管。高音调的干啰音起源于较小的支气管或细支气管，类似于鸟叫、飞箭或哨笛音，通常称为哮鸣音。故选择 E。

20. 答案：A　解析：静脉性杂音为连续的嗡鸣声或"潺潺"声，无收缩期与舒张期性质。常出现于脐周或上腹部，尤其是腹壁静脉曲张严重处。此音提示门静脉高压时的侧支循环形成。故选择 A。

21. 答案：E　解析：二尖瓣器质性收缩期杂音的特点：杂音呈吹风样，高调，性质较粗糙，强度常在 3/6 级以上，持续时间长，占据整个收缩期，可遮盖第一心音，常向左腋下传导，吸气时减弱，呼气时加强，左侧卧位时更明显。故选择 E。

22. 答案：E　解析：头部随脉搏呈节律性运动、颈动脉搏动明显、毛细血管波动征、水冲脉、枪击音与杜氏双重杂音统称为周围血管征，均由脉压增大所致，常见于主动脉瓣关闭不全、发热、贫血及甲亢等。故选择 E。

23. 答案：E　解析：根据患者多食和双眼突出的特征性表现，可初步断定为甲状腺功能亢进。故选择 E。

24. 答案：A　解析：腹部平坦：正常成人仰卧时，前腹壁与自肋缘至耻骨联合的连线大致相平或略为低凹。腹部饱满：腹壁紧张度增加，常因病因不同而表现不一。由于腹内容物增加，如肠胀气或人工气腹、腹腔内积液，触诊腹部张力增大，但无肌痉挛，亦不具压痛。全腹膨隆：平卧时前腹壁明显隆凸于肋缘与耻骨联合的平面。全腹凹陷：仰卧位时见前腹壁明显低于肋缘与耻骨联合的平面。故选择 A。

25. 答案：C　解析：尿潴留：呈圆形浊音区，则可能为胀大的膀胱。幽门梗阻：出现振水音。右心功能不全：出现移动性浊音。巨大卵巢囊肿：为实音。急性胃炎：在胃泡鼓音区的上界，再行水平方向叩诊鼓音区变大。故选择 C。

26. 答案：B　解析：当腹腔内大量积液时，在仰卧位时腹部外形呈宽而扁状，称为蛙腹。坐位时下腹部明显膨出，常见于肝硬化门脉高压症、右心衰竭、缩窄性心包炎、肾病综合征、结核性腹膜炎、腹膜转移癌等。故选择 B。

27. 答案：A　解析：节律性溃疡疼痛与饮食之间的关系具有明显的相关性和节律性。在一天中，早晨 3 点至早餐的一段时间，胃酸分泌最低，故在此时间内很少发生疼痛。十二指肠溃疡的疼痛常在两餐之间发生，持续不减直至下餐进食或服制酸药物后缓解。一部分十二指肠溃疡患者，由于夜间的胃酸较高，尤其在睡前曾进餐者，可发生半夜疼痛。胃溃疡疼痛的发生较不规则，常在餐后 1 小时内发生，经 1～2 小时后逐渐缓解，直至下餐进食后再复出现上述节律。

故选择 A。

28. 答案：A 解析：周围性呕吐可见于急性胃炎、胃癌、幽门梗阻，各种急腹症，如肠梗阻、腹膜炎、阑尾炎、胆道及胰腺疾病。周围感觉器官疾病引起反射性呕吐，如咽部或迷路遭受刺激时（急性迷路炎、梅尼埃综合征），心肌梗死也可引起呕吐。故选择 A。

29. 答案：D 解析：锥体束病理反射（Babinski 征、Oppenheim 征、Gordon 征）以及查多克征、霍夫曼征、肌阵挛（髌阵挛、踝阵挛）。直腿抬高试验：又称"拉塞格征"。本试验阳性提示腰椎间盘突出症，但阴性亦不能完全排除本病。故选择 D。

30. 答案：B 解析：中性粒细胞生理性增多见于新生儿、妊娠后期、分娩、剧烈运动或劳动后。故选择 B。

31. 答案：D 解析：肝细胞性黄疸时结合与非结合胆红素均中度增高，尿胆红素阳性，尿胆原增加、正常或减少。故选择 D。

32. 答案：D 解析：代谢性碱中毒主要是体内 HCO_3^- 增多引起。幽门梗阻、严重呕吐是最常见的病因，长期使用速尿等利尿药，Cl^- 排出增多，HCO_3^- 回收入血液增多，可发生低氯性碱中毒。低血钾时，K^+ 从细胞内释出，Na^+ 和 H^+ 进入细胞内，引起细胞外液碱中毒，称为低钾性碱中毒。故选择 D。

33. 答案：E 解析：病理性高血糖：①各型糖尿病及甲状腺功能亢进、Cushing 病、肢端肥大症、嗜铬细胞瘤等内分泌疾病。②颅外伤、颅内出血、脑膜炎等引起颅内压升高刺激血糖中枢，以及在疾病应激状态时。③脱水、血浆呈高渗状态（高热、呕吐、腹泻）。故选择 E。

34. 答案：B 解析：急性胰腺炎最有价值的血清酶检查是血尿淀粉酶。故选择 B。

35. 答案：B 解析：尿酮体阳性见于以下几种情况：①糖尿病患者，糖尿病酸中毒时会出现强阳性（+++ 以上），此时应引起注意，易发生中毒性昏迷，应及时采取治疗措施。②严重呕吐、腹泻，长期营养不良，饥饿，剧烈运动后。③妊娠妇女因妊娠反应而剧烈呕吐、消化吸收障碍等。故选择 B。

36. 答案：C 解析：病原体通过各种途径进入人体，就意味着感染过程的开始，而临床上是否出现相应的症状、体征，则取决于病原体的致病力和机体的免疫功能。故选择 C。

37. 答案：D 解析：甲类传染病：鼠疫、霍乱。乙类传染病：传染性非典型肺炎（SARS）、艾滋病、病毒性肝炎、脊髓灰质炎、狂犬病等。丙类传染病：流行性感冒、流行性腮腺炎、风疹、麻风病、伤寒和副伤寒等。SARS、狂犬病、炭疽、流行性出血热和高致病性禽流感均属于乙类传染病。故选择 D。

38. 答案：D 解析：传染病与其他疾病相区别的基本特征有四个：有病原体、有传染性、有流行病学特征和有感染后免疫。A、B、C、E 等均属于传染病的基本特征。发热可以由感染性原因也可以由非感染性原因引起，并不是传染病的基本特征。故选择 D。

39. 答案：A 解析：患者有乏力、食欲不振、厌油的症状，说明肝脏出现问题，而体检发现肝脏肿大并且有压痛，丙氨酸转氨酶升高，而没有消瘦的症状，并且发病较急，考虑急性肝炎。故选择 A。

40. 答案：B 解析：淤胆型肝炎主要表现为急性病毒性肝炎较长时期的肝内梗阻性黄疸，临床自觉症状轻微，常表现有皮肤瘙痒、粪便颜色变浅，肝功能检查血清胆红素明显升高，以直接胆红素为主。A、C、D、E 等均符合淤胆型肝炎的临床表现。故选择 B。

41. 答案：E 解析：流行性出血热的传播途径包括呼吸道传播、消化道传播、接触传播、母婴传播和虫媒传播等 5 种方式。流行性出血热具有明显的季节性和人群分布的流行特征，其中黑线姬鼠传播者以 11 月至次年 1 月为高峰、家鼠传播者 3～5 月为高峰、林区姬鼠传播者在夏季为高峰，人群分布则以男性青壮年农民和工人发病多。典型病例病程有五期，非典型和轻型病例可以出现越期现象，而重型的病例可出现重叠现象。故选择 E。

42. 答案：A 解析：CD_4^+T 淋巴细胞在 HIV 直接和间接作用下，细胞功能受损和大量破坏，导致细胞免疫缺陷。虽然同时还侵犯其他类型免疫细胞，如单核吞噬细胞、B 淋巴细胞、NK 细胞损伤及 HIV 感染后的免疫应答异常，但最主要的还是 CD_4^+T 淋巴细胞。故选择 A。

43. 答案：A 解析：流脑普通型前驱期（上呼吸道感染期）多无明显症状，少数患者有低热、咽痛、轻咳、鼻咽分泌物增多等上呼吸道感染症状。此期传染性强。故选择 A。

44. 答案：B 解析：高热、头痛、呕吐，全身皮肤散在瘀点、颈项强直等，均为流行性脑脊髓膜炎的典型症状，首先考虑流行性脑脊髓膜炎。结核性脑膜炎，结核中毒症状之一是低热，排除 A 选项。流行性乙型脑炎皮肤一般无瘀点，C 项排除。伤寒常有中毒性脑病的表现，无脑膜刺激征，皮疹的典型特征为玫瑰疹，D 项排除。中毒性细菌性痢疾一般无脑膜刺激征，E 项排除。故选择 B。

45. 答案：C 解析：典型的伤寒自然病程可分为 4 期：①初期，发热是最早的症状，常伴有全身不适、食欲减退、咽痛和咳嗽等。②极期，常有典型伤寒表现，如持续高热、明显食欲减退、中毒性脑病的表现、肝脾肿大和皮肤出现玫瑰疹等。③缓解期，体温下降、食欲好转。④恢复期，体温正常、食欲恢复。故伤寒患者多于极期出现玫瑰疹。故选择 C。

46. 答案：D 解析：伤寒的抗菌治疗，喹诺酮类药物为首选。主要因为该类药物有以下优点：抗菌谱广，尤其对革兰阴性杆菌效果好；细菌对其产生突发耐药的发生率低；体内分布广，组织体液中药物浓度高，可达有效抑菌或杀菌水平；大多品种系口服制剂，使用方便。目前常用的该类药物有氧氟沙星、左氧氟沙星、环丙沙星和依诺沙星等。故选择 D。

47. 答案：A 解析：腹痛、腹泻、黏液脓血便，伴发热恶寒，符合细菌性痢疾的典型症状。阿米巴痢疾多不发热，粪便检查为暗红或果酱色血便，故排除 B 选项。急性胃肠炎无发热症状，大便多为黄色水样便，故可排除 C 项。流行性脑脊髓膜炎无典型的胃肠道症状，可排除 D 项。霍乱一般无发热，多数不伴腹痛（O_{139} 血清型发热、腹痛比较常见），粪便检查可见黏液和少许的红、白细胞，可初步排除 E 项。故选择 A。

48. 答案：B 解析：患者和带菌者是霍乱的主要传染源，患者在发病期间，可连续排菌，时间一般为 5 日。对接触者应严密检疫 5 日，留粪培养并服药预防。故选择 B。

49. 答案：A 解析：伤寒菌进行血培养时在病程的第 1～2 周阳性率高达 80%～90%，第 3 周降到 50%，以后更低，所以题中问阳性率最高时，C、D、E 被排除。而第 1 周时病情在初期，症状逐渐明显，这时阳性率逐渐升高，所以在第 1 周末的时候会达到高峰。故选择 A。

50. 答案：B 解析：明代医家、中医外科大家陈实功所著《外科正宗》中有篇章进行论述，"医家五戒"和"医家十要"已被认为是世界上较早的成文的医德法典。故选择B。

51. 答案：C 解析：诊断"脑死亡"的条件：①昏迷原因明确。②排除各种原因的可逆性昏迷。③深昏迷，脑干反射全部消失，无自主呼吸。以上必须全部具备。故选择C。

52. 答案：B 解析：尽量为患者选择安全有效的药物，属于道德要求中的义务。在医疗过程中要为患者保守秘密属于保密。对婴幼患儿、老年患者的用药应该谨慎，防止肾功能损害属于审慎。钻研药理知识，防止粗疏和盲目用药属于审慎。故选择B。

53. 答案：A 解析：知情同意权的主体，一是成年患者本人，具有完全民事行为能力的患者，应是知情同意权的主体；二是法定代理人，对于未成年人患者，知情同意权的主体是其父母；对于精神病患者、神志不明的患者，知情同意权的主体是配偶、父母、成年子女和其他近亲属等。故选择A。

54. 答案：E 解析：人体实验的类型包括自体实验、自愿实验、强迫实验。这些实验都要付出道德代价。天然实验也是人体实验的类型，但其不须付出道德代价。故选择E。

55. 答案：C 解析：卫生法的立法宗旨和最终目的是保护公民健康。故选择C。

56. 答案：D 解析：卫生法基本原则包括保护公民健康的原则、预防为主的原则、中西医协调发展的原则、国家卫生监督原则。故选择D。

57. 答案：D 解析：全国人大及其常委会是宪法和基本法律的制定和颁布机构。卫生法属于基本法律。故选择D。

58. 答案：B 解析：民事责任的承担方式有停止侵害、排除障碍、消除危险、返还财产、恢复原状、修理、重做、更换、赔偿损失、支付违约金、消除影响、恢复名誉、赔礼道歉。其中最主要的是赔偿损失。故选择B。

59. 答案：D 解析：全国医师资格考试办法的制定部门是国务院卫生行政部门。故选择D。

60. 答案：C 解析：受理申请医师注册的卫生行政部门对不符合条件不予注册的，应当自收到申请之日起30日内给予申请人书面答复，并说明理由。故选择C。

61. 答案：C 解析：受理申请医师注册的卫生行政部门除执业医师法第15条规定的情形外，应当自收到申请之日起30日内准予注册，并发给由国务院卫生行政部门统一印制的医师执业证书。故选择C。

62. 答案：B 解析：除特殊需要外，第一类精神药品的处方，每次不得超过3日的常用量。故选择B。

63. 答案：A 解析：麻醉药品、精神药品、医疗用毒性药品、放射性药品等属于特殊管理药品。故选择A。

64. 答案：E 解析：销售超过有效期的药品，结果造成患者服用后死亡的特别严重后果，依据《中华人民共和国刑法》，给经营者处10年以上有期徒刑或无期徒刑，并处罚金。故选择E。

65. 答案：A 解析：传染性非典型肺炎防治工作应坚持的原则是预防为主、防治结合、分级负责、依靠科学、依法管理。故选择A。

66. 答案：E 解析：《中华人民共和国传染病防治法》规定管理的传染病分甲类、乙类、丙类三类。丙类传染病包括流行性感冒、流行性腮腺炎、风疹、急性出血性结膜炎、麻风病、流行性和地方性斑疹伤寒、黑热病、包虫病、丝虫病，除霍乱、细菌性和阿米巴性痢疾、伤寒和副伤寒以外的感染性腹泻病。故选择E。

67. 答案：C 解析：疫情责任报告人发

现甲类传染病和乙类传染病中的艾滋病、肺炭疽患者，病原携带者和疑似传染病患者时，城镇应于2小时内，农村应于6小时内，以最快的方式向当地县级疾病预防控制机构报告，同时送（寄）出传染病报告卡，对其他乙、丙类传染病病人、疑似病人，城镇于6小时内，农村于12小时内，以最快的通信方式向发病地的卫生防疫机构报告，并同时报出传染病报告卡。故选择C。

68. 答案：B 解析：《突发公共卫生事件应急条例》第五条：突发事件应急工作，应当遵循预防为主、常备不懈的方针，贯彻统一领导、分级负责、反应及时、措施果断、依靠科学、加强合作的原则。故选择B。

69. 答案：B 解析：《医疗事故处理条例》中规定医疗机构发生重大医疗事故，主管部门接到报告后组织人员对事故进行调查处理。故选择B。

70. 答案：D 解析：中华人民共和国传染病防治法实施办法第十四条：医疗保健机构必须按照国务院卫生行政部门的有关规定，严格执行消毒隔离制度，防止医院内感染和医源性感染。故选择D。

71. 答案：C 解析：医疗废物是指医疗卫生机构在医疗、预防、保健及其他相关活动中产生的具有直接或间接感染性、毒性以及其他危害性的废物。故选择C。

72. 答案：D 解析：药物进入机体后，对某些器官组织产生明显的作用，而对另一些器官组织则无明显作用，称为药物作用的选择性。选择性是药物分类和临床选药的依据。选择性低的药物作用范围广，不良反应多见。药物作用的选择性是相对的，随着剂量增大，选择性下降。故选择D。

73. 答案：C 解析：药物的副作用是指药物在治疗剂量时产生与治疗目的无关的作用。由于药物的选择性低，副作用可随治疗目的而改变。当某一作用作为治疗作用时，其他作用则成为副作用。副作用是治疗剂量下与治疗作用同时发生的药物固有的作用，通常不可避免，可给病人带来不适和痛苦，大多是可自行恢复的功能性变化。故选择C。

74. 答案：A 解析：排泄指药物及其代谢产物经排泄器官或分泌器官排出体外的过程。药物排泄的途径有肾脏、胆汁、乳汁、肺、汗腺、唾液、胃肠液等。其中肾脏是最主要的排泄器官。故选择A。

75. 答案：D 解析：新斯的明能可逆性地抑制胆碱酯酶，使乙酰胆碱不被水解而大量堆积，产生乙酰胆碱的M样和N样作用，对骨骼肌的兴奋作用最强，该药除抑制胆碱酯酶发挥间接作用外，还能直接兴奋骨骼肌运动终板上的N胆碱受体，并能促进运动神经末梢释放乙酰胆碱。故选择D。

76. 答案：C 解析：两侧瞳孔缩小见于虹膜炎、有机磷农药中毒、毒蕈中毒，以及海洛因、吗啡、巴比妥类、氯丙嗪、毛果芸香碱等药物影响。瞳孔扩大见于外伤、青光眼绝对期、视神经萎缩、完全失明、濒死状态、经交感神经刺激，以及阿托品、可待因等药物影响。浓烈的酒味见于酒后或醉酒。刺激性蒜臭味见于有机磷农药中毒。烂苹果味见于糖尿病酮症酸中毒。氨味见于尿毒症。腥臭味见于肝性脑病。故选择C。

77. 答案：C 解析：阿托品与M胆碱受体结合，阻断M受体，拮抗Ach或胆碱受体激动药的作用。阿托品作用广泛，随剂量增加，依次出现腺体分泌减少、瞳孔扩大和调节麻痹、胃肠道及膀胱平滑肌抑制、心率加快，大剂量可出现中枢症状并能阻断神经节N_1胆碱受体。故选择C。

78. 答案：B 解析：去甲肾上腺素用于：①神经源性休克的早期以及药物中毒引起的低血压。②上消化道出血：适当稀释后口服，收缩黏膜血管以止血。由于血压升高，反射性兴奋迷走神经，使心率减慢。故选择B。

79. 答案：E 解析：肾上腺素有强大的激动 α、β 受体作用，主要兴奋心脏，收缩和舒张血管，升高血压，舒张支气管，促进代谢。故选择E。

80. 答案：D 解析：异丙肾上腺素用于支气管哮喘、心脏骤停、房室传导阻滞和休克等。故选择D。

81. 答案：C 解析：略。

82. 答案：E 解析：地西泮的作用包括抗焦虑、镇静催眠、抗惊厥、抗癫痫、中枢性肌松弛。故选择E。

83. 答案：C 解析：抗癫痫：苯巴比妥用于消除失神小发作外的各型癫痫。苯巴比妥和戊巴比妥可用于控制癫痫持续状态。硫喷妥钠用于小手术或内镜检查时的静脉麻醉。硫喷妥钠属于超短效类，静脉注射30秒内显效。故选择C。

84. 答案：B 解析：丙戊酸钠对大发作疗效不及苯妥英钠、苯巴比妥，对小发作疗效优于乙琥胺，对精神运动性发作疗效与卡马西平相似。故选择B。

85. 答案：D 解析：左旋多巴可透过血脑屏障，在脑内多巴胺脱羧酶的作用下脱羧转变为多巴胺，补充纹状体内多巴胺含量，恢复多巴胺神经元的抑制性功能。故选择D。

86. 答案：E 解析：阿片受体拮抗剂纳洛酮能快速对抗阿片类药物过量中毒，对吗啡中毒所致呼吸抑制效果显著，是最常用的抢救药物。故选择E。

87. 答案：A 解析：略。

88. 答案：A 解析：对乙酰氨基酚常用于感冒发热、头痛、牙痛、神经痛、肌肉痛、关节痛、痛经等。故选择A。

89. 答案：D 解析：氢氯噻嗪为排钾利尿药，长期应用可引起低血钾。故选择D。

90. 答案：E 解析：氯沙坦作用：与血管紧张素Ⅱ受体结合，拮抗血管紧张素Ⅱ对心血管系统的生物学效应，具有降压、逆转心肌肥厚、防止心肌纤维化等作用。故选择E。

91. 答案：C 解析：能阻滞血管平滑肌细胞钙通道，阻断 Ca^{2+} 内流，使血管扩张，外周血管阻力降低而产生降压作用，对正常血压无明显影响。在治疗剂量，因外周血管扩张引起反射性的交感神经兴奋，降压同时出现心率加快和心输出量增加，肾素活性增高。宜与 β 受体阻滞剂合用。临床用于轻、中、重度高血压的治疗。故选择C。

92. 答案：E 解析：普萘洛尔通过阻滞心脏的 β 受体，降低自律性，减缓房室结及浦肯野纤维的传导速度，延长房室结ERP发挥作用。故选择E。

93. 答案：B 解析：强心苷对心电图的影响。治疗量强心苷引起的心电图改变有：①Q-T 间期缩短（心室动作电位时，心室I恢缩敏捷程缩短）。②P-P 间期延长（心率减慢）。③P-R 间期延长（房室传导减慢）。④T 波幅度变小及 ST 段降低呈鱼钩状（判断是否应用强心苷的依据之一）。故选择B。

94. 答案：C 解析：慢性心功能不全患者多有体内水钠潴留，利尿药通过利尿降低血容量，减轻心脏前负荷，有利于患者心功能的改善。治疗时首选噻嗪类药物。故选择C。

95. 答案：B 解析：患者由于劳累、过度兴奋而突发心绞痛，为稳定性心绞痛，首选舌下含服硝酸甘油。故选择B。

96. 答案：C 解析：略。

97. 答案：D 解析：对应用叶酸拮抗剂甲氨蝶呤、肝脏因素等造成二氢叶酸还原酶功能或产生障碍所致巨幼红细胞贫血，应用一般叶酸制剂无效，应直接选用甲酰四氢叶酸钙治疗。故选择D。

98. 答案：C 解析：香豆素类药物的作用机制是能够抑制肝脏的维生素K环氧还原酶，阻止维生素K的环氧型向氢醌型转变，从而阻碍维生素K的再利用，影响凝血因子Ⅱ、Ⅶ、Ⅸ、Ⅹ的γ羧化，阻止其活性，产生抗凝作用。故选择C。

99. 答案：D 解析：H_2受体阻滞药（西咪替丁、雷尼替丁、法莫替丁）通过阻断胃黏膜壁细胞上的H_2受体而产生较强的抑酸作用。用于十二指肠溃疡、胃溃疡的治疗。故选择D。

100. 答案：C 解析：氨茶碱可以松弛胆道平滑肌，用于胆绞痛。故选择C。

101. 答案：A 解析：强的松属于糖皮质激素类药物，其减少钙的吸收并增加排泄，且长期应用抑制骨细胞活力，造成骨质疏松，严重者可引起自发性骨折。故选择A。

102. 答案：E 解析：格列齐特可抑制血小板的黏附和聚集，刺激纤溶酶原的合成，恢复纤溶酶活力，并降低微血管对活性胺类的敏感性，改善微循环。故选择E。

103. 答案：C 解析：增强靶组织对胰岛素的敏感性，减轻胰岛素抵抗，主要用于使用其他降糖药疗效不佳的2型糖尿病患者，特别是有胰岛素抵抗的患者。故选择C。

104. 答案：A 解析：本身具有很强的抗菌作用，抗菌谱与磺胺药相似。甲氧苄氨嘧啶可竞争性抑制细菌二氢叶酸还原酶，从而阻断四氢叶酸的合成。它与磺胺类药物合用可使细菌的叶酸代谢受双重阻断，抗菌作用大大增强，甚至达到杀菌的效果。故选择A。

105. 答案：D 解析：青霉素是治疗溶血性链球菌感染、敏感葡萄球菌感染、梅毒、钩端螺旋体病、回归热等的首选药物，也可用于肺炎链球菌所致大叶性肺炎、中耳炎、脑膜炎的治疗。故选择D。

106. 答案：E 解析：略。

107. 答案：B 解析：四环素能快速抑制革兰阳性菌中肺炎链球菌、溶血性链球菌、草绿色链球菌、葡萄球菌、破伤风杆菌、炭疽杆菌和革兰阴性菌中脑膜炎球菌、痢疾杆菌、大肠杆菌、流感杆菌、布氏杆菌生长，也抑制立克次体、支原体、衣原体、螺旋体、阿米巴原虫。故选择B。

108. 答案：C 解析：异烟肼与利福平均具有肝脏毒性，合用肝脏毒性更大，故应定期检查肝功能。故选择C。

109. 答案：C 解析：呕血呈暗红色的原因是血红蛋白与胃酸结合而变性。故选择C。

110. 答案：D 解析：特殊病理的痰液有以下几种情况：红色或棕红色痰见于肺癌、肺结核、支气管扩张；铁锈色痰见于细菌性肺炎（大叶性肺炎）、肺梗死；粉红色浆液泡沫痰见于急性左心功能不全、肺水肿；棕褐色痰见于阿米巴性脓肿、慢性充血性心脏病、肺淤血等；灰黑色痰见于煤矿工人及大量吸烟者。肺脓肿及晚期肺癌患者痰常有恶臭。故选择D。

111. 答案：A 解析：肺结核痰中带血丝，伴低热、盗汗。支气管扩张痰量较多，为湿性咳嗽。肺癌剧烈干咳，痰中带血丝。风湿性心脏病（二尖瓣）狭窄多为咯血，痰为暗红色。急性肺水肿为粉红色泡沫样痰。故选择A。

112. 答案：B 解析：左心衰竭发生呼吸困难的主要原因是肺淤血和肺泡弹性降低，因而影响换气，导致功能障碍。故选择B。

113. 答案：B 解析：咳嗽声音嘶哑见于声带炎、喉结核、喉癌与喉返神经麻痹等。故选择B。

114. 答案：D 解析：痰中白细胞增多见于各种呼吸道炎症；支气管哮喘及肺吸虫病患者可见夏科-雷登结晶；上呼吸道炎症多见口腔鳞状上皮细胞，气管、支气管炎症多见黏液柱状上皮细胞，下呼吸道炎症多见纤维柱状上皮细胞；色素细胞出现常见于心力衰竭、肺炎、肺气肿、肺出血等；支气管哮喘者可见杜什曼螺旋体。故选择D。

115. 答案：B 解析：左心衰竭、肺结核夜间咳嗽明显。故选择B。

116. 答案：A 解析：胆道结石、胆管癌、胰头癌、胆道炎症水肿、胆道蛔虫、胆管狭窄均可引起阻塞性黄疸。故选择A。

117. 答案：C 解析：流行性出血热的病理解剖可见脏器中肾脏病变最明显。肉眼可见肾脂肪囊水肿、出血，镜检肾小球充血，基底膜增厚；肾小管受压而变窄或闭塞；间质有细胞浸润。故选择C。

118. 答案：C 解析：脑脊液检查是流行性脑脊髓膜炎明确诊断的重要依据。发病过程中，脑脊液压力升高，外观混浊呈脓性，故A正确；蛋白质含量增高，糖及氯化物含量均减少，故B、D、E正确；细胞计数常高达$1.0×10^9/L$，以中性粒细胞为主。故选择C。

119. 答案：D 解析：高危人群存在下列情况两项或两项以上者，应考虑艾滋病的可能：①近期体重下降10%以上。②慢性咳嗽或腹泻3个月以上。③间歇或持续发热1个月以上。④全身淋巴结肿大。⑤反复出现带状疱疹或慢性播散性单纯疱疹感染。⑥口咽念珠菌感染。A、B、E选项均支持艾滋病的诊断。结合艾滋病的临床表现，艾滋病在4期主要出现5种表现，其中神经系统症状主要表现有头痛、癫痫、进行性痴呆和下肢瘫痪等，故C项也支持艾滋病诊断。艾滋病对皮肤黏膜造成的损害，主要是肿瘤和

感染等，并不出现出血症状，故皮肤黏膜出血不能作为艾滋病诊断的依据。故选择D。

120. 答案：D 解析：流行性乙型脑炎经蚊传播，多见于夏秋季，临床上急起发病，有高热、意识障碍、惊厥、强直性痉挛和脑膜刺激征等，重型患者病后往往留有后遗症。野鼠是流行性出血热的传染源。故选择D。

121. 答案：E 解析：肺部机会性感染中以肺孢子菌肺炎最为常见。故选择E。

122. 答案：C 解析：典型的伤寒自然病程可分为4期：①初期：发热是最早的症状，常伴有全身不适、食欲减退、咽痛和咳嗽等。②极期：常有典型的伤寒表现，如持续高热、明显食欲减退、中毒性脑病的表现、肝脾肿大和皮肤出现玫瑰疹等。③缓解期：体温下降，食欲好转。④恢复期：体温正常，食欲恢复。故伤寒患者多于极期出现玫瑰疹。故选择C。

123. 答案：A 解析：70%左右的流脑患者皮肤黏膜可见瘀点或瘀斑。病情严重者瘀点、瘀斑可迅速扩大，且因血栓形成发生大片坏死。故选择A。

124. 答案：D 解析：目前认为志贺菌致病必须具备3个条件：一是具有介导细菌吸附的光滑性脂多糖"O"抗原；二是具有侵袭上皮细胞并在其中繁殖的能力；三是侵袭、繁殖后可产生毒素。题目中的D选项符合其中的第二个必须条件，其他选项均不符合。故选择D。

125. 答案：C 解析：急性重型肝炎病情发展迅速，2周内出现极度乏力，严重消化道症状，出现神经、精神症状，表现为嗜睡、烦躁和谵妄等，D正确；黄疸急剧加深，胆酶分离，A正确；有出血倾向，B正确；出现急性肾衰竭，E正确；肝浊音界进行性缩小。故选择C。

126. 答案：D 解析：蚕豆病是由于遗

传因素和食用蚕豆所引起的,而患者并无食用蚕豆史,并且肝脏发生肿大也不符合,所以排除。胃炎不会引起黄疸,所以排除。C、E 都是与胆道梗阻有关,而发生胆道梗阻不会是隐痛,会发生剧烈的疼痛,可以排除。故选择 D。

127. 答案:D 解析:患者短时间内出现频繁腹泻,但无腹痛及里急后重,同时有呕吐,这比较像霍乱的表现。为了确定细菌的类别,要进行进一步检查,而 A、B、C 不具有代表性,只有应用悬滴实验,才能确定是否为霍乱弧菌。故选择 D。

128. 答案:D 解析:血小板减少常见于血小板减少性紫癜、脾功能亢进、再生障碍性贫血和白血病等。故选择 D。

129. 答案:B 解析:使用辅助检查手段时认真严格地掌握适应证是必须首先要遵守的。必要检查能尽早确定诊断和进行治疗,并且有利于提高医生诊治疾病的能力。医生应从患者的利益出发决定该做的项目。所以 B 可以广泛积极地依赖各种辅助检查明显不符合医德要求,是应该阻止的行为。故选择 B。

130. 答案:D 解析:1976 年美国学者提出的医患之间技术性关系基本模式为主动 – 被动型,指导 – 合作型,共同参与型。故选择 D。

131～132. 答案:C、E 解析:腹痛、呕吐、腹胀、便秘和停止排气是肠梗阻的典型症状。腹痛、血便、腹部肿块是肠套叠的典型症状。

133～134. 答案:C、B 解析:癔病是由明显的精神因素,如生活事件、内心冲突或情绪激动、暗示或自我暗示等引起的一组疾病,表现为急性的短暂的精神障碍、身体障碍(包括感觉、运动和植物神经功能紊乱),没有器质性病变基础。破伤风见烦躁不安,局部疼痛,肌肉牵拉,抽搐及强直,苦笑面容。脑血管疾病以骨骼肌痉挛为主要表现,可伴血压升高。中毒性痢疾可出现高热,烦躁谵妄,反复惊厥,神志昏迷,大便腥臭,伴有脓血或无大便。

135～136. 答案:B、A 解析:指关节梭状畸形多见于类风湿关节炎。杵状指见于先天性心脏病、细菌性心内膜炎、呼吸系统疾患、内分泌障碍、肝病及缺铁性贫血。主动脉的动脉瘤、侧锁骨下动脉瘤、腋窝动脉闭塞及一侧神经丛麻痹等疾病则常伴有单侧杵状指发生。匙状甲常见于缺铁性贫血,偶见于风湿热、甲癣等。浮髌现象见于各种原因引起的膝关节腔大量积液。肢端肥大见于青春期发育成熟后,腺垂体功能亢进,生长激素分泌过多引起的肢端肥大症。

137～138. 答案:D、B 解析:红细胞管型常见于急性肾炎。白细胞管型常见于肾盂肾炎。上皮细胞管型主要见于以下情况:①肾上皮细胞管型:可见于急性肾小管坏死、肾淀粉样变性、急性肾小球肾炎、慢性肾炎、肾病综合征、肾移植后排斥反应、金属及其他化学物质的中毒。②透明管型:较细,为无色透明,内部不含颗粒的圆柱状体。正常人晨尿(要有足够的时间形成管型)中可有透明管型出现,常见于肾炎,肾淤血,发热性疾病等。③蜡样管型:由肾小管中长期停留的颗粒管型、细胞管型变性,或直接由淀粉样变性上皮细胞溶解后形成,提示严重的肾小管坏死,预后不良。也见于肾小球肾炎晚期、肾功能衰竭、肾淀粉样变性。

139～140. 答案:A、E 解析:医疗事故赔偿,应当考虑下列因素,确定具体赔偿数额:①医疗事故等级。②医疗过失行为在医疗事故损害后果中的责任程度。③医疗事故损害后果与患者原有疾病状况之间的关系。发生医疗事故的赔偿等民事责任争议,医患双方可以协商解决。不愿意协商或者协商不成的,当事人可以向卫生行政部门提出调解申请,也可以直接向人民法院提起民事诉讼。

141～142.答案:C、E 解析:医学关系中的主体在道义上应享有的权利和利益属于权利。医学关系中的主体在道义上应履行的职责和使命属于义务。医学关系的主体对应尽义务的自我认识和自我评价的能力是指良心。医学关系中的主体因履行道德职责受到褒奖而产生的自我赞赏是指荣誉。医学关系中的主体在医疗活动中对自己和他人关系的内心体验和感受是指情感。

143～144.答案:E、D 解析:东莨菪碱对中枢作用明显,其中枢镇静及抑制腺体分泌作用强于阿托品,比阿托品更适用于麻醉前给药,还可用于晕动病、震颤麻痹以及抗精神病药引起的锥体外系不良反应。

山莨菪碱的人工合成品为654-2,对抗平滑肌痉挛作用与阿托品相似而稍弱;亦能解除小血管痉挛,改善微循环;适用于感染中毒性休克和内脏绞痛的治疗。

145～146.答案:C、D 解析:略。

147～148.答案:E、A 解析:略。

149～150.答案:A、A 解析:呼吸困难、咳嗽、咳痰、咯血和胸痛等是呼吸系统疾病最主要症状;循环系统疾病的主要症状为:呼吸困难、心悸、咳嗽、咯血、水肿及心前区疼痛等;消化系统疾病的主要症状是呕吐和腹泻;腰痛是泌尿系统疾病的主要症状;肌肉震颤常为神经系统、内分泌系统疾病的表现。

中西医结合执业医师资格考试
最后成功四套胜卷（二）答案

第一单元

1.C	2.A	3.B	4.B	5.B	6.B	7.A	8.A	9.B	10.C
11.E	12.E	13.D	14.D	15.C	16.A	17.D	18.C	19.B	20.C
21.D	22.B	23.B	24.B	25.A	26.E	27.B	28.E	29.D	30.B
31.D	32.B	33.B	34.C	35.D	36.C	37.A	38.A	39.D	40.D
41.E	42.B	43.D	44.A	45.C	46.B	47.D	48.E	49.D	50.C
51.D	52.B	53.D	54.C	55.D	56.D	57.D	58.D	59.C	60.B
61.D	62.A	63.B	64.D	65.D	66.D	67.D	68.A	69.D	70.D
71.B	72.A	73.D	74.D	75.C	76.B	77.A	78.C	79.B	80.D
81.E	82.E	83.A	84.E	85.E	86.B	87.C	88.A	89.D	90.E
91.E	92.D	93.C	94.B	95.E	96.A	97.C	98.D	99.C	100.E
101.B	102.A	103.B	104.C	105.A	106.E	107.D	108.E	109.B	110.A
111.A	112.A	113.A	114.E	115.E	116.C	117.E	118.B	119.D	120.B
121.C	122.D	123.A	124.C	125.D	126.C	127.D	128.A	129.C	130.A
131.C	132.D	133.C	134.E	135.A	136.A	137.D	138.C	139.E	140.B
141.E	142.D	143.E	144.A	145.E	146.A	147.E	148.D	149.C	150.D

第二单元

1.C	2.E	3.E	4.C	5.C	6.A	7.B	8.E	9.B	10.A
11.D	12.C	13.C	14.D	15.A	16.A	17.D	18.B	19.D	20.E
21.B	22.C	23.C	24.C	25.B	26.E	27.D	28.E	29.E	30.E
31.B	32.C	33.A	34.C	35.B	36.A	37.C	38.B	39.B	40.A
41.B	42.B	43.B	44.C	45.B	46.B	47.二	48.A	49.C	50.E
51.B	52.D	53.A	54.E	55.E	56.B	57.C	58.B	59.E	60.C
61.A	62.B	63.A	64.E	65.B	66.B	67.E	68.D	69.B	70.A
71.D	72.E	73.D	74.E	75.D	76.B	77.D	78.C	79.D	80.B
81.C	82.D	83.B	84.E	85.C	86.B	87.E	88.A	89.C	90.A
91.E	92.C	93.D	94.B	95.C	96.C	97.A	98.C	99.C	100.C
101.C	102.E	103.E	104.C	105.E	106.E	107.C	108.E	109.D	110.B
111.B	112.D	113.E	114.D	115.D	116.C	117.B	118.D	119.B	120.B

121.A	122.C	123.A	124.B	125.E	126.D	127.A	128.B	129.E	130.D
131.C	132.B	133.B	134.D	135.E	136.B	137.B	138.C	139.B	140.E
141.B	142.A	143.E	144.C	145.E	146.C	147.A	148.C	149.A	150.D

第三单元

1.B	2.C	3.C	4.E	5.E	6.C	7.B	8.D	9.D	10.D
11.C	12.A	13.B	14.D	15.E	16.B	17.B	18.E	19.E	20.B
21.A	22.D	23.C	24.B	25.E	26.E	27.D	28.B	29.E	30.E
31.D	32.C	33.D	34.B	35.C	36.D	37.D	38.C	39.C	40.B
41.A	42.C	43.A	44.B	45.E	46.B	47.A	48.D	49.D	50.B
51.D	52.E	53.B	54.A	55.A	56.C	57.D	58.B	59.B	60.D
61.A	62.B	63.B	64.B	65.A	66.D	67.D	68.C	69.D	70.D
71.D	72.B	73.B	74.C	75.C	76.C	77.D	78.E	79.D	80.C
81.C	82.D	83.E	84.A	85.D	86.B	87.B	88.B	89.C	90.D
91.C	92.B	93.B	94.D	95.C	96.B	97.E	98.B	99.D	100.C
101.A	102.D	103.D	104.E	105.B	106.D	107.D	108.C	109.C	110.C
111.A	112.A	113.A	114.B	115.E	116.D	117.D	118.B	119.C	120.E
121.A	122.E	123.B	124.D	125.E	126.C	127.B	128.C	129.D	130.A
131.D	132.C	133.D	134.B	135.E	136.C	137.D	138.E	139.E	140.B
141.A	142.C	143.C	144.B	145.C	146.A	147.C	148.E	149.C	150.E

第四单元

1.B	2.D	3.B	4.D	5.B	6.E	7.A	8.C	9.A	10.B
11.A	12.C	13.C	14.B	15.A	16.B	17.E	18.A	19.A	20.D
21.B	22.B	23.E	24.E	25.D	26.B	27.D	28.E	29.C	30.C
31.B	32.C	33.E	34.B	35.B	36.A	37.A	38.B	39.E	40.E
41.E	42.C	43.A	44.B	45.B	46.D	47.D	48.E	49.E	50.B
51.D	52.C	53.E	54.B	55.A	56.D	57.C	58.E	59.D	60.B
61.E	62.C	63.D	64.D	65.E	66.A	67.E	68.B	69.B	70.E
71.B	72.E	73.B	74.D	75.B	76.E	77.C	78.E	79.D	80.D
81.C	82.D	83.B	84.B	85.D	86.B	87.B	88.E	89.A	90.B
91.D	92.A	93.A	94.A	95.A	96.C	97.B	98.B	99.E	100.C
101.A	102.D	103.A	104.B	105.E	106.D	107.A	108.E	109.B	110.A
111.B	112.E	113.D	114.A	115.E	116.D	117.D	118.A	119.E	120.B
121.E	122.D	123.B	124.D	125.D	126.C	127.D	128.E	129.D	130.E
131.C	132.A	133.A	134.A	135.C	136.A	137.E	138.E	139.D	140.B
141.C	142.B	143.C	144.D	145.A	146.C	147.C	148.E	149.A	150.E

中西医结合执业医师资格考试
最后成功四套胜卷（二）解析

第一单元

1. 答案：C 解析：略。

2. 答案：A 解析：上午为阳中之阳；下午为阳中之阴；上半夜为阴中之阴，下半夜为阴中之阳。故选择A。

3. 答案：B 解析："阴阳离决，精气乃绝"是由于阴和阳之间的互根关系遭到破坏而导致的。故选择B。

4. 答案：B 解析："壮水之主，以制阳光"是王冰对于"诸寒之而热者取之阴"的注语。后又简称为"壮水制阳""滋水制火""滋阴涵阳"，是用滋阴壮水之法，治疗阴虚则热之证。故选择B。

5. 答案：B 解析：五行相生次序：木生火，火生土，土生金，金生水，水生木。"生我"者为母，"我生"者为子。五行相克次序：木克土，土克水，水克火，火克金，金克木。"克我"者为"所不胜"，"我克"者为"所胜"。故选择B。

6. 答案：B 解析：肝属木，脾属土，属相克关系，肝木病及脾土，为木旺乘土。故选择B。

7. 答案：A 解析：肺主气，主是指主持管理，通过肺的呼吸，呼出体内的浊气，吸入自然界的清气，肺不断地吸清呼浊，从而维持人体新陈代谢的顺利进行。故选择A。

8. 答案：A 解析：脾的生理功能有：①主运化，包括运化水谷和运化水湿。②主升清，包括将水谷精微等营养物质上输于头目和维持内脏位置的相对恒定。③主统血，水谷的受纳和腐熟为胃的功能。故选择A。

9. 答案：B 解析：脾喜燥恶湿，否则会产生湿、痰、饮等病理产物，或发为水肿。胃喜润恶燥，否则无法正常受纳、腐熟水谷。只有脾的"燥"和胃的"润"相配合，才能使水谷得以正常腐熟、受纳和传化。故选择B。

10. 答案：C 解析：肾中精气包括先天之精和后天之精，先天之精来源于父母，后天之精来源于水谷精微。精气的盛衰决定着人的生长、发育与生殖。故选择C。

11. 答案：E 解析：心藏神，具有主宰人体五脏六腑、形体官窍的一切生理活动和人体精神意识思维活动的功能，是人体生命活动的根本，与肾中精气无关。故选择E。

12. 答案：E 解析：肺主肃降，脾主升清，肝主疏泄，生理特性以升为主的脏腑是肝与脾。故选择E。

13. 答案：D 解析：津液输布主要依靠肺、脾、肝、肾和三焦这五个脏腑相互协调配合来完成。肺主宣发、肃降，通调水道；脾可输布津液；肝主疏泄，调畅气机，气行则水行；肾主水，可主持和调节人体津液代谢；三焦为水液运行的通路。津液的排泄主要与肺的宣发功能、脾的运化功能，以及肾中阳气的气化作用相关。综上，可以看出，津液的代谢，虽与多个脏腑的生理功能有关，但是最为密切的是肺、脾、肾三脏。故选择D。

14. 答案：D 解析：脾胃在五行中属土，但胃为六腑之一，故为阳土，胃又为水谷之海，多气多血，故胃性喜润恶燥。故选择D。

15. 答案：C 解析：三焦为"决渎之官"。胆为"中正之官"；胃为"受纳之官"；小肠为"受盛之官"；膀胱为"州都之官"；大肠为"传导之官"。故选择C。

16. 答案：A 解析：气虚，是指气的推动、温煦、防御、固摄和气化功能的减退，从而导致机体的某些功能活动低下或衰退，抗病能力下降等衰弱的现象。气脱，是指气不能内守而外脱，不符合本题。气陷，是气的上升不及或下降太过。元气耗损和功能减退，与血和津液无关。排除C、D。故选择A。

17. 答案：D 解析：手之三阴，从胸走手；手之三阳，从手走头；足之三阳，从头走足；足之三阴，从足走腹。故选择D。

18. 答案：C 解析：冲脉为十二经之海；任脉为阴脉之海；督脉为阳脉之海；阴维脉有维系、联络全身阴经的作用；阳跷脉有交通一身阳气和调节肢体肌肉运动的作用。督脉为阳脉之海，总督一身之阳脉，其循行多次与手、足三阳经及阳维脉交会。故选择C。

19. 答案：B 解析：寒性凝滞，即凝结阻滞不通的意思，不通则痛，故寒邪最易导致疼痛的发生。故选择B。

20. 答案：C 解析：湿为阴邪，易阻遏气机。故选择C。

21. 答案：D 解析：湿性重浊。故选择D。

22. 答案：B 解析：多食咸，则脉凝泣而变色；多食苦，则皮槁而毛拔；多食辛，则筋急而爪枯；多食酸，则肉胝䐢而唇揭；多食甘，则骨痛而发落。故选择B。

23. 答案：B 解析：患者胃肠热盛，大便秘结，腹满硬痛而拒按，潮热，神昏谵语，为阳明腑实证；面色苍白，四肢厥冷，

精神委顿，为虚证。故患者证候为真实假虚证。故选择B。

24. 答案：B 解析：自汗多见于气虚或阳虚证，常伴有气短乏力，神疲畏寒，舌淡脉弱等症。盗汗多见于阴虚内热或气阴两虚证，常伴有颧红，潮热，咽干，舌红少苔等症。二者并见可以见于气阴两虚或者阴阳两虚。故选择B。

25. 答案：A 解析："春夏养阳，秋冬养阴"是《内经》重要养生思想之一。春夏养阳，即养生养长；秋冬养阴，即养收养藏。春夏阳气生长，养生应蓄养阳气；秋冬阳气收藏，阴气生长，养生应蓄养阴气。故选择A。

26. 答案：E 解析：浊气：指水谷精微中稠厚的部分。张介宾注："浊言食气之厚者也。"故选择E。

27. 答案：B 解析：《素问·举痛论》曰，"百病生于气"，认为气机逆乱是产生各种疾病的基本病机。故选择B。

28. 答案：E 解析：原文指出肝痹症状为夜卧惊惕不安，多饮小便频，腹部胀满如妊娠状。故选择E。

29. 答案：D 解析：精脱者，耳鸣。肾藏精，开窍于耳。《灵枢·脉度》云："肾气通于耳，肾和则耳能闻五音矣。"故肾精充足则耳的听觉灵敏。如果肾精不足，耳失所养，就会出现耳鸣、耳聋等症，临床治疗宜补肾填精，如六味地黄丸、左归丸等。故选择D。

30. 答案：B 解析：此证为太阳病误下，表邪不解，邪气内迫阳明大肠导致热利的证治。太阳病桂枝证，不发汗反误下，表邪不解，内迫大肠。脉滑数，指脉来急促，代表误治之后，正阳未伤，抗邪有力，且表证仍在。治疗用葛根黄芩黄连汤清热止利，兼以解表。这里应注意葛根黄芩黄连汤与葛根汤的证治异同：两者均治疗表里同病的下

利。不同的是葛根黄芩黄连汤治疗里热为主的热利，葛根汤治疗表寒为主的寒利。故选择B。

31. 答案：D 解析：太阳蓄水证是由表邪循经入腑，导致膀胱气化不利所致。由于膀胱气化不利，水液潴留，津液不为人体所用，故在下表现为小便不利，在上表现为口干咽燥，渴欲饮水，但水蓄较重时，得水即吐。由于气化不利，故虽饮而不解渴，此谓之"烦渴""消渴"，此时多饮必导致蓄水加重。故选择D。

32. 答案：B 解析：此证病机为阳明邪热炽盛，津气两伤。治疗用白虎加人参汤清泄里热，兼益气津。此处应注意白虎汤证与白虎加人参汤证的鉴别：白虎汤证与白虎加人参汤证的鉴别关键在脉象，白虎汤证脉洪大有力，白虎加人参汤证脉洪而芤。因为白虎汤与白虎加人参汤都用于治疗阳明经热证。其病机均有阳明燥热炽盛，邪热弥漫内外。证候皆有身热，汗出，烦躁，口渴，脉洪大，治疗均用辛寒清热之法，均用生石膏、知母、炙甘草、粳米四味药。所不同的是津气损伤的程度有轻有重，白虎汤里热炽盛初起，津气耗伤程度尚轻，因此渴饮程度不是太甚，脉洪大，且无时时恶风、背微恶寒等阳气不达于背的症状，故治疗单纯清热祛邪，不必益气津以扶正，故不用人参；而白虎加人参汤证耗气伤津程度与里热炽盛并重，渴饮程度尤甚，已是口大渴，欲饮水数升，脉洪而芤，治疗必须攻补兼施，故在清热的同时益气生津，以扶正祛邪。故选择B。

33. 答案：B 解析：《伤寒论》中主要的谵语证：《伤寒论》中多次提到邪犯神明的谵语证，但病因病机各有不同。如阳明就有阳明经证谵语，因阳明热盛，充斥内外，热扰神明而谵语，治疗用白虎汤辛寒清热；阳明腑证，因燥热阻结胃肠，肠腑浊热

攻冲，心神被扰谵语，可用三承气汤泻热通腑；少阳相火夹胃热上蒸，心神被扰而谵语，用柴胡加龙骨牡蛎汤和解泻热，重镇安神；阳明血热证，热入血室，血热上扰心神而谵语，可刺期门以泻肝经实邪；此外还有火逆证邪热入胃谵语、肝木乘脾土谵语、误治后热盛谵语等。故选择B。

34. 答案：C 解析：本证的形成，是素体肾阳亏虚，感受风寒，致太阳、少阴同病。病人发热，恶寒，头痛，无汗，属表实证，本应脉象浮，现反沉，有肢冷畏寒感，是少阴阳气亏虚，无力浮出于表所致。因无下利清谷，知少阴阳虚不甚，故用麻黄附子细辛汤温阳发汗，表里双解。故选择C。

35. 答案：C 解析：此证病机为厥阴肝经湿热下迫大肠。治疗用白头翁汤清热燥湿、凉血解毒。故选择C。

36. 答案：C 解析：原文"邪入于腑，即不识人"。故选择C。

37. 答案：A 解析：此证病机为腑实兼表证。患者病腹满，发热十日，可见腹满出现在发热之后，即先有表证，邪气入里化热，形成腑实证。其脉浮而数，也提示了表证未解，入里化热之象。饮食如故，提示了患者胃气未伤，饮食尚可运化，腹满是肠中腑气不通而导致的。治以厚朴七物汤通腑泄热、祛风解表。故选择A。

38. 答案：A 解析：因心下痞为主症，故其病位主在中焦，邪气内陷，寒热错杂于中焦，故心下痞满，中焦气机失常，则脾胃升降失常，胃气上逆为呕，脾气不升为肠鸣泄泻。半夏泻心汤可清寒泄热，和胃除痞。故选择A。

39. 答案：D 解析：《温热论》原文："不尔，风夹温热而燥生，清窍必干，为水主之气不能上荣，两阳相劫也。"温热夹风时，温热和风皆属阳邪，两阳相合，耗劫津液而不能上荣清窍，故称"两阳相劫"，可

见口鼻咽等清窍干燥症状。故选择 D。

40. 答案：D 解析：战汗指温病过程中，突然出现全身战栗，肢冷脉伏，继而全身大汗的表现，是正气未衰，驱邪外出的现象。故选择 D。

41. 答案：E 解析：温邪从手太阴传入血分，若出现吐粉红色血水，或血从上溢，口鼻出血，脉七八至以上，颜面晦暗无泽的情况，均为死不治的危重症。吴氏提出用凉血清络、甘寒养阴之法治疗，可用犀角地黄汤合黄连阿胶汤加减。故选择 E。

42. 答案：B 解析：此病为温病后期真阴耗伤。温热之邪久留阳明，热势炽盛，或热邪伤及少阴，使真阴受灼，均会出现身热面红，口干舌燥，甚则齿黑唇裂等症状。吴鞠通以脉症辨析病位所在，如出现脉虚大无根，手足心热于手足背，午后热甚，舌红光滑无苔，腹中无燥屎者则邪热少虚热多，如再下之则竭其真阴，使病情加重。治疗上应予以加减复脉汤滋养真阴，以防阴衰阳脱的危害证候。故选择 B。

43. 答案：D 解析：假神提示脏腑精气耗竭殆尽，正气将绝，阴不敛阳，虚阳外越，阴阳即将离决，属病危。A 为少神的病机。B 机体阴阳严重失调描述过于笼统。C 为失神病机。E 为阴阳格拒的病机。故选择 D。

44. 答案：A 解析：A 为阳黄，乃湿热熏蒸为患，此项即为正确答案。B 为阴黄，为寒湿郁滞所致。C 多属肝郁脾虚。D 多属脾胃气虚，气血不足。E 多属脾气虚衰，湿邪内盛。故选择 A。

45. 答案：C 解析：凡色红，点小如粟米，高出皮肤，抚之碍手，压之退色者，为疹。A、B、D、E 均为斑的特点，即色深红或青紫，多点大成片，平铺于皮肤，抚之不碍手，压之不退色。故选择 C。

46. 答案：B 解析：A 主热证，无虚象。B 主阳虚，嫩舌多见于虚证，气血亏虚，或阳虚不化，白滑苔为湿盛的舌象。C 多为肝胆热盛，黑润为痰内停。D 为热极伤津之证，与题目不符。E 为湿热内盛之证，与题目不符。故选择 B。

47. 答案：B 解析：舌苔乃胃气、胃阴上蒸于舌面而生成，舌苔薄白可见于正常人，亦主表证及病情轻浅的里证、体内无明显热证者。题目中患儿为脾胃气虚之证，病情轻浅。A 主邪盛入里，或内有痰、饮、水、湿、食积等，病情相对较重。C 主湿热内蕴，痰饮化热或食积化热。D 是胃气、胃阴不足，或气血两虚，不能上承以续生新苔所致，病情一般较复杂。E 多见于痰饮、湿阻。故选择 B。

48. 答案：B 解析：A 是指咳声阵发，发则连声不绝，咳声终止时声如鸡啼，因其病程较长，缠绵难愈，所以称为百日咳。B 为咳声如犬吠，伴声音嘶哑，吸气困难。C 是以鼻塞、流涕、喷嚏、头痛、恶寒、发热、全身不适等为主要临床表现的外感疾病，虽有咳嗽，但并没有特异性。D 是指体质虚弱，气血不足，感染痨虫，侵蚀肺脏所致的具有传染性的慢性虚弱性疾病，临床主要以咳嗽、咯血、潮热、盗汗及身体逐渐消瘦等为其特征。E 是由于肺叶痿弱不用，临床以咳吐浊唾涎沫为主症。故选择 B。

49. 答案：D 解析：独语为自言自语，喃喃不休，见人则止，首尾不续者。多因心气不足，神失所养，或气郁生痰，蒙蔽心窍所致。错语为语言错乱，语后自知，不能自主者。虚证多由心脾两虚，心神失养所致，实证多由痰浊、瘀血、气郁等阻遏心神而成。两者的共同病因为心气不足，气郁痰阻。A、E 虽有提到痰，但病因不对，因此不选。故选择 D。

50. 答案：C 解析：数脉类包括数、促、疾、动脉。A 一息脉来五至以上。B 脉来急数，时而一止，止无定数。C脉往来流利，应指圆滑，如珠滚玉盘之状。D脉来疾急，一息七八至。E脉形如豆，厥厥动摇，滑数有力。故选择C。

51.答案：D 解析：濡脉指浮而细软，如帛在水中，主虚证、湿证。弱脉极软而沉细，主气血阴阳俱虚证。濡脉浮细而无力，弱脉沉细而无力，因此二者脉位相反。故选择D。

52.答案：B 解析：弦脉主肝胆病、痰饮、痛证、疟疾。故选择B。

53.答案：B 解析：壮热喜凉，口渴饮冷，面红目赤，烦躁或神昏谵语，腹胀满痛拒按，大便秘结，小便短赤，舌红苔黄而干，脉洪滑数实。故选择B。

54.答案：C 解析：题目中症状眩晕耳鸣，腰膝酸软，失眠多梦，脉沉弦细为阴虚证的表现。素有高血压病史，面红头胀，时有遗精或性欲亢进，舌红则为阳热亢盛的表现。故选择C。

55.答案：D 解析：题目中面色苍白或泛红如妆，以面色来考查寒热真假的鉴别。时而泛红如妆，面虽赤，但仅颧红如妆，时隐时现，与热证的满面通红不同，患者一般情况下面色苍白，实际上因阳气衰微，阴寒内盛，逼迫虚阳浮越于外，虚阳浮越的"戴阳"或"格阳"证，即为真寒假热证。故选择D。

56.答案：A 解析：绛舌主热入营血，阴虚火旺。舌绛少苔或无苔则为阴虚火旺。舌红绛而光即为舌绛无苔。故选择A。

57.答案：D 解析：阴水证的临床表现为身肿，腰以下为甚，按之凹陷不易恢复，脘闷腹胀，纳呆食少，大便溏稀，面色㿠白，神疲肢倦，小便短少，舌淡，苔白滑，脉沉缓，或水肿日益加剧，小便不利，腰膝冷痛，四肢不温，畏寒神疲，面色白，舌淡胖，苔白滑，脉沉迟无力。故选择D。

58.答案：D 解析：面目皮肤发黄，色泽鲜明如橘皮为湿热蕴结脾胃，熏蒸肝胆，致胆汁外溢。精神疲倦，不欲吮乳，尿黄便秘，舌红苔黄为湿热内蕴之证。故选择D。

59.答案：C 解析：腹中可扪及积块，气为血帅，气滞则血凝，胀痛并见为肝气郁滞，疏泄失职，舌苔薄，脉弦，为气滞血瘀之征。故选择C。

60.答案：B 解析：口鼻、皮肤干燥，形瘦，目陷，唇舌干燥，津亏则使皮肤、口唇、咽失去濡润滋养，故呈干燥不荣之象。舌紫绛边有瘀斑、瘀点，皆为瘀血内阻之象。故选择B。

61.答案：D 解析：略。

62.答案：A 解析：咳嗽气粗，痰多痰黄为痰热蕴结于肺，肺失清肃而气上逆，面赤身热，口干欲饮为热盛伤津。舌红苔黄腻，脉滑数为痰热内盛之象。故选择A。

63.答案：B 解析：眩晕耳鸣，头目胀痛，面红目赤为肝肾之阴不足，肝阳亢逆无制，气血上冲；急躁易怒为肝失柔顺；腰膝酸软为肝肾阴虚，筋脉失养；阳亢于上，阴亏于下，上盛下虚，故头重脚轻；舌红、脉弦细，为肝肾阴虚，肝阳亢盛之象。故选择B。

64.答案：D 解析：患者心烦不寐，病变的脏腑为心，眩晕耳鸣健忘，腰酸梦遗，病变的脏腑为肾。故选择D。

65.答案：D 解析：由患者年龄65岁及眩晕、耳鸣如蝉、健忘失眠的表现均提示肾精亏虚，胁痛提示肝络受损，腰膝酸痛、盗汗、舌红少苔、脉细数，提示肾阴虚证。故选择D。

66.答案：D 解析：甘有补益、和中、调和药性和缓急止痛的作用。故选择D。

67.答案：D 解析：中药"七情"配伍理论：单行、相须、相使、相畏、相杀、相恶、相反。A相须，指功效相似的药物配伍协同增效。B相使，指主辅药配合，提高主药的疗效。C相畏，指一种药物的毒性可以被另一种药物减轻或消除。D相杀，指一种药物能减轻或消除另一种药物的毒性。E相反，指两药合用，产生毒性反应或副作用。干姜杀附子之毒。故选择D。

68. 答案：A　解析：巴豆性烈最为上，偏与牵牛不顺情。故选择A。

69. 答案：B　解析：滑石为粉末状矿物质药材，故应用时当用布包。故选择B。

70. 答案：D　解析：A桂枝发汗解肌，温通经脉，助阳化气。B生姜解表散寒，温中止呕，温肺止咳。C防风祛风解表，胜湿止痛，止痉。D辛夷发散风寒，通鼻窍。E紫苏解表散寒，行气宽中，解鱼蟹毒，安胎。故选择D。

71. 答案：B　解析：五种药物均有祛风散寒之功，白芷治疗阳明头痛，藁本则长于治疗巅顶头痛，苍耳子善治鼻渊头痛，细辛善治少阴头痛，吴茱萸善治厥阴头痛。故选择B。

72. 答案：A　解析：薄荷疏散风热，清利头目，利咽透疹，疏肝行气。牛蒡子疏散风热，宣肺祛痰，利咽透疹，解毒散肿。故选择A。

73. 答案：D　解析：石膏"辛甘大寒，归肺胃"。故选择D。

74. 答案：C　解析：石膏常与麻黄、杏仁配伍，清肺经实热，其余四项无此功效。故选择C。

75. 答案：C　解析：B选项为清热泻火药，归心、肺、三焦经，不作用于胃。A、C、D、E均为清热燥湿药，其中黄柏长于清下焦湿热，黄连长于清中焦湿热，尤长于清胃火，可治胃火炽盛，消谷善饥之消渴证，黄芩善清中上焦湿热。苦参长于清热燥湿。故选择C。

76. 答案：B　解析：患者"右侧乳房红肿胀痛，触摸到硬块"可诊断为乳痈，"小便色黄"可知有热存在。治宜清热解毒，消痈散结。蒲公英清热解毒，消肿散结，利湿通淋。故为正确选项。而大青叶清热解毒，凉血消斑。淡竹叶清热泻火，除烦，利尿。栀子泻火除烦，清热利湿，凉血解毒。栀子凉血止血。知母清热泻火，生津润燥。故选择B。

77. 答案：A　解析：大黄、芒硝、芦荟、火麻仁、桃仁均有泻下或润下的功效。A大黄兼能清热泻火，凉血解毒，逐瘀通经。B芒硝兼能清热消肿。C芦荟兼能清肝杀虫。D火麻仁兼能滋养补虚。E桃仁活血祛瘀。故选择A。

78. 答案：C　解析：芫花泻水逐饮，祛痰止咳，杀虫疗疮。巴豆峻下冷积，逐水退肿，祛痰利咽，外用蚀疮。甘遂泻水逐饮，消肿散结。牵牛子泻下逐水，去积杀虫。芦荟泻下通便，清肝，杀虫。故选择C。

79. 答案：B　解析：五加皮祛风湿、补肝肾、强筋骨、利水。故选择B。

80. 答案：D　解析：砂仁化湿行气，温中止泻，安胎。故选择D。

81. 答案：E　解析：上述五个选项中的药物均为治疗水湿的常用药物，但几种药物比较来看，尤以猪苓的利水渗湿作用最强，兼具利水消肿之功，且无补益作用。故选择E。

82. 答案：E　解析：A丹参、B牛膝为活血调经药。C苏木活血疗伤。D姜黄为活血止痛药。E虎杖为利水渗湿药，功效为利湿退黄，清热解毒，散瘀止痛，化痰止咳，泄热通便。故选择E。

83. 答案：A　解析：本题考查温里药的各品种作用强弱。A附子温里作用最强，可补火助阳。B干姜、C细辛、D花椒、E高良姜温里作用较弱，可温中散寒。看到

"补火助阳"应首选附子。故选择A。

84. 答案：E 解析：小茴香散寒止痛，理气和胃。用于寒疝腹痛，睾丸偏坠疼痛，少腹冷痛，痛经，中焦虚寒气滞证。故选择E。

85. 答案：E 解析：行气药性多温。A木香、C沉香、D薤白性温，B香附性平，E枳实性微寒。故选择E。

86. 答案：B 解析：柿蒂降气止呃。木香行气止痛，健脾消食。香附疏肝解郁，调经止痛，理气调中。乌药行气止痛，温肾散寒。薤白通阳散结，行气导滞。故选择B。

87. 答案：C 解析：本题五个选项均具有消食化积之功效。A山楂兼能行气散瘀。B神曲可和胃。C莱菔子降气化痰。D麦芽回乳消胀。E谷芽健脾开胃。故选择C。

88. 答案：A 解析：小蓟的功效：凉血止血，散瘀解毒消痈。故选择A。

89. 答案：D 解析：患者"小便短数，灼热刺痛，尿色黄赤"，治宜清热利尿。白茅根凉血止血，清热利尿，清肺胃热。大蓟凉血止血，散瘀解毒消痈。地榆凉血止血，解毒敛疮。槐花凉血止血，清肝泻火。侧柏叶凉血止血，化痰止咳，生发乌发。故选择D。

90. 答案：E 解析：A川芎活血行气，祛风止痛。B丹参活血调经，祛瘀止痛，凉血消痈，除烦安神。C延胡索活血行气止痛。D姜黄活血止痛。E郁金活血止痛，行气解郁，清心凉血，利胆退黄。故选择E。

91. 答案：E 解析：除了活血之外，A川芎兼能祛风止痛。B丹参兼能凉血消痈，除烦安神。C郁金兼能行气解郁，清心凉血，利胆退黄。D桃仁兼能润肠通便，止咳平喘。E牛膝兼能补肝肾，强筋骨，利水通淋，引火下行。故选择E。

92. 答案：D 解析：半夏与天南星内服均能燥湿化痰，半夏兼有降逆止呕、消痞散结之功，天南星兼有息风解痉之功。本题考查的是两者共性，A、B、C、E均不是两者的共同功效。故选择D。

93. 答案：C 解析：A百部润肺止咳，杀虫灭虱。B川贝母清热化痰，润肺止咳，散结消肿。C桔梗宣肺，祛痰，利咽排脓，治疗咳嗽痰多，胸闷不畅。D杏仁止咳平喘，润肠通便。E旋覆花降气化痰，降逆止呕。故选择C。

94. 答案：B 解析：百部功效润肺止咳，杀虫灭虱。故选择B。

95. 答案：E 解析：远志能开心气而宁心安神，通肾气而强识不忘，祛痰开窍，用于癫痫、惊狂。本题所述症状较适宜。A竹茹清热化痰、B茯苓清热、C琥珀重镇安神、D党参补气。故选择E。

96. 答案：A 解析：白僵蚕祛风定惊，化痰散结。全蝎息风止痉，攻毒散结，通络止痛。蜈蚣息风止痉，攻毒散结，通络止痛。天麻息风止痉，平抑肝阳，祛风通络。四种药物均具有息风止痉之功，故可以用于慢惊风的治疗。而羚羊角平肝息风，清肝明目，清热解毒，不能治疗慢惊风。故选择A。

97. 答案：C 解析：苏合香、冰片、牛黄、远志均具有开窍醒神的作用，而琥珀镇惊安神，活血散瘀，利尿通淋，不具有开窍的功效。故选择C。

98. 答案：D 解析：丹剂有外用和内服两种，丹剂无固定剂型，如属水丸剂的有梅花点舌丹，属糊丸剂的有人丹、小金丹，属蜡丸剂的有黍米寸金丹等。其余选项均有固定剂型。故选择D。

99. 答案：C 解析：九味羌活汤的组成：羌活、防风、苍术、细辛、川芎、香白芷、生地黄、黄芩、甘草。故选择C。

100. 答案：E 解析：败毒散的组成药物有柴胡、前胡、川芎、枳壳、羌活、独活、茯苓、桔梗、人参、甘草。故选择E。

101. 答案：B 解析：舟车丸行气破滞，逐水消肿，通利二便。故选择B。

102. 答案：A 解析：黑逍遥散出自《医略六书·女科指要》，是由逍遥散加生地黄或熟地黄而成。故选择A。

103. 答案：B 解析：黄连解毒汤泻火解毒。普济消毒饮清热解毒，疏风散邪。清瘟败毒饮清热解毒，凉血泻火。青蒿鳖甲汤养阴透热。龙胆泻肝汤泻肝胆实火，清下焦湿热。故选择B。

104. 答案：C 解析：四妙勇安汤清热解毒，活血止痛。犀黄丸清热解毒，凉血散瘀。仙方活命饮清热解毒，消肿溃坚，活血止痛。大黄牡丹汤泄热破瘀，散结消肿。苇茎汤清肺化痰，逐瘀排脓。故选择C。

105. 答案：A 解析：葛根黄芩黄连汤解表清里。麻黄杏仁甘草石膏汤辛凉疏表，清肺平喘。凉膈散泻火通便，清上泄下。小柴胡汤和解少阳。竹叶石膏汤清热生津，益气和胃。故选择A。

106. 答案：E 解析：理中丸温中祛寒，补气健脾。故选择E。

107. 答案：D 解析：理中丸主治：①脾胃虚寒证。脘腹绵绵作痛，喜温喜按，呕吐，大便稀溏，脘痞食少，畏寒肢冷，口不渴，舌淡苔白润，脉沉细或沉迟无力。②阳虚失血证。便血、吐血、衄血或崩漏等，血色暗淡，质清稀。③脾胃虚寒所致的胸痹，或病后多涎唾，或小儿慢惊等。脾胃虚寒之胃脘痛可用吴茱萸汤。故选择D。

108. 答案：E 解析：实脾散组成：厚朴、白术、木瓜、草果仁、大腹子、附子、白茯苓、干姜、甘草、木香。真武汤组成：茯苓、芍药、白术、生姜、附子。温脾汤组成：大黄、当归、干姜、附子、人参、芒硝、甘草。乌梅丸组成：乌梅、附子、细辛、干姜、黄连、当归、蜀椒、桂枝、人参、黄柏。阳和汤组成：熟地黄、白芥子、鹿角胶、肉桂、姜炭、麻黄、生甘草。故选择E。

109. 答案：B 解析：参苓白术散的配伍意义：方中人参、白术、茯苓益气健脾渗湿为君。配伍山药、莲子肉助君药以健脾益气，兼能止泻，并用白扁豆、薏苡仁助白术、茯苓以健脾渗湿，均为臣药。更用砂仁醒脾和胃，行气化滞，是为佐药。桔梗宣肺利气，通调水道，又能载药上行，培土生金，炒甘草健脾和中，调和诸药，共为佐使。综观全方，补中气，渗湿浊，行气滞，使脾气健运，湿邪得去，则诸症自除。故选择B。

110. 答案：A 解析：归脾汤的功用为益气补血，健脾养心。故选择A。

111. 答案：A 解析：左归丸的功用：滋阴补肾，填精益髓。一贯煎的功用：滋阴疏肝。故选择A。

112. 答案：A 解析：肾气丸的配伍意义如柯琴所云，"此肾气丸纳桂、附于滋阴剂中十倍之一，意不在补火，而在微微生火，即生肾气也"。故选择A。

113. 答案：A 解析：乌梅汤为寒热并用之剂，治疗寒热错杂之蛔厥证及寒热错杂、正气虚弱之久泻久痢。故选择A。

114. 答案：E 解析：天王补心丹的药物组成：酸枣仁、柏子仁、当归、天冬、麦冬、生地黄、人参、丹参、玄参、云苓、五味子、远志肉、桔梗。朱砂安神丸的药物组成：朱砂、黄连、当归、生地黄、炙甘草。故选择E。

115. 答案：E 解析：天王补心丹的配伍意义：方中重用甘寒之生地黄，入心能养血，入肾能滋阴，故能滋阴养血，壮水以制虚火，为君药。天冬、麦冬滋阴清热，酸枣仁、柏子仁养心安神，当归补血润燥，共助生地黄滋阴补血，并养心安神，俱为臣药玄参滋阴降火，茯苓、远志养心安神，人参补气以生血，并能安神益智，五味子酸以敛心气而安神，丹参清心活血，合补血药使补而不滞，则心血易生，朱砂镇心安神，以治其标，以上共为佐药。桔梗为舟楫，载药上行以使药力缓留于上部心经，为使药。故选择E。

116. 答案：C 解析：越鞠丸行气解郁。其组成为香附、川芎、苍术、栀子、神曲。方中香附辛香入肝，行气开郁为君药。故选择C。

117. 答案：E 解析：苏子降气汤的组成：紫苏子、半夏、当归、甘草、前胡、厚朴、姜汁、肉桂。故选择E。

118. 答案：B 解析：生化汤活血化瘀，止痛温经。主治产后瘀血腹痛，恶露不行，小腹冷痛。故选择B。

119. 答案：D 解析：血府逐瘀汤的组成：桃仁、红花、生地黄、川芎、赤芍、牛膝、桔梗、当归、柴胡、枳壳、甘草。少腹逐瘀汤的组成：小茴香、干姜、延胡索、没药、当归、川芎、官桂、赤芍、蒲黄、五灵脂。通窍活血汤的组成：赤芍、川芎、桃仁、红花、老葱、生姜、大枣、麝香。膈下逐瘀汤的组成：五灵脂、当归、川芎、桃仁、丹皮、赤芍、乌药、延胡索、甘草、香附、红花、枳壳。身痛逐瘀汤的组成：秦艽、川芎、桃仁、红花、甘草、羌活、没药、当归、五灵脂、香附、牛膝、地龙。故选择D。

120. 答案：B 解析：大定风珠：鸡子黄、阿胶、生白芍、干地黄、麦冬、生龟甲、生牡蛎、鳖甲、麻仁、五味子、炙甘草。消风散：当归、生地黄、防风、蝉蜕、知母、苦参、胡麻仁、荆芥、苍术、牛蒡子、石膏、甘草、木通。川芎茶调散：薄荷、川芎、荆芥、羌活、白芷、防风、细辛、炙甘草、细茶末。地黄饮子：熟地黄、巴戟天、山茱萸、石斛、肉苁蓉、附子、五味子、官桂、白茯苓、麦冬、石菖蒲、远志、生姜、大枣、薄荷。羚角钩藤汤：羚羊角、钩藤、桑叶、菊花、茯神、地黄、贝母、甘草、竹茹、芍药。故选择B。

121～122. 答案：C、D 解析：脾属土，肾属水，肝属木；土克水，脾病及肾为相乘传变；木克土，土病及木，为相侮传变。

123～124. 答案：A、C 解析：心肾不交是肾水不足，不能上济于心，而使心火独亢；或心阴虚心火旺盛而致肾水不足；或心火不能下降于肾，而致肾水凝聚，不能上济于心，其治法为泻心补肾，即泻南补北。肝阳上亢，多因肝肾阴虚，水不涵木，肝阳亢逆无所制，气火上扰，故其治法为滋水涵木。

125～126. 答案：A、C 解析：两胁胀满为气滞表现，舌质瘀斑、瘀点，为血瘀表现，故此患者证型为气滞血瘀。产后大出血，故患者晕厥，为气随血脱。

127～128. 答案：E、A 解析：恐则气下是指大惊猝恐，则导致气机下陷，出现肾气受伤的一系列症状，如二便失禁、遗精滑泄等。怒则气上，指郁怒、暴怒可致肝气上逆或肝阳上亢，出现头痛头晕、面红目赤，甚至呕血等症。悲则气消是情志悲哀，使人神情挫折，意气消沉。思则气结，气结指脾气郁结，脾主运化，忧思过度，则脾气郁结，运化失常，出现胸脘痞满、食减纳呆、大便溏泄等症状。喜则气缓指过喜使心气涣散，神不守舍，精神浮荡，气机弛缓。

129～130. 答案：C、A 解析：热因热用即以热药治疗真寒假热之法。寒因寒用指用寒凉药治疗内真热而外假寒的方法。通因通用是以通治通，即用通利药治疗具有实性通泄症状的病证。塞因塞用，前"塞"为塞法，指补养固涩，后"塞"为塞证，指本虚标实之满胀不通的病证。寒者热之指寒性的疾病，用温热的方药治疗。热结旁流乃燥屎坚结于里，胃肠欲排不能，逼迫津液从燥屎旁流下。

131～132. 答案：C、D　解析：络脉的长短反映着病情的轻重，病情越重，络脉越长，络脉达于命关，为病邪深重；若络脉透过三关直达指端者，称为透关射甲，病多凶险，预后不佳。

133～134. 答案：C、E　解析：叶天士在《温热论》原文云："大凡看法，卫之后方言气，营之后方言血。在卫汗之可也，到气才可清气，入营犹可透热转气，如犀角、玄参、羚羊角等物，入血就恐耗血动血，直须凉血散血，如生地、丹皮、阿胶、赤芍等物。"薛生白《湿热病篇》云："肺病逆传，则为心包；上焦病不治，则传中焦，胃与脾也；中焦病不治即传下焦，肝与肾也。始上焦，终下焦。"

135～136. 答案：A、A　解析：除泻下作用外，A 大黄可治疗血热吐衄、目赤咽痛、热毒疮疡、烧烫伤、瘀血诸证、湿热痢疾、黄疸、淋证；B 芦荟可治小儿疳积、癣疮；C 番泻叶可治腹水肿胀；D 甘遂可治水肿、胸胁停饮、风痰癫痫、疮痈肿毒；E 大戟可治疗水肿、胸胁停饮、瘰疬痰核、疮痈肿毒。

137～138. 答案：D、C　解析：泽泻利水消肿，渗湿，泄热。滑石利水通淋，清解暑热，收湿敛疮。茵陈利湿退黄，解毒疗疮。萆薢利湿祛浊，祛风除痹。地肤子利尿通淋，清热利湿，止痒。

139～140. 答案：E、B　解析：吴茱萸散寒止痛，降逆止呕，助阳止泻。常用于寒凝疼痛、胃寒呕吐、虚寒泄泻。薤白通阳散结，行气导滞。常用于胸痹心痛、脘腹痞满胀痛、泻痢里急后重。

141～142. 答案：E、D　解析：A 旋覆花性微温，阴虚燥咳者忌用，入汤剂包煎。B 款冬花与 C 紫菀无论寒热虚实皆可随证配伍。D 白芥子性温燥，耗气伤阴，阴虚者慎用。E 苦杏仁有小毒，婴儿慎用。

143～144. 答案：E、A　解析：补骨脂具有的功效是补肾壮阳，固精缩尿，温脾止泻，纳气平喘。仙茅具有的功效是温肾壮阳，祛寒除湿，培补肝肾。

145～146. 答案：E、C　解析：大黄附子汤的主治证候为阳虚寒结，腹痛便秘，胁下偏痛，发热，手足厥冷，舌苔白腻，脉紧弦。麻子仁丸主治胃肠燥热，脾约便秘证，大便干结，小便频数。

147～148. 答案：E、D　解析：生脉散组成：人参、麦冬、五味子。四君子汤组成：人参、白术、茯苓、炙甘草。四逆散组成：甘草、枳实、柴胡、芍药。四逆汤组成：甘草、干姜、附子。

149～150. 答案：C、D　解析：大建中汤温中补虚，降逆止痛。吴茱萸汤温中补虚，降逆止呕。

第二单元

1. 答案：C　解析：早期查血可以查到碳氧血红蛋白明显降低为错误答案。故选择 C。

2. 答案：E　解析：肝胃不和用疏肝和胃；脾虚湿热用益气健脾，清利湿热；脾胃虚寒用温中健脾；胃阴不足用滋阴养胃；湿热中阻用清化湿热，理气和胃。故选择 E。

3. 答案：E　解析：阳水证的临床表现为起病急，病程短，眼睑、颜面先肿，迅速遍及全身，皮薄光亮，小便短少，伴咽喉肿痛、咳嗽及表证。E 为阴水的表现。故选择 E。

4. 答案：C　解析：双肺满布哮鸣音，诊断为哮病，舌暗红，苔薄黄，脉弦滑，诊为热哮。故选择C。

5. 答案：C　解析：略。

6. 答案：A　解析：肺炎典型症状为恶寒、高热、咳嗽、胸痛，再加上血压85/50mmHg（11.4/6kPa），可诊断为休克型肺炎。故选择A。

7. 答案：B　解析：舌红，苔黄腻，脉滑数，为痰热壅肺证的辨证要点。故选择B。

8. 答案：E　解析：略。

9. 答案：B　解析：肺心病的诊断要点：据慢性支气管炎、肺气肿、其他胸肺疾病或肺血管病变病史，肺动脉高压、右心室增大或右心功能不全等，结合辅助检查结果可进行诊断。故选择B。

10. 答案：A　解析：根据病史及诱发因素，出现严重呼吸困难，说明出现急性左心衰竭。呼吸频率41次/分，强迫端坐位，面色灰白、发绀、大汗、烦躁、频繁咳嗽、咳粉红色泡沫样痰，出现急性肺水肿，见神志模糊，则是进一步加重出现心源性休克。故选择A。

11. 答案：D　解析：Ⅰ型呼衰吸氧浓度＞35%，＜40%；Ⅱ型呼衰吸氧浓度＜35%。故选择D。

12. 答案：C　解析：冷汗淋漓，四肢厥冷，烦躁不安，脉微欲绝，诊断为阳微欲脱证，治法为益气温阳，固脱救逆。故选择C。

13. 答案：C　解析：略。

14. 答案：D　解析：普罗帕酮、维拉帕米可用于阵发性室上性心动过速，但对心功能不全患者应当慎用；洋地黄类可用于心房纤颤伴心室率过速；β受体阻滞剂、ATP适用于室上性心动过速，但伴器质性心脏病、心功能不全的患者应首选β受体阻滞剂。故选择D。

15. 答案：A　解析：对于缓慢性心律失常的治疗，人参四逆汤合桂枝甘草龙骨牡蛎汤用于心阳不足证；参附汤合真武汤用于心肾阳虚证；炙甘草汤用于气阴两虚证；涤痰汤用于痰浊阻滞证；血府逐瘀汤用于心脉瘀阻证。故选择A。

16. 答案：A　解析：症见手足心热，耳鸣腰酸，舌质红，苔少，脉细数，诊断为阴虚火旺证，治法为滋阴清火，养心安神。故选择A。

17. 答案：D　解析：略。

18. 答案：B　解析：天麻钩藤饮用于肝阳上亢证；半夏白术天麻汤用于痰湿内盛证；血府逐瘀汤用于瘀血内停证；杞菊地黄丸用于肝肾阴虚证；济生肾气丸用于肾阳虚衰证。故选择B。

19. 答案：D　解析：高血压3级或高血压1～2级伴有靶器官损害及相关的临床疾病，属极高危险组。故选择D。

20. 答案：E　解析：辛温通阳，开痹散寒法用于阴寒凝滞证；益气活血，通脉止痛法用于气虚血瘀证；益气养阴，活血通络法用于气阴两虚证；滋阴益肾，养心安神法用于心肾阴虚证；益气壮阳，温络止痛法用于心肾阳虚证。故选择E。

21. 答案：B　解析：神疲乏力，气短懒言，心悸自汗，舌质淡暗，诊断为气虚血瘀证，方用补阳还五汤加减。故选择B。

22. 答案：C　解析：症见舌苔浊腻，脉滑，诊断为痰浊内阻证。故选择C。

23. 答案：C　解析：温阳利水，通脉止痛法用于阳虚水泛证；益气活血，祛瘀止痛法用于气虚血瘀证；回阳救逆，益气固脱法用于心阳欲脱证；散寒宣痹，芳香温通法用于寒凝心脉证；活血化瘀，通络止痛法用于气滞血瘀证。故选择C。

24. 答案：C　解析：略。

25. 答案：B　解析：绝大多数心肌梗死的病因是冠状动脉粥样硬化。故选择B。

26. 答案：E 解析：四君子汤用于脾胃虚弱证；三仁汤用于脾胃湿热证；柴胡疏肝散用于肝胃不和证；失笑散合丹参饮用于胃络血瘀证；益胃汤用于胃阴不足证。故选择E。

27. 答案：D 解析：略。

28. 答案：E 解析：疏肝理气，健脾和胃用于肝胃不和证；温中散寒，健脾和胃用于脾胃虚寒证；健脾养阴，益胃止痛用于胃阴不足证；清胃泄热，疏肝理气用于肝胃郁热证；活血化瘀，通络和胃用于胃络瘀阻证。故选择E。

29. 答案：E 解析：胃镜结合黏膜活检是诊断胃癌最可靠的手段。故选择E。

30. 答案：E 解析：略。

31. 答案：B 解析：无节律性上腹部疼痛不适2个月，食欲不振。多次大便隐血试验均为阳性。怀疑胃癌，为确诊应查胃镜。故选择B。

32. 答案：C 解析：柴胡疏肝散合胃苓汤用于气滞湿阻证；实脾饮用于寒湿困脾证；中满分消丸合茵陈蒿汤用于湿热蕴脾证；附子理中汤合五苓散用于脾肾阳虚证；一贯煎合膈下逐瘀汤用于肝肾阴虚证。故选择C。

33. 答案：A 解析：症见神疲怯寒，面色苍黄或㿠白，脉沉迟无力，诊断为肾阳虚证，治法为温肾补脾，化气利水。故选择A。

34. 答案：C 解析：对于原发性肝癌基本证型的治疗。疏肝理气，活血化瘀用于气滞血瘀证；清利湿热，化瘀解毒用于湿热瘀毒证；养阴柔肝，软坚散结用于肝肾阴虚证。故选择C。

35. 答案：B 解析：题中描述高度怀疑肝癌，应首选血清AFP定性。故选择B。

36. 答案：A 解析：清热利湿，行气通下用于脾胃湿热证；疏肝理气，兼以清热燥湿通便用于肝郁气滞证；清热泻火，通里逐积，活血化瘀用于脾胃实热证；清热通里，制蛔驱虫用于蛔虫上扰证。故选择A。

37. 答案：C 解析：症见脘腹胀满，疼痛拒按，身热，口干，大便干结，小便短赤，舌红，苔黄厚腻，脉洪数，诊断为肠胃热结证，方药选大承气汤加减。故选择C。

38. 答案：B 解析：患者半天来呕血4次，量约1200mL，黑便2次，量约600g，伴头晕心悸。诊断为消化道出血。血压80/60mmHg（10.6/8kPa），心率118次/分，神志淡漠，出现失血性休克。应首先采取的措施是配血，快速输液，等待输血。故选择B。

39. 答案：B 解析：略。

40. 答案：A 解析：慢性肾炎病史7年，现浮肿明显。尿常规示：蛋白（+++），镜检可见颗粒管型，可诊为慢性肾小球肾炎。其浮肿明显，下肢尤甚，面色苍白，畏寒肢冷，腰膝酸软，神疲纳呆，阳痿，舌嫩淡胖有齿痕，脉沉细，为脾肾阳虚证，治以温补脾肾，方选附子理中丸或济生肾气丸。故选择A。

41. 答案：B 解析：水肿的发病机理主要在于肺失通调，脾失转输，肾失开阖，三焦气化不利。病位在肺脾肾，关键在肾。故选择B。

42. 答案：B 解析：略。

43. 答案：C 解析：尿路感染的治疗中，膀胱湿热证，治以清热利湿通淋，方选八正散；肝胆郁热证，治以疏肝理气，清热通淋，方选丹栀逍遥散合石韦散；脾肾亏虚，湿热屡犯证，治以健脾补肾，方选无比山药丸；肾阴不足，湿热留恋证，治以滋阴益肾，清热通淋，方选知柏地黄丸。故选择C。

44. 答案：C 解析：症状符合急性肾盂肾炎诊断标准。故选择C。

45. 答案：B　解析：略。

46. 答案：B　解析：A、B、D、E 常用于缺铁性贫血的治疗。香砂六君子汤合当归补血汤用于脾胃虚弱证；归脾汤或八珍汤加减用于心脾两虚证；八珍汤合无比山药丸用于脾肾阳虚证；化虫丸合八珍汤用于虫积证。故选择 B。

47. 答案：A　解析：缺铁性贫血，口服铁剂有效者 3～4 天后网织红细胞开始升高，1 周后血红蛋白才开始上升，一般 2 个月可恢复正常。故诊断为缺铁性贫血。故选择 A。

48. 答案：A　解析：实验室检查示全血细胞减少，骨髓增生减低，无巨核细胞，诊断为再生障碍性贫血，症见高热、鼻衄、口渴、咽痛、皮下紫癜、瘀斑、心悸、舌红而干，苔黄，脉洪数，诊断为热毒壅盛证，方药选清瘟败毒饮加减。故选择 A。

49. 答案：C　解析：白细胞 2.1×10^9/L，诊断为粒细胞减少症。症见面色萎黄，头晕目眩，倦怠乏力，少寐多梦，心悸怔忡，纳呆食少，苔薄白，脉细弱，为气血两虚证，方用归脾汤加减。故选择 C。

50. 答案：E　解析：略。

51. 答案：B　解析：急性白血病的治疗，清热化痰，活血散结用于痰热瘀阻证；清热解毒，凉血止血用于热毒炽盛证；滋阴降火，凉血解毒用于阴虚火旺证；益气养阴，清热解毒用于气阴两虚证；清热解毒，利湿化浊用于湿热内蕴证。故选择 B。

52. 答案：D　解析：慢性粒细胞白血病基本证型的治疗，膈下逐瘀汤用于瘀血内阻证；青蒿鳖甲汤用于阴虚内热证；八珍汤用于气血两虚证；清营汤合犀角地黄汤用于热毒壅盛证。故选择 D。

53. 答案：A　解析：略。

54. 答案：E　解析：症见手足烦热，颧红咽干，午后潮热、盗汗，伴齿衄，舌红少苔，脉细数，诊断为阴虚火旺证，方药选茜根散或玉女煎加减。故选择 E。

55. 答案：E　解析：瘿病的分类，以宋代《三因极一病证方论》的分类法更切实际，分为气瘿、血瘿、肉瘿、筋瘿、石瘿 5 种。故选择 E。

56. 答案：B　解析：症见眼突，心悸汗多，手颤，消瘦，口干咽燥，五心烦热，失眠多梦，月经不调，舌红少苔，脉细数，诊断为阴虚火旺证，方药为天王补心丹加减。故选择 B。

57. 答案：C　解析：略。

58. 答案：B　解析：略。

59. 答案：E　解析：糖尿病基本证型的治疗，痰瘀互结证选用平胃散合桃红四物汤；脉络瘀阻证选用血府逐瘀汤；阴阳两虚证选用金匮肾气丸；气阴两虚证选用七味白术散。故选择 E。

60. 答案：C　解析：患者糖尿病病史，停用胰岛素 3 天，出现恶心呕吐，神志不清。尿糖（+++），血糖 28mmol/L，血液酸碱度 7.20，脱水貌。提示出现糖尿病酮症酸中毒。治疗措施为：补液，应用胰岛素，纠酸，补钾，处理诱发病和防治并发症。故选择 C。

61. 答案：A　解析：略。

62. 答案：B　解析：低钾血症可分为缺钾性低血钾症、转移性低血钾症和稀释性低血钾症。在缺钾性低血钾症中可出现典型心电图表现。故选择 B。

63. 答案：A　解析：Jones 风湿热诊断标准的主要表现为：心肌炎、多发性关节炎、舞蹈病、环状红斑、皮下结节。故选择 A。

64. 答案：E　解析：略。

65. 答案：B　解析：症见午后发热，盗汗，口干咽燥，手足心热，关节肿胀疼痛，小便赤涩，大便秘结，舌红少苔，脉细数，诊断为阴虚内热证。故选择B。

66. 答案：A 解析：清宫汤送服或鼻饲安宫牛黄丸或至宝丹用于脑虚瘀阻证；茵陈蒿汤合柴胡疏肝散用于瘀热伤肝证；犀角地黄汤用于瘀热痹阻证；八珍汤用于气血两亏证；清瘟败毒饮用于气营热盛证。故选择A。

67. 答案：E 解析：症见胸闷胸痛，心悸怔忡，时有微热，咽干口渴，烦热不安，红斑皮疹，舌红苔厚腻，脉滑数，偶有结代，诊断为热郁积饮证。故选择E。

68. 答案：D 解析：略。

69. 答案：B 解析：中风痰热内闭清窍证治以至宝丹或安宫牛黄丸、清开灵（静脉滴注），继以羚羊角汤；元气败脱、心神涣散证治以参附汤合生脉饮；痰湿壅闭心神证治以苏合香丸、涤痰汤。故选择B。

70. 答案：A 解析：略。

71. 答案：D 解析：患者布鲁津斯基征（+），排除腰椎间盘突出、高血压脑病，无明显中枢神经系统症状，且有剧烈头痛，可诊为蛛网膜下腔出血。故选择D。

72. 答案：E 解析：症见突然昏仆，口噤目张，气粗息高，口眼歪斜，半身不遂，昏不知人，颜面潮红，大便干结，舌红，苔黄腻，脉弦滑数，诊断为痰热内闭清窍证，首先灌服（或鼻饲）至宝丹或安宫牛黄丸以辛凉开窍，继用羚羊角汤加减。故选择E。

73. 答案：D 解析：略。

74. 答案：E 解析：略。

75. 答案：E 解析：毒蕈碱样症状表现为，腺体分泌增加、平滑肌痉挛、括约肌松弛、气道分泌物明显增多。A、B属于腺体分泌增加，C属于平滑肌痉挛，D属于括约肌松弛。故选择E。

76. 答案：E 解析：胆碱酯酶活力是诊断有机磷中毒的特异性试验指标。故选择E。

77. 答案：D 解析：症见胸痛彻背，肢端青紫，神情恐慌，汗出身凉，气喘息微，舌质紫暗，有瘀斑，脉结代，诊断为血瘀气脱证，方药选血府逐瘀汤加减。故选择D。

78. 答案：C 解析：A、B、D、E均可最终引起心肌受损而诱发急性心力衰竭。故选择C。

79. 答案：D 解析：症见心悸，不得平卧，咳吐泡沫痰，面肢浮肿，畏寒肢冷，诊断为阳虚水泛证。故选择D。

80. 答案：B 解析：略。

81. 答案：C 解析：再生障碍性贫血与中医学的"髓劳"相似。其证型有：肾阴虚证、肾阳亏虚证、肾阴阳两虚证、肾虚血瘀证、气血两虚证、热毒壅盛证。故选择C。

82. 答案：D 解析：从症状可考虑急性脑血管病，首先检查头部CT。故选择D。

83. 答案：D 解析：症见突然口眼歪斜，半身不遂，痰多，腹胀便秘，舌红，苔黄腻，脉滑数，诊断为痰热内闭清窍证。故选择D。

84. 答案：E 解析：镇静剂服用后12小时内或更长时间者均应进行洗胃。故选择E。

85. 答案：C 解析：淋巴结转移占胃癌转移的70%，胃下部癌肿转移至幽门下、胃下及腹腔动脉旁等淋巴结，而上部癌肿常转移至胰旁、贲门旁、胃上等淋巴结。晚期癌可能转移至主动脉周围及膈上淋巴结。由于腹腔淋巴结与胸导管直接交通，故可转移至左锁骨上淋巴结。故选择C。

86. 答案：D 解析：缺铁性贫血诊断指标：①小细胞低色素性贫血。②有明确的缺铁病因和临床表现。③血清铁浓度常<8.9μmol/L，总铁结合力>64.4μmol/L。④转铁蛋白饱和度<15%。⑤血清铁蛋白<12μg/L。⑥骨髓铁染色显示骨髓小粒

可染铁消失，铁粒幼红细胞<15%。⑦红细胞内游离原卟啉（FEP）>0.9μmol/L。⑧铁剂治疗有效。故选择D。

87.答案：E 解析：蛛网膜下腔出血的诊断：①突然剧烈头痛、呕吐、脑膜刺激征阳性，即高度提示本病。②如眼底检查发现玻璃体膜下出血，脑脊液检查呈均匀血性，压力增高，则可临床确诊。③应进行CT检查证实临床诊断。故选择E。

88.答案：A 解析：全面性强直-阵挛发作以往称大发作，以意识丧失和全身对称性抽搐为特征。①强直期突然意识丧失，跌倒，全身肌肉强直性收缩，喉部痉挛，发出叫声，强直期持续10～20秒后，肢端出现细微的震颤。②阵挛期震颤幅度增大并延及全身，成为间歇性痉挛，最后一次强烈阵挛后，抽搐突然终止，肌肉松弛。③惊厥后期呼吸首先恢复，心率、血压、瞳孔等恢复正常，意识恢复。清醒后常感到头昏、头痛、全身乏力，对抽搐全无记忆。故选择A。

89.答案：C 解析：蠲痹汤可应用于风寒湿阻证；白虎加桂枝汤可应用于热邪痹阻证；桂枝芍药知母汤可用于寒热错杂证；独活寄生汤可应用于气血两虚，寒湿阻滞证；五阴煎可应用于气阴两虚证。故选择C。

90.答案：A 解析：肺痨以咳嗽、咳血、潮热、盗汗及身体逐渐消瘦为主要临床表现，据此可以诊断。故选择A。

91.答案：E 解析：手术治疗是目前能达到治愈胃癌的主要治疗方法。故选择E。

92.答案：C 解析：糖皮质激素是治疗原发免疫性血小板减少症的首选药物。故选择C。

93.答案：D 解析：心脾两虚主要指心血虚、脾气虚，相当于气血两虚。治宜补益气血，养心安神。故选择D。

94.答案：C 解析：厥证病机为气机逆乱，病情危急，当及时救治，醒神回厥为首要职责。气厥为内伤七情诱发，实证用理气开郁，虚证用益气回阳的四味回阳汤。血厥实证用理气活血的通瘀煎。热厥证可用安宫牛黄丸。补中益气汤和四君子汤药性平缓，用于厥证危急状况力量不够。故选择C。

95.答案：C 解析：湿热蕴结肝胆，肝经疏泄失职，故见胁痛胸闷口苦；湿热中阻，故见纳呆，恶心呕吐；肝病及胆，胆汁外溢，故见身黄目黄。故证属肝胆湿热。故选择C。

96.答案：A 解析：阴黄以寒湿之邪为主，符合本证。故选择A。

97.答案：A 解析：水肿是由于肺失通调，脾失转输，肾失开阖，膀胱气化不利，导致体内水液潴留，泛溢肌肤的一类病证。水肿与肺脾肾三脏关系最为密切。肺主通调水道，脾主运化水液，肾主水，主气化，故水肿之病，以肾为本，以肺为标，以脾为制水之脏。心、肝、胃与水没有直接关系，故排除B、C、D、E。故选择A。

98.答案：D 解析：尿血与血淋的鉴别，主要在于"有无尿痛"，不痛者为血尿，痛（滴沥刺痛）者为血淋。故选择D。

99.答案：C 解析：五志过极，心气耗伤，营血不足，以致心神失养，故见精神恍惚，心神不宁，心神惑乱，不能自主，悲忧善哭，喜怒无常。此病又名脏躁，证属心神失养，治宜养心安神。故选择C。

100.答案：C 解析：痰饮总的病理性质是阳虚阴盛，为阴邪，遇寒则凝，得温则行，故总的治疗原则应以温阳化饮为根本，以振奋阳气，开发腠理，通行水道。若有肺失宣降，可佐以宣肺，脾阳虚可健脾，肾阳虚可补肾，饮停于表可发汗，但这些都是配合方法，总的治则还是温化，排除A、B、D、E。故选择C。

101.答案：C 解析：四缝穴的定位：

手第2至第5指掌侧，近端指骨关节横纹中点处，一手4穴，左右共8穴。故选择C。

102. 答案：E 解析：行针基本手法有提插法和捻转法。刮柄法、弹针法、震颤法等均属于辅助手法。故选择E。

103. 答案：E 解析：雀啄灸是指施灸时，艾条点燃的一端与施灸部位的皮肤并不固定在一定的距离，而是像鸟雀啄食一样，一上一下施灸。故选择E。

104. 答案：C 解析：此患者患红丝疔，应该用三棱针挑刺，使之微微出血。故选择C。

105. 答案：E 解析：俞募配穴方法的原则是脏病、虚证多取俞穴；腑病、实证多取募穴。胃病属于腑病，故应该选取募穴，胃经的募穴是中脘穴，故应该选用胃俞和中脘穴。故选择E。

106. 答案：E 解析：阴经的井荥输经合属木火土金水，阳经的井荥输经合属金水木火土。A项少府是心经的荥穴属火，B项大陵是心包经的输穴属土，C项阳溪是大肠经的经穴属火，D项后溪是小肠经的输穴属木，E项经渠是肺经的经穴属金。故选择E。

107. 答案：C 解析：五输穴中，井主心下满，荥主身热，输主体重节痛，经主喘咳寒热，合主逆气而泄。故选择C。

108. 答案：E 解析：顶部属厥阴经头痛，前额部属阳明经头痛。太阳经所过之处为后枕部，所以其头痛应该在后枕部。故选择E。

109. 答案：D 解析：本患者所患头痛为肝阳上亢的头痛，所选穴位应为肝经穴位。太冲为肝经原穴，平肝潜阳，清利头目，疏经止痛；太溪穴为肾经原穴，滋水涵木，育阴潜阳。故选择D。

110. 答案：B 解析：中风病的闭证应选用平肝息风、清心豁痰、醒脑开窍的十二井穴、水沟、太冲等穴位。故选择B。

111. 答案：B 解析：由本患者的症状可知本病为呕吐之痰饮停蓄之呕吐。治疗上应和胃降逆，行气止呕，化痰止吐。故应加用化痰之要穴丰隆，止吐之要穴膻中。故选择B。

112. 答案：D 解析：由本患者的症状可知本病为眩晕之气血虚弱证。应首选百会、足三里、脾俞、胃俞、气海等腧穴调理脾胃，补益气血。故选择D。

113. 答案：E 解析：由本患者的症状可知本病为中风，因风病多犯阳明，阳明为多气多血之经，阳明经气血通畅，正气得以扶助，使机体功能逐渐恢复，根据经脉循行路线，分别选取手足阳明经穴位，以达调和经脉，疏通气血的作用。故选择E。

114. 答案：D 解析：由本患者的症状可知本病为急性泄泻，治疗应该除湿导滞、疏调肠胃，应首选天枢、阴陵泉、上巨虚、水分等腧穴。天枢为大肠的募穴，调理胃肠传导功能；阴陵泉为脾经的合穴，疏调脾气，健脾利湿；上巨虚为大肠的下合穴，通调胃肠气机，运化湿滞；水分可以调节水电解质紊乱。故选择D。

115. 答案：D 解析：遗尿伴有夜梦多应该宁心安神，故应选用百会、神门等穴位。故选择D。

116. 答案：C 解析：由本患者的症状可知本病为月经先期，应选用清热调经的关元、血海、三阴交。关元为任脉经穴，足三阴经之交会，故为调理冲任之要穴；血海调理血分；三阴交为妇科疾病的要穴。故选择C。

117. 答案：B 解析：本题主要考查的是灸神阙穴时应选用什么方法，应用隔盐灸，可提高机体免疫力。故选择B。

118. 答案：D 解析：由本患者的症状可知本病为牙痛之胃火炽盛，故应选用清胃降火的合谷穴和内庭穴。故选择D。

119. 答案：B 解析：由患者突然昏仆，不省人事，目合口张，遗溺，手撒，四肢厥冷，脉细弱等症状，可判断患者所患病为中风中脏腑，且为脱证，治疗应回阳固脱，用隔盐灸，首选关元、神阙穴。关元为任脉和足三阴经交会穴，可扶助元阳；神阙为生命之根蒂，真气所系，可回阳固脱。故选择B。

120. 答案：B 解析：手太阳小肠经与足太阳膀胱经在目内眦交接。在目外眦交接的是胆经和三焦经，在鼻旁交接的是手足阳明经。故选择B。

121～122. 答案：A、C 解析：利多卡因用于室性心律失常，特别适用于危急病例，是治疗急性心肌梗死引起的室性心律失常的首选药；地高辛用于各种急性和慢性心功能不全以及室上性心动过速、心房颤动和扑动等；异搏定应用于心功能正常的阵发性室上性心动过速，强心苷中毒引起的室性早搏，对冠心病、高血压频发心律失常者尤其适用；苯妥英钠应用于强心苷中毒所致的室性心律失常疗效显著；阿托品应用于抢救感染中毒性休克、有机磷农药中毒、缓解内脏绞痛、麻醉前给药及减少支气管黏液分泌等。

123～124. 答案：A、B 解析：麻黄汤合五苓散用于急性肾小球肾炎风寒束肺，风水相搏证；越婢加术汤用于急性肾小球肾炎风热犯肺，水邪内停证；五皮饮合胃苓汤用于慢性肾小球肾炎水湿浸渍证；实脾饮用于慢性肾小球肾炎脾虚湿困证；疏凿饮子用于慢性肾小球肾炎湿热内蕴证。

125～126. 答案：E、D 解析：二陈汤合三子养亲汤用于痰浊阻肺证；真武汤合五苓散用于脾肾阳虚证；补肺汤合参蛤散用于肺肾气虚证；独参汤灌服，同时用参麦注射液或参附注射液静脉滴注用于阳微欲脱证；涤痰汤、安宫牛黄丸、至宝丹用于痰蒙神窍证。

127～128. 答案：A、B 解析：略。

129～130. 答案：E、D 解析：健脾补肾用于尿路感染脾肾亏虚，湿热屡犯证；健脾补肺，利水消肿用于急性肾小球肾炎风热犯肺，水邪内停证；健脾补肾，清热通淋可用于尿路感染脾肾亏虚，湿热屡犯证；滋阴益肾，清热通淋用于尿路感染肾阴不足，湿热留恋证；益气扶正，利水消肿用于急性肾小球肾炎肺肾不足，水湿停滞证。

131～132. 答案：C、B 解析：温胆汤合桃红四物汤用于痰热瘀阻证；知柏地黄丸合二至丸用于阴虚火旺证；葛根芩连汤用于湿热内蕴证；五阴煎用于气阴两虚证。

133～134. 答案：B、D 解析：略。

135～136. 答案：E、B 解析：大量失血是低血容量性休克的主要病因；心肌梗死是心源性休克的主要病因；严重感染是感染性休克的主要病因；过敏反应是过敏性休克的主要病因；外伤剧痛是创伤性休克的主要病因。

137～138. 答案：B、C 解析：心肾阳虚证以参附汤合真武汤加减治疗；心阳不足证以人参四逆汤合桂枝甘草龙骨牡蛎汤加减治疗；气阴两虚证以炙甘草汤加减治疗；痰浊阻滞证以涤痰汤加减治疗；心脉痹阻证以血府逐瘀汤加减治疗。

139～140. 答案：B、E 解析：α受体阻滞剂用于肾上腺嗜铬细胞瘤骤发的高血压危象；β受体阻滞剂用于1、2级高血压，对伴有心输出量偏高或血浆肾素活性增高者，以及伴有冠心病心率减慢、脑血管病变者更适宜；钙拮抗剂用于各型高血压，尤其是低肾素性高血压疗效好；利尿剂可用于轻中度高血压；血管紧张素转换酶抑制剂可用于各型高血压，同时为充血性心力衰竭的基础用药。

141～142. 答案：B、A 解析：肝癌

湿热瘀毒证治以清热利湿，化瘀解毒；气滞血瘀证治以疏肝理气，活血化瘀；肝肾阴虚证治以养阴柔肝，软坚散结。

143～144. 答案：E、C　解析：肾病综合征的临床特征是水肿、高血压、低蛋白血症与营养不良；慢性肾小球肾炎的临床特征是水肿、高血压、蛋白尿、血尿、管型尿。

145～146. 答案：E、C　解析：胸部侧线由内向外依次是：足少阴肾经为旁开前正中线2寸；足阳明胃经为旁开前正中线4寸；足太阴脾经为旁开前正中线6寸。

147～148. 答案：A、C　解析：骨会是大杼，脉会是太渊，绝骨是髓会，膈俞是血会，膻中是气会。

149～150. 答案：A、D　解析：安眠穴在项部，当翳风与风池穴连线的中点。天柱穴在后发际正中直上0.5寸，旁开1.3寸，当斜方肌外缘凹陷中。

第三单元

1. 答案：B　解析：神志昏愦，心烦舌燥，疮紫黑，言语呢喃为心恶；身体强直，目难正视，疮流血水，惊悸时作为肝恶；形容消瘦，疮陷脓臭，不思饮食，纳药呕吐为脾恶；皮肤枯槁，痰多音暗，呼吸喘急，鼻翼扇动为肺恶；时渴引饮，面容暗黑，咽喉干燥，阴囊内缩为肾恶。故选择B。

2. 答案：C　解析：用调和营血的药物使经络疏通，血脉调和流畅，从而达到疮疡肿消痛止的目的。方如桃红四物汤。故选择C。

3. 答案：C　解析：皮色紫暗属于阴证。故选择C。

4. 答案：E　解析：输血适应证：①一次失血量在500mL以内者，可以不输血；失血量在500～800mL，输血与否视情况而定；若失血量在1000mL以上时，则必须及时输血。②贫血或低蛋白血症。③凝血机制异常和出血性疾病。④重症感染。⑤器官移植。故选择E。

5. 答案：E　解析：辨脓的方法有切脉法、透光法、穿刺法、按触法。故选择E。

6. 答案：C　解析：丹剂的使用是根据脓腐的多少，确定丹剂的成分多少。脓腐由多到少，丹剂有五五、七三、八二到九一，如果是脓尽宜用生肌散。故选择C。

7. 答案：B　解析：略。

8. 答案：D　解析：特异性感染：如结核病、破伤风、气性坏疽等。其特点是：①一种特异性感染疾病只能由特定的专一致病菌所引起。②它们的病程变化、临床表现、防治方法都各不相同。故选择D。

9. 答案：D　解析：丹毒好发部位为下肢和头面部。起病急，病人常有头痛、畏寒、发热等全身症状。局部表现呈片状红疹，颜色鲜红，中间较淡，边缘清楚，略为隆起。手指轻压可使红色消退，松压后很快又恢复鲜红色。红肿向四周扩展时，中央红色逐渐消退、脱屑，转为棕黄色。红肿区有时有水疱形成，局部有烧灼样疼痛，常伴有附近淋巴结肿大、疼痛。足癣或血丝虫感染可引起下肢丹毒的反复发作，有时可导致淋巴水肿，甚至发展为象皮腿。故选择D。

10. 答案：D　解析：破伤风有外伤史，潜伏期通常为7～8天，发作时神志清楚，表情痛苦，每次发作时间数秒到数分钟不等，发作时呈现全身或局部肌肉的强直性痉挛和阵发性抽搐，强烈的肌痉挛可使肌断裂，甚至发生骨折。破伤风可有感染性等发热表现。故选择D。

11. 答案：C　解析：中等伤是指需住院治疗的四肢骨折或广泛软组织损伤等。故选择C。

12. 答案：A 解析：腹部损伤分类：①开放性损伤：腹壁有伤口，常伴内脏损伤，多为锐器伤引起，其中包括穿透伤（腹壁伤口穿破腹膜）、非穿透伤（无腹膜穿破）、贯通伤（腹壁有出、入伤口）和盲管伤（腹壁伤有入口无出口）。②闭合性损伤：腹壁无伤口，多为钝性伤引起。故选择A。

13. 答案：B 解析：Ⅱ度冻伤：损伤达真皮层。局部红肿较明显且有水疱形成，疱内为血清状液或稍带血栓，自觉疼痛，知觉迟钝。如无感染，局部可成痂，经2～3周痂脱而愈，很少留有瘢痕。若并发感染，则创面形成溃疡，愈合后有瘢痕。故选择B。

14. 答案：D 解析：蛇毒咬伤急救治疗：①伤后缓行，忌奔跑，患肢制动后放低。②早期结扎。③扩创排毒。④破坏蛇毒：火柴暴烧法、铁钉烙法、针刺八邪穴或八风穴排毒、火罐排毒。⑤封闭疗法。⑥局部用药：经排毒方法治疗后，可用1：5000呋喃西林溶液或高锰酸钾溶液湿敷伤口，保持湿润引流。⑦常规注射破伤风抗毒素（TAT）。故选择D。

15. 答案：E 解析：结肠癌临床表现：早期无特异性表现，以后的主要症状有排便习惯或粪便性状改变，腹痛，腹部肿块，肠梗阻及全身慢性中毒症状。右半结肠癌、左半结肠癌的临床表现各有其特点。右半结肠癌的临床表现主要为贫血、腹部肿块、腹痛；左半结肠癌的临床表现主要为便血、黏液便、肠梗阻。故选择E。

16. 答案：B 解析：灭菌是指杀灭一切活的微生物，而消毒是指杀灭病原微生物和其他有害微生物。故选择B。

17. 答案：B 解析：外科手术应严格执行无菌原则。手术进行中不能开窗通风或使用电扇，室内空调出风口也不能吹向手术台；手术中如无菌手术单局部被湿透应加盖干的无菌手术单；手术者在手术中手臂触及非手术人员可更换无菌手术衣或加戴袖套；手术者手术中若手套被刺破应及时更换新的无菌手套；手术者若需接台手术，上第二台手术时除须更换无菌手术衣外，还应先泡手。故选择B。

18. 答案：E 解析：麻醉前用药的目的包括消除患者紧张心情，提高患者的痛阈，抑制呼吸道腺体的分泌，消除因手术及麻醉引起的不良反应。麻醉前用药并不能缩短手术时间。故选择E。

19. 答案：E 解析：亚急性甲状腺炎临床表现：多数表现为甲状腺突然肿胀、发硬、吞咽困难及疼痛，并向患侧耳颞处放射。常始于甲状腺的一侧，很快向腺体其他部位扩展。有一过性甲状腺功能亢进症状，一般3～4天或1～2周达到高峰后缓解消退。后期偶有甲状腺机能减退的表现。随病程变化有时一叶肿胀消退后另一叶出现新的肿块。病程约为3个月，愈后多无甲状腺功能减退。有时愈后可复发。甲状腺吸收碘的能力降低。故选择E。

20. 答案：B 解析：乳痈郁乳期可用热敷加乳房按摩的方法，或药物调敷；成脓期，应在波动感及压痛最明显处及时切开排脓，切口应按乳络方向并与脓腔基底大小一致；溃后期在切开排脓后用八二丹或九一丹提脓拔毒，或用凡士林纱条引流。故选择B。

21. 答案：A 解析：症见左乳房肿痛，伴发热恶寒，口干，舌红苔薄黄，脉浮数，诊断为肝胃郁热证，方用瓜蒌牛蒡汤加减。故选择A。

22. 答案：D 解析：乳腺纤维腺瘤气血两虚证选用人参养荣汤；肝气郁结证选用逍遥散；血瘀痰凝证选用逍遥散合桃红四物汤。故选择D。

23. 答案：C 解析：乳腺肿块质硬，表面不平，边界不清，符合癌症的表现，发在乳房部位，可首先考虑为乳腺癌。故选择C。

24. 答案：B 解析：高渗性缺水时，缺水多于缺钠，细胞外液呈高渗状态，位于视丘下部的口渴中枢受到高渗刺激，病人感到口渴而饮水，使体内水分增加，以降低渗透压。低渗性缺水，缺水少于缺钠，口渴不明显。故选择B。

25. 答案：E 解析：门静脉与腔静脉之间有四个交通支：①胃底、食管下段交通支。②直肠下端肛管交通支。③前腹壁交通支。④腹膜后交通支（Ketzius静脉）。故选择E。

26. 答案：E 解析：腹股沟直疝多见于老年男性体弱者，其基本表现与斜疝相似，但其包块位于腹股沟内侧和耻骨结节的外上方，多呈半球状，从不进入阴囊，不伴有疼痛及其他症状。起立时出现，平卧时消失，因其基底部较宽，容易还纳，极少发生嵌顿。故选择E。

27. 答案：D 解析：直径＞2.5cm的肾盂结石或肾下盏结石适合手术取石。故选择D。

28. 答案：D 解析：略。

29. 答案：E 解析：子宫内膜随卵巢的周期性变化而发生变化，排卵前在卵巢分泌的雌激素作用下，子宫内膜增生；排卵后卵巢分泌的雌、孕激素协同作用下，增生期子宫内膜转化为分泌期内膜。血清雌二醇测定、血清雌激素和孕激素测定、宫颈黏液检查，以及基础体温测定，只能分析估计卵巢的内分泌功能或有无排卵，不能确切了解子宫内膜有无相应的反应。子宫内膜有无周期性变化，不仅受体内雌、孕激素的影响，更受子宫及子宫内膜的发育、有无病变及其雌孕激素受体的含量等影响，所以只有通过诊断性刮宫取子宫内膜行组织病理学检查，才能确切了解子宫内膜的周期性变化。故选择E。

30. 答案：E 解析：骨盆的骨骼：由骶骨、尾骨和左右两块髋骨（由髂骨、坐骨和耻骨融合而成）组成。故选择E。

31. 答案：D 解析：略。

32. 答案：C 解析：月经周期中阴道黏膜上皮呈周期性变化，以阴道上段最为明显。排卵前，阴道上皮在雌激素的作用下，底层细胞增生，逐渐演变为中层与表层细胞，使阴道上皮增厚，表层细胞出现角化，在排卵期的程度最为明显。排卵后在孕激素的作用下，表层细胞脱落。因此，临床上常借助阴道脱落细胞的变化，了解体内雌激素水平和有无排卵。故选择C。

33. 答案：D 解析：略。

34. 答案：B 解析：略。

35. 答案：C 解析：略。

36. 答案：D 解析：决定分娩的主要因素为产力、产道、胎儿及精神心理因素。故选择D。

37. 答案：D 解析：孕妇恐惧分娩可产生焦虑不安，出现心率加快、呼吸急促、肺内气体交换不足、体力消耗过多、子宫收缩乏力、产程延长、血压升高、胎儿缺氧。故选择D。

38. 答案：C 解析：规律宫缩已经开始，而宫口又未开全，所以为第一产程。故选择C。

39. 答案：C 解析：中医常见病因：①淫邪因素。②情志因素。③生活因素。④其他因素：痰饮，体质因素。故选择C。

40. 答案：B 解析：妊娠的临床表现可见停经史，早孕反应，尿频。辅助检查：B超是检查早期妊娠快速而准确的方法，可见子宫增大，宫内光团成圆形妊娠环。故选择B。

41. 答案：A 解析：闭经气血虚弱证的主要症状为月经周期延后，量少、色淡质稀,渐至闭经,神疲肢倦,头晕眼花,心悸气短,食欲不振,面色萎黄,唇色淡红,苔少或薄白,脉沉缓或沉细。B、C、D、E均符合。故选择A。

42. 答案:C 解析:略。

43. 答案:A 解析:妇产科常用外治法中的局部疗法包括熏洗法、坐浴法、冲洗法、纳药法、敷贴法、热熨法、导肠法、保留灌肠法、腐蚀法、宫腔注药法。故选择A。

44. 答案:D 解析:习惯性流产肾气亏虚证选用补肾固冲丸;气血虚弱证选用泰山磐石散。故选择D。

45. 答案:E 解析:宫外孕进行刮宫后,将宫腔排出物或刮出物做病理检查,切片中见到绒毛,可诊为宫内妊娠;仅见蜕膜组织,未见典型绒毛,有助于诊断宫外孕。故选择E。

46. 答案:B 解析:停经50天查尿HCG(+),可诊为妊娠。阴道少量出血3天,小腹剧烈疼痛2小时,血压70/40mmHg,面色苍白,怀疑异位妊娠破裂出血性休克。故选择B。

47. 答案:A 解析:白术散、五苓散用于脾肾两虚证,白术散为代表方;真武汤用于肾虚水泛证;茯苓导水汤用于脾肺两虚证;鲤鱼汤多为子肿的饮食疗法。故选择A。

48. 答案:D 解析:胎儿生长受限指孕37周后,新生儿出生体重小于2500g,或低于同孕龄平均体重的2个标准差,或低于同孕龄正常体重第10百分位数。故选择D。

49. 答案:D 解析:妊娠28周后,胎盘全部或部分附着于子宫下段,甚至胎盘下缘达到或覆盖子宫颈内口,其位置低于胎先露部,称为前置胎盘。故选择D。

50. 答案:B 解析:妊娠心脏病的诊断包括有心脏疾病或引起心脏疾病的病史;有性功能异常的临床症状,可有紫绀、杵状指、持续性颈静脉怒张,心脏听诊有2级以上舒张期杂音或粗糙的3级以上全收缩期杂音;辅助检查可有心电图、X线或超声心动图等异常发现。故A、C、D、E均为诊断要点。故选择B。

51. 答案:D 解析:B、C、D、E多用于妊娠心脏病的治疗。当归补血汤、归脾汤、人参归脾丸用于心血虚证;补阳还五汤合瓜蒌薤白半夏汤用于气虚血瘀证。故选择D。

52. 答案:E 解析:适时终止妊娠的适应证:蛋白尿,高血压持续加重,肾功能进行性恶化;胎盘功能明显减退,胎儿窘迫,估计胎儿已不能存活;既往有死胎、死产史;经促胎肺成熟,在孕36周后。故选择E。

53. 答案:B 解析:症见尿频、尿急、灼热疼痛,艰涩不利,身热心烦,口干不欲饮,舌红,苔黄腻,脉滑数,诊断为湿热下注,方药选加味五淋散。故选择B。

54. 答案:A 解析:不协调性子宫收缩乏力主要发生在初产妇,自觉宫缩强,下腹持续疼痛,拒按子宫,烦躁不安;因为无效宫缩,宫口不能扩张,胎先露不能下降;产科检查胎位触不清,下腹部压痛明显,宫口扩张缓慢,先露下降延缓,潜伏期延长;产程图曲线异常。故选择A。

55. 答案:A 解析:发现有胎位异常,如臀位、横位,于妊娠28~32周时,采取胸膝卧位,激光或艾灸,给予矫正。故选择A。

56. 答案:C 解析:产后出血是指胎儿娩出后24小时内阴道出血量超过500mL。故选择C。

57. 答案:D 解析:预防子宫破裂的措施:①做好产前检查。②密切观察产程进展。③严格掌握宫缩剂使用的适应证、禁忌证。④损伤较大的阴道助产、臀牵引、产钳术必须在宫口开全时进行，手法应轻柔，忌用暴力。故选择D。

58. 答案：B　解析：晚期产后出血气虚型选用补中益气汤；血热型选用保阴煎；血瘀型选用生化汤合失笑散。故选择B。

59. 答案：B　解析：综观脉症，为产褥感染热入营血证，治法为清营解毒，散瘀泄热，方用清营汤。故选择B。

60. 答案：D　解析：面色晦暗是肾虚证的特征。故选择D。

61. 答案：A　解析：综观脉症，为外阴瘙痒湿热下注证，治法为清热利湿，杀虫止痒，方用龙胆泻肝汤。故选择A。

62. 答案：B　解析：滴虫性阴道炎肝胆湿热证表现为带下多，色白或黄，成泡沫状或黄绿如脓，甚或杂有赤带，有臭味，外阴瘙痒，头晕目胀，心烦口苦，胸胁、少腹胀痛，尿黄便结，舌质红，苔黄腻，脉弦数。故选择B。

63. 答案：B　解析：宫颈糜烂药物治疗可用中药局部治疗；物理疗法常用激光、冷冻、电熨、微波及红外线凝结等；手术治疗可行环形电切术，但仅适用于糜烂面较深、较广或累及宫颈管者。故选择B。

64. 答案：B　解析：无排卵性功能失调性子宫出血肾阳虚证选用右归丸；肾阴虚证选用左归丸合二至丸；脾虚证选用固本止崩汤合举元煎；虚热证选用保阴煎合生脉散；湿热证选用清热固经汤；血瘀证选用逐瘀止血汤。故选择B。

65. 答案：A　解析：症见五心烦热，潮热颧红，舌红少苔，脉细数。诊断为阴虚血燥证，治法为养阴清热调经。故选择A。

66. 答案：B　解析：症见头晕头重，胸闷泛恶，形体肥胖，多毛，大便不实，舌苔白腻，脉濡，诊断为痰湿阻滞证，方用苍附导痰丸合佛手散。故选择B。

67. 答案：D　解析：症见颜面烘热，汗出恶风，腰背冷痛，头晕耳鸣，舌质淡，苔薄白，脉沉细，诊断为肾阴阳两虚证，治法为益阴扶阳。故选择D。

68. 答案：C　解析：恶病质是恶性肿瘤后期的特征，子宫肌瘤属于良性肿瘤。故选择C。

69. 答案：D　解析：子宫肌瘤手术治疗指征：子宫大于2个月妊娠子宫大小、症状明显致继发性贫血者。故选择D。

70. 答案：D　解析：略。

71. 答案：D　解析：略。

72. 答案：B　解析：症见经行腹痛逐渐加重，灼痛难忍，拒按，月经量多，色深红，带下色黄，有味，舌质暗，苔黄腻，脉滑数，诊断为湿热瘀结证，方用清热调血汤。故选择B。

73. 答案：B　解析：阴道前壁脱垂可由于分娩时，耻骨宫颈韧带、膀胱宫颈筋膜和泌尿生殖膈等损伤，或产后过早参加体力劳动，未能很好恢复，使膀胱底失去支持力等引起。故选择B。

74. 答案：C　解析：子宫脱垂中气下陷证选用补中益气汤；肾气亏虚证选用大补元煎；湿热下注证选用龙胆泻肝汤合五味消毒饮。故选择C。

75. 答案：C　解析：少腹逐瘀汤用于不孕症血瘀证治疗。故选择C。

76. 答案：C　解析：略。

77. 答案：D　解析：略。

78. 答案：E　解析：在正常月经周期中，基础体温呈周期性变化，排卵后孕激素的作用使体温上升0.3~0.5℃，基础体温呈双相曲线；若无排卵，基础体温无上升改变而呈单相曲线；基础体温测定反映卵巢功能，与输卵管是否通畅无关。故选择E。

79. 答案：D　解析：略。

80. 答案：C 解析：新生儿期保健的重点是强调合理喂养、保暖及预防感染。故选择C。

81. 答案：C 解析：小儿血压：收缩压（mmHg）=80+年龄×2；舒张压（mmHg）=收缩压×2/3。故选择C。

82. 答案：D 解析：小儿病理特点：发病容易，传变迅速；脏气清灵，易趋康复。故选择D。

83. 答案：E 解析：母乳喂养：①时间：主张正常足月新生儿出生半小时内就可开奶，满月前坚持按需喂哺，随着月龄增长逐渐定时喂养，每次哺乳不宜超过20分钟。②方法：取坐位。③断奶：一般在10～12个月可完全断奶，最迟不超过1岁半。故选择E。

84. 答案：A 解析：哭而有泪，哭声清长，是为常态。婴儿可因饥饿、口渴、针刺、虫咬、困睡或尿布潮湿引起不适而哭。哭声绵长，作吮乳状，多为饥饿；突然大哭，声高而急，时或尖叫，时作时止者，多为腹痛；哭声嘶哑，伴呼吸不利，多为咽喉水肿；哭叫拒食，伴流涎烦躁，多为口疮。总之，哭声洪亮为实，细弱为虚，清亮和顺为佳，尖锐而细弱无力为重。故选择A。

85. 答案：D 解析：小儿中药用量：新生儿用成人量的1/6，乳婴儿为成人量的1/3，幼儿为成人量的1/2，学龄儿童为成人量的2/3或成人量。故选择D。

86. 答案：B 解析：生理性黄疸出现时间较晚，黄疸持续时间较短，足月儿生后2～3天出现，10～14天完全消退，早产儿生后3～4天出现，21～28天完全消退。黄疸程度较轻，以未结合胆红素为主。无伴随病证，一般全身情况好。病理性黄疸出现时间较早，黄疸持续时间较长，黄疸程度较重，黄疸进展快，均有伴随病证。故选择B。

87. 答案：B 解析：上感病原体90%以上为病毒。主要为合胞病毒、流感病毒、副流感病毒、腺病毒、鼻病毒、柯萨奇病毒、冠状病毒等。其中以鼻病毒最为多见，其次为肠道病毒、冠状病毒及肺炎支原体等。疱疹性咽峡炎病原体为柯萨奇A组病毒。咽结膜热病原体为腺病毒3、7、11型。故选择B。

88. 答案：D 解析：略。

89. 答案：C 解析：新生儿期是从新生儿脐带结扎时开始至出生28天。该期是从子宫内到出母体的适应过程，经历心、肺、脑等各器官及全身巨大变化。故选择C。

90. 答案：D 解析：合胞病毒肺炎以2～6个月婴儿多见，男多于女，以高热、咳嗽、喘憋为主要症状。中、重症患儿有喘憋、呼吸困难，出现呼吸增快、三凹征、鼻翼扇动及口唇发绀。肺基底部可听到细湿啰音，严重患儿可发生心力衰竭、呼吸衰竭。故选择D。

91. 答案：C 解析：听诊双下肺固定中细湿啰音，血白细胞计数及中性粒细胞增高，提示为肺部细菌感染。症见口渴、咽部红赤，小便短赤，舌红苔黄，脉浮数，诊断为风热闭肺证，方用银翘散合麻杏石甘汤加减。综合考虑，治疗应为青霉素加麻杏石甘汤。故选择C。

92. 答案：B 解析：略。

93. 答案：B 解析：指纹在风关者，表示病邪初入，病情较浅；达气关者，表示邪气深入，病情较重；透命关者，表示病情危重；透关射甲，表示病情凶险。故选择B。

94. 答案：D 解析：可见口腔颊黏膜、舌、牙龈、唇及上颌等处出现白色乳凝块样物，开始呈点状、小片状，继而融合成片状，不易擦拭，强行拭去，可见潮红、粗糙的浅表糜烂面。故选择D。

95. 答案：C 解析：婴儿腹泻重型与轻

型的区别除较重的胃肠道症状外，常有较明显的脱水、电解质紊乱和全身中毒症状。故选择C。

96．答案：D 解析：患婴幼儿腹泻2天，可诊断为小儿腹泻。泻下急迫，大便呈稀水蛋花样，有黏液及腥臭味，伴阵发啼哭，发热，烦躁，口渴，困倦，小便短赤，肛门灼热、发红。均为一派热象，可诊为湿热泄泻。故选择D。

97．答案：E 解析：急性肾炎的临床特征：发病前1～3周有上呼吸道感染或脓皮病。临床表现轻重不一，轻者仅见镜下血尿，重者可在短期内出现循环充血、高血压脑病或急性肾功能不全而危及生命。水肿常为最早出现的症状，自颜面眼睑开始，晨起重。浮肿为非凹陷性，多数浮肿不重。故选择E。

98．答案：B 解析：症见颜面眼睑浮肿，小便短赤，下肢疮毒，舌红苔薄黄，脉滑数，诊断为湿热内侵证，方选麻黄连翘赤小豆汤。故选择B。

99．答案：D 解析：风寒泄泻：大便清稀，中多泡沫，臭气不甚。故选择D。

100．答案：C 解析：本病为感受温热邪毒（疫毒）所致。包括风热、暑热、燥热毒邪等。故选择C。

101．答案：A 解析：病毒性脑炎多由肠道病毒、常见传染病病毒或疱疹病毒引起。故选择A。

102．答案：D 解析：原发性癫痫有遗传倾向。继发性癫痫病因有脑发育畸形、脑血管病、颅内感染、脑损伤、颅内占位病变、代谢紊乱等。故选择D。

103．答案：D 解析：中医认为多发性抽动症外因多为五志过极、过食肥甘厚味及感受六淫之邪；内因则为先天禀赋不足，素体虚弱，或为久病误治热病伤阴。其病机则为肝风痰火，胶结成痰。故选择D。

104．答案：E 解析：略。

105．答案：B 解析：血红蛋白和红细胞减低，以血红蛋白降低为主，呈小细胞低色素性贫血。血清铁蛋白降低；血清铁降低；总铁结合力增高；红细胞游离原卟啉降低；髓细胞总数增加，幼红细胞增生活跃，以中、晚幼红细胞增生明显，各期红细胞均较正常小，胞浆少，染色偏蓝，白细胞系和巨核细胞一般正常。故选择B。

106．答案：D 解析：急性型发病年龄较小，多在2～8岁，男、女发病数无差异，病前1～3周或同时伴病毒感染，以往无出血病史。起病急，以自发性皮肤和（或）黏膜出血为突出表现。故选择D。

107．答案：D 解析：哮喘的发病机理可以概括为外邪袭肺，触动伏痰，痰邪交结，郁于肺经，气道受阻，肺失宣降，肺气上逆，发为哮喘。故选择D。

108．答案：C 解析：哮喘缓解期肾虚不纳证可见面白不华，形寒怯冷，四肢不温，腰膝酸软，动则心悸气促，遗尿或夜间尿多，小便澄清，舌淡，苔薄白，或舌红，苔花剥，脉沉细无力。故A、B、D、E符合，C为热性哮喘的舌象表现。故选择C。

109．答案：C 解析：一般认为风湿热与A组乙型溶血性链球菌感染有密切关系。可能是链球菌的合并症。故选择C。

110．答案：C 解析：确诊风湿热的次要表现包括发热，关节痛，有风湿热既往史，血沉加快，CRP阳性，P-R间期延长。故选择C。

111．答案：A 解析：过敏性紫癜存在显著免疫异常，大量的免疫复合物沉积在血管壁上，损伤毛细血管和小动脉，进而引起广泛的毛细血管炎，使毛细血管通透性增高，导致皮下组织、黏膜及内脏器官出血水肿。可知B、C、E错误。预防接种使用的疫苗也可成为过敏因素，导致过敏反应发生，故 D 错误。故选择 A。

112. 答案：A　解析：中医认为本病主要是外感温热时邪，侵入机体，与气血相搏，毒热炽盛，侵犯营血所致。故选择 A。

113. 答案：A　解析：略。

114. 答案：B　解析：维生素 D 缺乏性佝偻病的病因为日光照射不足、维生素 D 摄入不足、生长发育过快、疾病影响及其他。故选择 B。

115. 答案：E　解析：维生素 D 缺乏性手足搐搦症显性症状有惊厥、手足搐搦、喉痉挛，隐性症状有面神经征、腓反射、人工手痉挛征。全身抽搐、喉痉挛多发生在婴儿期，幼儿及儿童多见手足搐搦。故选择 E。

116. 答案：D　解析：略。

117. 答案：D　解析：麻疹病毒感染。患者是唯一的传染源，其主要传播途径为带病毒的飞沫通过喷嚏、咳嗽、说话直接传入呼吸道。故选择 D。

118. 答案：B　解析：患儿隔离至出疹后 5 天；并发肺炎者，延长隔离至出疹后 10 天。故选择 B。

119. 答案：C　解析：母亲孕期患风疹可通过胎盘导致胎儿宫内感染，其发生率和致畸率与感染时胎龄密切相关。妊娠早期感染病情严重，可引起胎儿多器官损害。先天性风疹患儿在出生后数月内仍有病毒排出，故具有传染性。故选择 C。

120. 答案：E　解析：症见全身皮肤成批出疹，为红色斑疹和斑丘疹，继有疱疹，疱浆清亮，诊断为水痘。症见舌红，苔薄白，脉浮数，诊断为邪郁肺卫证。故选择 E。

121. 答案：A　解析：略。

122. 答案：E　解析：猩红热病人、同时患急性咽扁桃体炎病人都是传染源，均应隔离至咽拭子培养阴性时。故选择 E。

123. 答案：B　解析：症见腮部漫肿，灼热疼痛，咀嚼尤甚，精神倦怠，高热头痛，咽喉肿，大便干结，小便短赤，舌质红，苔黄腻，脉滑数，诊断为热毒蕴结证，方选普济消毒饮。故选择 B。

124. 答案：D　解析：由于本病病情危急，变化迅速，以感染性休克和脑水肿为其主要表现，因此应积极进行抗感染、抗休克、脱水等治疗。故选择 D。

125. 答案：E　解析：麻醉意外、颅脑或胸部外伤、严重缺氧、心肌炎、心律紊乱、阿斯综合征、药物中毒、严重低血压、电解质紊乱、窒息、溺水、心胸手术、心导管检查都可导致心搏骤停。有时心搏骤停是继发于呼吸功能衰竭或呼吸停止时。常见的引起呼吸骤停的原因为呼吸道梗阻（如异物、喉痉挛、喉水肿、胃食管反流、溺水、颈绞缢等）、药物中毒、中枢神经系统抑制、张力性气胸、呼吸肌麻痹、惊厥持续状态或心脏停搏后。故选择 E。

126. 答案：C　解析：起病迅猛，甚至在原发病显现之前即有重型休克。除严重感染症状外，尚有循环功能不全和组织缺血缺氧的表现，以及重要器官的代谢功能障碍。除上述特征外，婴儿可表现双眼凝视无神，面色青灰，皮肤瘀血花纹，无反应或哭闹，体温骤升或不升、心率增快或心律不齐。年长儿可有反复寒战、发绀、皮肤冷湿而肛温高达 40℃ 左右、眼窝陷落、精神萎靡、嗜睡等特点。故选择 C。

127. 答案：D　解析：病因主要由于乳食内积，脾胃虚弱。病机为乳食停滞不化，气滞不行。故选择 D。

128. 答案：C　解析：小儿厌食常见证型有脾失健运、脾胃气虚、脾胃阴虚，分别治以不换金正气散、异功散、养胃增液汤。故选择 C。

129. 答案：D　解析：急性胆囊炎常见突发右上腹阵发性绞痛，常在饱餐、进食油腻食物后或在夜间发作。疼痛常放射至右肩部、肩胛部和背部。伴恶心、厌食等。右上腹可有不同程度、不同范围的压痛、反跳痛及肌紧张，Murphy征阳性。故选择D。

130. 答案：A 解析：重症急性胰腺炎或称出血坏死性胰腺炎，其不是一般的化脓性炎症，而是一个复杂的伴有感染的自我消化过程。较轻型急性胰腺炎，腹膜炎范围大、扩及全腹，体征重，腹胀明显，肠鸣音减弱或消失，可有黄疸、意识模糊或谵妄，腹水呈血性或脓性，可有胃出血、休克。故选择A。

131. 答案：D 解析：逍遥散合海藻玉壶汤加减用于肉瘿辨证属气滞痰凝证的治疗。故选择D。

132. 答案：C 解析：急性乳腺炎肝胃郁热证选用瓜蒌牛蒡汤，热毒炽盛证选用瓜蒌牛蒡汤合透脓散，正虚毒恋证选用托里消毒散。故选择C。

133. 答案：D 解析：本题属于对升药过敏，应用黑虎丹替代。故选择D。

134. 答案：B 解析：乳腺纤维瘤症见乳房内可扪及单个或多个圆形或卵圆形肿块，质地坚韧，表面光滑，边缘清楚，无粘连，极易推动。患乳外观无异常，腋窝淋巴结不肿大。故选择B。

135～136. 答案：B、C 解析：略。

137～138. 答案：D、E 解析：镇惊安神用于惊痫，健脾化痰用于脾虚痰盛证；息风定痫用于风痫证；涤痰开窍用于痰痫证；活血化瘀，通窍定痫用于瘀血痫证。

139～140. 答案：E、B 解析：生理性腹泻多见于6个月内婴儿，生后不久出现腹泻，大便一日可达4～5次，呈稀黄便或绿色便。大便化验正常，乳食正常，无呕吐，体重照常增长，体形多虚胖，常伴湿疹。一般添加辅食后大便逐渐转为正常。病毒性肠炎部分患儿出现上感症状，粪便呈水样或蛋花样，不含黏液和脓血，没有腥臭。

141～142. 答案：A、C 解析：胎黄湿热熏蒸证治以清热利湿退黄；寒湿阻滞证治以温中化湿退黄；瘀积发黄证治以化瘀消积退黄。

143～144. 答案：C、B 解析：动力性肠梗阻是由于神经抑制或毒素刺激导致肠壁肌肉运动紊乱，致使肠内容物不能运行，分为麻痹性和痉挛性两类。血运性肠梗阻是由于肠系膜血管栓塞或血栓形成，使肠管血运障碍，继而发生肠麻痹而使肠内容物不能运行。机械性肠梗阻由于肠道内或肠道外器质性病变而引起肠管堵塞。不完全性肠梗阻是指肠腔内容物可部分通过梗阻点，因此在腹部X片上显示梗阻点以下肠腔内少量积气和积液，梗阻点以上的肠曲扩张程度较轻，结肠内有较多的气体。绞窄性肠梗阻指梗阻并伴有肠壁血运障碍者，可因肠系膜血管受压、血栓形成或栓塞等引起。

145～146. 答案C、A 解析：子宫肌瘤阴虚内热证治以清海丸；气滞血瘀证治以膈下逐瘀汤；寒湿凝滞证治以少腹逐瘀汤；痰湿瘀阻证治以开郁二陈汤；肾虚血瘀证治以金匮肾气丸合桂枝茯苓丸；气虚血瘀证治以圣愈汤；湿热瘀阻证治以大黄牡丹汤。

147～148. 答案C、E 解析：略。

149～150. 答案C、E 解析：闭经肝肾不足证治以归肾丸；气血虚弱证治以人参养荣汤；阴虚血燥证治以加减一阴煎；痰湿阻滞证治以苍附导痰丸；气滞血瘀证治以血府逐瘀汤；寒凝血瘀证治以温经汤。左归丸、右归丸可用于崩漏的治疗。

第四单元

1. 答案：B 解析：稽留热：体温持续在39～40℃以上达数天或数周，24小时内波动范围不超过1℃,见于伤寒、肺炎链球菌肺炎等。弛张热：体温在39℃以上,24小时波动范围达2℃以上,最低体温高于正常水平,见于败血症、风湿热、重症肺结核和化脓性炎症等。回归热：体温骤升达39℃或以上,持续数天后又骤降至正常,数天后又骤升,持续数天后又骤降,如此反复。不规则热：发热无明显规律,见于结核病、风湿热等。长期使用解热药或激素类药后发热无明显规律。故选择B。

2. 答案：D 解析：胸壁疼痛特点：部位局限,有压痛。皮肤病变可有红、肿、热。带状疱疹可见沿神经分布的疱疹,疼痛呈刀割样、灼伤样,剧烈难忍,持续时间长。非化脓性肋软骨炎局部可隆起,压痛明显,活动时加重。故选择D。

3. 答案：B 解析：咳嗽声音嘶哑见于声带炎、喉结核、喉癌与喉返神经麻痹等。故选择B。

4. 答案：D 解析：白细胞增多见于各种呼吸道炎症；支气管哮喘及肺吸虫病患者可见夏科-雷登结晶；上呼吸道炎症多见口腔鳞状上皮细胞,气管、支气管炎症多见黏液柱状上皮细胞,下呼吸道炎症多见纤维柱状上皮细胞；色素细胞出现常见于心力衰竭、肺炎、肺气肿、肺出血等；支气管哮喘者可见杜什曼螺旋体。故选择D。

5. 答案：B 解析：引起咯血的原因据文献报道有130多种,一般较常见的是支气管疾病、肺部疾病、心脏病及某些全身性疾病。在我国临床上肺结核咯血仍是最常见的咯血原因之一,占所有咯血的60%~92.4%。故选择B。

6. 答案：E 解析：急性脑血管疾病多表现为潮式呼吸和间停呼吸。癔病多表现为精神性呼吸困难。急性感染所致的毒血症表现为潮式呼吸和间停呼吸。慢性阻塞性肺气肿多表现为呼气性呼吸困难。左心功能不全多表现为夜间阵发性呼吸困难。故选择E。

7. 答案：A 解析：洋地黄引起的呕吐为中枢性呕吐,其余选项均可引起周围性呕吐。故选择A。

8. 答案：C 解析：一般在上消化道大量出血后,均有黑便,但不一定有呕血。只有胃内积血超过300mL才出现呕血。出血部位在幽门以下者只表现为黑便,幽门以上者常有呕血。因此,表现为呕血或黑便,或两者兼有,取决于出血量。故选择C。

9. 答案：A 解析：阻塞性黄疸可分为肝内胆汁淤积和肝外胆汁淤积。前者见于肝内泥沙样结石、癌栓、寄生虫病、毛细胆管型病毒性肝炎、药物性胆汁淤积、原发性胆汁性肝硬化等。故选择A。

10. 答案：B 解析：轻度意识障碍包括意识模糊、嗜睡状态和朦胧状态。中度意识障碍包括混浊状态或精神错乱状态、谵妄状态。重度意识障碍包括昏睡状态或浅昏迷状态、昏迷状态、深昏迷状态和木僵状态。故选择B。

11. 答案：A 解析：叩诊音临床上分为清音、鼓音、过清音、浊音和实音5种。振水音可见于正常人餐后或饮入多量液体时,也可见于胃扩张、幽门梗阻及胃液分泌过多等。故选择A。

12. 答案：C 解析：被动体位是指患者不能自己调整和变换肢体或躯干的位置,见于极度衰弱和意识丧失者。故选择C。

13. 答案：C 解析：高血压性脑出血的临床特点为突然出现剧烈头痛,并且多伴有躁动、嗜睡或昏迷。血肿对侧出现偏瘫、瞳孔的变化,早期单侧瞳孔缩小,当血肿扩大,脑水肿加重,遂出现颅内压增高,引起血肿侧瞳孔散大等脑疝危象,出现呼吸障碍,脉搏减慢,血压升高。随后即转为中枢性衰竭。出血量少时,血肿可以自行吸收消散,症状逐渐缓解。故选择C。

14. 答案：B　解析：呆小症：小颅同时伴有智力障碍（痴呆症）。先天性梅毒：方颅。脑积水：巨颅。C、E 的头颅几乎为正常。故选择 B。

15. 答案：A　解析：腮腺管开口部位在上颌第 2 臼齿相对应的颊黏膜上。故选择 A。

16. 答案：B　解析：心绞痛发作时，应首选的药物为硝酸甘油。普萘洛尔、硝苯地平、异搏定为降压药。哌替啶为镇痛药。故选择 B。

17. 答案：E　解析：胸部异常浊音或实音是由于肺组织含气量减少、不含气的肺部病变、胸膜病变，或胸壁组织局限性肿胀所致。常见于以下疾病：①肺部病变：肺炎、肺结核、肺栓塞、肺脓肿、肺部肿瘤、肺水肿、肺部广泛纤维化和肺包囊虫病等。②胸膜病变：胸腔积液、胸膜肿瘤和胸膜肥厚等。③胸壁病变：胸壁水肿、胸壁结核和胸壁肿瘤等。故选择 E。

18. 答案：A　解析：正常人在喉部，胸骨上窝，背部第 6、7 颈椎和第 1、2 胸椎附近可闻及支气管呼吸音。如在正常肺泡呼吸音部位听到支气管呼吸音即为异常支气管呼吸者，或称管状呼吸音。常见于肺组织实变、肺内大空腔、压迫性肺不张。故选择 A。

19. 答案：A　解析：由气管移位可考虑患者存有胸腔、肺、纵隔及单侧甲状腺的病变。气管左移、右侧胸腔较左侧饱满，提示该侧气胸或胸腔积液病变；叩诊呈浊音或实音则属于胸腔积液病变。故选择 A。

20. 答案：D　解析：左心室增大：心尖搏动向左下移位，甚至可达腋中线，提示左心室舒张末容积增大、射血分数减少。故选择 D。

21. 答案：B　解析：肺脏的邻近组织对心脏浊音界有明显影响。例如，大量胸腔积液、积气时，心浊音界向健侧移位，患侧心脏浊音界则可叩不出；肺气肿时，可使心脏浊音界变小或叩不出。故选择 B。

22. 答案：B　解析：安静状态下出现明显的颈动脉搏动，提示心排血量增加或脉压增大的疾病，常见于发热、甲状腺功能亢进症、高血压、主动脉瓣关闭不全或严重贫血等。故选择 B。

23. 答案：E　解析：胃痉挛、胃穿孔、急性胰腺炎的腹部查体不可能为腹平软，无压痛、反跳痛，肠鸣音存在。心绞痛取硝酸甘油片含服，可以缓解。故选择 E。

24. 答案：E　解析：反跳痛是腹腔内脏器的炎症已累及腹膜壁层的征象，当突然抬手时腹膜被牵拉而引起剧烈疼痛。故选择 E。

25. 答案：B　解析：音调高亢响亮，称肠鸣音活跃或亢进，如肠鸣音高亢呈叮当金属声，见于机械性肠梗阻。故选择 B。

26. 答案：B　解析：急性胰腺炎腹痛为钝痛、刀割样痛、钻痛或绞痛，向腰背部呈带状放射，水肿型 3～5 天即缓解，出血坏死型发展较快，可引起全腹痛。故选择 B。

27. 答案：D　解析：在受损部位可产生叩击痛。叩击痛阳性可见于脊椎结核、骨折及椎间盘突出、棘间韧带损伤。故选择 D。

28. 答案 E　解析：中枢性瘫痪的特点：上运动神经元瘫痪，大脑皮质运动区或锥体束受损，引起对侧肢体单瘫或偏瘫，表现为瘫痪肌肉张力增高——折刀样、腱反射亢进、浅反射消失、出现病理反射，瘫痪肌肉不萎缩。故选择 E。

29. 答案：C　解析：血白细胞计数增多的意义在于：①急性感染：包括化脓菌感染、杆菌感染引起肾盂肾炎、胆囊炎等，病毒感染引起传染性单核细胞增多症、乙型脑炎等，寄生虫感染引起急性血吸虫病，螺旋体病引起的钩端螺旋体病等。重度感染时可引起白细胞计数显著增高并可出现明显核左移。②严重烧伤、较大手术后、心肌梗死等引起的组织损伤、坏死。③数量极度增高时，见于恶性肿瘤、白血病，尤其是慢性白血病。④急性失血。⑤急性化学药物有机磷中毒，也见于糖尿病酮症酸中毒、尿毒症等引起的代谢性中毒。故选择C。

30. 答案：C 解析：凝血时间缩短见于妇女口服避孕药、血栓栓塞性疾病及高凝状态等。故选择C。

31. 答案：B 解析：肝硬化诊断依据：①病毒性肝炎、长期饮酒病史。②肝功能减退和门静脉高压症的临床表现。③肝脏质地坚硬有结节感。④肝功能实验阳性。⑤肝活检有假小叶形成。并发症：上消化道出血、肝性脑病、感染、肝肾综合征、原发性肝癌、电解质和酸碱平衡紊乱等。故选择B。

32. 答案：C 解析：①内生肌酐清除率低于参考值的80%以下者，则表示肾小球滤过功能减退。②内生肌酐清除率低至50~70mL/min，为肾功能轻微损害。③内生肌酐清除率31~50mL/min，为中度损害。④内生肌酐清除率30mL/min以下，为重度损害。⑤内生肌酐清除率低至11~20mL/min，为早期肾功能不全。⑥内生肌酐清除率低至6~10mL/min，为晚期肾功能不全。⑦内生肌酐清除率低于5mL/min，为肾功能不全终末期。故选择C。

33. 答案：E 解析：血脂是人体中一种重要物质，有许多非常重要的功能，但是不能超过一定的范围。如果血脂过多，容易造成"血稠"，在血管壁上沉积，逐渐形成小斑块，这就是人们常说的动脉粥样硬化。这些斑块增多、增大，逐渐堵塞血管，使血流变慢，严重时血流可中断。这种情况如果发生在心脏，就易引起冠心病。故选择E。

34. 答案：B 解析：抗核抗体常用于弥漫性结缔组织病的诊断，尤其是抗核抗体中的抗双链（天然）DNA抗体对诊断系统性红斑狼疮有较高的特异性。抗Sm抗体是诊断系统性红斑狼疮特异性抗体。故选择B。

35. 答案：B 解析：细菌性痢疾时，可见大量与黏液相混的脓细胞；过敏性肠炎、肠道寄生虫病（尤其是钩虫病及阿米巴痢疾）时，粪便中可见较多的嗜酸性粒细胞，还可伴有夏科－雷登结晶。巨噬细胞体积大于一般白细胞，核较大而偏于一侧，见于细菌性痢疾。故选择B。

36. 答案：A 解析：毛果芸香碱适用于治疗原发性青光眼，包括开角型和闭角型青光眼。口服片剂可缓解口腔干燥症。故选择A。

37. 答案：A 解析：毒蕈碱样症状又称为M样症状，主要由于堆积的乙酰胆碱激活M受体，使副交感神经末梢过度兴奋，引起平滑肌舒缩失常和腺体分泌亢进。而阿托品可广泛而有效地阻断各型M胆碱受体，产生抗M样作用。故选择A。

38. 答案：B 解析：在补充血容量的前提下，大剂量阿托品可以解除血管痉挛、扩张外周血管、改善微循环作用，使回心血量及有效循环血量增加，血压回升，从而产生抗休克作用。故选择B。

39. 答案：E 解析：略。

40. 答案：E 解析：青霉素的不良反应包括变态反应、赫氏反应、水电解质紊乱等。故选择E。

41. 答案：E 解析：药效学相互作用：①协同作用指药物合用后原有作用或毒性增加，包括相加作用、增强作用、增敏作用三种情况。②拮抗作用指药物合用后原有作用或毒性减弱。主要包括药理性拮抗、生理性拮抗、化学性拮抗等。故选择E。

42. 答案：C 解析：新斯的明适合治疗重症肌无力。故选择C。

43. 答案：A 解析：氯磷定对内吸磷、对硫磷和马拉硫磷的解毒效果较好，对敌百虫、敌敌畏效果稍差，对乐果中毒无效。副作用较碘解磷定小，为本类药物首选。故选择A。

44. 答案：B 解析：阿托品可以松弛多种内脏平滑肌，对过度活动或痉挛的平滑肌作用更明显。可抑制胃肠道平滑肌的强烈痉挛，对膀胱逼尿肌也有解痉作用，对胆管、输尿管和支气管平滑肌作用较弱，对子宫平滑肌影响较小。故最适宜用于胃肠道痉挛导致的胃肠绞痛。故选择B。

45. 答案：B 解析：去甲肾上腺素不良反应：①局部组织缺血坏死：因药液浓度过高、静滴时间过长或漏出血管外，使局部血管痉挛引起。②急性肾功能衰竭：肾血管剧烈收缩可导致肾脏损伤，引起少尿、无尿和急性肾功能衰竭。高血压、动脉硬化及器质性心脏病者禁用。故选择B。

46. 答案：D 解析：肾上腺素主要用于心脏停搏抢救、过敏性休克、支气管哮喘急性发作及其他速发性变态反应，增强局麻药作用及局部止血。故选择D。

47. 答案：D 解析：多巴胺与利尿剂合用治疗急性肾功能衰竭。故选择D。

48. 答案：E 解析：肾上腺素受体阻滞药之β受体阻滞药，具有β受体阻断作用，可以抑制心脏，使心率减慢、心肌收缩力减弱、心输出量减少、心肌耗氧量下降、血压稍下降，还能减慢心房和房室结的传导；收缩支气管，使支气管平滑肌收缩；减慢代谢，减少组织耗氧量，延缓使用胰岛素后的血糖水平恢复；抑制肾素释放；具有内在拟交感活性作用；具有膜稳定作用，可降低细胞膜对离子的通透作用。故选择E。

49. 答案：E 解析：地西泮具有抗焦虑、镇静催眠、抗惊厥、抗癫痫及中枢性肌肉松弛作用。其中枢性肌肉松弛作用通过抑制脊髓突触反射实现，可缓解由中枢神经系统病变引起的肌张力增强。故选择E。

50. 答案：B 解析：苯妥英钠抗癫痫，用于癫痫大发作效果最好；可用于治疗外周神经痛；抗心律失常。故选择B。

51. 答案：D 解析：地西泮是治疗癫痫持续状态的首选药。故选择D。

52. 答案：C 解析：吗啡可应用于各种原因引起的疼痛，特别是对其他镇痛药无效的疼痛，如手术后伤口痛、骨折、严重创伤、烧伤和晚期恶性肿瘤疼痛等。对心肌梗死引起的剧痛，血压正常者用吗啡止痛具有较好效果。故选择C。

53. 答案：E 解析：哌替啶作用：①中枢神经系统作用与吗啡相似，但较弱，约100mg的哌替啶相当于10mg吗啡的镇痛效力，持续时间短，呼吸抑制弱。兴奋延脑CTZ及增加前庭器官敏感性，易致眩晕、恶心呕吐，无明显中枢性镇咳作用。②平滑肌兴奋作用弱于吗啡，且时间短；不引起便秘，不止泻；大剂量收缩支气管平滑肌。③欣快感和成瘾性较小。④心血管作用同吗啡。故选择E。

54. 答案：B 解析：阿司匹林具有较强的解热、镇痛作用，对钝痛特别是伴发炎症者效果较好。A、C、D、E均为绞痛。故选择B。

55. 答案：A 解析：布洛芬的抗炎镇痛作用比阿司匹林强16～32倍，用于风湿性和类风湿关节炎，疼痛、发热等。故选择A。

56. 答案：D 解析：卡托普利通过抑制血管紧张素转化酶，使血管紧张素Ⅰ转化为血管紧张素Ⅱ减少，降低循环与血管组织肾素-血管紧张素系统活性，从而达到降压作用。故选择D。

57. 答案：C 解析：氯沙坦在妊娠第二、三期应用可致胎儿损害，甚至死亡；同时尚不明确是否会分布入乳汁。因此，在妊娠期和哺乳期应当禁用该药。故选择C。

58. 答案：B 解析：利血平可导致胃酸分泌增多、胃肠运动亢进，因此不适合用于十二指肠溃疡患者。故选择B。

59. 答案：D 解析：普萘洛尔主要用于治疗室上性心律失常，如心房颤动、心房扑动及阵发性室上性心动过速。尤其适用于交感神经过度兴奋所致的各种心律失常，如焦虑、甲状腺功能亢进引起的窦性心动过速，以及运动和情绪激动引起的室性心律失常。故选择D。

60. 答案：B 解析：强心苷具有正性肌力作用，可选择性直接作用于心脏，加强心肌收缩力。故选择B。

61. 答案：E 解析：A、B、C、D均具有扩张血管作用，普萘洛尔不能够直接扩张血管，但可以促进具有扩张血管作用的前列环素生成，以发挥降血压作用。故选择E。

62. 答案：C 解析：略。

63. 答案：D 解析：维拉帕米抑制钙内流，可降低心脏舒张期自动去极化速率，使窦房结的发放冲动减慢，也可减慢传导；可影响收缩蛋白的活动，使心肌收缩减弱。故禁用于严重心衰及中、重度房室传导阻滞。故选择D。

64. 答案：D 解析：略。

65. 答案：E 解析：纤维蛋白溶解药可使纤溶酶原转变为纤溶酶，后者可使纤维蛋白及纤维蛋白原降解，导致血栓溶解。主要用于急性血栓栓塞性疾病的治疗。故选择E。

66. 答案：A 解析：临床用于杀灭HP的抗菌药物主要有克拉霉素、阿莫西林、甲硝唑、替硝唑、四环素、呋喃唑酮、庆大霉素等，常用2～3种抗菌药加质子泵抑制药加铋剂组成三联或四联疗法治疗溃疡病。故选择A。

67. 答案：E 解析：略。

68. 答案：B 解析：略。

69. 答案：B 解析：二甲双胍促进葡萄糖的无氧酵解，不促进胰岛素的释放，对胰岛功能完全丧失的糖尿病患者仍有降血糖作用。主要用于轻度糖尿病，尤其适于肥胖型单用饮食控制无效者。常见消化道反应、低血糖症、乳酸血症及酮症。故选择B。

70. 答案：E 解析：氟喹诺酮类药物作用于细菌的脱氧核糖核酸，阻碍细菌DNA螺旋酶，使细菌DNA不能扭曲成为袢状或螺旋状，进一步造成染色体的不可逆损害，而使细菌细胞不再分裂。故选择E。

71. 答案：B 解析：甲氧苄啶本身具有很强的抗菌作用，抗菌谱与磺胺药相似。甲氧苄啶可竞争性抑制细菌二氢叶酸还原酶，从而阻断四氢叶酸的合成。它与磺胺类药物合用可使细菌的叶酸代谢受双重阻断，抗菌作用大大增强，甚至达到杀菌的效果。故选择B。

72. 答案：E 解析：略。

73. 答案：B 解析：氨基糖苷类药物的抗菌作用机制主要是抑制细菌蛋白质的合成，并能破坏细菌胞浆膜的完整性，为静止期杀菌药。故选择B。

74. 答案：D 解析：略。

75. 答案：E 解析：乙胺丁醇是"一线抗结核病药"，对耐异烟肼或链霉素的结核杆菌也有效，用于治疗各型结核病。可引起视神经炎、胃肠道反应、过敏反应和高尿酸血症等不良反应。故选择E。

76. 答案：E 解析：血脑屏障的特点是致密、通透性差，只有脂溶性高、血浆蛋白结合率低的药物可以通过。故选择E。

77. 答案：C 解析：显性感染是指临床上出现某一传染病所特有的综合征，最少见。隐性感染是指只能通过免疫学检查才能发现，最常见。故B错误。病原携带状态是指人体不出现临床症状,第二常见。故D错误。潜伏性感染是由于机体免疫功能足以将病原体局限化而不引起显性感染,称为携带者。待机体免疫功能下降时,才引起显性感染。故E错误。故选择C。

78. 答案：E　解析：流行性出血热的传播途径包括呼吸道传播、消化道传播、接触传播、母婴传播和虫媒传播等5种方式。流行性出血热具有明显的季节性和人群分布的流行特征,其中黑线姬鼠传播者以11月至次年1月为高峰、家鼠传播者3～5月为高峰、林区姬鼠传播者在夏季为高峰,人群分布则以男性青壮年农民和工人发病多。典型病例病程有五期,非典型和轻型病例可以出现越期现象,而重型的病例可出现重叠现象。故选择E。

79. 答案：D　解析：高危人群存在下列情况两项或两项以上者,应考虑艾滋病的可能：①近期体重下降10%以上。②慢性咳嗽或腹泻3个月以上。③间歇或持续发热1个月以上。④全身淋巴结肿大。⑤反复出现带状疱疹或慢性播散性单纯疱疹感染。⑥口咽念珠菌感染。A、B、E选项均支持艾滋病的诊断。结合艾滋病的临床表现,艾滋病在4期主要出现5种表现,其中神经系统症状主要表现有头痛、癫痫、进行性痴呆和下肢瘫痪等,故C项也支持艾滋病诊断。艾滋病对皮肤黏膜造成的损害,主要是肿瘤和感染等,并不出现出血症状,故皮肤黏膜出血不能作为艾滋病诊断的依据。故选择D。

80. 答案：D　解析：流行性乙型脑炎经蚊传播,多见于夏秋季,临床上急起发病,有高热、意识障碍、惊厥、强直性痉挛和脑膜刺激征等,重型患者病后往往留有后遗症。野鼠是流行性出血热的传染源。故选择D。

81. 答案：C　解析：典型的伤寒自然病程可分为4期：①初期,发热是最早的症

状,常伴有全身不适、食欲减退、咽痛和咳嗽等。②极期,常有典型的伤寒表现,如持续高热、明显食欲减退、中毒性脑病的表现、肝脾肿大和皮肤出现玫瑰疹等。③缓解期,体温下降,食欲好转。④恢复期,体温正常,食欲恢复。故伤寒患者多于极期出现玫瑰疹。故选择C。

82. 答案：D　解析：目前认为志贺菌致病必须具备3个条件：一是具有介导细菌吸附的光滑性脂多糖"O"抗原；二是具侵袭上皮细胞并在其中繁殖的能力；三是侵袭、繁殖后可产生毒素。题目中的D选项符合其中的第二个必须条件,其他选项均不符合这三个必须条件中的任何一项。故选择D。

83. 答案：A　解析：腹痛、腹泻、黏液脓血便,伴发热恶寒,符合细菌性痢疾的典型症状,首选A选项。阿米巴痢疾多不发热,粪便检查为暗红或果酱色血便,故排除B选项。急性胃肠炎无发热症状,大便多为黄色水样便,故可排除C项。流行性脑脊髓膜炎无典型的胃肠道症状,可排除D项。霍乱一般无发热,多数不伴腹痛（O_{139}血清型发热、腹痛比较常见）,粪便检查可见黏液和少许的红、白细胞,可初步排除E项。故选择A。

84. 答案：A　解析：伤寒菌进行血培养时在病程的第1～2周阳性率高达80%～90%,第3周降到50%,以后更低,所以题中问阳性率最高时,C、D、E被排除。而第1周时病情在初期,症状逐渐明显,这时阳性率逐渐升高,所以在第1周末的时候会达到高峰。故选择A。

85. 答案：D　解析：不伤害原则的解释：不伤害原则要求对医学行为进行受益与伤害的权衡,把可控伤害控制在最低限度之内。故选择D。

86. 答案：B　解析：尽量为患者选择安

全有效的药物,属于道德要求中的义务。在医疗过程中要为患者保守秘密属于保密。对婴幼患儿、老年患者的用药应该谨慎,防止肾功能损害属于审慎。钻研药理知识,防止粗疏和盲目用药属于审慎。故选择B。

87.答案:B 解析:使用辅助检查手段时认真严格地掌握适应证是必须首先要遵守的。必要检查能尽早确定诊断和进行治疗,并且有利于提高医生诊治疾病的能力。医生应从患者的利益出发决定该做的项目。所以,可以广泛积极地依赖各种辅助检查明显不符合医德的要求,是应该阻止的行为。故选择B。

88.答案:E 解析:人体实验的类型包括自体实验、自愿实验、强迫实验。这些实验都需要付出道德代价。天然实验也是人体实验的类型,但其不需要付出道德代价。故选择E。

89.答案:A 解析:行政处罚包括人身罚、财产罚、行为罚、申戒罚。人身罚包括行政拘留、劳动教养;财产罚包括罚款、没收财物;行为罚包括责令停产、停业暂扣或者吊销许可证和营业执照;申戒罚包括警告、通报批评。故选择A。

90.答案:B 解析:改变执业地点的行为应到准予注册的卫生行政部门办理变更注册手续。故选择B。

91.答案:D 解析:精神药品是指直接作用于中枢神经系统,使之兴奋或抑制,连续使用能产生依赖性的药品。故选择D。

92.答案:A 解析:麻醉药品、精神药品、医疗用毒性药品、放射性药品等属于特殊管理药品。故选择A。

93.答案:A 解析:《中华人民共和国药品管理法》第75条规定,违法销售超过有效期的药品,其所在地的药品监督管理行政执法机构应给予的处罚是,没收违法销售药品和违法所得,并处以非法所得一倍以上三倍以下的罚款。故选择A。

94.答案:A 解析:传染性非典型肺炎防治工作应坚持的原则是预防为主、防治结合、分级负责、依靠科学、依法管理。故选择A。

95.答案:A 解析:疫情责任报告人发现甲类传染病和乙类传染病中的艾滋病、肺炭疽的患者、病原携带者和疑似传染病患者时,城镇于6小时内,农村于12小时内,以最快的通信方式向发病地的卫生防疫机构报告,并同时报出传染病报告卡。故选择A。

96.答案:C 解析:疫情责任报告人发现甲类传染病和乙类传染病中的艾滋病、肺炭疽的患者、病原携带者和疑似传染病患者时,城镇于6小时内,农村于12小时内,以最快的通信方式向发病地的卫生防疫机构报告,并同时报出传染病报告卡。故选择C。

97.答案:B 解析:医疗事故是指医疗机构及其医务人员在医疗活动中,违反医疗卫生管理法律、行政法规、部门规章和诊疗护理规范及常规,过失造成患者人身损害的事故。在医疗活动中,由于患者病情异常而发生医疗意外不属于违反医疗卫生管理法律、行政法规、部门规章和诊疗护理规范及常规。故选择B。

98.答案:B 解析:《医疗事故处理条例》中规定医疗机构发生重大医疗事故,主管部门接到报告后组织人员对事故进行调查处理。故选择B。

99.答案:E 解析:医德规范是指导医务人员进行医疗活动的思想和行为准则。故选择E。

100.答案:C 解析:医疗废物是指医疗卫生机构在医疗、预防、保健及其他相关活动中产生的具有直接或间接感染性、毒性,以及其他危害性的废物。故选择C。

101. 答案：A 解析：急腹症包括腹膜炎症，腹腔器官急性炎症（如急性胃、肠、胰腺、胆囊炎，急性出血性坏死性肠炎），空腔脏器阻塞扩张（如肠梗阻、胆道结石、泌尿系统结石、胆道蛔虫病），脏器扭转破裂（如肠扭转、肠绞窄、肠系膜或大网膜扭转、卵巢扭转、肝脾破裂、异位妊娠破裂等），腹腔内血管阻塞（如缺血性肠病、夹层腹主动脉瘤），腹壁疾病（腹壁挫伤、腹壁脓肿、带状疱疹），胸部疾病（如肺炎、肺梗死、心绞痛、心肌梗死、急性心包炎、胸膜炎），全身性疾病（如腹型过敏性紫癜、尿毒症、铅中毒等）。故选择A。

102. 答案：D 解析：左心衰竭、肺结核夜间咳嗽明显，可能与夜间肺淤血加重、迷走神经兴奋性增高有关。故选择D。

103. 答案：A 解析：病毒性脑炎均可引起颅压增高而发生呕吐，多不伴有恶心，但有剧烈头痛。呕吐与饮食无关，亦可伴有不同程度的意识障碍。故选择A。

104. 答案：B 解析：胆红素尿为尿内含有大量结合胆红素所致，呈深黄色，见于肝细胞性黄疸及阻塞性黄疸。因此在溶血性黄疸中，尿中结合胆红素多阴性。故选择B。

105. 答案：E 解析：肺结核多有结核感染表现：低热、盗汗、消瘦、乏力等，好发于肺尖背段。A、B、C、D都无结核感染表现。A、B有发热、咳嗽咳痰表现，C还有反复咯血，D多有胸痛、痰中带血。故选择E。

106. 答案：D 解析：处于艾滋病的艾滋病期，可并发各种机会性感染及恶性肿瘤（以卡波西肉瘤最常见）。故选择D。

107. 答案：A 解析：CD_4^+T淋巴细胞在HIV直接和间接作用下，细胞功能受损和大量破坏，导致细胞免疫缺陷。虽然同时还侵犯其他类型免疫细胞，如单核吞噬细胞、B淋巴细胞、NK细胞损伤及HIV感染后的免疫应答异常，最主要的还是CD_4^+T淋巴细胞。故选择A。

108. 答案：E 解析：《中华人民共和国执业医师法》第十五条到第二十条规定：申请个体开业的执业医师要求其经执业医师注册后在医疗机构中执业满5年，按照有关规定办理审批手续，才能行医。故选择E。

109. 答案：B 解析：除特殊需要外，第一类精神药品的处方，每次不得超过3日的常用量。故选择B。

110. 答案：A 解析：依照《麻醉药品管理办法》的规定，麻醉药品的处方剂量，每张处方注射剂不得超过2日的常用量。故选择A。

111. 答案：B 解析：左心衰竭发生呼吸困难的主要原因是肺淤血和肺泡弹性降低，因而影响换气导致功能障碍。故选择B。

112. 答案：E 解析：喷射性呕吐常发生在患有脑部疾病时，如脑炎或脑部肿瘤，因颅内压增高而出现喷射性呕吐。故选择E。

113. 答案：D 解析：幽门梗阻时，呕吐重，呕吐物量大，有隔夜食物及酸臭味，不混有胆汁。故选择D。

114. 答案：A 解析：能够导致肝细胞广泛损害的疾病均可发生黄疸，如病毒性肝炎、肝硬化、钩端螺旋体病、败血症、中毒性肝炎等。故选择A。

115. 答案：E 解析：青少年胸段下部及腰段均后凸，多为发育期姿势不良或患脊椎骨软骨炎的后果。故选择E。

116. 答案：D 解析：Hoffmann征单侧或双侧阳性，这是颈6以上脊髓受压的重要体征。下肢肌肉痉挛侧可出现Babinski征阳性，髌、踝阵挛阳性。故选择D。

117. 答案：D 解析：血小板减少常见

于血小板减少性紫癜、脾功能亢进、再生障碍性贫血和白血病等。故选择 D。

118. 答案：A 解析：引起血沉加快的原因有：①风湿热和急性传染病：麻疹、猩红热、脑膜炎或败血症等。②活动性结核病。③炎症：肺炎、乳突炎、化脓性胆囊炎、输卵管炎、动脉炎等。④血液和心血管疾病：各类贫血、白血病、多发性骨髓瘤、组织变性或坏死性疾病，如心肌梗死、胶原病等。⑤其他：如严重酒精中毒、恶性肿瘤、黑热病、疟疾、注射异性蛋白和手术等。故选择 A。

119. 答案：E 解析：慢性肾炎晚期则出现尿比重固定在 1.010 左右的等张尿，表明肾小管重吸收功能很差。故选择 E。

120. 答案：B 解析：肺心病的诊断应该包括病史：有慢性支气管炎、肺疾病、胸廓病变、肺血管病等原发疾病史；临床表现：有原发病的症状（两肺散在干、湿啰音），体检有肺动脉瓣区第二心音亢进（为右心室肥大的表现）。故选择 B。

121～122. 答案：E、D 解析：东莨菪碱对中枢作用明显。其中枢镇静及抑制腺体分泌作用强于阿托品，比阿托品更适用于麻醉前给药，还可用于晕动病、震颤麻痹，以及抗精神病药引起的锥体外系不良反应。山莨菪碱的人工合成品为 654-2，对抗平滑肌痉挛作用与阿托品相似而稍弱；亦能解除小血管痉挛，改善微循环；适用于感染中毒性休克和内脏绞痛的治疗。

123～124. 答案：B、A 解析：指关节梭形畸形多见于类风湿关节炎。杵状指见于先天性心脏病、细菌性心内膜炎、呼吸系统疾患、内分泌障碍、肝病及缺铁性贫血。主动脉的动脉瘤、侧锁骨下动脉瘤、腋窝动脉闭塞及一侧神经丛麻痹等疾病则常伴有单侧杵状指发生。匙状甲常见于缺铁性贫血，偶见于风湿热、甲癣等。浮髌现象见于各种原因引起的膝关节腔大量积液。肢端肥大见于青春期发育成熟后，腺垂体功能亢进，生长激素分泌过多引起的肢端肥大症。

125～126. 答案：B、C 解析：脉搏短绌发生于心房颤动、频发室性期前收缩等。水冲脉主要见于主动脉瓣关闭不全，也可见于甲状腺功能亢进症、严重贫血、动脉导管未闭等。奇脉在大量心包积液、缩窄性心包炎时可发生。颈静脉搏动见于右心衰竭。交替脉为左心衰竭的重要体征之一。

127～128. 答案：B、A 解析：咯铁锈色痰为肺炎链球菌肺炎。咯粉红色泡沫痰是急性肺水肿及急性左心功能不全的特征。咯吐大量鲜血多见于肺结核空洞、支气管扩张、慢性肺脓肿。咯大量脓痰多见于支气管扩张、慢性肺脓肿。干咳无痰或痰量甚少为干性咳嗽，见于急性咽喉炎、急性支气管炎初期、胸膜炎、肺结核等。

129～130. 答案：B、E 解析：HBsAg 及抗-HBs 测定：HBsAg 具有抗原性，不具有传染性。HBsAg 是感染 HBV 的标志，其多少与 HBV 的生成量相平行。抗-HBs 阳性，见于注射过乙型肝炎疫苗或曾感染过 HBV，目前 HBV 已被清除者，对 HBV 已有了免疫力。HBeAg 阳性表示有 HBV 复制，传染性强。抗-HBe 多见于 HBeAg 转阴的患者，它意味着 HBV 大部分已被清除或抑制、HBV 生成减少，是传染性降低的一种表现。

131～132. 答案：C、A 解析：由于胆石在肠道内的移动使胆囊或胆总管平滑肌扩张及痉挛而产生胆绞痛，一般在中上腹或右上腹持续加重。由于溃疡发生后可自行愈合，但每于愈合后又好复发，故常有上腹疼痛长期反复发作的特点，并且与饮食之间的关系具有明显的相关性和节律性。

133～134. 答案：A、A 解析：呼吸困难、咳嗽、咳痰、咯血和胸痛等是呼吸系统疾病的最主要症状；循环系统疾病的主要症状为：呼吸困难、心悸、咳嗽、咯血、水肿及心前区疼痛等；消化系统疾病的主要症状是呕吐和腹泻；腰痛是泌尿系统疾病的主要症状；肌肉震颤常为神经系统、内分泌系统疾病的表现。

135～136. 答案：C、A 解析：Murphy（墨菲征）阳性可见于急性胆囊炎。麦氏点压痛多见于急性阑尾炎。Courvoisier（库瓦济埃征）阳性见于胰腺肿瘤或胰腺囊肿，胆管下端癌时，因胆总管阻塞，使黄疸明显加深，肝和胆囊因胆汁淤积而肿大，胆囊常可触及，但无压痛。板状腹见于腹膜炎。

137～138. 答案：E、A 解析：P波——左右两心房的去极化。QRS波群——左右两心室的去极化。T波——两心室复极化。P-R间期——房室传导时间。Q-T间期——从QRS波开始到T波结束，反映心室肌除极和复极的总时间。ST段——从QRS波结束到T波开始，反映心室各部分都处于去极化状态。

139～141. 答案：D、B、C 解析：后马托品用于扩瞳，适用于检查眼底，不适用于儿童验光配镜（调节麻痹作用不及阿托品）。东莨菪碱用于防治晕动病。丙胺太林用于治疗胃、十二指肠溃疡，胃肠痉挛，妊娠呕吐等。胃复康具有解痉、抑制腺体分泌和中枢安定作用，用于兼有焦虑症的溃疡病、胃酸过多、肠蠕动亢进或膀胱刺激征患者。

142～143. 答案：B、C 解析：阿司匹林为治疗风湿热的首选药物，可使患者在24～48小时内迅速退热，关节红肿、疼痛缓解，血沉减慢，症状迅速缓解，因此也可用于急性风湿热的鉴别诊断。消炎痛解热、缓解炎性疼痛作用明显，故可用于急慢性风湿性关节炎、痛风性关节炎、癌性疼痛及其他解热药物不易控制的发热等。

144～146. 答案：D、A、C 解析：略。

147～148. 答案：C、E 解析：医学关系中的主体在道义上应享有的权利和利益属于权利。医学关系中的主体在道义上应履行的职责和使命属于义务。医学关系的主体对应尽义务的自我认识和自我评价的能力是指良心。医学关系中的主体因履行道德职责受到褒奖而产生的自我赞赏是指荣誉。医学关系中的主体在医疗活动中对自己和他人关系的内心体验和感受是指情感。

149～150. 答案：A、E 解析：医疗事故赔偿，应当考虑下列因素，确定具体赔偿数额：①医疗事故等级。②医疗过失行为在医疗事故损害后果中的责任程度。③医疗事故损害后果与患者原有疾病状况之间的关系。发生医疗事故的赔偿等民事责任争议，医患双方可以协商解决；不愿意协商或者协商不成的，当事人可以向卫生行政部门提出调解申请，也可以直接向人民法院提起民事诉讼。

中西医结合执业医师资格考试
最后成功四套胜卷（三）答案

第一单元

1.E	2.C	3.B	4.C	5.E	6.A	7.C	8.C	9.D	10.D
11.C	12.D	13.B	14.B	15.C	16.A	17.B	18.B	19.A	20.C
21.D	22.B	23.A	24.B	25.C	26.C	27.D	28.E	29.D	30.B
31.D	32.E	33.A	34.B	35.E	36.A	37.E	38.D	39.D	40.C
41.B	42.C	43.E	44.D	45.A	46.C	47.D	48.C	49.A	50.D
51.B	52.A	53.C	54.E	55.E	56.D	57.D	58.E	59.E	60.A
61.A	62.D	63.A	64.D	65.B	66.C	67.C	68.D	69.D	70.E
71.D	72.D	73.B	74.E	75.E	76.A	77.C	78.D	79.A	80.C
81.E	82.D	83.C	84.B	85.A	86.E	87.D	88.D	89.A	90.C
91.A	92.B	93.E	94.A	95.B	96.D	97.C	98.B	99.C	100.C
101.D	102.C	103.B	104.E	105.E	106.D	107.C	108.C	109.C	110.B
111.A	112.A	113.D	114.D	115.E	116.B	117.A	118.C	119.E	120.E
121.A	122.E	123.C	124.A	125.B	126.C	127.C	128.D	129.A	130.D
131.A	132.C	133.A	134.E	135.C	136.B	137.E	138.E	139.A	140.C
141.E	142.C	143.B	144.B	145.E	146.B	147.C	148.E	149.B	150.E

第二单元

1.B	2.B	3.A	4.C	5.C	6.A	7.A	8.E	9.E	10.D
11.A	12.B	13.D	14.E	15.E	16.B	17.B	18.C	19.A	20.C
21.B	22.C	23.B	24.E	25.E	26.C	27.C	28.C	29.C	30.A
31.B	32.E	33.A	34.C	35.E	36.C	37.C	38.B	39.C	40.D
41.D	42.D	43.C	44.B	45.C	46.C	47.C	48.C	49.E	50.D
51.A	52.B	53.C	54.D	55.B	56.B	57.B	58.D	59.D	60.D
61.C	62.A	63.B	64.E	65.B	66.C	67.A	68.C	69.B	70.B
71.D	72.D	73.E	74.B	75.A	76.C	77.C	78.C	79.E	80.A
81.A	82.E	83.A	84.E	85.B	86.C	87.C	88.A	89.C	90.D
91.B	92.B	93.E	94.B	95.C	96.B	97.A	98.A	99.E	100.A
101.E	102.D	103.E	104.A	105.A	106.E	107.C	108.C	109.C	110.E
111.B	112.E	113.B	114.D	115.A	116.B	117.D	118.A	119.C	120.B

121.A	122.B	123.A	124.B	125.A	126.C	127.B	128.E	129.C	130.D
131.A	132.B	133.B	134.A	135.C	136.D	137.A	138.C	139.E	140.B
141.A	142.B	143.E	144.B	145.D	146.A	147.D	148.B	149.A	150.D

第三单元

1.E	2.E	3.A	4.E	5.A	6.E	7.D	8.C	9.A	10.B
11.B	12.E	13.C	14.A	15.C	16.D	17.A	18.D	19.B	20.B
21.B	22.D	23.E	24.B	25.E	26.A	27.D	28.C	29.E	30.D
31.A	32.C	33.D	34.B	35.A	36.A	37.B	38.A	39.D	40.C
41.B	42.C	43.C	44.A	45.D	46.D	47.D	48.B	49.A	50.D
51.C	52.B	53.A	54.D	55.B	56.A	57.D	58.D	59.C	60.C
61.D	62.A	63.E	64.B	65.D	66.A	67.B	68.B	69.E	70.E
71.D	72.B	73.B	74.E	75.B	76.A	77.C	78.D	79.D	80.E
81.B	82.C	83.B	84.D	85.B	86.C	87.B	88.C	89.D	90.A
91.E	92.C	93.B	94.A	95.E	96.E	97.A	98.A	99.C	100.A
101.E	102.D	103.B	104.C	105.E	106.B	107.B	108.A	109.A	110.A
111.E	112.E	113.E	114.D	115.D	116.E	117.C	118.C	119.C	120.B
121.D	122.A	123.C	124.D	125.C	126.A	127.B	128.E	129.A	130.B
131.B	132.D	133.C	134.C	135.C	136.A	137.A	138.C	139.B	140.D
141.E	142.C	143.C	144.E	145.A	146.E	147.D	148.C	149.B	150.A

第四单元

1.D	2.C	3.A	4.B	5.A	6.E	7.A	8.D	9.A	10.D
11.A	12.C	13.A	14.C	15.E	16.D	17.E	18.E	19.D	20.E
21.D	22.D	23.B	24.A	25.A	26.B	27.C	28.B	29.D	30.B
31.E	32.D	33.D	34.A	35.E	36.C	37.D	38.C	39.A	40.C
41.A	42.A	43.E	44.B	45.B	46.A	47.A	48.B	49.E	50.D
51.E	52.B	53.E	54.E	55.E	56.D	57.C	58.D	59.A	60.B
61.B	62.E	63.B	64.E	65.C	66.D	67.B	68.A	69.B	70.A
71.E	72.C	73.B	74.E	75.D	76.B	77.B	78.E	79.A	80.E
81.B	82.C	83.E	84.D	85.C	86.C	87.C	88.D	89.C	90.D
91.D	92.D	93.A	94.B	95.C	96.C	97.C	98.D	99.A	100.B
101.B	102.A	103.A	104.B	105.C	106.A	107.A	108.C	109.D	110.B
111.C	112.D	113.A	114.D	115.E	116.C	117.D	118.A	119.A	120.C
121.B	122.C	123.B	124.A	125.D	126.A	127.D	128.A	129.C	130.D
131.B	132.E	133.D	134.B	135.B	136.C	137.B	138.A	139.A	140.E
141.B	142.E	143.A	144.D	145.B	146.A	147.B	148.A	149.D	150.C

中西医结合执业医师资格考试
最后成功四套胜卷（三）解析

第一单元

1. 答案：E　解析：中医证候是指疾病发生和演变过程中某阶段以及患者个体当时所处特定内、外环境本质的反映，它以相应的症、舌、脉、形、色、神表现出来，能够不同程度地揭示病因、病位、病性、邪正盛衰、病势等病机内容，为辨证论治提供依据。故选择E。

2. 答案：C　解析：《素问·阴阳应象大论》："天地者，万物之上下也；阴阳者，血气之男女也；左右者，阴阳之道路也；水火者，阴阳之征兆也；阴阳者，万物之能始也。""阳"代表着积极、进取、刚强的事物或现象；"阴"代表消极、退守、柔弱的事物或现象。故选择C。

3. 答案：B　解析：阳虚则寒、阴盛则阳病、阴损及阳为阴阳失衡后出现的病理变化，故排除A、D、E，C为疾病的治疗原则。故选择B。

4. 答案：C　解析：A为春，B为夏，C为长夏，D为秋，E为冬。故选择C。

5. 答案：E　解析：生我、克我、我生、我克为五行的相生相克。制化为正常情况下的相生相克，异常情况下的相生相克为胜复。只有正常情况下的相生相克，即制化下，五行才能保持整体动态平衡。故选择E。

6. 答案：A　解析：金生水，肺为母，肾为子，肺病及肾为母病及子。故选择A。

7. 答案：C　解析：心藏神，主神志，无论生理活动还是心理活动，都是五脏六腑，尤其是五脏共同完成的。在这些生命活动中，心起着主宰作用，故历代医家又称心为人身之君主，五脏六腑之大主。故选择C。

8. 答案：C　解析：肺主通调水道，是指肺的宣发和肃降对体内津液的输布、运行和排泄有疏通和调节作用。通过肺的宣发，水液向上、向外输布，布散全身，外达皮毛，代谢后以汗的形式由汗孔排泄；通过肺的肃降，水液向下、向内输送，而成为尿液生成之源，经肾蒸腾气化，将代谢后的水液化为尿贮存于膀胱，而后排出体外。可见，肺的宣发与肃降功能与其通调水道作用密切相关。故选择C。

9. 答案：D　解析：脾脏功能强健，水谷精微得以正常消化吸收，为化生精、气、血、津液提供足够的养料。故脾为气血生化之源的理论基础是脾能运化水谷精微。故选择D。

10. 答案：D　解析：肝气主升主动，具有刚强、急躁的生理特性。肝主疏泄，喜条达而恶抑郁，且肝内寄相火，此均反映了肝为刚脏的特性。故选择D。

11. 答案：C　解析：肾脏寄藏命门之火，为元阴、元阳之脏，故有"水火之宅""阴阳之根"之称。故选择C。

12. 答案：D　解析：肝藏血，是指肝脏具有贮藏血液、调节血量的生理功能。脾统血，是指脾具有统摄血液在经脉内运行，防御其溢出脉外的功能。故肝藏血与脾统血的共同生理功能是防止出血。故选择D。

13. 答案：B 解析：肝属木，肾属水，心属火，脾属土，肺属金，水火既济指的即是心、肾两脏。故选择B。

14. 答案：B 解析：《灵枢·胀论》："胃者，太仓也。"故选择B。

15. 答案：C 解析：胃气以下行为顺，胃气和降，则水谷得以下行。脾气以上行为顺，脾气上升，精微物质得以上输。所以气机升降出入的枢纽是胃和脾。故选择C。

16. 答案：A 解析：元气，是人体生命活动的原动力。宗气，是积于胸中的后天宗始之气。营气，是与血共同行于脉中之气。卫气，运行于脉外，起卫护、保卫作用之气。故选择A。

17. 答案：B 解析：气与血的关系有：气能生血，气能行血，气能摄血，血为母，血属阴而主静。血液不能自行，其循行有赖于气的推动，气行则血行，气滞则血瘀。故治疗血行瘀滞，多配用补气、行气药。故选择B。

18. 答案：B 解析：手、足阳明经行于面部、额部，排除A、D；手足少阳经行于头侧部，排除C；手足太阳经行于面颊、头顶及头后部。故选择B。

19. 答案：A 解析：冲脉为血海、十二经之海；任脉为阴脉之海；督脉为阳脉之海；带脉，约束纵行经脉，主司妇女的带下；维脉，具有维护和联络全身阴经、阳经作用。故选择A。

20. 答案：C 解析：风、寒、暑、湿、火均可外感。其中风，可有内生肝风；寒，有内生虚寒；湿，有内生痰湿；火，有内生肝火。只有暑邪只能外感，不能内生。故选择C。

21. 答案：D 解析：火邪致病特点：火为阳邪，其性炎上；火易耗气伤津；火易生风动血；火热易致肿疡。故选择D。

22. 答案：B 解析：多食咸，则脉凝泣而变色；多食苦，则皮槁而毛拔；多食辛，则筋急而爪枯；多食酸，则肉胝胎而唇揭；多食甘，则骨痛而发落。故选择B。

23. 答案：A 解析：患者外感，为实热证，喘咳，气不能接续，甚则心悸气短为肾气虚，肾不纳气所致，为本虚标实，实中夹虚证。故选择A。

24. 答案：B 解析：阴偏衰，是指人体之阴气不足，滋润、宁静、潜降、成形和制约阳热的功能减退，阴不制阳，因而出现燥、热、升、动和化气太过等阳偏亢的病理状态。其病机特点多为制约阳热和滋润、内守、宁静功能减退，导致阳相对亢盛的虚热证。故选择B。

25. 答案：C 解析：急性发病，壮热，烦渴，面红目赤，尿黄，便干，舌苔黄为阳明腑实证。阳盛格阴为真热假寒，排除A；阳损及阴为阴阳两虚，排除B；阳盛伤阴为热证和阴虚证并见，排除D；阴盛格阳为真寒假热证，排除E。故选择C。

26. 答案：C 解析：内寒的产生多与脾肾阳气不足有关系，脾为后天之本，为气血生化之源，脾阳能达于四肢肌肉，起温煦作用，肾阳为阳气之根，能温煦全身脏腑组织，故内寒的主要原因是脾肾阳虚，温煦气化失司。故选择C。

27. 答案：D 解析：塞因塞用即以补开塞，用补益药治疗具有闭塞不通症状的病证，适用于因虚而闭阻的真虚假实证。故选择D。

28. 答案：E 解析：《素问·阴阳应象大论》曰："阴阳者，天地之道也，万物之纲纪，变化之父母，生杀之本始，神明之府也。治病必求于本。""治病必求于本"之"本"指阴阳。故选择E。

29. 答案：D 解析：毛脉合精：肺主气，外合皮毛，心主血脉。毛脉合精，即气血相合。张志聪注："夫皮肤主气，经脉主血,毛脉合精者,血气相合也。"故选择D。

30. 答案:B 解析:《素问·至真要大论》曰:"诸痛痒疮,皆属于心。"故选择B。

31. 答案:D 解析:《素问·痿论》曰:"冲脉者,经脉之海也,主渗灌溪谷,与阳明合于宗筋。"故选择D。

32. 答案:E 解析:"太阳"的涵义:六经的名称源于《内经》。《素问·热论》中的三阴三阳是《伤寒论》的六经之由来。《内经》明确指出三阴三阳的划分,是以"阴阳之气,各有多少,故曰三阴三阳也"。太阳又称巨阳,是阳气隆盛之意,其经脉走向最长,其气布于周身,故谓之太阳。故选择E。

33. 答案:A 解析:"无汗而喘"机理为风寒外束,皮毛敛缩闭塞,故病人无汗出。肺合皮毛,皮毛闭塞,肺气不宣,则肃降障碍,上逆,故喘。故选择A。

34. 答案:B 解析:此证病机为里虚伤寒,心悸而烦。伤寒二三日,起病之初,且未经误治就见心悸而烦,说明病人属心脾不足,气血双亏之体,兼有外感。因气血不足,心神失养,故心悸、心烦。成无己曰,"心悸者,气虚也;烦者,血虚也",以气血内虚,与小建中汤先建其里。故选择B。

35. 答案:E 解析:炙甘草汤由炙甘草、人参、大枣、生地、阿胶、麦冬、麻仁、桂枝、生姜、清酒十味药组成。方中炙甘草、人参补中益气,以资脉之本源,大枣补气滋液、益脾养心,生地、阿胶、麦冬、麻仁养血滋阴,桂枝、生姜宣通阳气、温通血脉,清酒益气血、通经络、利血脉。故选择E。

36. 答案:A 解析:此证病机为燥热与有形糟粕相结,津伤热伏,腑气不通。治用大承气汤峻下热实,荡涤燥结。此处应注意三承气汤证的鉴别:三承气汤证均属阳明腑实证。不同:①调胃承气汤可用于太阳变证和阳明腑实证,其病机特点是燥热初结于胃肠,痞满不甚。此时邪热尚能由里透表,故可见蒸蒸发热,汗出,口渴,心烦,甚则谵语,腹胀满,不大便,舌红苔黄燥,脉滑数或沉实。②小承气汤用于治疗阳明腑实证和厥阴热利,其病机特点是痞满较甚,而燥热实邪结聚较轻,症状以腹胀为主,大便硬结不通,小便次数增加,舌红,苔黄厚而干,脉滑数或数等。③大承气汤用于阳明腑实证和少阴水竭土燥证,其病机特点是阳明燥热实邪严重内阻,痞满亦甚,腑气不通,症状表现有潮热,谵语,手足漐然汗出,心烦不解,甚或谵妄,喘不得卧,目中不了了,睛不合,循衣摸床,惕而不安,大便燥结或热结旁流,腹胀满痛或绕脐痛,舌红,苔老黄焦燥起刺,脉沉实有力。故选择A。

37. 答案:E 解析:黄连阿胶汤证是心火亢旺,肾水不足所致,故其心烦、失眠,伴有舌红少苔,脉细数等阴虚内热之证,而不是苔黄、舌红绛。故选择E。

38. 答案:D 解析:内湿的基本治法是利小便。内湿外湿同时相兼者,若内湿较重,则先利小便,兼以发汗;若外湿较重,则先发汗,兼以利小便。利小便既可单独使用,也可与发汗法兼用。故选择D。

39. 答案:D 解析:血痹是由于素体气血不足,血行涩滞致使身体肌肤失于濡养,而出现身体麻木不仁,甚则或有疼痛,类似风痹的症状。故选择D。

40. 答案:C 解析:此病为肾着。治以甘姜苓术汤散寒除湿。故选择C。

41. 答案:B 解析:主要因妊娠妇人血虚肝郁,脾虚湿停,致肝脾不和之妊娠腹痛。妇人胎为孕妇气血所养,若孕妇素体气血不足,常因血养胎而不藏于肝则肝气不舒,气养胎而使脾不运则湿浊内生,肝脾不和,血虚湿生,则气血运行不畅。故治以当归芍药散养血柔肝,补脾利湿,最终达到调和肝脾的目的。故选择 B。

42. 答案：C　解析：《温热论》原文："若加烦躁，大便不通，金汁亦可加入，老年或平素有寒者，以人中黄代之，急急透斑为要。"对于老年人或素体虚寒者，可人中黄取代金汁。邪热入营但见斑点隐隐，表明邪热有外透之势，可用清热凉血透邪之法使营热随斑点外透，即所谓"急急透斑为要"。故选择 C。

43. 答案：E　解析：治疗温病时"救阴""通阳"的目的与治疗杂病时不同。温病治疗中救阴的目的不在于滋养阴血，而在于顾护津液，防止过汗伤津；而通阳的目的不在于以温药温补阳气，而在于宣通气机，化气利湿通小便，使湿邪随小便而出。故选择 E。

44. 答案：D　解析：寒厥和热厥皆能因阳气不能外达而出现脉沉伏，而两者鉴别要点为舌象。寒厥者，舌多见色淡而胖嫩，有齿印，苔白、灰或黑润；热厥者，舌多见色绛红，苔黄腻而焦干。上述之寒厥、热厥只谓相对而言，伤寒也会出现邪气内郁热化成热厥者，温病也不乏阳脱而成寒厥者，临证时不必拘泥，应详细判断。故选择 D。

45. 答案：A　解析：此证病机为温病后期，邪入阴分。温病后期，真阴已亏损而余邪留伏阴分，病情缠绵，久久不愈。治疗上不能单纯以滋阴为法，恐闭门留寇，亦不能单用苦燥之品泻火，故以青蒿鳖甲汤滋阴透热外出。故选择 A。

46. 答案：C　解析：A 为视物昏暗，模糊不清。B 是指睑边、眦内痒，甚则痒连睛珠，痒极难忍为主症，但睛珠完好，视力也正常。临床上由于风、火、湿热、血虚均可引起目痒。C 俗称眼花，两眼发黑，眼冒金花，或眼前如有蚊蝇飞动的自觉症状，常兼头晕，轻者闭目可止，重者如坐车船，旋转不定。D 指白昼视力正常，每至黄昏视物不

清，如雀之盲。E 中医称之为圆翳内障，圆翳内障本病是指晶珠混浊，视力缓降，渐至失明的慢性眼病。故选择 C。

47. 答案：D　解析：选项 A、B、C、E 均为脏腑精气将绝，形体极度衰弱的表现，此种情况一旦出现多为病重失神之象，预后不良。D 为神乱意识障碍的主要临床表现，尚未达到病情严重预后不良的程度。故选择 D。

48. 答案：C　解析：青色主瘀血、肝病、寒证、痛证、惊风。湿证属黄色主病。故选择 C。

49. 答案：A　解析：A 多见于心脾两虚，气血不足。B 多由气虚、阳虚、津液内停所致。C 多为心火亢盛。D 为气血瘀滞。E 为阴虚内热证。故选择 A。

50. 答案：D　解析：淡白舌主阳虚；嫩舌多见于虚证，气血亏虚，或阳虚不化；白滑苔为湿盛的舌象。故选择 D。

51. 答案：B　解析：题目中所描述为外感表寒证。A 主邪盛入里，或内有痰、饮、水、湿、食积等，病情相对较重，故排除。B 可见于正常人，亦主表证及病情轻浅的里证、体内无明显热证者。C 主湿热内蕴、痰饮化热或食积化热。D 是胃气、胃阴不足，或气血两虚，不能上承以续生新苔所致，病情一般较复杂。E 多见于痰饮、湿阻。故选择 B。

52. 答案：A　解析：A 多属肝胃蕴热。B 多属食积胃肠。C 多属湿热蕴脾。D 多属肝胆火旺。E 多属肾病。故选择 A。

53. 答案：C　解析：A 指端直以长，如按琴弦，弦是脉气紧张的表现。B 指脉来绷急，状若牵绳转索。寒邪侵袭人体，与正气相搏，以致脉道紧张而拘急，故见紧脉。C 指首尾端长，超过本位。D 指浮而搏指，中空外坚，如按鼓皮。E 指沉按实大弦长，坚牢不移。故选择 C。

54. 答案：E 解析：A 指往来流利，如珠走盘，应指圆滑。主痰饮、食积、实热。B 指脉来缓，时而一止，止无定数。主阴盛气结、寒痰血瘀、癥瘕积聚。C 指脉来数，时而一止，止无定数。主阳热亢盛、气血痰食瘀滞。D 指脉形如豆，厥厥动摇，滑数有力。主痛证、惊证。E 指脉来疾急，一息七八至。主阳极阴竭，元阳将脱。故选择 E。

55. 答案：E 解析：A 主虚证。B 主气血两虚，诸虚劳损，湿证。C 主气血不足，阳虚。D 主气血大虚，阳气衰微。E 主阴盛气结，寒痰血瘀，癥瘕积聚。本题提到气血不足证的常见脉象，前四项为虚脉类。故选择 E。

56. 答案：D 解析：假象多出现在四肢、肌肤和面色方面，而脏腑、气血、津液等内在表现才如实地反映了疾病的本质，因此，辨证时应以胸腹、二便、舌象、脉象等表现作为诊断的主要依据。故选择 D。

57. 答案：B 解析：A 往往见于实证深重，拖延日久，正气大伤，余邪未尽的患者，亦可见于素体大虚，复感邪气的患者。其特点是以正虚为主，实邪为次。B 指疾病本身属实证，但又出现一些似乎是虚的现象。如热结肠胃，痰食壅滞，大积大聚之实证，却见神情沉静，身寒肢冷，脉沉伏或迟涩等症脉。C 是在疾病过程中，有些本来是实证，由于病邪久留，损伤正气，而转为虚证。D 指疾病本质属虚证，但又出现一些似乎是实的现象。如素体脾虚、运化无力，因而出现腹部胀满而痛，脉弦等症脉。E 常常发生于实证过程中正气受损的患者，亦可见于原来体虚而新感外邪的患者。它的特点是以实邪为主，正虚为次。故选择 B。

58. 答案：E 解析：壮热，口渴，面红目赤，心烦，汗出，或烦躁谵妄，衄血，吐血，斑疹，或躁扰发狂，或见痈脓，舌质红绛，脉象洪数或细数。可见题目中脉象的描述与火淫的临床表现不符。故选择 E。

59. 答案：E 解析：亡阳证的表现为大汗出，汗冷，味淡微黏，身凉恶寒，四肢厥冷，蜷卧神疲，口淡不渴，或喜热饮，舌淡白润，脉微欲绝。故选择 E。

60. 答案：A 解析：血瘀证的临床表现为疼痛和针刺刀割，痛有定处，拒按，常在夜间加剧。肿块在体表者，色呈青紫；在腹内者，紧硬按之不移，称为癥积。出血反复不止，色泽紫暗，中夹血块，或大便色黑如柏油。面色黧黑，肌肤甲错，口唇爪甲紫暗，或皮下紫斑，或肤表丝状如缕，或腹部青筋外露，或下肢筋青胀痛等。妇女常见经闭。舌质紫暗，或见瘀斑瘀点，脉象细涩。故选择 A。

61. 答案：A 解析：气少懒言，神疲乏力由于元气亏虚，脏腑组织机能减退所致。头晕目眩为气虚清阳不升，不能温养头目。自汗为气虚毛窍疏松，外卫不固。舌淡苔白为气虚无力鼓动血脉，血不上营于舌。脉虚无力为运血无力。故选择 A。

62. 答案：D 解析：脘闷，纳呆呕恶，多痰，为痰湿中阻，气机不畅。晕眩昏蒙为痰浊蒙蔽清窍，清阳不升。苔白腻，脉滑，皆痰湿之征。故选择 D。

63. 答案：A 解析：燥邪犯肺证的临床表现为干咳无痰，或痰少而黏，不易咳出，唇、舌、咽、鼻干燥欠润，轻微发热恶寒，头身酸痛，舌尖红苔薄而干，脉浮细。肺阴虚证的临床表现为咳喘无力，气少不足以息，动则益甚，体倦懒言，声音低怯，痰多清稀，面色㿠白，或自汗畏风，易于感冒，舌淡苔白，脉虚弱。二者的区别为燥邪犯肺为燥邪袭表，肺卫失宣，而见轻微发热恶寒。肺阴虚为肺阴亏损，虚热内生，以干咳无痰或痰少而黏与阴虚见症为辨证要点。故选择 A。

64. 答案：D　解析：肝气犯胃者，肝郁化火，横逆犯胃，肝胃气机不畅，则胃脘胁肋胀闷疼痛；气郁化火，胃失和降，则嗳气吞酸，呃逆呕吐；肝失条达，心神不宁，则烦躁易怒；舌红苔薄黄，脉弦为肝气郁而化火之象。故选择D。

65. 答案：B　解析：干咳无痰，或痰少而黏，不易咳出，此为燥邪犯肺，津液被伤，肺不得滋润而失清肃，唇、舌、咽、鼻都见干燥而欠润，为伤津化燥，气道失其濡润，身热恶寒为肺为燥邪所袭，肺卫失宣，燥邪伤津则舌红，燥邪袭肺，苔多黄，脉浮数为燥热之象。故选择B。

66. 答案：C　解析：眩晕欲仆为肝阳化风；肝风内动，上扰头目，故头重脚轻；风动筋挛，则筋惕肉瞤；肝肾阴虚，筋脉失养，故肢麻震颤，腰膝酸软；舌红为阴虚之象，脉弦细，是风阳扰动的病机反映。故选择C。

67. 答案：C　解析：题目中患者咳喘20余日，多为肺气亏虚，久病及肾；咳嗽痰少，口燥咽干，形体消瘦，舌红少苔，脉细数，提示阴虚证；腰膝酸软，颧红盗汗，提示肾阴亏虚。故选择C。

68. 答案：D　解析：A属阳明经。B属少阳经。C属太阳经。D属少阴经。E属湿邪困脾。故选择D。

69. 答案：D　解析：升、浮，指药物向上、向外的趋向性作用；沉、降，指药物向里、向下的趋向性作用。一般而言，发表、透疹、升阳、涌吐、开窍等药具有升浮作用，收敛固涩、泻下、利水、潜阳、镇惊安神、止咳平喘、止呕等药具有沉降作用。故选择D。

70. 答案：E　解析：诸参辛芍叛藜芦。故选择E。

71. 答案：D　解析：砂仁、沉香入汤剂宜后下。磁石宜打碎先煎。五灵脂宜包煎。天南星多制用。故选择D。

72. 答案：D　解析：细辛解表散寒，祛风止痛，通窍，温肺化饮。故选择D。

73. 答案：B　解析：防风祛风解表，胜湿止痛，止痉。配伍得当，既可用治外感风寒，又可用于外感风热。其余药物能够发汗解表，常用于风寒感冒。故选择B。

74. 答案：E　解析：桑叶疏散风热，清肺润燥，平肝明目，凉血止血。蜜炙能增强润肺止咳作用，可润肺燥。看到"蜜炙"就想到"润燥"。故选择E。

75. 答案：E　解析："风热郁闭"治宜疏风清热，"咽喉肿痛"治宜利咽消肿，"大便秘结"治宜通便。综合判断应选择具有滑肠和利咽之功的疏散风热药。而牛蒡子疏散风热，宣肺祛痰，利咽透疹，解毒散肿。薄荷疏散风热，清利头目，利咽透疹，疏肝行气。蝉蜕疏散风热，利咽开音，透疹，明目退翳，息风止痉。二者都不具有滑肠之功。菊花疏散风热，平抑肝阳，清肝明目，清热解毒。蔓荆子疏散风热，清利头目。故选择E。

76. 答案：A　解析：芦根和淡竹叶均有清热泻火、除烦利尿之功，芦根还具有生津止渴的功效。B、C、D、E均不是两者的共同功效。故选择A。

77. 答案：C　解析：石膏甘、辛，大寒之品，寒凉药物容易损伤脾胃，且具有滑肠之效。故脾虚便溏者尤应忌用。而知母性寒质润，有滑肠作用，故脾虚便溏者应慎用。故选择C。

78. 答案：D　解析：黄芩和黄柏均可以清热燥湿，泻火解毒。黄芩还可以止血，安胎，作用偏于中、上二焦；黄柏作用偏于下焦，还可以除蒸，解毒疗疮。故选择D。

79. 答案：A　解析：玄参清热凉血，泻火解毒，滋阴。赤芍清热凉血，散瘀止痛。紫草清热凉血，活血，解毒透疹。生地黄清热凉血,养阴生津。牡丹皮清热凉血,活血祛瘀。故选择 A。

80.答案:C 解析:生地黄、玄参均能清热凉血、养阴,玄参又能泻火解毒。A、B、D、E 均不是两者的共同功效。故选择 C。

81.答案:E 解析:番泻叶泻下通便。大黄泻下攻积,清热泻火,凉血解毒,逐瘀通经。芒硝泻下攻积,润燥软坚,清热消肿。甘遂泻水逐饮,消肿散结。芦荟泻下通便,清肝,杀虫。故选择 E。

82.答案:D 解析:槟榔杀虫消积,行气,利水,截疟。甘遂泻水逐饮,消肿散结。使君子杀虫消积。牵牛子泻下逐水,去积杀虫。京大戟泻水逐饮,消肿散结。故选择 D。

83.答案:C 解析:患者"风湿痹证"治宜祛风湿,止痹痛。肝主筋,腰为肾之府,肝肾亏虚,故见"腰膝酸痛,下肢痿软无力"。防己祛风湿,止痛,利水消肿。秦艽祛风湿,通络止痛,退虚热,清湿热。五加皮祛风湿,补肝肾,强筋骨,利水。豨莶草祛风湿,利关节,解毒。白花蛇可祛风、通络、止痉。故选择 C。

84.答案:B 解析:肉豆蔻涩肠止泻,温中行气;白豆蔻化湿行气,温中止呕。故二者均具有的功效是温中散寒,行气消胀。故选择 B。

85.答案:A 解析:A 石韦宜用于湿热淋证。B 大青叶、C 板蓝根长于清热解毒凉血。D 青黛长于清肝泻火、定惊。E 山豆根长于利咽消肿。故选择 A。

86.答案:E 解析:除了活血之外,A 川芎兼能祛风止痛。B 丹参兼能凉血消痈,除烦安神。C 郁金兼能行气解郁,清心凉血,利胆退黄。D 桃仁兼能润肠通便,止咳平喘。E 牛膝兼能补肝肾,强筋骨,利水通淋,引火下行。故选择 E。

87.答案:D 解析:A 附子回阳救逆,补火助阳,散寒止痛。B 肉桂补火助阳,散寒止痛,温通经脉,引火归原。C 干姜温中散寒,回阳通脉,温肺化饮。D 吴茱萸散寒止痛,疏肝下气,燥湿,助阳止泻。E 高良姜散寒止痛,温中止呕。故选择 D。

88.答案:D 解析:患者"气血虚寒,痈肿脓成不溃,或溃后久不收口",主要是因为气血不足,而"肾阳不足,畏寒肢冷,阳痿,尿频"则是因为肾阳虚衰,治宜生气养血,补火助阳,而肉桂能够补火助阳,加入补气药中能够鼓舞正气生长,故为最适宜的选项。余项虽然都具有温里之功,但不能鼓舞正气生长。故选择 D。

89.答案:A 解析:陈皮理气健脾,燥湿化痰。青皮疏肝破气,消积化滞。枳实破气除痞,化痰消积。木香行气止痛,健脾消食。香附疏肝解郁,调经止痛,理气调中。故选择 A。

90.答案:C 解析:香附疏肝解郁,调经止痛,理气调中。青皮疏肝破气,消积化滞。沉香行气止痛,温中止呕,纳气平喘。木香行气止痛,健脾消食。佛手疏肝解郁,理气和中,燥湿化痰。故选择 C。

91.答案:A 解析:本题五个选项均具有消食化积之功效,A 山楂兼能行气散瘀,B 莱菔子降气化痰,C 鸡内金涩精止遗、化坚消石,D 麦芽回乳消胀,E 谷芽健脾开胃。故选择 A。

92.答案:B 解析:莱菔子消食除胀,降气化痰。谷芽消食和中,健脾开胃。白术健脾益气,燥湿利尿,止汗,安胎。苍术燥湿健脾,祛风散寒。木瓜舒筋活络,和胃化湿。故选择 B。

93.答案:E 解析:贯众清热解毒,凉血止血,杀虫。槟榔杀虫消积,行气,利水,截疟。花椒温中止痛,杀虫止痒。雷丸杀虫消积。榧子杀虫消积,润肠通便,润肺止咳。故选择 E。

94. 答案：A　解析：五个选项均为凉血止血药，各药除具有凉血止血的功能外，其中大蓟还能散瘀解毒消痈。地榆解毒敛疮，为治烫伤之要药。槐花清肝泻火。白茅根功专清热利尿，清肺胃热。侧柏叶可化痰止咳，生发乌发。故选择A。

95. 答案：B　解析：患者"经来淋沥不净，经色鲜红"，因其血色及脉象，可诊断其主要病因是热迫血妄行。治宜凉血止血。"颜面痤疮，色红肿痛"治宜散瘀解毒消痈。而大蓟、小蓟能够凉血止血，散瘀解毒消痈。故选择B。

96. 答案：D　解析：患者"血瘀气滞"，治宜活血行气，"风湿肩臂疼痛"治宜通经络，祛风湿除痹痛。选项D姜黄活血行气，通经止痛。桃仁活血祛瘀，润肠通便，止咳平喘。丹参活血调经，祛瘀止痛，凉血消痈，除烦安神。红花活血通经，祛瘀止痛。益母草活血调经，利尿消肿，清热解毒。故选择D。

97. 答案：C　解析：川芎、郁金、三棱、姜黄都具有行气、止痛之功。丹参活血调经，祛瘀止痛，凉血消痈，除烦安神，重在活血，不具有行气之功。故选择C。

98. 答案：B　解析："诸花皆升，旋覆独降"，旋覆花可降胃气止呕。A降气化痰。C宣肺，祛痰，利咽，排脓。D降气祛痰，疏散风热。E温肺化痰，利气，散结消肿。故选择B。

99. 答案：C　解析：桔梗宣肺，祛痰，利咽，排脓。故选择C。

100. 答案：C　解析：郁李仁润肠通便，利水消肿。薏苡仁利水消肿，渗湿，健脾，除痹，清热排脓。杏仁止咳平喘，润肠通便。火麻仁润肠通便。酸枣仁养心益肝，安神，敛汗。故选择C。

101. 答案：D　解析：决明子清热明目，润肠通便。地龙清热定惊，通络，平喘，利尿。钩藤清热平肝，息风定惊。牡蛎重镇安神，潜阳补阴，软坚散结。酸枣仁养心益肝，安神，敛汗。患者主因是"阴虚阳亢"，治宜滋阴潜阳。故选择D。

102. 答案：C　解析：僵蚕祛风定惊，化痰散结。故选择C。

103. 答案：B　解析：麝香开窍醒神，活血通经，消肿止痛，催生下胎。寒闭、热闭皆能治疗。故选择B。

104. 答案：E　解析：甘草补脾益气，祛痰止咳，缓急止痛，清热解毒，调和诸药。故选择E。

105. 答案：E　解析：服用鹿茸宜从小量开始，缓缓增加，不可骤用大量，以免阳升风动，头晕目赤，或伤阴动血。凡发热者均当忌服。故选择E。

106. 答案：D　解析：杜仲与续断，二药均归肝肾经，药性偏温，均能补肝肾、强筋骨、安胎，治肾虚腰痛脚弱、筋骨无力、胎动不安常相须为用。故本题选D。

107. 答案：C　解析：白芍的功效是：养血敛阴，柔肝止痛，平抑肝阳，止汗。A、B、D、E均不是白芍的功效。故选择C。

108. 答案：C　解析：D续断、E巴戟天补阳，A麦冬、B百合、C龟甲补阴。本题所述症状腰膝酸软，属肾阴虚，故排除补阳药D、E。麦冬兼能润肺清心，百合兼能清心安神、养胃阴、清胃热。龟甲兼能养血补心，正好治疗题中所述失眠多梦、心悸健忘的心阴血虚症状。故选择C。

109. 答案：C　解析：芡实益肾固精，健脾止泻，除湿止带。椿皮清热燥湿，收敛止带，止泻，止血。诃子涩肠止泻，敛肺止咳，利咽开音。乌梅敛肺止咳，涩肠止泻，安蛔止痛，生津止渴。莲子固精止带，补脾止泻，益肾养心。故选择C。

110. 答案：B　解析：散剂是将药物粉碎，混合均匀，制成粉末状制剂，分为内服和外用两类。散剂的特点是制作简便，吸收较快，节省药材，便于服用及携带。故选择B。

111. 答案：A 解析：羌活胜湿汤的组成：羌活、独活、藁本、防风、甘草、川芎、蔓荆子。九味羌活汤的组成：羌活、防风、苍术、细辛、川芎、香白芷、生地黄、黄芩、甘草。故选择A。

112. 答案：A 解析：再造散的组成：黄芪、人参、桂枝、甘草、熟附子、细辛、羌活、防风、川芎、煨生姜。本题选A。

113. 答案：D 解析：半夏泻心汤的组成：半夏、黄芩、干姜、人参、黄连、大枣、甘草。小柴胡汤的组成：柴胡、黄芩、人参、甘草、半夏、生姜、大枣。故本题选D。

114. 答案：D 解析：逍遥散疏肝解郁，健脾和营。一贯煎主治肝肾阴虚，肝气不疏证。故本题选D。

115. 答案：E 解析：临床上常用防风通圣散治疗外感病侵入肌肤所致的表里俱实诸症。如重症感冒、流行性感冒、荨麻疹、风疹、猩红热、腮腺炎、扁桃体炎等病所致的头晕、头痛、目赤肿痛、口苦咽干、胸膈痞闷、咳嗽脓涕、身热无力、大便燥结、小便短赤及疮疖斑疹等。故选择E。

116. 答案：B 解析：黄连解毒汤四药合用，苦寒直折，三焦之火邪去而热毒解。普济消毒饮升麻、柴胡疏散风热，并引诸药上达头面，且寓"火郁发之"之意，功兼佐使之用，诸药配伍，共收清热解毒、疏散风热之功。清瘟败毒饮诸药合用，既清气分之火，又凉血分之热，是治疗气血两燔的主要方剂。青蒿鳖甲汤滋清兼备、标本兼顾、清中有透，使养阴而不恋邪，祛邪而不伤正，阴复邪去而热退。龙胆泻肝汤泻中有补，利中有滋，降中寓升，祛邪而不伤正，泻火而不伐胃，使火降热清，湿浊得利，循经所发

诸症皆可相应而愈。故选择B。

117. 答案：A 解析：泻白散组成：地骨皮、桑白皮、甘草。清骨散组成：银柴胡、黄连、秦艽、鳖甲、地骨皮、青蒿、知母、甘草。故选择A。

118. 答案：C 解析：本方重用饴糖为君，温补中焦，缓急止痛。臣以桂枝温阳气，祛寒邪；白芍养营阴，缓肝急，止腹痛。佐以生姜温胃散寒，大枣补脾益气。炙甘草益气和中，调和诸药，是为佐使之用。故选择C。

119. 答案：E 解析：本患者为脾胃虚寒证，方选理中丸。故选择E。

120. 答案：E 解析：黄芪桂枝五物汤组成：黄芪、桂枝、芍药、生姜、大枣。当归四逆汤的组成：当归、桂枝、芍药、细辛、通草、大枣、炙甘草。故选择E。

121~122. 答案：A、E 解析：肾中所藏之精，包含肾阴和肾阳，其有两个来源，一是来源于父母的生殖之精，即"先天之精"，二是来源于人出生之后，机体从饮食物摄取的营养成分和脏腑代谢所化生的精微物质，即"后天之精"。"先天之精"和"后天之精"相互补充，才能使肾阴、肾阳生化无穷。痰饮易停滞之所为肺，所以说肺为贮痰之器。

123~124. 答案：E、A 解析：肾为"先天之本"，脾为"后天之本"。肺司呼吸，肾主纳气。

125~126. 答案：B、A 解析：因新产妇人本就耗血伤津，气血不足，复感风邪，化燥伤阴，筋脉失于濡养，易中风，好发痉病。产后血虚多汗，腠理开泄，自体阳气虚故感寒，寒邪闭表，阳郁上冲，胃失和降则郁冒，临床表现为郁闷不舒，但头汗出，呕而不能食，脉微弱。

127~128. 答案：C、D 解析：A反映心气旺盛，胃气充足，气血运行正常，为

气血调和的征象，多见于正常人，或者外感病初期，病情轻浅者。B主阳虚证、气血两虚证。C主热入营血，阴虚火旺及瘀血。D多为瘀血内阻或肝失疏泄，或肺失宣肃，气滞而血瘀，或气虚而致血流缓慢，或外伤损伤络脉，血溢致瘀。E提示脏腑阳热亢盛，或血分热盛。

129～130. 答案：A、D　解析：濡脉指浮而细软，如帛在水中，主虚证，湿证。弱脉极软而沉细，主气血阴阳俱虚证。濡脉浮细而无力，弱脉沉细而无力，因此二者脉位相反。结脉与促脉都属于节律失常而有歇止的脉象，歇止时间短，结脉与促脉虽都有不规则的间歇，但结脉是迟而歇止，促脉是数而歇止。

131～132. 答案：A、C　解析：肝主疏泄而藏血，具有条达气机，调节情志的功能。肝病日久，则肝气郁滞，疏泄失职，故见两胁胀满疼痛。气为血帅，气滞则血凝，故见舌质瘀点、瘀斑。产后大量出血时，血失气脱，正气大伤，随即出现气脱之症，气脱阳亡，不能温煦四肢，则手足厥冷，不能温固肌表，则大汗淋漓，神随气散，神无所主，则为晕厥。

133～134. 答案：A、E　解析：A表现为纳少腹胀，饭后尤甚，大便溏薄，肢体倦怠，少气懒言，面色萎黄或㿠白，形体消瘦或浮肿，舌淡苔白，脉缓弱。B表现为腹胀纳少，腹痛喜温喜按，畏寒肢冷，大便溏薄清稀，或肢体困重，或周身浮肿，小便不利，或白带量多质稀，舌淡胖，苔白滑，脉沉迟无力。C表现为脘腹痞闷胀痛，食少便溏，泛恶欲吐，口淡不渴，头身困重，面色晦黄，或肌肤面目发黄，黄色晦暗如烟熏，或肢体浮肿，小便短少，舌淡胖苔白腻，脉濡缓。D表现为胃脘胀闷疼痛，嗳气吞酸或呕吐酸腐食物，吐后胀痛得减，或矢气便溏，泻下物酸腐臭秽，舌苔厚腻，脉滑。E表现为腰膝酸软而痛，畏寒肢冷，尤以下肢为甚，精神萎靡，面色㿠白或黧黑，舌淡胖苔白，脉沉弱，或男子阳痿，女子宫寒不孕，或大便久泻不止，完谷不化，五更泄泻，或浮肿，腰以下为甚，按之没指，甚则腹部胀满，全身肿胀，心悸咳喘。

135～136. 答案：C、B　解析：卫分证是温热病邪侵袭肌表，卫气功能失调，肺失宣降，以发热微恶寒，口干微渴，头痛，脉浮数为主证。《伤寒论》说："太阳病，发热，汗出，恶风，脉缓者，名为中风。"故恶风发热，头痛，汗出，脉浮缓是太阳中风证。

137～138. 答案：E、E　解析：A石膏生用清热泻火，除烦止渴。B知母清热泻火，生津润燥。C栀子泻火除烦，清热利湿，凉血解毒。D天花粉清热泻火，生津止渴，消肿排脓。E夏枯草清热泻火明目，散结消肿，可治疗头痛眩晕，目珠夜痛，瘰疬瘿瘤，乳痈肿痛。

139～140. 答案：A、C　解析：威灵仙祛风湿，通经络，消骨鲠。防己祛风湿，止痛，利水消肿。狗脊祛风湿，补肝肾，强腰膝，此外，狗脊的绒毛有止血作用。独活祛风湿，止痛，解表。木瓜舒筋活络，和胃化湿。

141～142. 答案：E、C　解析：茵陈利湿退黄，解毒疗疮。萆薢利湿祛浊，祛风除痹。虎杖利湿退黄，清热解毒，散瘀止痛，化痰止咳，泄热通便。地肤子利尿通淋，清热利湿，止痒。金钱草利湿退黄，利尿通淋，解毒消肿。

143～144. 答案：B、B　解析：白及收敛止血，消肿生肌。仙鹤草收敛止血，止痢，截疟，补虚，解毒杀虫。棕榈炭收敛止血，止泻止带。血余炭收敛止血，化瘀利尿。炮姜温经止血，温中止痛。

145～146. 答案：E、B　解析：葶苈

子泻肺平喘，利水消肿。杏仁止咳平喘，润肠通便，有小毒。白芥子温肺化痰，利气散结。黄药子化痰散结消瘿，清热解毒。苏子降气化痰，止咳平喘，润肠通便。

147～148. 答案：C、E 解析：消风散主治风疹、湿疹。二陈汤主治湿痰证。川芎茶调散主治外感风邪头痛，偏正头痛，或颠顶作痛。天麻钩藤饮主治肝阳偏亢，肝风上扰证。半夏白术天麻汤主治风痰上扰证眩晕、头痛。

149～150. 答案：B、E 解析：金铃子散主治肝郁化火证，心胸胁肋诸痛，时发时止，口苦，舌红苔黄，脉弦数。龙胆泻肝汤主治肝胆实火胁痛，本方证是由肝胆实火上炎或肝胆湿热循经下注所致。

第二单元

1. 答案：B 解析：风寒束表，卫阳被郁，故恶寒重，发热轻，无汗，清阳不展，络脉失和，故头痛，肢体疼痛，肺气失宣，故鼻塞声重，时流清涕，喉痒，证属风寒束表，治宜辛温解表。故选择B。

2. 答案：B 解析：喘证有虚实之分，实喘病程短、急，症见呼吸深长有余，呼出为快，气粗声高。虚喘病程长，易反复，症见呼吸浅快难续，深吸为快，气怯声低，遇劳加重。故排除A、C、D、E。故选择B。

3. 答案：A 解析：略。

4. 答案：C 解析：受体激动剂为治疗哮喘急性发作的首选药，短效可用沙丁胺醇。故选择C。

5. 答案：C 解析：桑菊饮用于肺炎邪犯肺卫证；麻杏石甘汤用于肺炎痰热壅肺证；清营汤用于肺炎热闭心神证；生脉散用于肺炎阴竭阳脱证；竹叶石膏汤用于肺炎正虚邪恋证。青霉素用于细菌性肺炎；阿昔洛韦用于病毒性肺炎；红霉素用于细菌性肺炎，为治疗肺炎支原体肺炎的首选药物；左氧氟沙星用于对青霉素耐药的肺炎链球菌感染性肺炎；麦迪霉素与红霉素抗菌作用类似，但作用略低于红霉素。故选择C。

6. 答案：A 解析：肺炎链球菌肺炎首选青霉素。故选择A。

7. 答案：A 解析：略。

8. 答案：E 解析：略。

9. 答案：E 解析：降低肺心病肺动脉高压首选利尿剂。故选择E。

10. 答案：D 解析：肺胀出现面浮肿，怕冷，诊断为阳虚水泛证。方药选真武汤合五苓散加减。故选择D。

11. 答案：A 解析：Ⅰ型呼吸衰竭：$PaO_2 < 60mmHg$，$PaCO_2$正常或轻度下降；Ⅱ型呼吸衰竭$PaO_2 < 60mmHg$，伴$PaCO_2 > 50mmHg$。因此，本题为Ⅰ型呼吸衰竭。冷汗淋漓，四肢厥冷，烦躁不安，面色紫暗，舌紫暗，脉沉细无力为阳微欲脱证的表现。故选择A。

12. 答案：B 解析：气阴亏虚证用生脉散合酸枣仁汤加减治疗；心肺气虚证以养心汤合补肺汤加减治疗；心肾阳虚证以桂枝甘草龙骨牡蛎汤合金匮肾气丸加减治疗；气虚血瘀证以人参荣汤合桃红四物汤加减治疗；阳虚水泛证以真武汤加减治疗。故选择B。

13. 答案：D 解析：急性肺水肿，左心衰竭，治疗应选用呋塞米。故选择D。

14. 答案：E 解析：略。

15. 答案：E 解析：症见心悸不安，胸闷气短，面色苍白，形寒肢冷，舌质淡白，脉象细数。其证型是心阳不振证。故选择E。

16. 答案：B 解析：心肌病、冠心病、充血性心力衰竭、电解质失衡、Q-T间期延长综合征等均可引起心脏性猝死，但心脏性猝死疾病的 80% 由冠心病及其并发症引起。故选择 B。

17. 答案：B　解析：高血压病机性质为本虚标实，肝肾阴虚为本，肝阳上亢、痰浊内蕴为标。故选择 B。

18. 答案：C　解析：症见五心烦热，盗汗，不寐多梦，腰膝酸软，大便干涩，便热赤，脉细数，舌质红少苔，其证型为肝肾阴虚。故选择 C。

19. 答案：A　解析：活血化瘀，通脉止痛用于心血瘀阻证；通阳泄浊，豁痰开痹用于痰浊闭阻证；辛温通阳，开痹散寒用于阴寒凝滞证；益气活血，通脉止痛用于气虚血瘀证；益气养阴，活血通络用于气阴两虚证。故选择 A。

20. 答案：C　解析：心绞痛发作时，心电图的改变可出现暂时性心内膜下心肌缺血引起的 ST 段压低 ≥ 0.1mV，发作缓解后恢复。故选择 C。

21. 答案：B　解析：心绞痛分为稳定型心绞痛和不稳定型心绞痛。不稳定型心绞痛主要包括初发劳力型心绞痛、恶化劳力型心绞痛、静息心绞痛、梗死后心绞痛和变异型心绞痛。患者常于安静时突发胸骨后疼痛，每次约半小时，含硝酸甘油片不能缓解，可考虑静息心绞痛或变异型心绞痛的诊断，但静息心绞痛心电图无 ST 段抬高表现。故选择 B。

22. 答案：C　解析：V_3、V_4、V_5 改变见于前壁心肌梗死；V_1、V_2、V_3、V_4、V_5 见于广发前壁心肌梗死；V_1、V_2、V_3 见于前间壁心肌梗死；V_5、Ⅰ、aVL 见于高侧壁心肌梗死；Ⅱ、Ⅲ、aVF 见于下壁心肌梗死。故选择 C。

23. 答案：B　解析：略。

24. 答案：E　解析：从患者少尿，血压 80/50mmHg，烦躁不安，面色苍白，表情淡漠，皮肤湿冷，大汗淋漓，脉细弱无力，可诊为休克。有急性心肌梗死病史，可诊为心源性休克。故选择 E。

25. 答案：E　解析：急性心肌梗死气虚血瘀证的治法是益气活血，祛瘀止痛。故选择 E。

26. 答案：B　解析：症见胃脘胀痛，每因情志不舒而病情加重，得嗳气或矢气后稍缓，诊断为肝胃不和证。故选择 B。

27. 答案：C　解析：略。

28. 答案：C　解析：症见胃痛隐隐，喜温喜按，畏寒肢冷，诊断为脾胃虚寒证。故选择 C。

29. 答案：C　解析：柴胡疏肝散加减用于肝胃不和证；理中汤合四君子汤加味用于脾胃虚寒证；海藻玉壶汤加减用于痰气交阻证；开郁二陈汤加减用于痰湿阻胃证；八珍汤加减用于气血两虚证。故选择 C。

30. 答案：A　解析：疏肝和胃，降逆止痛用于肝胃不和证；理气化痰，消食散结用于痰气交阻证；理气活血，软坚消积用于瘀毒内阻证；清热和胃，养阴润燥用于胃热伤阴证；温中散寒，健脾益气用于脾胃虚寒证。故选择 A。

31. 答案：B　解析：症见胃脘嘈杂灼热，口干喜冷饮，五心烦热，诊断为胃热伤阴证。故选择 B。

32. 答案：E　解析：肝硬化代偿期临床症状较轻，缺乏特异性，体征多不明显，可有肝大及质地改变，部分有脾肿大、肝掌和蜘蛛痣。肝功能正常或有轻度异常。故选择 E。

33. 答案：A　解析：症见舌质紫暗，诊断为肝脾血瘀证，方药选用调营饮加减。故选择 A。

34. 答案：C　解析：间歇性右上腹痛 2 个月。实验室检查：甲胎球蛋白 320μg/mL，初步考虑为肝癌。而 B 超显像是目前肝癌筛查的首选检查方法。故选择 C。

35. 答案：E 解析：急性胰腺炎可出现黄疸，但见于少数病例。故选择E。

36. 答案：C 解析：血清淀粉酶＞500索氏单位即可确诊急性胰腺炎。故选择C。

37. 答案：C 解析：便隐血试验阳性，提示出血量在5～20mL；日出血量50～100mL可出现黑便，胃内蓄积血量在250～300mL可引起呕吐。一次出血量少于400mL时，一般不出现全身症状；出血量超过400～500mL，可出现乏力、心慌等全身症状；短时间内出血量超过1000mL，可出现周围循环衰竭表现。故选择C。

38. 答案：B 解析：略。

39. 答案：C 解析：急性肾小球肾炎的诊断标准为：①起病较急，病情轻重不一。②血尿，蛋白尿，可有管型，常有高血压及水钠潴留症状。③部分病例有急性链球菌或其他微生物的感染，多在感染后1～4周发病。故选择C。

40. 答案：D 解析：症见目睛干涩，头晕耳鸣，五心烦热，口干咽燥，腰脊酸痛，舌红少苔，脉弦细，诊断为肝肾阴虚证，方药为杞菊地黄丸加减。故选择D。

41. 答案：D 解析：肾病综合征的诊断要点包括：大量蛋白尿、低蛋白血症、明显水肿、高脂血症。故选择D。

42. 答案：D 解析：知柏地黄汤用于肾阴不足，湿热留恋证；八正散用于膀胱湿热证；无比山药丸用于脾肾亏虚，湿热屡犯证；丹栀逍遥散合石韦散用于肝胆郁热证。真武汤多用于水肿的治疗。故选择D。

43. 答案：C 解析：尿路感染的病因为外阴不洁，秽浊之邪入侵膀胱；饮食不节，损伤脾胃，蕴湿生热；情志不遂，气郁化火或气滞血瘀；年老体弱，禀赋不足、房事不节及久淋不愈等引起脾肾亏虚等。病机包括膀胱湿热；肝胆郁热；脾肾亏虚，湿热屡犯；肾阴不足，湿热留恋。故选择C。

44. 答案：B 解析：慢性肾功能不全患者，全身浮肿，有胸水腹水，诊断为水气证，方药选五皮饮或五苓散加减。故选择B。

45. 答案：C 解析：血肌酐640mmol/L，诊断为慢性肾功能不全。症见面色少华，神疲乏力，手足心热，诊断为气阴两虚证，应益气养阴，健脾补肾，方药选参芪地黄汤加减。故选择C。

46. 答案：D 解析：缺铁性贫血总铁结合力是升高的。故选择D。

47. 答案：C 解析：再生障碍性贫血需要与阵发性睡眠性血红蛋白尿、骨髓增生异常综合征、低增生性白血病、血小板减少性紫癜、粒细胞缺乏症、脾功能亢进等进行鉴别。但再生障碍性贫血与阵发性睡眠性血红蛋白尿二者有时可同时存在或相互转化，因此最易混淆。故选择C。

48. 答案：C 解析：症见面色无华，头晕，气短，乏力，动则加剧，舌淡，苔薄白，脉细弱，诊断为气血两虚证，方药选八珍汤加减。故选择C。

49. 答案：E 解析：症见神疲乏力，腰膝酸软，纳少便溏，面色白㿠，畏寒肢冷，大便溏薄，小便清长，舌质淡，苔白，脉沉细，诊断为脾肾亏虚证，治法为温补脾肾。故选择E。

50. 答案：D 解析：急性白血病痰热瘀阻证的证候表现为：腹中积块，颌下、腋下、颈部有痰核，单个或成串，痰多，胸闷，头重，纳呆，发热，肢体困倦，心烦口苦，目眩，骨痛，胸部刺痛，口渴而不欲饮，舌质紫暗，或有瘀点、瘀斑，舌苔黄腻，脉滑数或沉细而涩。故选择D。

51. 答案：A 解析：清热化痰，活血散结用于痰热瘀阻证；清热解毒，凉血止血用于热毒炽盛证；滋阴降火，凉血解毒用于阴虚火旺证；益气养阴，清热解毒用于气阴两虚证；清热解毒，利湿化浊用于湿热内蕴证。故选择A。

52. 答案：B 解析：症见形体消瘦，面色晦暗，胸骨按痛，胁下癥块按之坚硬刺痛，皮肤瘀斑，鼻衄，齿衄，舌质紫暗，脉细涩，诊断为瘀血内阻证，方药选膈下逐瘀汤加减。故选择B。

53. 答案：C 解析：略。

54. 答案：D 解析：血小板 $10×10^9/L$，骨髓增生活跃，骨髓巨核细胞正常或增多，诊断为特发性血小板减少性紫癜（急性型）。故选择D。

55. 答案：B 解析：甲状腺功能亢进症基本证型的治疗，肝火旺盛证以龙胆泻肝汤加减治疗；阴虚火旺证用天王补心丹加减治疗；气阴两虚证用生脉散加味治疗；气滞痰凝证用逍遥散合二陈汤加减治疗。故选择B。

56. 答案：B 解析：放射性碘治疗的适应证：适应于年龄在25岁以上，中度甲亢，经ATD治疗无效或对ATD过敏，不宜手术或不愿手术者。故选择B。

57. 答案：B 解析：糖尿病的诊断标准：糖化血红蛋白≥6.5%；空腹血糖≥7.0mmol/L；OGTT2h 血糖 ≥11.1mmol/L；有高血糖的典型症状或高血糖危象，随机血糖≥11.1mmol/L；如无明确的高血糖症状，结果应重复检测确认。其中A、C、D、E均符合。故选择B。

58. 答案：D 解析：A、B、C、D常用于糖尿病的治疗。桃红四物汤加减用于瘀瘀互结证；消渴方加减用于阴虚燥热证之上消证；玉女煎加减用于阴虚燥热证之中消证；血府逐瘀汤加减用于脉络瘀阻证。故选择D。

59. 答案：D 解析：略。

60. 答案：D 解析：略。

61. 答案：C 解析：略。

62. 答案：A 解析：略。

63. 答案：B 解析：丁氏清络饮加减用于阴虚内热证；四妙散加减用于湿热痹阻证；桂枝芍药汤加减用于寒热错杂证；身痛逐瘀汤和指迷茯苓丸加减用于痰瘀互结，经脉痹阻证。故选择B。

64. 答案：E 解析：略。

65. 答案：C 解析：症见关节肿痛且变形，屈伸受限，痛处不移，肌肤紫暗，面色黧黑，肢体顽麻，舌质暗红有瘀斑，苔薄白，脉弦涩。诊断为痰瘀互结，经脉痹阻证，治法为活血化瘀，祛痰通络。故选择C。

66. 答案：E 解析：系统性红斑狼疮与中医学的"蝶疮流注"相似，可归属于"阴阳毒""虚劳"范畴。故选择E。

67. 答案：A 解析：略。

68. 答案：C 解析：症见平素性情急躁，心烦失眠，口苦咽干，时吐痰涎，大便秘结，发作则昏仆抽搐，口吐涎沫，舌红苔黄，脉弦滑数，诊断为肝火痰热证，治法为清肝泻火，化痰息风。故选择C。

69. 答案：B 解析：略。

70. 答案：B 解析：天麻钩藤汤加减用于肝阳暴亢，风火上扰证；真方白丸子加减用于风痰瘀血，痹阻脉络证；补阳还五汤加减用于气虚血瘀证；镇肝熄风汤加减用于阴虚风动证；星蒌承气汤加减用于痰热腑实，风痰上扰证。故选择B。

71. 答案：D 解析：略。

72. 答案：D 解析：症见突然口眼歪斜，半身不遂，痰多，腹胀便秘，舌红，苔黄腻，脉弦滑，诊断为痰热内闭清窍证。故选择D。

73. 答案：E 解析：镇静剂服用后12小时内或更长时间者均应进行洗胃。故选择E。

74. 答案：B 解析：略。

75. 答案：A 解析：略。

76. 答案：C 解析：略。

77. 答案：C 解析：休克中期的表现：患者神志清醒，烦躁，恐惧，精神紧张，恶心，呕吐。面色与全身皮肤苍白，口唇和甲床发绀，出冷汗，尿量减少，脉搏增快，收缩压正常或偏低，舒张压轻度升高，脉压减小。故选择C。

78. 答案：C 解析：咳粉红色泡沫样痰为心源性哮喘的特有症状。故选择C。

79. 答案：E 解析：症见心悸气急，咳嗽喘促，不能平卧，咳黄黏稠痰，胸膈痞闷，头晕目眩，尿少浮肿，舌苔白腻或黄腻，脉滑数，诊断为痰饮阻肺证。方药选葶苈大枣泻肺汤加减。故选择E。

80. 答案：A 解析：急性肾功能衰竭可表现为急剧发生的少尿（＜400mL/24h），血肌酐每日上升88.4～176.8mmol/L，尿素氮上升3.6～10.7mmol/L，血钾＞5.5mmol/L。故选择A。

81. 答案：A 解析：十二经脉在四肢的排列是：手足阳经为阳明在前，少阳在中，太阳在后；手足阴经为太阴在前、厥阴在中、少阴在后。阴经分布在四肢内侧，阳经分布在四肢外侧。故手太阴肺经应是分布在上肢内侧前廉。故选择A。

82. 答案：E 解析：三焦经是手少阳经脉，位于外侧中线。故选择E。

83. 答案：A 解析：十二经脉的交接规律是相表里的阴经与阳经在手足末端交接。同名的阳经与阳经在头面部交接。相互衔接的阴经与阴经在胸中交接。故选择A。

84. 答案：E 解析：十二经脉的气血循环流注依次是肺经、大肠经、胃经、脾经、心经、小肠经、膀胱经、肾经、心包经、三焦经、胆经、肝经，再回到肺经。十二经脉气血循环，如环无端。故选择E。

85. 答案：B 解析：A项阳跷脉起于足跟外侧，B项阴跷脉起于足跟内侧，C项阴维脉起于小腿内侧，D项阳维脉起于足跗外侧。故选择B。

86. 答案：C 解析：神门是心经的原穴，大陵是心包经的原穴，内关是心包经的络穴，太渊是肺经的原穴。故选择C。

87. 答案：C 解析：委中是膀胱的下合穴，足三里是胃的下合穴，上巨虚是大肠的下合穴，下巨虚是小肠的下合穴，阳陵泉是胆的下合穴。故选择C。

88. 答案：A 解析：耻骨联合上缘至股骨内上髁上缘的骨度分寸是18寸。故选择A。

89. 答案：C 解析：迎香穴位于鼻翼外缘中点旁，旁开0.5寸，当鼻唇沟中。故选择C。

90. 答案：D 解析：题中各选项只有足三里穴具有强壮作用，为保健要穴。故选择D。

91. 答案：B 解析：心悸而见头晕，倦急乏力，面色无华，舌淡红，脉象细弱，为心悸心血不足证，治以补血养心，益气安神。故选择B。

92. 答案：B 解析：心脾两虚的证候治宜补养心脾，以气生血，用归脾汤。A滋阴补血，但是补气不足。C用于心肾不交。D用于阴虚内热。E用于心胆气虚。故选择B。

93. 答案：E 解析：厥证的基本病机是气机逆乱，升降失常，阴阳之气不相顺接，病位较深，病因多直接损伤内脏。E为外感，不是内伤。故选择E。

94. 答案：B 解析：患者胃痛有明显的伤食史，吐不消化食物，食积中脘，故脘腹胀满，嗳腐吞酸。治宜消食导滞。肝胃气滞选A。胃气壅滞选C。脾胃虚弱选D。胃气上逆选E。故选择B。

95. 答案：C 解析：肝气郁滞，乘犯脾胃，故胸胁胀闷，嗳气食少，并于抑郁恼怒之时加重，气滞于中则腹痛，脾运无权，水谷下趋则泄泻，俱是肝气乘脾之象，治应抑肝扶脾。故选择C。

96. 答案：B 解析：血虚的特点是面色无华，头晕目眩，心悸，舌淡，脉细涩。故选择B。

97. 答案：A 解析：因于外伤出现瘀血，刺痛，痛有定处，夜痛甚，舌质紫暗，脉沉涩，都是瘀血阻络之象，胁肋属肝经，故治宜活血祛瘀，疏肝通络，用复元活血汤。B、C虽也活血祛瘀，但不在胁下。D调营汤治瘀血留滞，血化为水，四肢浮肿。E香附旋覆花汤疏肝力强，活血化瘀力不够。故选择A。

98. 答案：A 解析：中风有中经络、中脏腑之分，而神志障碍的有无是其划分的标志。半身不遂、语言不利、肢体软瘫、口舌歪斜是中风中经络和中脏腑的共同表现，故排除B、C、D、E。故选择A。

99. 答案：E 解析：《景岳全书》指出：凡水肿等，乃肺脾肾三脏相干之病，盖水为至阴，故其本在肾；水化于气，故其标在肺；水唯畏土，故其治在脾。故最关键的是肾。故选择E。

100. 答案：A 解析：淋雨后正邪相争，突发热淋，表现为小便频急短数，刺痛灼热，尿色黄赤，寒热相争故口苦，证属湿热实证。治宜清热利湿通淋，用八正散。小蓟饮子用于血淋实证。导赤散用于心火亢盛。石韦散用于石淋。茜根散用于阴虚火旺的血证。故选择A。

101. 答案：E 解析：五输穴中，井主心下满，荥主身热，输主体重节痛，经主喘咳寒热，合主逆气而泄。故选择E。

102. 答案：D 解析：背俞穴可以治疗与脏腑经脉相联属的组织器官所发生的病证。肾开窍于耳，故治耳聋应选用肾经的背俞穴。故选择D。

103. 答案：E 解析："实则泻其子"，胆经属于"木"，"木"生"火"，"火"为"木"之子，胆经实证，则应泻"火"，所以应选用胆经上属火的穴位阳辅。故选择E。

104. 答案：A 解析：行痹在取主穴的基础上加膈俞、血海，行痹属风邪偏盛，取血海、膈俞以活血，乃"治风先治血，血行风自灭"之义。痛痹取B项肾俞、关元，着痹取C项阴陵泉、足三里。故选择A。

105. 答案：A 解析：由本患者的症状可以判断本患者属于痹证之痛痹，治疗应用肾俞穴和关元穴。痛痹的病因是寒盛，取肾俞穴、关元穴，益火之源，振奋阳气而祛寒邪。故选择A。

106. 答案：E 解析：便秘的气滞证患者应选用理气行滞的行间，便秘属于腑病，应选用其八会穴中脘。故选择E。

107. 答案：C 解析：由本患者的症状可知本病为不寐的心肾不交证，故选穴上应宁心安神。不寐的病位在心，取心经原穴神门宁心安神；三阴交健脾益气，柔肝益阴，可使脾气和，肝气疏泄，心肾交通，以达心气安而不寐除。故选择C。

108. 答案：C 解析：由本患者的症状可知本病为不寐之心胆气虚证。应选用心俞、胆俞、大陵、丘墟等腧穴宁心安神、补益心气。故选择C。

109. 答案：C 解析：由本患者的症状可知本病为痢疾之湿热痢，应选用曲池和内庭，两穴均可清热利湿，除去病因，以达治疗痢疾的作用。故选择C。

110. 答案：E 解析：由本患者的症状可知本病为胃痛之虚证。应首选温中健脾、和胃止痛的中脘、脾俞、胃俞、足三里，以及滋阴降火的内庭、三阴交、内关等腧穴。故选择E。

111. 答案：B 解析：由本患者的症状可知本病为实证。应选用散寒逐瘀，通经止痛的中极、次髎、地机。中极为任脉经穴，可通调冲任脉之气，散寒行气；次髎为治疗痛经之经验穴；地机为脾经郄穴，可疏调脾经经气而止痛。三穴合用，以达通经散寒、温经止痛之功效。故选择B。

112. 答案：E　解析：由本患者的症状可知本病为痛经之虚证。应选用三阴交、足三里、气海调补气血、温养冲任。故选择E。

113. 答案：B　解析：肾虚型牙痛应配合太溪、行间以滋肾阴。故选择B。

114. 答案：D　解析：由本患者的症状可知本病为牙痛之胃火炽盛，故应选用清胃降火的合谷穴和内庭穴。故选择D。

115. 答案：A　解析：由患者转移性右下腹疼痛症状可判断其为肠痈。本病为大肠腑病，故取肠痈治疗经验穴阑尾穴，配天枢调畅脏腑气机；同时选取大肠经合穴曲池，胃经合穴足三里，以通调腑气。故选择A。

116. 答案：B　解析：本题主要考查的是灸神阙穴时应选用什么方法，应用隔盐灸，提高机体免疫力。故选择B。

117. 答案：D　解析：由本患者的症状可知本病为牙痛之胃火炽盛，故应选用清胃降火的合谷穴和内庭穴。故选择D。

118. 答案：A　解析：足三阴经在足内踝上8寸以下为厥阴在前、太阴在中、少阴在后，至内踝上8寸以上，太阴经交出厥阴之前。故选择A。

119. 答案：C　解析：十二经脉在四肢的排列是：手足阳经为阳明在前、少阳在中，太阳在后；手足阴经为太阴在前、厥阴在中、少阴在后。阴经分布在四肢内侧，阳经分布在四肢外侧。故手厥阴经应分布在上肢内侧中线。故选择C。

120 答案：B　解析：任脉调节全身阴经经气，妊娠需要阴血，故与女子妊娠密切相关的经脉是任脉。故选择B。

121～122. 答案：A、B　解析：略。

123～124. 答案A、B　解析：积聚是正气亏虚，脏腑失和，气滞、血瘀、痰浊蕴结于腹，引发腹内结块，或胀或痛为主要临床特征的病证，病机是气机阻滞，瘀血内结。臌胀是肝脾肾三脏受损，气、血、水瘀积腹内，以腹部胀大如鼓、皮色苍黄、腹壁脉络暴露为特征，或有胁下或腹部痞块，四肢枯瘦表现的病证，病机是肝脾肾受损，气滞血结，水停腹中。C、D的脏腑定位不完全准确。E的病理因素不全面。

125～126. 答案：A、C　解析：养心汤合补肺汤加减用于心肺气虚证；生脉散加减用于气阴亏虚证；桂枝甘草龙骨牡蛎汤合肾气丸加减用于心肾阳虚证；人参养荣汤合桃红四物汤加减用于气虚血瘀证；真武汤加减用于阳虚饮停证。

127～128. 答案：B、E　解析：补阳还五汤加减用于气虚血瘀证；当归四逆汤合苏合香丸加减用于寒凝心脉证；血府逐瘀汤加减用于气滞血瘀证；瓜蒌薤白半夏汤合桃红四物汤加减用于痰瘀互结证；参附龙牡汤加减用于心阳欲脱证。

129～130. 答案：C、D　解析：柴胡清肝饮用于肝郁气滞证；乌梅汤、清胰汤Ⅱ号用于蛔虫上扰证；大柴胡汤用于脾胃实热证；清胰汤Ⅰ号合龙胆泻肝汤用于脾胃湿热证。

131～132. 答案：A、B　解析：他巴唑为甲状腺功能亢进症治疗的基础药物；放射性碘可用于对抗甲状腺药物过敏者；碘液用于手术前补充、甲状腺危象等的治疗；天王补心丹用于阴虚火旺证；六味地黄丸用于肾阴虚证。

133～134. 答案：B、A　解析：略。

135～136. 答案：C、D　解析：略。

137～138. 答案：A、C　解析：利多卡因用于室性心律失常，特别适用于危急病例，是治疗急性心肌梗死引起的室性心律失常的首选药；地高辛用于各种急性和慢性心功能不全以及室上性心动过速、心房颤动和扑动等；异搏定应用于心功能正常的阵发性室上性心动过速，强心苷中毒引起的室性早搏，对冠心病、高血压频发心律失常者尤其适用；苯妥英钠应用于强心苷中毒所致的室性心律失常疗效显著；阿托品应用于抢救感染中毒性休克、有机磷农药中毒、缓解内脏绞痛、麻醉前给药及减少支气管黏液分泌等治疗。

139～140. 答案：E、B 解析：三仁汤用于脾胃湿热证；失笑散合丹参饮用于胃络血瘀证；四君子汤用于脾胃虚弱证；柴胡疏肝散用于肝胃不和证；益胃汤用于胃阴不足证。

141～142. 答案：A、B 解析：根据"急则治其标，缓则治其本"的治疗原则，消化性溃疡合并上消化道出血，其中上消化道出血属于急症、标症，故应以治疗上消化道出血为急、为先。上消化道出血的治疗，泄肝清胃，降逆止血用于肝火犯胃证；益气摄血，回阳固脱用于气随血脱证；滋阴补肾，健脾摄血用于脾肾气虚证；清胃泻火，化瘀止血用于胃中积热证；益气健脾，养血止血用于脾不统血证。

143～144. 答案：E、B 解析：足阳明胃经起于鼻，入上齿，环口夹唇，循喉咙；足少阳胆经起于目锐眦，下耳后，入耳中，出耳前；足太阳膀胱经起于目内眦，至耳上角，入络脑；手少阳三焦经系耳后，出耳上角，入耳中，至目锐眦；手太阳小肠经循喉，至目锐眦，入耳中，抵鼻。

145～146. 答案：D、A 解析：对原、络穴以及八脉交会穴的综合考查：太渊是肺经的原穴，且又是八会穴；合谷是大肠经的原穴；后溪是八脉交会穴；内关是心包经的络穴，且又是八脉交会穴；阳池是三焦经的原穴。

147～148. 答案：D、B 解析：A项灯草灸主要用于小儿痄腮、喉蛾、吐泻、麻疹、惊风等病证。B项隔姜灸主要适用于一切虚寒病证，对呕吐、腹痛、泄泻、遗精、阳痿、早泄、不孕、痛经和风寒湿痹等疗效较好。C项隔蒜灸多用于治疗肺结核、腹中积块及未溃疮疡等。D项隔盐灸有回阳、救逆、固脱之功，常用于治疗急性腹痛、吐泻、痢疾、淋病、中风脱证等。

149～150. 答案：A、D 解析：安眠穴在项部，当翳风与风池穴连线的中点。天柱穴在后发际正中直上0.5寸，旁开1.3寸，当斜方肌外缘凹陷中。

第三单元

1. 答案：E 解析：致病因素包括：①外感六淫。②情志内伤。③饮食不节。④外来伤害。⑤劳伤虚损。⑥感受特殊之毒。⑦痰饮瘀血。故选择E。

2. 答案：E 解析：脓乃火热蒸酿腐肉而成，气血所化，疮疡出脓是正气载毒外出的现象。①辨有脓无脓。②辨脓的部位深浅。③辨脓的形质、色泽、气味。故选择E。

3. 答案：A 解析：A为高渗性缺水的病因；B、C为形成了等渗性缺水又补充过多水分，可以导致低渗性缺水；D、E为造成肾丢失导致低渗性缺水的原因。故选择A。

4. 答案：E 解析：辨善恶是指对全身情况的预后判断；辨顺逆是指对局部症状体征的预后判断。故选择E。

5. 答案：A 解析：有头疽是发生于皮肤间的急性化脓性疾病，特点是初起即有粟粒样脓头。故选择A。

6. 答案：E　解析：用化学消毒剂消毒时，药液应按使用期限定期更换；消毒物品应与药液充分接触；经浸泡消毒器械在使用前必须用无菌生理盐水冲洗后再用；物品必须去除脓血或油污等污物并擦干后再浸泡；对金属有腐蚀作用的药液不可用于器械浸泡消毒。故选择E。

7. 答案：D　解析：略。

8. 答案：C　解析：略。

9. 答案：A　解析：细胞外液中最主要的阳离子是Na^+，其正常值135～150mmol/L，在维持渗透压的平衡、保持血容量中起重要作用。故选择A。

10. 答案：B　解析：略。

11. 答案：B　解析：硬脑膜下血肿时头颅CT扫描可见病变区有半月形的高密度影像，侧脑室受压，中线结构移位。故选择B。

12. 答案：E　解析：尿道膜部损伤临床表现多有休克、尿道出血、疼痛、排尿困难等。前尿道损伤，包括尿道海绵体部，尤其是球部损伤，多有骑跨伤引起。后尿道损伤，包括尿道膜部损伤，多由骨盆骨折引起。故选择E。

13. 答案：C　解析：良性肿瘤特点：生长速度慢；膨胀性生长；有包膜，不侵犯周围组织，界限清楚，活动度大；不转移；一般不影响全身情况，如体积巨大或发生于重要器官，亦可威胁生命；不易复发。故选择C。

14. 答案：A　解析：略。

15. 答案：C　解析：肠梗阻是急腹症中的一种常见疾病。其临床特点归纳起来为"痛、呕、胀、闭"四症。故选择C。

16. 答案：D　解析：急性胆囊炎常见突发右上腹阵发性绞痛，常在饱餐、进食油腻食物后或在夜间发作。疼痛常放射至右肩部、肩胛部和背部。伴恶心、厌食等。右上腹可有不同程度、不同范围的压痛、反跳痛及肌紧张，Murphy征阳性。故选择D。

17. 答案：A　解析：重症急性胰腺炎或称出血坏死性胰腺炎，其不是一般的化脓性炎症，而是一个复杂的伴有感染的自我消化过程。较轻型急性胰腺炎，腹膜炎范围大，扩及全腹，体征重，腹胀明显，肠鸣音减弱或消失，可有黄疸、意识模糊或谵妄，腹水呈血性或脓性，可有胃出血、休克。故选择A。

18. 答案：D　解析：逍遥散合海藻玉壶汤加减用于肉瘿辨证属气滞痰凝证的治疗。故选择D。

19. 答案：B　解析：老年男性，排尿困难2年，尿线细，射程短，排尿时间延长，考虑前列腺增生。突发不能自行排尿，下腹区胀痛难忍为急性尿潴留，应首选导尿。故选择B。

20. 答案：B　解析：湿热下注，属肝经湿热者，常选龙胆泻肝汤。故选择B。

21. 答案：B　解析：乳腺纤维瘤症见乳房内可扪及单个或多个圆形或卵圆形肿块，质地坚韧，表面光滑，边缘清楚，无粘连，极易推动。患乳外观无异常，腋窝淋巴结不肿大。故选择B。

22. 答案：D　解析：气性坏疽是厌氧菌感染的一种，即梭状芽孢杆菌所致的肌坏死或肌炎。本病发展急剧，预后严重，一经诊断，需立即积极治疗，其中最关键的措施是紧急手术清创。题中其余几项也是气性坏疽的治疗措施。故选择D。

23. 答案：E　解析：略。

24. 答案：B　解析：阴虚火盛之痈，治当滋阴生津，清热托毒，方用竹叶黄芪汤加减。故选择B。

25. 答案：E　解析：上消化道出血不包括结肠出血。故选择E。

26. 答案：A　解析：龙胆泻肝汤加减

用于湿热下注证；仙方活命饮加减用于火毒炽盛证；滋阴除湿汤加减用于脓出毒泻证；暖肝煎加减用于寒湿凝滞证。故选择 A。

27. 答案：D 解析：血胸闭式引流的位置在腋中线与腋后线之间第 6 或第 7 肋间隙。气胸是在前胸壁锁骨中线第 2 肋间隙（第 2～3 肋间）。故选择 D。

28. 答案：C 解析：肺癌常见的症状是刺激性咳嗽和血痰。刺激性咳嗽是癌肿在较大支气管内生长引起，血痰为痰中带血点、血丝或断续少量咯血。中年以上久咳不愈或出现血痰，就应提高警惕。故选择 C。

29. 答案：E 解析：女性外生殖器包括阴阜、大阴唇、小阴唇、阴蒂、阴道前庭（前庭球、前庭大腺、尿道外口、阴道口和处女膜）。故选择 E。

30. 答案：D 解析：月经正常为 30～50mL，若超过 80mL 为月经过多。故选择 D。

31. 答案：A 解析：居经为三月一潮者；暗经为终身不潮而能受孕者；闭经指年逾 16 岁而仍未来潮，或经来正常，但停闭超过 6 个月，或超过 3 个周期者；激经指妊娠早期仍按月有少量阴道出血，但无损于胎儿者；并月指月经两月一潮者。故选择 A。

32. 答案：C 解析：胎儿附属物包括胎盘、胎膜、脐带和羊水。故选择 C。

33. 答案：D 解析：胎盘内进行物质交换的部位主要是血管合体膜。其功能有气体交换、营养物质供应、排出胎儿代谢产物、防御功能、合成功能（主要合成各种激素和酶）。故选择 D。

34. 答案：B 解析：略。

35. 答案：A 解析：胎动计数是判断胎儿宫内安危的主要临床指标，12 小时 > 10 次为正常；12 小时 < 10 次提示胎儿缺氧。故选择 A。

36. 答案：A 解析：胎儿经阴道娩出的产力包括子宫收缩力、腹肌及膈肌收缩力、肛提肌收缩力等。主要的产力为子宫收缩力。故选择 A。

37. 答案：B 解析：胎头下降贯穿于分娩全过程，临床上胎头下降程度是判定产程进展的重要标志。故选择 B。

38. 答案：A 解析：不哺乳妇女通常可于产后 4～8 周月经复潮，平均产后 10 周可恢复排卵。哺乳产妇月经复潮延迟，平均产后 4～6 个月可恢复排卵。故选择 A。

39. 答案：D 解析：雌激素促使子宫发育，肌层变厚，使子宫收缩力增强并增加子宫平滑肌对催产素的敏感性；使子宫内膜增生；加强输卵管节律性收缩的振幅；使宫颈黏液分泌增加，清稀透亮，拉丝长，镜下可见羊齿状结晶，利于精子穿透。雌激素使阴道上皮细胞增生和角化，孕激素使阴道上皮细胞脱落加快。雌激素促进钠和水的潴留，孕激素促进钠和水的排泄。雌激素促进骨中钙的沉积，可直接促进成骨细胞，促使乳腺管增生和第二性征发育。通过中枢神经系统使体温升高是孕激素的作用。故选择 D。

40. 答案：C 解析：见红是临产即将开始的标志，不是中、晚期妊娠的体征。故选择 C。

41. 答案：B 解析：略。

42. 答案：C 解析：功能失调性子宫出血是由生殖内分泌轴功能紊乱造成的异常子宫出血，多见于育龄期妇女；新生儿出现少量阴道出血，但很快消失，无其他不适，为假月经，属正常生理现象；幼女出现阴道出血常见于性早熟；妊娠初期仍按月有少量阴道出血而无损胎元者，为激经；妊娠期出现不规则阴道出血，应考虑先兆流产；生殖器炎症一般阴道出血。故选择 C。

43. 答案：C 解析：略。

44. 答案：A 解析：症见阴道少量出

血，色淡红，腰酸腹坠隐痛，头晕耳鸣，小便频数，舌淡苔白，脉沉滑尺弱，诊断为肾虚证，方用寿胎丸。故选择A。

45. 答案：D　解析：异位妊娠破裂或流产时，患者突感下腹一侧有撕裂样剧痛，常伴有恶心、呕吐。故选择D。

46. 答案：D　解析：早产的病因包括胎膜早破、绒毛膜羊膜炎；下生殖道及泌尿系感染；妊娠合并症和并发症；子宫过度膨胀及胎盘因素；子宫畸形；宫颈内口松弛。故可知体重过重并不是早产的常见病因。故选择D。

47. 答案：D　解析：牛黄清心丸用于痰火上扰证；羚角钩藤汤用于肝风内动证；杞菊地黄丸用于阴虚肝旺证。镇肝熄风汤、天麻钩藤汤可用于高血压病的治疗，但较少用于妊娠高血压的治疗。故选择D。

48. 答案：B　解析：症见头晕心悸，少气懒言，面色苍白，舌淡，苔少，脉细弱，诊断为气血虚弱证，方用胎元饮合寿胎丸。故选择B。

49. 答案：A　解析：重型胎盘早剥表现为腹部检查子宫体压痛明显，呈持续强直收缩状态。故选择A。

50. 答案：D　解析：略。

51. 答案：C　解析：症见食纳不振，情志抑郁，喜叹息，神疲乏力，诊断为肝郁脾虚证，方药选逍遥散。故选择C。

52. 答案：B　解析：症见面目、四肢浮肿，或遍及全身，纳少便溏，诊断为脾虚湿盛证，方药选白术散。故选择B。

53. 答案：A　解析：天癸，男女都有，是肾精肾气充盛到一定程度时体内出现的具有促进人体生长、发育和生殖的一种精微物质。它来源于先天肾气，靠后天水谷精气的滋养而逐渐趋于成熟，以后又随肾气的虚衰而竭止。故选择A。

54. 答案：D　解析：产道异常对胎儿、新生儿的影响：易发生胎膜早破、脐带脱垂，导致胎儿宫内窘迫，甚至死亡；产程延长，胎头受压，可致胎儿颅内出血；在手术助产机会增多的同时，新生儿的产伤及感染机会也随之增多。故选择D。

55. 答案：B　解析：胎儿窘迫中胎儿急性缺氧的病因包括：胎盘因素、脐带异常、各种原因导致的休克、难产中缩宫素使用不当、过量应用麻醉药及镇静剂；慢性缺氧的病因包括：母体因素、子宫因素、胎儿因素等。故选择B。

56. 答案：A　解析：略。

57. 答案：D　解析：羊水栓塞临床表现为胎膜破裂后、胎儿娩出后或手术中产妇突然出现寒战、呛咳、气急、烦躁不安、尖叫、发绀、呼吸困难、抽搐、出血、不明原因休克等。早期可出现呼吸循环衰竭和低氧血症、休克，之后可出现DIC和肾衰竭。故选择D。

58. 答案：D　解析：产褥感染基本证型的治疗：感染邪毒证治以清热解毒，凉血化瘀；热入营血证治以清营解毒，散瘀泄热；热陷心包证治以清心开窍。故选择D。

59. 答案：C　解析：产褥中暑基本证型的治疗：暑入阳明证治以白虎汤；暑伤津气证治以清暑益气汤；暑入心营证治以清营汤送服安宫牛黄丸或紫雪丹或至宝丹。故选择C。

60. 答案：C　解析：产褥期抑郁症基本证型的治疗：心脾两虚证治以甘麦大枣汤合归脾汤；痰阻气逆证治以癫狂梦醒汤；肝郁气结证治以逍遥散。故选择C。

61. 答案：D　解析：外阴鳞状上皮增生基本证型的治疗：肝郁气滞证治以黑逍遥散；湿热下注证治以龙胆泻肝汤。故选择D。

62. 答案：A　解析：前庭大腺炎寒凝瘀滞证选用阳和汤或托里消毒散；热毒证选

用龙胆泻肝汤；热毒壅盛证选用仙方活命饮。故选择A。

63. 答案：E 解析：胎膜早破的高危因素为创伤、宫口松弛、下生殖道感染、羊膜腔内压力升高、胎位异常等。胎膜早破者围产儿死亡率明显增高。胎膜早破的诊断本题的前四项均正确，羊膜镜检查可直视到胎先露，因胎膜已破应看不到前羊膜囊。故选择E。

64. 答案：B 解析：突然少腹剧痛，伴有停经史，为宫外孕破裂的临床表现。故选择B。

65. 答案：D 解析：近4个月来月经10～12天/23～27天，经量每次用卫生巾12条，可诊为经期延长；基础体温呈双相型，于经行数天后缓慢下降，月经第5天子宫内膜检查呈分泌反应，可知其有子宫内膜脱落不全。故选择D。

66. 答案：A 解析：闭经基本证型的治疗：肝肾不足证治以归肾丸；气血虚弱证治以人参养荣汤；阴虚血燥证治以加减一阴煎；痰湿阻滞证治以苍附导痰丸；气滞血瘀证治以血府逐瘀汤；寒凝血瘀证治以温经汤。故选择A。

67. 答案：B 解析：经前、经期小腹冷痛为寒湿凝滞证；经前、经期小腹胀痛为气滞血瘀证；经前、经期小腹坠痛为脾肾气虚证；经期、经后小腹隐痛为气血虚弱证；经期、经后小腹冷痛为脾肾阳虚证。故选择B。

68. 答案：B 解析：经前期综合征基本证型的治疗：肝郁气滞证治以柴胡疏肝散；肝肾阴虚证治以知柏地黄丸；脾肾阳虚证治以健固汤合四神丸；心脾气虚证治以归脾汤；瘀血阻滞证治以趁痛散。故选择B。

69. 答案：E 解析：宫颈刮片细胞学检查只是筛查手段，不是确诊手段，所以，不是最可靠的检查方法。故选择E。

70. 答案：E 解析：子宫肌瘤手术治疗指征：子宫大于2～5个月妊娠子宫大小、症状明显致继发性贫血者。故选择E。

71. 答案：D 解析：患者B超提示子宫如孕32周，宫底有一7cm×6cm×4cm的肌瘤。可诊断为妊娠32周、子宫肌瘤。子宫肌瘤常见的有玻璃样变、囊性变、红色样变和肉瘤样变，其中红色样变多见于妊娠期或产褥期。故选择D。

72. 答案：B 解析：对葡萄胎的诊断有疑问时，要结合辅助检查以确诊，包括HCG测定和超声检查。故选择B。

73. 答案：B 解析：子宫内膜异位症临床特征为痛经和下腹痛、月经失调、不孕、性交痛，也可出现消化系统、泌尿系统等症状表现。故选择B。

74. 答案：E 解析：子宫腺肌病的病因：多次妊娠和分娩时创伤、高雌激素刺激。故选择E。

75. 答案：B 解析：Ⅱ度阴道脱垂表现为：轻型子宫颈已脱出阴道口，但宫体仍在阴道内；重型宫颈及部分宫体已脱出于阴道口。故选择B。

76. 答案：A 解析：症见平卧则回纳，小腹下坠，四肢乏力，少气懒言，面色无华，舌淡，苔薄，脉虚细，诊断为气虚证，治法为补益中气，升阳举陷。故选择A。

77. 答案：C 解析：宫颈癌好发于宫颈上皮移行带，即原始鳞柱上皮交界和新的鳞柱上皮交界之间的区域。此区的鳞状上皮是由柱状上皮转化（化生）而来，在化生过程中受到致癌因素影响时可发生癌变。故选择C。

78. 答案：C 解析：宫内节育器的禁忌证包括：生殖器官急性炎症；月经紊乱、月经过多、月经频发或不规则阴道流血、重度痛经等；生殖器官肿瘤、畸形、宫腔过大或过小、重度子宫脱垂等；宫颈口松、重度裂伤、重度狭窄等；有较严重的全身急、慢性疾患；妊娠或可疑妊娠者；有铜过敏史者，不能放置载铜节育器等。故选择C。

79. 答案：D　解析：人工流产并发症可有子宫穿孔、子宫颈或内膜粘连、不完全流产、细菌感染、子宫颈受伤、术后闭经等。故选择D。

80. 答案：E　解析：急性盆腔炎常用B超进行辅助检查。故选择E。

81. 答案：B　解析：婴儿期：为出生后生长发育最迅速的时期。但此期从母体内获得的抗体逐渐消失，自身免疫功能尚未成熟，易患感染性疾病，应做好计划免疫。故选择B。

82. 答案：C　解析：①头尾生长规律。②由近及远规律。③由初级到高级。④由简单到复杂。⑤由粗到细。故选择C。

83. 答案：B　解析："稚阴稚阳"之说表述了小儿机体柔弱，阴阳二气均较幼稚，形体和功能未臻完善的一面，而"纯阳"之说恰指生长迅速。由于稚阴稚阳，才需要迅速生长，由于生长旺盛，又使小儿形与气、阴与阳均显得相对不足，共同构成了小儿生理特点的两个方面。故选择B。

84. 答案：D　解析：优点：母乳是婴儿最适宜的天然营养品。母乳营养丰富，蛋白质、脂肪、糖之比例为1∶3∶6；母乳易于消化、吸收和利用；母乳含有丰富的抗体和免疫活性物质，有抗感染和抗过敏的作用；母乳温度适宜、经济、卫生；母乳喂养能增进母子感情；产后哺乳可刺激子宫收缩，促其早日恢复。故选择D。

85. 答案：E　解析：儿科问个人史要问清出生史、喂养史、生长发育史，学龄儿童还要问学习情况，以推测智力发育情况。故选择E。

86. 答案：C　解析：捏脊疗法是通过对督脉和膀胱经的捏拿，达到调整阴阳、通理经络、调和气血、恢复脏腑功能为目的的一种疗法。常用治痨证、婴儿泄泻及脾胃虚弱的患儿。故选择C。

87. 答案：B　解析：症见面目皮肤发黄，色泽晦暗，精神差，吮乳少，四肢欠温，腹胀便溏，舌淡苔白腻，指纹色淡，诊断为寒湿阻滞证。故选择B。

88. 答案：C　解析：兼见咳嗽，喉间痰多，甚则气急痰鸣，舌苔厚腻，诊断为感冒夹痰。故选择C。

89. 答案：D　解析：癫痫之瘀血痫的治疗方法为活血化瘀，通窍息风，方用通窍活血汤加减。故选择D。

90. 答案：A　解析：肺炎心衰的诊断标准：①心率突然超过180次/分。②呼吸突然加快，大于60次/分。③突然极度烦躁不安，明显发绀，面色苍白发灰，指甲微循环充盈时间延长。④心音低钝，奔马律，颈静脉怒张。⑤肝脏迅速增大。⑥尿少或无尿，颜面眼睑或下肢浮肿。出现前5项可诊断心力衰竭。故选择A。

91. 答案：E　解析：症见咳嗽无力，多汗、四肢欠温，面色白，纳呆便溏，诊断为肺脾气虚证，方用人参五味子汤。故选择E。

92. 答案：C　解析：维生素C有减少细胞内和血液内脂质氧化物浓度，消除自由基，增加冠状动脉血流量，改善心肌代谢，促进心肌炎恢复等作用。主张大量使用。故选择C。

93. 答案：B　解析：缺铁性贫血时，如铁剂治疗有效，最早显示疗效的指标是3～4天后，网织红细胞开始升高。治疗2周后血红蛋白相应升高，临床症状相应好转。其疗程用至血红蛋白正常后2个月，总疗程3个月治疗以补充铁的储存量。故选择B。

94. 答案：A　解析：西医认为由单纯

疱疹病毒感染所致。故选择A。

95. 答案：B 解析：小儿腹泻脱水可见囟门凹陷。故选择B。

96. 答案：E 解析：婴儿腹泻总的治疗原则为：预防脱水，纠正脱水，继续饮食，合理用药，纠正滥用抗生素。故选择E。

97. 答案：A 解析：急性肾小球肾炎：①起病前1～3周有链球菌前驱感染。②水肿、少尿、高血压、血尿等临床特征。③尿常规有蛋白、红细胞和管型。故选择A。

98. 答案：A 解析：症见肢体浮肿，咳嗽气急，心悸胸闷，口唇青紫，脉细无力，诊断为水气上凌心肺证，方用己椒苈黄丸。故选择A。

99. 答案：C 解析：单纯性肾病发病年龄偏小，多在2～7岁起病。故选择C。

100. 答案：A 解析：根据题干诊断为尿血阴虚火旺证，治法为滋阴清热，凉血止血，治疗当用知柏地黄丸加减。故选择A。

101. 答案：E 解析：麻疹潜伏期9～14天。前驱期3～5天，有发热、卡他症状，麻疹早期诊断最有意义的临床表现是麻疹黏膜斑，又称Koplik斑。出疹期：发热3～4天出疹，皮疹首先在发际、颈侧部和耳后出现，而后向面部、躯干和四肢蔓延，可融合成片。此时达本病的极期，患儿高热、咳嗽、呼吸急促、嗜睡。在出疹后第4天，皮疹开始依出现顺序逐渐消退。恢复期：病程后期皮肤变为棕色，伴有脱屑。整个病程约10天。可并发喉、气管、支气管炎、肺炎、心肌炎，也可并发脑炎、亚急性硬化性全脑炎等。故选择E。

102. 答案：D 解析：选用对病原菌敏感、可穿透血脑屏障的高脂溶性低分子量抗生素，使其在脑脊液中达到杀菌水平。联合用药时，应注意药物的相互拮抗作用。肺炎双球菌脑膜炎治疗首选药物为青霉素，治疗大肠杆菌脑膜炎首选抗生素为氨苄青霉素+庆大霉素，病原菌不明的化脓性脑膜炎首选抗生素为氨苄青霉素。故选择D。

103. 答案：B 解析：患儿2岁，主症为咳、喘、发热，体征为双肺可闻中小水泡音，诊断支气管肺炎。鉴别：毛细支气管炎是以喘息为突出表现的特殊肺炎。支气管炎有咳、发热、肺部干啰音、不固定的粗大水泡音。支气管异物表现为突然吸气性呼吸困难，刺激性咳嗽，多有异物吸入史。急性喉炎表现除感冒症状外，还有犬吠样咳嗽，吸气性呼吸困难，有喉梗阻症状，肺部正常。故选择B。

104. 答案：C 解析：全身性发作，由于两侧大脑半球神经元广泛同步的异常放电所致，发作开始即意识丧失。故选择C。

105. 答案：E 解析：多发性抽动症的临床表现：相继或同时出现多组肌肉抽搐和发声，或伴秽语为主要临床症状，神经系统检查无异常。故选择E。

106. 答案：B 解析：8个月婴儿腹泻，大便次数增多，每日10余次，性质为蛋花汤样伴黏液，伴有呕吐，诊断为婴儿腹泻。体检见精神萎靡，皮肤较干燥，弹性较差，眼窝及前囟明显凹陷，哭时泪少。符合中度脱水。血钠、血钾正常，为等渗性。故选择B。

107. 答案：B 解析：牛奶、茶、咖啡及抗酸药等与铁剂同服均可影响铁的吸收。故选择B。

108. 答案：A 解析：茜根散加减用于阴虚火旺证；归脾汤加减用于气不摄血证；桃红四物汤加减用于血瘀证；犀角地黄汤加减用于血热伤络证；黄土汤加减用于脾阳虚证。故选择A。

109. 答案：A 解析：综合观察脉症，应为特发性血小板减少性紫癜血热伤络证，治法为清热解毒，凉血止血，方用犀角地黄汤加减。故选择A。

110. 答案：A 解析：射干麻黄汤用于寒哮证；玉屏风散用于肺气虚证；六君子汤用于脾气虚证；定喘汤用于热哮证；金匮肾气丸用于肾虚不纳证。故选择A。

111. 答案：E 解析：婴儿每日每千克体重需水150mL，以后每增长3岁，减25mL/kg。故选择E。

112. 答案：E 解析：望小儿指纹适用于3岁以下的小儿。故选择E。

113. 答案：E 解析：过敏性紫癜发病一般较急，半数以上患儿病前1～3周有上呼吸道感染史，首发症状以皮肤紫癜为主，约半数病人有关节肿痛或腹痛，可为单一症状，亦可两种以上症状同时或先后出现。皮疹主要位于下肢和臀部，重者延及上肢及躯干。故选择E。

114. 答案：D 解析：发热，呈稽留热或弛张热，为皮肤黏膜淋巴结综合征最早出现的症状，常见持续性发热1～2周。故选择D。

115. 答案：D 解析：略。

116. 答案：E 解析：颅骨软化：以手指轻压颅骨或枕骨中央部位可感觉颅骨内陷，随手放松而弹回，似压乒乓球样的感觉。多见于3～6个月婴儿，是佝偻病激期最早出现的骨骼体征。故选择E。

117. 答案：C 解析：佝偻病活动早期常自2～3个月开始出现非特异性的神经精神症状，表现为易激惹、烦躁、睡眠不安、夜惊夜啼，常伴与室温、季节无关的多汗，患儿因汗多而摇头擦枕导致枕秃。症见面色不华，纳食不佳，诊断为脾气虚弱证。故选择C。

118. 答案：C 解析：略。

119. 答案：C 解析：麻疹恢复期皮肤可见在皮疹消退后出现糠麸样脱屑，并留有浅褐色色素沉着，7～10天痊愈。故选择C。

120. 答案：B 解析：略。

121. 答案：D 解析：猩红热为发热数小时～1天出疹，出疹时热高；麻疹为发热3～4天初诊，出疹时发热更高；幼儿急疹为发热3～4天出疹，热退疹出；风疹发热1/2～1天出疹。故选择D。

122. 答案：A 解析：中医病因病机为感受痧毒疫疠之邪，乘时令不正，寒暖不调，邪从口鼻侵入人体，蕴于肺胃二经。故选择A。

123. 答案：C 解析：猩红热为细菌感染，所以白细胞增高。故选择C。

124. 答案：D 解析：猩红热病原菌为A组乙型溶血性链球菌，其首选药物为青霉素。故选择D。

125. 答案：C 解析：中医学认为，小儿脾胃薄弱，卫外不固，是中毒型细菌性痢疾发病的内因。时邪疫毒、污染食物，经口入腹，蕴伏肠胃，则为本病的外因。故选择C。

126. 答案：A 解析：中毒型细菌性痢疾基本证型的治疗：毒邪内闭证治以黄连解毒汤加味；内闭外脱证治以参附龙牡救逆汤加味治疗。故选择A。

127. 答案：A 解析：略。

128. 答案：B 解析：患儿多突然昏迷、瞳孔散大、对光反射消失、大动脉（颈、股动脉）搏动消失、心尖搏动摸不到、心音听不到、呼吸停止、面色灰暗或发绀。心电图呈等电位线或室颤。凡患儿突然昏迷，伴大动脉搏动或心音消失，即可确诊为心跳呼吸骤停。故选择B。

129. 答案：A 解析：小儿咳嗽的发生原因，主要为感受外邪，其中又以感受风邪为主，肺脾虚弱则是本病的主要内因。故选择A。

130. 答案：B 解析：积滞以不思乳食，腹胀嗳腐，大便不调为特征。多见于婴幼儿。常在感冒、泄泻、疳证中合并出现。故选择 B。

131. 答案：B　解析：小儿厌食基本证型的治疗：脾失健运证治以不换金正气散；脾胃气虚证治以异功散；脾胃阴虚证治以养胃增液汤。故选择 B。

132. 答案：D　解析：机械性肠梗阻是最常见的肠梗阻，是由各种原因引起肠腔变窄、变小，使肠内容物通过发生障碍所致。本题中列举的肠管扭转、肿瘤、肠道阻塞和嵌顿疝均可造成肠内容物通过障碍，但铅中毒时会发生腹痛，不会使肠管变窄、发生梗阻。故选择 D。

133. 答案：C　解析：急性胆管炎的 Charcot 三联征是指：病人先出现腹痛，继而出现感染的全身表现（寒战高热），进一步随着胆汁的排出不畅而出现黄疸。故选择 C。

134. 答案：C　解析：胰酶的增高是诊断急性胰腺炎的重要依据之一。在发病 3～4 小时后血清淀粉酶即可高于正常。尿淀粉酶增高出现较迟，一般在第二天开始增高且持续时间较长。血脂肪酶的升高也在发病 24 小时以后，但临床上很少用，因不如尿淀粉酶检查更简便易行。一般非出血坏死型重症胰腺炎血钙、血糖的改变不明显。故选择 C。

135. 答案：C　解析：乳腺的检查应采取坐位或平卧位，用手指掌面而不是手指尖扣诊，不要用手指捏乳腺组织，以防将捏到的乳腺组织当成肿块；检查要按照外上、外下、内下、内上、中央的顺序进行，不能遗忘腋窝淋巴结，应先查健侧，后查患侧；对于乳房溢液应观察记录量及色泽。故选择 C。

136～137. 答案：A、A　解析：略。

138～139. 答案：C、B　解析：略。

140～141. 答案：D、E　解析：银翘散用于风热犯心证；附子汤用于脾肾阳虚证；葛根芩连汤用于湿热侵心证；炙甘草汤合生脉散加减用于气阴亏虚证；瓜蒌薤白半夏汤合失笑散加减用于痰瘀阻络证。

142～143. 答案：C、C　解析：略。

144～145. 答案：E、A　解析：为判断排卵和黄体功能，应在月经来潮前或月经来潮 12 小时内刮宫确诊；正常月经期第 3～4 天分泌内膜已全部脱落，子宫内膜脱落不全时月经来潮第 5～6 天仍能见到呈分泌反应的内膜，此时刮宫即可诊断。

146～150. 答案：E、D、C、B、A　解析：略。

第四单元

1. 答案：D　解析：带状疱疹可见沿神经分布的疱疹，疼痛呈刀割样、灼伤样，剧烈难忍，持续时间长。故选择 D。

2. 答案：C　解析：发热病人的体温曲线可有一定规律，称为热型。弛张热的体温在 39℃ 以上，但波动幅度大，每日达 2℃ 以上。其他热型各有特点。稽留热体温持续于 39～40℃，达数日或数周，每日波动范围不超过 1℃。间歇热体温骤升达高峰后持续数小时又迅速降至正常，无热期可持续一至数日，如此高热期与无热期反复交替出现，体温波动可达数度。波状热体温逐渐升高达 39℃ 以上，数日后又逐渐下降至低热或正常水平，如此反复多次。不规则热发热无一定规律。故选择 C。

3. 答案：A　解析：肺结核痰中带血丝，伴低热，盗汗。支气管扩张痰量较多，为湿性咳嗽。肺癌剧烈干咳，痰中带血丝。风湿性心脏病（二尖瓣狭窄）多为咯血，痰为暗红色。急性肺水肿为粉红色泡沫样痰。故选择 A。

4. 答案：B　解析：左心衰竭发生呼吸

困难的主要原因是肺淤血和肺泡弹性降低，因而影响换气导致功能障碍。故选择B。

5. 答案：A　解析：间歇热：体温骤升达高峰，持续数小时后，骤降至正常，经过1天或数天后又骤然升高，如此高热期与无热期反复交替发作。见于疟疾、急性肾盂肾炎等。故选择A。

6. 答案：E　解析：导致胸痛最常见的疾病有：气胸、肺栓塞、肺炎、心包炎、细菌性或病毒性胸膜炎等。肺癌早期胸痛较轻，主要表现为闷痛、隐痛、部位不一定。带状疱疹也可引起疼痛。故选择E。

7. 答案：A　解析：犬吠样咳嗽为阵发性、连续咳嗽伴有回声，见于会厌、喉部疾患，气管受压和喉头炎症水肿等。咳声低微甚或无声，见于极度衰弱或声带麻痹。故选择A。

8. 答案：D　解析：肺癌剧烈干咳，痰中带血丝。肺脓肿咳脓痰。肺结核痰中带血丝，伴低热、盗汗。急性肺水肿咳粉红色泡沫样痰。支气管扩张痰量较多，为湿性咳嗽。故选择D。

9. 答案：A　解析：吸气性呼吸困难其病因主要是由气管上段及咽喉部的阻塞性疾病引起，如咽后脓肿、喉炎、肿瘤、异物、白喉等。故选择A。

10. 答案：D　解析：引起中枢性呕吐的疾病有：①中枢神经系统疾病（如脑血管疾病、肿瘤、外伤、偏头痛等）。②全身性疾病（如感染、内分泌与代谢紊乱等）。③药物反应与药物中毒（如洋地黄、吗啡中毒）。故选择D。

11. 答案：A　解析：霍乱的腹泻，为无痛性，无里急后重感，每日大便数次甚至难以计数，量多，每天2000～4000mL，严重者8000mL以上，初为黄水样，不久转为米泔水样便，少数患者有血性水样便或柏油样便，腹泻后出现喷射性和水样性呕吐，初为胃内容物继而呈水样、米泔水样，由于剧烈泻吐，体内大量液体及电解质丢失而出现脱水表现，轻者口渴，眼窝稍陷，唇舌干燥，重者烦躁不安，眼窝下陷，两颊深凹，精神呆滞，皮肤干而皱缩，失去弹性，嘶哑，四肢冰凉，体温下降，故血液浓缩，脉搏细弱，心音低钝，血压下降。故选择A。

12. 答案：C　解析：呕血呈暗红色的原因是血红蛋白与胃酸结合而变性。故选择C。

13. 答案：A　解析：黄疸伴胆囊肿大多因胆总管有梗阻，常见于胰腺癌、壶腹癌、胆总管癌等。故选择A。

14. 答案：C　解析：瞳孔缩小常见于虹膜炎、有机磷农药中毒、吗啡的影响等；瞳孔扩大多见于阿托品类药物影响、外伤、青光眼绝对期、濒死状态；伴有意识障碍的选项有C、D、E，只有选项C同时满足题目要点。故选择C。

15. 答案：E　解析：语音震颤强度减弱或消失主要见于：①肺泡内含气量过多，如肺气肿、支气管哮喘发作期。②支气管阻塞，如支气管肺癌、支气管结核和支气管分泌物增多引起气道阻塞，甚至肺不张。③大量胸腔积液或气胸。④胸膜高度增厚粘连。⑤胸壁皮下气肿或皮下水肿。故选择E。

16. 答案：D　解析：正常人呼吸运动的频率和节律正常为16～18次/分，与脉搏之比约为1：4，节律均匀而整齐。故选择D。

17. 答案：E　解析：它多出现于面部、颈部及胸部，亦有其他部位出现者。表现为中心部直径2mm以下的圆形小血管瘤。它是由于体内雌激素分泌相对过多、灭活不足而引起皮肤上的小动脉及其周围分支呈辐射状扩张、充血的一种表现。说明蜘蛛痣的基本结构为小动脉。肝硬化患者在身体上半部经常会看到此种表现。故选择E。

18. 答案：E 解析：双侧瞳孔大小不等，常见于脑外伤、脑肿瘤、脑疝及中枢神经梅毒等颅内病变。有机磷农药中毒、吗啡药物影响瞳孔变小。阿托品类药物影响、濒死状态瞳孔变大。故选择 E。

19. 答案：D 解析：生理性甲状腺肿大除甲状腺肿大外，往往无自觉症状，甲状腺肿大往往在青春期前即开始，到青春期、妊娠期和哺乳期则肿大明显。早期为弥漫性肿大，质软，以后可形成大小不等的结节，质地坚韧，无血管杂音及震颤。故选择 D。

20. 答案：E 解析：胸骨明显压痛或叩击痛常见的疾病为白血病。故选择 E。

21. 答案：D 解析：肺气肿心浊音界缩小。故选择 D。

22. 答案：D 解析：胸膜摩擦音吸气和呼气相均可听到，以吸气末或呼气开始最为明显，屏气即消失。深呼吸或听诊器胸件加压时，摩擦音增强。心包摩擦音是心包膜纤维素渗出致表面粗糙，心脏收缩时脏层与壁层心包摩擦产生的振动传到胸壁所致，常在胸骨左缘第 4 肋间可以触及。故选择 D。

23. 答案：B 解析：脉搏强而大见于高热患者。舒张早期奔马律见于器质性心脏病。奇脉见于心包积液和缩窄性心包炎。脉搏过缓常见于颅内压增高、房室传导阻滞、洋地黄中毒等患者。脉搏绝对不齐见于心房纤维颤动的患者。故选择 B。

24. 答案：A 解析：心包摩擦感与呼吸运动无关，通常在胸骨左缘第 4 肋间处较易触及，这是因为该处心脏表面无肺脏覆盖。收缩期心脏更接近胸壁，所以较易触及。同理，坐位前倾及呼气末心包摩擦感更明显。故选择 A。

25. 答案：A 解析：左心室增大，心脏浊音界向左下扩大，心腰部相对内陷，使心脏浊音区呈靴形，常见于主动脉瓣关闭不全，故称为主动脉型心脏，亦可见于高血压性心脏病、主动脉瓣狭窄。故选择 A。

26. 答案：B 解析：风湿性二尖瓣狭窄的特有体征是心尖部舒张期隆隆样杂音。故选择 B。

27. 答案：C 解析：心房纤颤的特点为心律完全不规则，心率快慢不等，心音强弱绝对不一致，脉搏短绌。故选择 C。

28. 答案：B 解析：放射性疼痛为一个局部病灶通过神经或邻近器官而波及其他部位的疼痛。胆道疾病引起的腹痛多放射至神经走行的部位，即右肩部。故选择 B。

29. 答案：D 解析：腹水出现前常有腹胀，大量腹水使腹部膨隆，腹壁绷紧发亮，状如蛙腹，患者行走困难，有时膈显著抬高，出现端坐呼吸和脐疝。直立时下腹饱满，有移动性浊音和波动感。故选择 D。

30. 答案：B 解析：胃溃疡为饥饿痛，为隐痛。胃痉挛为剧烈疼痛，按压后缓解。胃炎为隐痛或者灼热痛。急性胃扩张、胃穿孔疼痛剧烈但是拒按。故选择 B。

31. 答案：E 解析：青少年胸段下部及腰段均后凸，多为发育期姿势不良或患脊椎骨软骨炎的后果。故选择 E。

32. 答案：D 解析：Hoffmann 征单侧或双侧阳性，这是颈 6 以上脊髓受压的重要体征。下肢肌肉痉挛侧可出现 Babinski 征阳性，髌、踝阵挛阳性。故选择 D。

33. 答案：D 解析：血小板减少常见于血小板减少性紫癜、脾功能亢进、再生障碍性贫血和白血病等。故选择 D。

34. 答案：A 解析：引起血沉加快的原因有：①风湿热和急性传染病：麻疹、猩红热、脑膜炎或败血症等。②活动性结核病。③炎症：肺炎、乳突炎、化脓性胆囊炎、输卵管炎、动脉炎等。④血液和心血管疾病：各类贫血、白血病、多发性骨髓瘤、组织变性或坏死性疾病，如心肌梗死、胶原病等。⑤其他：如严重酒精中毒、恶性肿瘤、黑热病、疟疾、注射异性蛋白和手术等。故选择 A。

35. 答案：E　解析：慢性肾炎晚期则出现尿比重固定在 1.010 左右的等张尿，表明肾小管重吸收功能很差。故选择 E。

36. 答案：C　解析：成人血清钠的正常值是 136～146mmol/L。故选择 C。

37. 答案：D　解析：肌酸磷酸激酶有 3 种同工酶，其中 CK-MB 来自心肌，其诊断敏感性和特异性均极高，分别达到 100% 和 99%，它升高的幅度和持续的时间常用于判定梗死的范围和严重性。故选择 D。

38. 答案：C　解析：在通常情况下，甲亢患者血中 T_3、T_4 浓度增高，尤其是 FT_3 和 FT_4 更为可靠。T_3 的升高较 T_4 为明显，因而在早期时，T_4 尚未增高时，FT_3 和 FT_4 已有明确的增高。TSH 低于正常仅在较灵敏的免疫放射测定中见到。甲状腺摄 ^{131}I 率常用于 T 抑制试验中。故选择 C。

39. 答案：A　解析：上消化道出血量大于 5～10mL，时大便隐血试验阳性。故选择 A。

40. 答案：C　解析：病原体通过各种途径进入人体，就意味着感染过程的开始，而临床上是否出现相应的症状、体征，则取决于病原体的致病力和机体的免疫功能。故选择 C。

41. 答案：A　解析：传染源是指病原体已在体内生长繁殖并能将其排出体外的人和动物，包括患者、隐性感染者、病原携带者和受感染的动物。故选择 A。

42. 答案：A　解析：HBsAg 是感染 HBV 后最早出现的血清学标志，感染后 4～7 周血清中开始出现。故选择 A。

43. 答案：E　解析：流行性出血热是自然疫源性疾病，以野生鼠类为主要传染源，在我国黑线姬鼠和褐家鼠为主要宿主和传染源。病原体属布尼亚病毒科的汉坦病毒属

为 RNA 病毒。传播途径主要有 5 种，即呼吸道传播、消化道传播、接触传播、母婴传播和虫媒传播。流行有明显季节性，其中我国常见的黑线姬鼠传播以 11 月份至次年 1 月份为高峰，家鼠传播以 3～5 月为高峰，仅林区姬鼠传播高峰在夏季。故选择 E。

44. 答案：B　解析：艾滋病的英文缩写是 AIDS，而 ARDS 是急性呼吸窘迫综合征的英文缩写，HIV 是人免疫缺陷病毒的英文缩写，HBV 和 HAV 分别为乙型肝炎病毒和甲型肝炎病毒的英文缩写。故选择 B。

45. 答案：B　解析：伤寒杆菌培养阳性是确诊伤寒最可靠的依据，而血培养的阳性率最高，在病程第 1～2 周的阳性率达到 80%～90%，第 3 周约 50%。粪便培养出现阳性较晚，通常在第 3～4 周，阳性率较血培养低。胆汁培养需要行十二指肠引流，操作不便，病人不适，很少采用。故选择 B。

46. 答案：A　解析：CD_4^+T 淋巴细胞在 HIV 直接和间接作用下，细胞功能受损和大量破坏，导致细胞免疫缺陷。虽然同时还侵犯其他类型免疫细胞，造成单核吞噬细胞、B 淋巴细胞、NK 细胞损伤及 HIV 感染后的免疫应答异常，但最主要的还是 CD_4^+T 淋巴细胞。故选择 A。

47. 答案：A　解析：70% 左右的流脑患者皮肤黏膜可见瘀点或瘀斑。病情严重者瘀点、瘀斑可迅速扩大，且因血栓形成发生大片坏死。故选择 A。

48. 答案：B　解析：高热、头痛、呕吐、全身皮肤散在瘀点、颈项强直等均为流行性脑脊髓膜炎的典型症状，首先考虑流行性脑脊髓膜炎。结核性脑膜炎，结核中毒症状之一是低热，排除 A 选项；流行性乙型脑炎皮肤一般无瘀点，C 项排除；伤寒常有中毒性脑病的表现，无脑膜刺激征，皮疹的典型特征为玫瑰疹，D 项排除；中毒性细菌

性痢疾一般无脑膜刺激征，E项排除。故选择B。

49．答案：E　解析：分析肥达反应的结果时，应注意以下几点：正常人血清中可能有低效价凝集抗体存在，通常"O"抗体效价在1∶80以上，"H"抗体效价在1∶160以上，才有诊断价值，故A项错误；有少数伤寒患者肥达反应始终呈阴性，B项错误；伤寒与副伤寒杆菌有部分共同的"O"抗原，体内产生相同的"O"抗体，故不能通过"O"抗体效价区别伤寒或副伤寒，C项也错误；"H"抗体出现迟，可持续阳性数年，D项错误；Vi抗体的检测可用于慢性带菌者的调查。故选择E。

50．答案：D　解析：伤寒的抗菌治疗，喹诺酮类药物为首选。主要因为该类药物有以下优点：抗菌谱广，尤其对革兰阴性杆菌效果好；细菌对其产生突发耐药的发生率低；体内分布广，组织体液中药物浓度高，可达有效抑菌或杀菌水平；大多品种系口服制剂，使用方便。目前常用的该类药物有氧氟沙星、环丙沙星和依诺沙星等。故选择D。

51．答案：E　解析：本病病情凶险，应密切观察，采取对症治疗为主的综合抢救措施，治疗措施包括病原治疗和对症治疗。病原治疗，应用有效抗菌药物静脉滴注，行抗菌治疗，A项正确。对症治疗，重点是针对休克的相关治疗，包括迅速扩充血容量、纠正代谢性酸中毒、使用血管活性药物改善微循环障碍和保护重要脏器等，B、C、D选项正确。故选择E。

52．答案：B　解析：患者和带菌者是霍乱的主要传染源，患者在发病期间，可连续排菌，时间一般为5日。对接触者应严密检疫5日，留粪培养并服药预防。故选择B。

53．答案：E　解析：霍乱的病理特点主要是严重脱水引起的一系列改变。出现皮肤干燥，心、肝、脾等实质性脏器缩小。故选择E。

54．答案：E　解析：及时适量补充水、电解质是霍乱治疗的关键。故选择E。

55．答案：E　解析：下列情况属于医院感染：①对于无明显潜伏期的感染，规定在入院48小时后发生的感染为医院感染；有明确潜伏期者则以住院时起超过该平均（或常见）潜伏期的感染为医院感染。②本次感染直接与上次住院有关。③在原有感染基础上出现其他部位新的感染（除外脓毒血症迁徙灶），或在原感染已知病原体基础上又分离出新的病原体（排除污染和原来的混合感染）的感染。④新生儿经产道时获得的感染。⑤由于诊疗措施激活的潜在性感染，如疱疹病毒、结核杆菌等的感染。故选择E。

56．答案：D　解析：中国古代医德思想内容包括仁爱救人、赤诚济世的事业准则；清廉正直、不图钱财的道德品质；不畏权贵、忠于医业的献身精神；救死扶伤、一视同仁的道德准则；一心救治、不畏艰苦的服务态度。故选择D。

57．答案：C　解析：诊断"脑死亡"的条件：①昏迷原因明确。②排除各种原因的可逆性昏迷。③深昏迷，脑干反射全部消失，无自主呼吸。以上必须全部具备。故选择C。

58．答案：D　解析：1976年美国学者提出的医患之间技术性关系基本模式为主动－被动型、指导－合作型、共同参与型。故选择D。

59．答案：A　解析：知情同意权的主体，一是成年患者本人：具有完全民事行为能力的患者，应是知情同意权的主体；二是法定代理人：对于未成年人患者，知情同意权的主体是其父母；对于精神病患者、神志不明的患者，知情同意权的主体是配偶、父母、成年子女和其他近亲属等。故选择A。

60. 答案：B 解析：我国的行政处分包括警告、记过、记大过、降级、降职、撤职、留用察看及开除等。故选择B。

61. 答案：B 解析：参见《中华人民共和国执业医师法》第九条：取得执业助理医师执业证书后，具有高等学校医学专科学历，在医疗、预防、保健机构中工作满二年的；第十条：具有高等学校医学专科学历或者中等专业学校医学专业学历，在执业医师指导下，在医疗、预防、保健机构中试用期满一年的，可以参加执业助理医师资格考试。故选择B。

62. 答案：E 解析：法律责任根据违法行为的性质和危害程度的不同分为民事责任、行政责任、刑事责任。故选择E。

63. 答案：B 解析：民事责任的承担方式有停止侵害、排除障碍、消除危险、返还财产、恢复原状、修理、重做、更换、赔偿损失、支付违约金、消除影响、恢复名誉、赔礼道歉。其中最主要的是赔偿损失。故选择B。

64. 答案：E 解析：国家实行医师资格考试制度，目的是检查评价申请医师资格者是否具备从事医学实践必需的基本专业知识与能力。故选择E。

65. 答案：C 解析：受理申请医师注册的卫生行政部门对不符合条件不予注册的，应当自收到申请之日起30日内给予申请人书面答复，并说明理由。故选择C。

66. 答案：D 解析：参见《中华人民共和国执业医师法》第二十一条、第二十二条。故选择D。

67. 答案：B 解析：参见《中华人民共和国执业医师法》第十条：具有高等学校医学专科学历或者中等专业学校医学专业学历，在执业医师指导下，在医疗、预防、保健机构中试用期满一年的，可以参加执业助理医师资格考试。故选择B。

68. 答案：A 解析：参见《中华人民共和国执业医师法》第三十九条：未经批准擅自开办医疗机构行医或者非医师行医的，由县级以上人民政府卫生行政部门予以取缔，没收其违法所得及其药品、器械，并处十万元以下的罚款；对医师吊销其执业证书；给患者造成损害的，依法承担赔偿责任；构成犯罪的，依法追究刑事责任。故选择A。

69. 答案：B 解析：《中华人民共和国药品管理法》第四十九条规定的劣药是指药品成分的含量不符合国家药品标准的，为劣药。有下列情形之一的药品，按劣药论处：①未标明有效期或者更改有效期的。②不注明或者更改生产批次的。③超过有效期的。④直接接触药品的包装材料和容器未经批准的。⑤擅自添加着色剂、防腐剂、香料、矫味剂及辅料的。⑥其他不符合药品标准规定的。所标明的适应证或者功能主治超出规定范围的属于假药。故选择B。

70. 答案：A 解析：制定《医院感染管理规范（试行）》的目的是有效预防和控制医院感染，保障医疗安全，提高医疗质量。故选择A。

71. 答案：E 解析：《中华人民共和国传染病防治法》规定管理的传染病分甲类、乙类、丙类三类。丙类传染病包括流行性感冒、流行性腮腺炎、风疹、急性出血性结膜炎、麻风病、流行性和地方性斑疹伤寒、黑热病、包虫病、丝虫病，除霍乱、细菌性和阿米巴性痢疾、伤寒和副伤寒以外的感染性腹泻病。故选择E。

72. 答案：C 解析：《中华人民共和国传染病防治法》第四十八条：甲类传染病患者和病原携带者以及乙类传染病中的艾滋病、淋病、梅毒患者的密切接触者必须按照有关规定接受检疫、医学检查和防治措施。甲类传染病患者和病原携带者予以隔离治疗。故选择 C。

73. 答案：B　解析：《突发公共卫生事件应急条例》第五条：突发事件应急工作，应当遵循预防为主、常备不懈的方针，贯彻统一领导、分级负责、反应及时、措施果断、依靠科学、加强合作的原则。故选择 B。

74. 答案：E　解析：非法行医，造成患者人身损害，不属于医疗事故，触犯刑律的，依法追究刑事责任，有关赔偿，由受害人直接向人民法院提起诉讼。故选择 E。

75. 答案：D　解析：《中华人民共和国传染病防治法实施办法》第十四条：医疗保健机构必须按照国务院卫生行政部门的有关规定，严格执行消毒隔离制度，防止医院内感染和医源性感染。故选择 D。

76. 答案：B　解析：使用辅助检查手段时认真严格地掌握适应证是必须首先要遵守的。必要检查能尽早确定诊断和进行治疗，并且有利于提高医生诊治疾病的能力。医生应从患者的利益出发决定该做的项目。所以，可以广泛积极地依赖各种辅助检查明显不符合医德的要求，是应该阻止的行为。故选择 B。

77. 答案：B　解析：在一定剂量范围内，药物效应随着剂量增加而增加，称为量效关系。刚引起药理效应的剂量称阈剂量或最小有效量；引起最大效应而不出现中毒的剂量称极量或最大有效量；大多数患者最适宜的用药量称治疗量，为阈剂量与极量之间的剂量。LD_{50} 称半数致死量，是指使一组动物中半数动物死亡的剂量；ED_{50} 称半数有效量，是指使一组动物中半数动物产生阳性反应的剂量。测定 LD_{50}、ED_{50} 可反映药物的毒性和效价。LD_{50} 与 ED_{50} 的比值称治疗指数，是反映药物安全性的指标，比值越大，药物越安全。故选择 B。

78. 答案：E　解析：血脑屏障的特点是致密、通透性差，只有脂溶性高、血浆蛋白结合率低的药物可以通过。故选择 E。

79. 答案：A　解析：毛果芸香碱适用于治疗原发性青光眼，包括开角型和闭角型青光眼。口服片剂可缓解口腔干燥症。故选择 A。

80. 答案：E　解析：胆碱酯酶复活药有氯解磷定、碘解磷定、双复磷等。以氯解磷定为首选药。故选择 E。

81. 答案：B　解析：在补充血容量的前提下，大剂量阿托品可以解除血管痉挛、扩张外周血管、改善微循环作用，使回心血量及有效循环血量增加，血压回升，从而产生抗休克作用。故选择 B。

82. 答案：C　解析：阿托品禁用于前列腺肥大和青光眼患者。故选择 C。

83. 答案：E　解析：间羟胺临床用于早期休克或其他低血压状态，也用于阵发性房性心动过速，特别是伴有低血压的患者。故选择 E。

84. 答案：D　解析：去甲肾上腺素对 α 受体有强大激动作用，对 $β_1$ 受体作用较弱，对 $β_2$ 受体几乎无作用；肾上腺素激动 α、β 受体；间羟胺直接兴奋 α 受体，对 $β_1$ 受体作用较弱；异丙肾上腺素对 β 受体具有很强大的激动作用，对 $β_1$ 和 $β_2$ 受体选择性低；多巴胺激动 α、β 受体和多巴胺受体。故选择 D。

85. 答案：C　解析：略。

86. 答案：C　解析：房颤、房扑常用地高辛，可与 β 受体阻滞药合用；窦性心动过速的治疗首选 β 受体阻滞药；室性心动过速首选电复律或利多卡因治疗；阵发性室上性心动过速选用维拉帕米和普罗帕酮等治疗。故选择 C。

87. 答案：C　解析：略。

88. 答案：D　解析：乙琥胺是防治癫痫小发作的首选药。故选择 D。

89. 答案：C 解析：氯丙嗪可与其他中枢抑制药合用，使患者深睡、体温、代谢及组织耗氧量均较低，进入人工冬眠状态。故选择C。

90. 答案：D 解析：吗啡产生昏迷、意识丧失为吗啡急性中毒的表现，并非其副作用。故选择D。

91. 答案：D 解析：芬太尼镇痛效力为吗啡的100倍。作用迅速，持续时间短。适用于各种剧痛，以及外科、妇科等手术过程中的镇痛，与全身麻醉药或局部麻醉药合用，可减少麻醉药用量。与氟哌利多合用有安定镇痛作用。故选择D。

92. 答案：D 解析：阿司匹林对胃黏膜具有直接刺激作用，可引起胃黏膜损害，同时抑制胃黏膜PG合成，增加胃酸分泌，减弱胃黏膜的屏障作用，较大剂量口服时，也可加重、诱发溃疡，引起胃出血。故选择D。

93. 答案：A 解析：呋塞米不良反应：①水与电解质紊乱：过度利尿可致低血容量、低血钾、低血钠、低氯碱血症等。长期应用还可引起低血镁。②高尿酸血症和高氮质血症。③胃肠道反应。④耳毒性。故选择A。

94. 答案：B 解析：卡托普利单独使用治疗原发性及肾性高血压，对中、重度高血压应与利尿药或钙拮抗剂合用，以增加疗效。近年来，该药也用于慢性充血性心功能不全的治疗，对早期心肌内心性肥厚有逆转作用，并能防止心室的进一步扩大。久用引起咳嗽。故选择B。

95. 答案：C 解析：普萘洛尔为β肾上腺素受体阻滞药。故选择C。

96. 答案：C 解析：利多卡因仅用于室性心律失常，是防治急性心肌梗死并发室性心律失常的首选药，对强心苷中毒引起的心律失常疗效显著。故选择C。

97. 答案：C 解析：普萘洛尔主要用于治疗室上性心律失常，如心房颤动、心房扑动及阵发性室上性心动过速，尤其适用于交感神经过度兴奋所致的各种心律失常，如焦虑、甲状腺功能亢进引起的窦性心动过速，以及运动和情绪激动引起的室性心律失常。故选择C。

98. 答案：D 解析：略。

99. 答案：A 解析：直接扩张血管药：硝普钠、肼屈嗪、硝酸甘油。硝普钠扩张静脉、动脉，适用于前后负荷均加重者，常用于急性心肌梗死及高血压时的慢性心功能不全。故选择A。

100. 答案：B 解析：硝酸甘油的不良反应可见波动性头痛、皮肤潮红、眼内压升高、颅内压升高等。大剂量使用可见体位性低血压、心率加快、诱发心绞痛等。超剂量使用可引起高铁血红蛋白血症。故选择B。

101. 答案：B 解析：慢性失血可致铁流失而引起缺铁性贫血，硫酸亚铁口服可补充铁元素，纠正缺铁性贫血。故选择B。

102. 答案：A 解析：肝素激活抗凝血酶Ⅲ，加速凝血因子Ⅱa、Ⅶa、Ⅸa、Ⅹa、Ⅻa的灭活。用于血栓栓塞性疾病、弥漫性血管内凝血、体外抗凝等。故选择A。

103. 答案：A 解析：肝素具有抗凝作用，可通过调血脂、保护动脉内皮和抗血管平滑肌细胞增殖等作用产生抗动脉粥样硬化作用。同时具有抗血小板聚集作用，能抑制凝血酶诱导的血小板聚集。故选择A。

104. 答案：B 解析：氯化铵：口服后对胃黏膜产生刺激，反射性增加呼吸道分泌，使痰液稀释，易于咳出。用于急慢性呼吸道炎症所致痰多不易咳出者。故选择B。

105. 答案：C 解析：长期大剂量应用糖皮质激素可引起库欣综合征，表现为物质代谢和水盐代谢紊乱而见满月脸、水牛背、向心性肥胖、皮肤变薄、痤疮、多毛、浮肿、血钾降低、高血压、高血脂、高血糖等。故选择C。

106. 答案：A 解析：胰岛素主要用于治疗糖尿病及其并发症：①重症糖尿病（1型），特别是胰岛功能基本丧失的幼年型糖尿病。②口服降血糖药无效的非胰岛素依赖型（2型）糖尿病。③合并高热、重度感染、消耗性疾病、妊娠、创伤及手术的糖尿病。④糖尿病发生各种急性或严重并发症，如酮症酸中毒和糖尿病性昏迷者。胰岛素还用于纠正细胞内缺钾。故选择A。

107. 答案：D 解析：二甲双胍促进葡萄糖的无氧酵解，不促进胰岛素的释放，对胰岛功能完全丧失的糖尿病患者，仍有降血糖作用。主要用于轻度糖尿病，尤其适于肥胖型单用饮食控制无效者。常见消化道反应、低血糖症、乳酸血症及酮症。故选择D。

108. 答案：D 解析：左氧氟沙星（可乐必妥）：对支原体、衣原体及军团菌均有效，对葡萄球菌和链球菌的作用是环丙沙星的2～4倍，用于各种敏感菌引起的感染。故选择D。

109. 答案：D 解析：甲硝唑（灭滴灵）：对革兰阳性和阴性厌氧菌作用强，是治疗厌氧菌感染的重要药物。用于治疗厌氧菌所致腹腔感染、盆腔感染、牙周脓肿、骨髓炎，以及阴道滴虫、肠内外阿米巴病、幽门螺杆菌所致消化性溃疡等。故选择D。

110. 答案：B 解析：头孢西丁主要用于外科和妇产科厌氧菌和需氧菌的混合感染；头孢他啶由于有羧基，所以有较强抗绿脓杆菌作用，为目前临床上使用的抗铜绿假单胞菌作用最强的抗生素；头孢孟多和头孢呋辛主要用于革兰阴性菌和葡萄球菌等；头孢噻肟主要用于革兰阴性菌。故选择B。

111. 答案：C 解析：氨基糖苷类血浆蛋白结合率较低，在大多数组织中浓度都较低，脑脊液中浓度不到1%。故选择C。

112. 答案：D 解析：由于新生儿与早产儿肝发育不全，排泄能力差，使氯霉素的代谢、解毒过程受限制，导致药物在体内蓄积，从而发生中毒现象，表现为呼吸困难、进行性血压下降、循环衰竭、皮肤苍白和发绀等，称为灰婴综合征。故选择D。

113. 答案：A 解析：阿托品使双侧瞳孔散大。B、C、D、E使双侧瞳孔缩小。故选择A。

114. 答案：D 解析：咳嗽一般均伴咳痰，咳痰是通过咳嗽动作将呼吸道内病理性分泌物排出口腔外的病态现象。因为气胸时呼吸道内无病理性分泌物，所以虽有咳嗽，但无咳痰。而其余疾病均为呼吸道内有病理性分泌物，所以均有咳嗽伴咳痰。故选择D。

115. 答案：E 解析：每日咯血量小于100mL为少量咯血，100～500mL为中等量咯血，在500mL以上或一次咯血量300～500mL为大量咯血。故选择E。

116. 答案：C 解析：消化道每日出血量60mL（50～100mL）则出现无症状柏油便。出血量大于5～10mL则粪便隐血试验出现阳性。故选择C。

117. 答案：D 解析：正常血清总胆红素浓度为1.7～17.1μmol/L，其中结合胆红素3.42μmol/L，非结合胆红素13.68μmol/L。当血清胆红素浓度增高在17.1～34.2μmol/L，临床上尚未出现黄疸者，为隐性黄疸；血清胆红素浓度超过34.2μmol/L，临床上出现黄疸者，为显性黄疸。故选择D。

118. 答案：A 解析：症状是指患者主观感到的不适或痛苦，体征是指医师或其他人能客观检查到的改变，因此下肢浮肿既是症状也是体征，而其余四项均为症状。故选择A。

119. 答案：A 解析：触诊是腹部检查

的主要方法,为达到满意的腹部触诊,病人应采取仰卧位,头垫低枕,两手自然放于躯体两侧,两腿对称屈起,以使腹肌松弛。病人应保持镇静,避免紧张,并做缓慢的腹式呼吸运动,以使膈下脏器上下移动,便于触摸。检查肾脏时,病人可采取坐位或立位,检查者采用双手触诊法。检查脾脏时,若仰卧位触不到,一定要右侧卧位触诊,许多肿大较轻的脾脏,在仰卧位触不到,而在右侧卧位可以触到。因此,触诊时一般采取右侧卧位是错误的。故选择A。

120. 答案:A 解析:呼吸有烂苹果味最常见于糖尿病酮症酸中毒。刺激性蒜味见于有机磷农药中毒。氨味见于尿毒症。浓烈的酒味见于饮酒后、醉酒等。故选择A。

121~122. 答案:B、C 解析:根据皮下出血的直径大小及伴随情况分为以下几种:皮下出血直径<2mm称为出血点或瘀点;3~5mm称为紫癜;>5mm称为瘀斑;片状出血伴有皮肤显著隆起称为血肿;片状出血伴有皮下握雪感称皮下气肿。

123~124. 答案:B、D 解析:甲苯磺丁脲(甲磺丁脲)为口服降血糖药,其降糖作用与刺激胰岛β细胞释放胰岛素,促进生长抑素释放,使胰岛α细胞释放胰高血糖素下降,增强胰岛素受体的敏感性等因素有关,因此本品只对胰岛功能尚存、非胰岛素依赖型糖尿病有效。胰岛素可加速葡萄糖的无氧酵解和有氧氧化,促进糖原合成,同时又抑制糖原分解和糖异生,即胰岛素使血糖的分解作用增加而来源减少,从而降低血糖。

125~126. 答案:E、B 解析:A见于心肌缺血;B见于急性心肌梗死、心肌坏死;C、D临床意义广泛,特异性不强;E见于急性心肌梗死、心肌损伤。

127~128. 答案:B、A 解析:咯铁锈色痰为肺炎链球菌肺炎。咯粉红色泡沫痰是急性肺水肿及急性左心功能不全的特征。咯吐大量鲜血多见于肺结核空洞、支气管扩张、慢性肺脓肿。咯大量脓痰多见于支气管扩张、慢性肺脓肿。干咳无痰或痰量甚少见于急性咽喉炎、急性支气管炎初期、胸膜炎、肺结核等。

129~130. 答案:C、D 解析:牙关紧闭,面肌痉挛,呈苦笑状,见于破伤风。表情淡漠,反应迟钝,呈无欲状态,见于肠伤寒、脑脊髓膜炎、脑炎等高热衰弱患者。甲亢面容表现为表情惊愕,眼裂增大,眼球突出,目光闪烁,烦躁不安,兴奋易怒。二尖瓣面容面色晦暗,双颊紫红,口唇轻度发绀,见于风湿性心脏病二尖瓣狭窄。慢性病面容表现为面容憔悴,表情忧虑,面色灰暗或苍白,目光暗淡,见于慢性消耗性疾病,如恶性肿瘤、严重结核病等。

131~132. 答案:B、E 解析:HBsAg及抗-HBs测定:HBsAg具有抗原性,不具有传染性。HBsAg是感染HBV的标志,其多少与HBV的生成量相平行。抗-HBs阳性,见于注射过乙型肝炎疫苗或曾感染过HBV,目前HBV已被清除者,对HBV已有了免疫力。HBeAg阳性表示有HBV复制,传染性强。抗-HBe多见于HBeAg转阴的患者,它意味着HBV大部分已被清除或抑制、HBV生成减少,是传染性降低的一种表现。

133~134. 答案:D、B 解析:A肺大疱表现为位于肺野边缘甚细薄的透亮空腔,可为圆形、椭圆形或较扁的长方形,大小不一,较大的肺大疱中,有时可见到横贯的间隔。B肺脓肿在急性化脓性炎症阶段,肺内出现大片密度致密影,密度较均匀,边缘模糊,可侵及一个肺段或一叶的大部。当病变中心肺组织发生坏死液化后,则在致密的实变中出现含有液面的空洞,空洞四周有较厚的炎症浸润,其内壁略不规整,引流支气管瓣性阻塞时,空洞可迅速增大。C浸润型肺结核空洞形成X线表现:病变多在肺尖和锁骨下区开始,X线可见渗出、增殖、播散、纤维和空洞等多种性质的病灶同时存在。D慢性纤维空洞型肺结核X线表现:两肺上部多发后壁的慢性纤维病变和空洞,周围有广泛的纤维索条影及散在的新老病灶,常伴有明显的胸膜肥厚,病变的肺因纤维化而萎缩,出现肺不张,上叶萎缩使肺门影向上移位,下肺野血管纹理牵引向上及下肺叶的代偿性肺气肿,使膈肌下降、平坦,肺纹理被拉长成垂柳状。E周围型肺癌空洞形成,癌瘤发生坏死,与支气管相通,经排出后,可显示偏心性不规则空洞,或有结节向洞腔内突出,多数没有液平,如伴有感染可出现明显的液平。

135～136.答案:B、C 解析:脉搏短绌发生于心房颤动、频发室性期前收缩等。水冲脉主要见于主动脉瓣关闭不全,也可见于甲状腺功能亢进症、严重贫血、动脉导管未闭等。奇脉在大量心包积液、缩窄性心包炎时可发生。颈静脉搏动见于右心衰竭。交替脉为左心衰竭的重要体征之一。

137～138.答案:B、A 解析:假药是指药品所含成分的名称与国家药品标准或者省、自治区、直辖市药品标准规定不符合。劣药是指药品成分的含量与国家药品标准或者省、自治区、直辖市药品标准规定不符合。

139～140.答案:A、E 解析:"无恒德者,不可以作医,人命死生之系",出自的著作是《省心录·论医》。"启我爱医术,复爱世间人,愿绝名利心,尽力为患者,无分爱与憎,不问富与贫,凡诸疾病者,一视如同仁",出自的著作是古阿拉伯时期的《迈蒙尼提斯祷文》。

141～142.答案:B、E 解析:医患关系本质是具有道德意义较强的社会关系,

医患关系内容是患者与治疗者在诊疗和保健中所建立的联系。

143～144.答案:A、B 解析:医生在特殊情况下可以行使特殊干涉权,其中包括精神病患者或自杀未遂等拒绝治疗时,甚至患者想要或正在自杀时等。医学伦理学广义的有利原则不仅对患者有利,而且包括医务人员的行为有利于医学事业和医学科学的发展,有利于促进人群和人类的健康。医学道德义务是指医务人员依据医学道德原则和规范的要求,对患者、集体和社会所负的道德责任,以应有的行为履行自己的职责,其中包括遵守法律、法规,遵守技术操作规范。

145～146.答案:B、A 解析:医学道德的基本范畴有权利与义务、情感与良心、审慎与保密、荣誉与幸福等。医学道德具体原则包括不伤害原则、有利原则、尊重原则和公正原则等。廉洁奉公是《医务人员医德规范及实施办法》中的具体内容。

147～148.答案:B、A 解析:病理情况下,瞳孔缩小,见于虹膜炎症、中毒(有机磷类农药)、药物反应(毛果芸香碱、吗啡、氯丙嗪)等。瞳孔扩大见于外伤、颈交感神经刺激、青光眼绝对期、视神经萎缩、药物影响(阿托品、可卡因)等。双侧瞳孔大小不等,常提示有颅内病变,如脑外伤、脑肿瘤、中枢神经性梅毒、脑疝等。

149～150.答案:D、C 解析:蛛网膜下腔出血以青壮年多见,多在情绪激动中或用力情况下急性发生,部分患者可有反复发作头痛史。突发剧烈头痛、呕吐、颜面苍白、全身冷汗,多数患者无意识障碍,但可有烦躁不安,脑膜刺激征多见且明显。由于内囊后支的感觉传导纤维受累,可出现病灶对侧偏身感觉减退或消失,如视放射也受累,则出现病灶对侧偏盲,即构成内囊损害的三偏(偏瘫、偏身感觉障碍及偏盲)征。

中西医结合执业医师资格考试
最后成功四套胜卷（四）答案

第一单元

1.C	2.C	3.E	4.C	5.D	6.B	7.E	8.C	9.B	10.E
11.A	12.E	13.D	14.B	15.E	16.E	17.A	18.E	19.D	20.B
21.D	22.D	23.A	24.B	25.E	26.C	27.B	28.C	29.C	30.D
31.A	32.C	33.B	34.A	35.A	36.B	37.C	38.A	39.C	40.E
41.A	42.C	43.D	44.C	45.D	46.B	47.B	48.C	49.C	50.C
51.C	52.C	53.C	54.C	55.C	56.A	57.C	58.C	59.C	60.E
61.D	62.D	63.B	64.A	65.D	66.E	67.A	68.E	69.B	70.A
71.E	72.E	73.B	74.E	75.D	76.A	77.C	78.E	79.D	80.A
81.C	82.E	83.D	84.D	85.A	86.A	87.E	88.B	89.D	90.D
91.C	92.A	93.A	94.E	95.A	96.B	97.E	98.C	99.B	100.A
101.A	102.A	103.D	104.D	105.C	106.C	107.D	108.C	109.C	110.D
111.A	112.D	113.E	114.A	115.A	116.B	117.B	118.B	119.E	120.B
121.D	122.E	123.C	124.D	125.B	126.E	127.C	128.E	129.C	130.D
131.C	132.C	133.D	134.B	135.C	136.E	137.B	138.E	139.A	140.D
141.A	142.E	143.B	144.B	145.D	146.E	147.A	148.B	149.E	150.D

第二单元

1.E	2.A	3.B	4.E	5.D	6.E	7.C	8.B	9.C	10.B
11.B	12.C	13.E	14.E	15.B	16.E	17.D	18.E	19.D	20.B
21.B	22.B	23.E	24.A	25.A	26.C	27.C	28.D	29.B	30.C
31.E	32.E	33.E	34.C	35.A	36.E	37.E	38.E	39.C	40.A
41.A	42.C	43.D	44.A	45.C	46.B	47.E	48.C	49.B	50.B
51.A	52.B	53.B	54.B	55.A	56.E	57.C	58.A	59.C	60.D
61.C	62.C	63.B	64.C	65.C	66.E	67.D	68.E	69.A	70.D
71.B	72.A	73.D	74.B	75.D	76.B	77.C	78.E	79.C	80.E
81.E	82.E	83.D	84.A	85.C	86.C	87.C	88.E	89.D	90.B
91.B	92.D	93.D	94.D	95.B	96.D	97.E	98.B	99.B	100.B
101.E	102.A	103.E	104.D	105.B	106.A	107.A	108.D	109.E	110.B
111.B	112.A	113.E	114.A	115.B	116.C	117.E	118.E	119.B	120.D

121.A	122.D	123.D	124.B	125.A	126.B	127.A	128.B	129.B	130.E
131.C	132.D	133.B	134.C	135.D	136.B	137.D	138.B	139.A	140.C
141.A	142.C	143.D	144.A	145.C	146.E	147.B	148.D	149.E	150.C

第三单元

1.E	2.E	3.E	4.E	5.B	6.E	7.A	8.B	9.D	10.B
11.C	12.C	13.D	14.E	15.E	16.B	17.E	18.B	19.C	20.E
21.D	22.E	23.E	24.E	25.D	26.E	27.C	28.B	29.A	30.D
31.A	32.C	33.E	34.B	35.D	36.E	37.E	38.D	39.C	40.A
41.C	42.C	43.B	44.A	45.C	46.C	47.C	48.D	49.C	50.D
51.D	52.E	53.B	54.C	55.D	56.A	57.D	58.B	59.B	60.A
61.E	62.C	63.A	64.C	65.B	66.E	67.D	68.C	69.C	70.C
71.E	72.A	73.B	74.A	75.D	76.A	77.E	78.C	79.D	80.C
81.C	82.A	83.D	84.B	85.B	86.B	87.A	88.B	89.B	90.D
91.E	92.D	93.C	94.E	95.E	96.E	97.C	98.E	99.B	100.D
101.C	102.D	103.E	104.D	105.A	106.C	107.A	108.C	109.C	110.B
111.A	112.E	113.A	114.B	115.D	116.D	117.E	118.B	119.D	120.E
121.A	122.D	123.C	124.A	125.D	126.B	127.B	128.E	129.C	130.C
131.A	132.E	133.D	134.A	135.C	136.D	137.A	138.E	139.E	140.B
141.A	142.B	143.A	144.E	145.D	146.E	147.D	148.C	149.B	150.E

第四单元

1.D	2.A	3.D	4.D	5.C	6.E	7.D	8.E	9.C	10.A
11.C	12.D	13.A	14.A	15.A	16.B	17.A	18.B	19.C	20.B
21.C	22.D	23.D	24.D	25.E	26.C	27.D	28.D	29.B	30.A
31.D	32.E	33.C	34.D	35.E	36.E	37.C	38.D	39.A	40.E
41.D	42.D	43.C	44.C	45.D	46.D	47.B	48.A	49.D	50.C
51.C	52.A	53.B	54.E	55.E	56.C	57.C	58.E	59.B	60.B
61.B	62.B	63.E	64.D	65.E	66.E	67.C	68.D	69.D	70.A
71.E	72.B	73.C	74.C	75.D	76.B	77.D	78.B	79.A	80.A
81.D	82.B	83.D	84.D	85.D	86.A	87.E	88.A	89.C	90.A
91.C	92.A	93.B	94.D	95.A	96.D	97.A	98.D	99.B	100.D
101.C	102.C	103.A	104.E	105.C	106.E	107.C	108.E	109.B	110.E
111.E	112.E	113.A	114.C	115.B	116.C	117.E	118.C	119.A	120.C
121.D	122.B	123.C	124.D	125.C	126.D	127.C	128.A	129.D	130.B
131.C	132.E	133.C	134.B	135.D	136.C	137.D	138.E	139.B	140.A
141.A	142.E	143.B	144.E	145.A	146.D	147.B	148.E	149.C	150.D

中西医结合执业医师资格考试最后成功四套胜卷（四）解析

第一单元

1. 答案：C 解析：不同的疾病，在其发展过程中，出现了相同的病证和相同的病机，则可以采用相同的治疗方法，此为异病同治。题中久痢、脱肛、子宫下垂虽病不同，但都因中气下陷所致，故可均采用提升中气的方法治疗，属于异病同治。故选择C。

2. 答案：C 解析：心、肺居高位，为阳；肝、脾、肾居低位，为阴。故排除D和E。脾属太阴，太阴所占阴份有三，少阴有二，厥阴只有一，所以太阴为至阴；太阳所占阳份有三，阳明有二，少阳有一，所以太阳为巨阳，少阳为小阳。故选择C。

3. 答案：E 解析：阴阳对立是指上与下，左与右；阴阳制约，比如动极者镇之以静。故排除B。互根互用，比如孤阴不生，独阳不长，故排除C。阴阳的消长平衡，比如阴消阳长，故排除D。阴阳的相互转化，比如热极生寒、寒极生热。故选择E。

4. 答案：C 解析：五行与五化相对应，A为木，B为火，C为土，D为金，E为水。故选择C。

5. 答案：D 解析："所胜"即"克"，水克火，火克金，金克木，木克土，土克水。故选择D。

6. 答案：B 解析：主，指主持、管理。血，指血流。脉，指经脉，为气血运行的通道。所谓心主血脉，是指心脏具有推动血液在脉道内运行的生理功能。在正常生理情况下，心气充足，推动血液运行的生理功能正常。故选择B。

7. 答案：E 解析：肺主通调水道的功能主要依赖于：①肺气宣发，调节汗液的排泄。②肺气肃降，促进水液的下行。故选择E。

8. 答案：C 解析：心主血脉，维持血液的正常运行，排除A。肺，朝百脉，肺气助心行血，排除B。肝主疏泄，主藏血，通利气、血、水，排除D。肾，主水液，主纳气，排除E。故选择C。

9. 答案：B 解析：肝主疏泄的生理功能包括：①调畅气机。②通利气血水。③促进脾胃的运化。④调畅情志。⑤促进和调节生殖功能。其中，最基本的生理功能是调畅气机。故选择B。

10. 答案：E 解析：《素问·宣明五气》："五脏所藏：心藏神，肺藏魄，肝藏魂，脾藏意，肾藏志。"故选择E。

11. 答案：A 解析：脾为后天之本，肾为先天之本。故选择A。

12. 答案：E 解析：肝藏血，主谋虑，排除A；心主血脉，排除B；脾主运化，排除C；肺主气，排除D；肾主水和纳气。故选择E。

13. 答案：D 解析：心与小肠通过经脉相联系，在疾病上常相互影响传变，心火炽盛，可以循经下移至小肠，引起小肠泌别清浊的功能失常，出现小便短赤，灼热疼痛甚或尿血等，而口舌生疮，心烦失眠，为心经热盛的表现。故选择D。

14. 答案：B 解析：胃的生理功能是：受纳、腐熟水谷；主通降，以降为和。A、C、D、E 均属脾的生理功能。故选择 B。

15. 答案：E 解析：脾喜燥恶湿，胃喜润恶燥，脏腑之中，此两脏与燥湿关系密切。故选择 E。

16. 答案：E 解析：心气，泛指心的功能活动，也可特指心脏推动气血运行的功能，排除 A；肺气，维持呼吸功能，故排除 B；营气，主要是营养全身和化生血液，排除 C；卫气，护卫肌表，温养脏腑、肌肉、皮毛，调节控制腠理的开闭、汗液的排泄，故排除 D；宗气，走息道以行呼吸，贯心脉以行气血。故选择 E。

17. 答案：A 解析：从血液的组成上看，营气是血液的主要成分，即营气能化生血液。故选择 A。

18. 答案：E 解析：足厥阴肝经与足太阴脾经循行交叉，变换前中位置，是在内踝上 8 寸处。故选择 E。

19. 答案：D 解析：风邪，轻扬开泄，易袭阳位，风性善行而数变，主动，风为百病之长。故选择 D。

20. 答案：B 解析：《素问·阴阳应象大论》曰："壮火之气衰，少火之气壮。壮火食气，气食少火。壮火散气，少火生气。""壮火""少火"，本指药食气味的阴阳性能而言，药食气味纯阳者为壮火，药食气味温和者为少火。"壮火之气衰，少火之气壮；壮火食气，气食少火……少火生气"，意为药物饮食气味温和而作用平和，食之则能使人体正气充盛。故选择 B。

21. 答案：D 解析：原文提出"脾者土也，治中央，常以四时长四藏，各十八日寄治，不得独主于时也"的观点。可见，"脾不主时"，在此并非言脾与四时无关，而是时时相关，每个季节之末的十八日均由脾所主，只是不单独主某一时。旨在强调

脾脏属土，为万物之母、五脏之本。故选择 D。

22. 答案：D 解析：《素问·热论》曰："治之各通其藏脉，病日衰已矣。其未满三日者，可汗而已；其满三日者，可泄而已。"本段指出了外感热病的治疗原则。外感热病，未满三日者，其邪尚在表，可用发汗的方法，祛除邪气，使病痊愈。已满三日者，其邪气已传入里，故可用泄法。故选择 D。

23. 答案：A 解析：《素问·汤液醪醴论》曰："平治于权衡，去菀陈莝，微动四极，温衣，缪刺其处，以复其形。开鬼门，洁净府，精以时服，五阳已布，疏涤五脏。"水肿病治则是"平治于权衡""去菀陈莝"，即平调阴阳，祛除水邪，体现了扶正祛邪的治疗原则。水肿的具体治法有四：一为"开鬼门，洁净府"，即发汗、利小便之法，以祛除水邪。二为"缪刺其处"，即用针刺之法使经络疏通以祛除水邪。三为"微动四极"，即轻微活动四肢，以疏通气血，振奋阳气。四为"温衣"，即添衣保暖，以保护阳气，有利于消散水饮之邪。四种方法也体现了扶正祛邪的思想，综合并用，使水邪得以消散。故选择 A。

24. 答案：B 解析：太阳主表，提纲条文又强调恶寒，恶寒是太阳病出现最早和贯穿始终的症状，所以有的医家认为恶寒最能突出太阳病的特征。所谓"有一分恶寒，就有一分表证"。故选择 B。

25. 答案：E 解析：麻黄汤中配伍杏仁，取其降气平喘的作用，且麻黄与杏仁相伍，宣发与肃降配合，有利于肺的宣降功能恢复正常。故太阳伤寒证无论有无喘咳症状，均可用杏仁调节肺的宣发肃降功能，以利于解表。故选择 E。

26. 答案：C 解析：此为小结胸证的适应证，需要注意大、小陷胸汤证之热实结胸证的鉴别，二者邪结性质不同，药物组成和

功效有别。结胸证根据病变范围，有大小结胸之分。大陷胸汤证水热骤结，病势急重，触痛、反跳痛突出，痛处范围大，可上及胸膈、下连少腹；小陷胸汤证，痰热渐聚，病势轻缓，心下痞塞为主，痛处范围局限，正（仅）在脘腹。伴症方面：大陷胸汤证，影响面大，多伴身热、烦躁气短、汤水不能下，舌苔粗紧，脉紧弦；小陷胸汤证，牵涉面窄，身热不显，但见心胸烦闷，嘈杂不食，舌苔滑腻，脉滑。大陷胸汤用大黄泻热破结以荡除实邪，小陷胸汤证是痰热互结，病相对较轻，则用黄连苦寒以清邪热；大陷胸汤用甘遂峻逐水饮，小陷胸汤用半夏化痰散结；大陷胸汤用芒硝软坚散结，小陷胸汤用黄连、瓜蒌实清热涤痰。大陷胸汤有泻热逐水破结之功；小陷胸汤有清热化痰开结之效。故选择 C。

27. 答案：B 解析：此证的病机为阳明湿热黄疸，兼腑气壅滞证发黄。治法为泻热利湿退黄。方用茵陈蒿汤。此处需要注意阳明湿热发黄三汤证的证治异同：此三方证均因湿热内郁肝胆，疏泄失常，胆汁外溢所致，均属阳黄，均有身黄、目黄、小便黄，黄色鲜明，汗出不畅，小便不利等主症。治疗均用清热利湿之法。所不同的是茵陈蒿汤证兼有腑气壅滞，病势偏里，故症见腹微满、大便不畅或秘结，故治疗用大黄，攻逐瘀滞，用茵陈、栀子清利湿热；栀子柏皮汤证既不偏表，亦不偏里，以湿热弥漫三焦、热盛为主，故症见心中懊恼，发热，舌红较明显，治疗重在苦寒清热，故用栀子配黄柏、炙甘草，加强清泄湿热之功；麻黄连翘赤小豆汤证外兼表邪郁遏，病势偏表，症见发热恶寒、身痒等，治疗用麻黄、杏仁、连翘、生姜等药宣散表邪，用赤小豆、生梓白皮、甘草等清利湿热。故尤在泾说："茵陈蒿汤是下热之剂，栀子柏皮汤是清热之剂，麻黄连翘赤小豆汤是散热之剂。"故选择 B。

28. 答案：C 解析：此证为脾虚气滞腹胀满。这里应注意太阴理中汤证腹满与厚朴生姜半夏甘草人参汤证腹满的鉴别。两者均属脾虚气滞腹胀满。但理中汤证以脾虚为主，其腹满属太阴脾虚，寒湿内阻，气滞腹满，一般伴有腹泻便溏，手足不温，口不渴，脉沉缓而弱，苔薄白，治疗重在温脾祛寒，兼燥湿除满；而厚朴生姜半夏甘草人参汤证以气滞为主，其腹满因发汗太过损伤脾阳，或素有脾虚，以致运化失职，气滞于腹，壅而作满，伴有噫气或肠鸣，或嗳气胀痞等症，属虚少实多之证，治疗重在行气导滞消胀满，兼补脾气。故选择 C。

29. 答案：C 解析：真武汤与茯苓桂枝白术甘草汤治疗水气病证的异同：两证均以水气为患，药用茯苓、白术利水。但苓桂术甘汤证病位在脾，为脾虚失运，水气内停，症情较轻，症见头眩，心下逆满，气上冲胸，小便不利，方以茯苓为主药，重在培土运脾，并伍用桂枝、甘草，辛甘通阳，化气利水；真武汤证病位在肾，为肾阳虚衰，水气泛滥全身，症情较重，除水气内停外，尚见水肿，振振欲擗地，四肢沉重疼痛之水气浸渍肌肉、筋脉之证。真武汤方重在温补肾阳，化气行水，故伍用附子、芍药、生姜。故选择 C。

30. 答案：D 解析：百合病是一种心肺阴虚内热而致的疾病。中医理论认为，"肺朝百脉""心主血脉"，体现了人体一身血脉由心肺所主，若心肺功能正常，则气血顺畅，百脉调和，若心肺阴虚内热，则百脉失于濡养，症状百出。故而"百脉一宗，悉致其病也"是对其病因病机的高度概括。故选择 D。

31. 答案：A 解析：本证属阴阳两虚之证，致使虚阳上浮，阴精下泄。故而用桂枝汤既能调和营卫以固表，还能调和阴阳以补虚，加龙骨、牡蛎潜镇固涩、潜阳入阴，阴阳相济，使虚阳不致上浮，阴精不致下泄。故选择A。

32．答案：C　解析：患者肾气虚弱，开阖固摄失权，则水谷精微直趋下泄，随小便而排出体外，故小便反多；肾阳虚衰，不能蒸腾气化水液于口，故口渴多饮。治以肾气丸温补肾阳。故选择C。

33．答案：B　解析：此病为妇人脏躁。脏躁是由于七情郁而化火，火耗气伤血，肝体阴而用阳，进而肝血虚则不藏魂，心血虚则不养神。则以甘麦大枣汤甘润缓急，养血安神。故选择B。

34．答案：A　解析：关于热入营分的治法，应灵活理解叶天士所提出的"撤去气药"。此处并非指完全不能用治疗气分证的药物，因后文所列竹叶、花露等皆属气分药，而是强调应该将治疗的重心转到清营泄热透邪方面。故选择A。

35．答案：A　解析：温毒是感染了温热时毒病邪，既有热性病的常见症状，又有局部肿毒表现的一种温病；温热多发于春末夏初感染温热病邪，表现为热象较高的一种温病；湿温多发于长夏初秋，是因感受湿热病邪而发的一种温病；温疟是内有阴气先伤，夏季复感暑热，阴伤而阳热亢盛而发的一种疟疾；温疫是感受疠气秽浊而发，具有较大流行性和传染性的一种温病。故选择A。

36．答案：B　解析：此为阳明温病之经证，治宜辛寒清热透邪，代表方为白虎汤。故选择B。

37．答案：C　解析：原文"治上焦如羽（非轻不举）；治中焦如衡（非平不安）；治下焦如权（非重不沉）。"吴氏指出三焦分证在治疗上的主要特点，用"羽""衡""权"三字概括了治疗上、中、下焦温病的基本大法。治上焦之药物要轻如羽毛，因轻药才能到达上焦，治疗在上的病位，此外药量要轻，煎煮时间亦不能过长，也是令药能升浮到上焦病位的要诀。治中焦要如同秤杆那样保持平衡，中焦为脾胃之府，脾胃一升一降，如平衡打破则病生也，故脾胃不平则人不安，治疗上要保持脾升胃降为主要原则。治疗下焦则如同秤砣一样，用性质沉重，重镇滋潜味厚的药物才能直达下焦之病所，如滋补真阴，潜阳息风之药。故选择C。

38．答案：A　解析：谵妄是较意识模糊更为严重的意识障碍类型，主要为意识清醒程度降低、注意力变差、失去定向感、情绪激动或呆滞、睡眠-清醒周期混乱、有时清醒有时又变得昏睡，常常伴随着妄想、幻觉等。选项B、C、D、E符合谵妄的表现，谵妄并没有提到意识丧失，更多的是清醒程度差。故选择A。

39．答案：C　解析：A为血瘀所致，还可见于某些先天性心脏病，或药物、食物中毒等。B表明津液匮乏，气血大亏。C多见于酒毒内蕴，酒癖患者。D由气滞血瘀所致。E多为瘀血内阻，或肝失疏泄，或肺失宣肃，气滞而血瘀，或气虚而致血流缓慢，或外伤损伤络脉，血溢致瘀。故选择C。

40．答案：E　解析：颤动舌主肝风内动，若舌淡白而颤动，多见于气血两虚；舌红少苔而颤动，多见于肝肾阴虚；舌红绛而颤动不已，伴眩晕肢麻，为肝阳化风；舌绛紫而颤动，伴高热抽搐，为热极生风。排除A、C。B一般容易引起虚风内动，引起颤动舌。D多为湿热内盛，耗伤阴精，日久可致肝风内动或肝肾亏虚，均可见颤动舌。E为吐弄舌的病机。故选择E。

41．答案A　解析：题目中所描述症状表现为湿热蕴脾之证。A主热证，黄腻苔主湿热内蕴、痰饮化热或食积化热。符合题目的病机特点。B为伤津之症。C为阴虚火旺，热盛伤津，津液受损，也应排除。D为阴虚之证，与题目不符。E为燥热伤津之证，强调热盛伤津，与题目不符。故选择A。

42.答案：C 解析：语言謇涩指的是神志清楚，思维正常，但言语不流利，吐词不清晰者，多因风痰阻络所致。故选择C。

43.答案：D 解析：言语轻缓，声音低微，欲言而不能接续者，称为夺气。A是指神志不清，语言重复，时断时续，声音低弱者。B为神志不清，语无伦次，声高有力者。C为语言错乱，语后自知，不能自主者。E为自言自语，喃喃不休，见人则止，首尾不续者。故选择D。

44.答案：C 解析：A多属食积胃肠。B多为疳病。C多属胃热。D多属口腔不洁。E多为疮疡溃脓。故选择C。

45.答案：D 解析：滑脉指往来流利，如珠走盘，应指圆滑。主痰饮、食积、实热。妇女妊娠见滑脉，是气血充盛而调和的表现。故选择D。

46.答案：B 解析：A为腹部高度胀大，如鼓之状者，以手分置腹之两侧，一手轻拍，另一手可触到波动感。同时，按之如囊裹水，且腹壁有凹痕者，为水臌。B为腹部胀满，按之有充实感觉，有压痛，叩之声音重浊的，为实满，腹部膨满，但按之不实，无压痛，叩之作空声的，为气胀，多属虚满。C痰饮多由外感六淫，或饮食所伤及七情内伤等，使肺、脾、肾及三焦等脏腑气化功能失常，津液代谢障碍，以致水液停滞而成。D是指腹内的结块或胀或痛的一种病证。E为右小腹作痛，按之疼痛。故选择B。

47.答案：B 解析：虚热证表现为五心烦热，或骨蒸潮热，颧红盗汗，口燥咽干，心烦失眠，形体消瘦，或眩晕耳鸣，小便短黄，大便干结，舌红少苔少津，脉细数。实热证表现为身热烦躁，胸闷气粗，口干欲饮，脘腹胀痛拒按，大便秘结，小便短黄，舌红苔黄，脉滑数或洪数。故选择B。

48.答案 C 解析：阳虚证即虚寒证，表现为经常畏冷，四肢不温，嗜睡蜷卧，面色㿠白，口淡不渴，或渴喜热饮，或口泛清涎，小便清长，大便溏薄或完谷不化，舌淡胖，苔白滑，脉沉迟或细弱等。故选择C。

49.答案：C 解析：本题描述属疾病本质属虚证，但又出现一些似乎是实的现象。素体脾虚、运化无力，因而出现腹部胀满而痛，脉弦等症脉。故选择C。

50.答案：C 解析：暑淫证候临床表现为发热恶热，汗多头昏，烦渴喜冷饮，神疲气短，肢倦乏力，胸闷懒言，食少呕恶，小便短黄灼热，舌红苔黄少津，脉虚数；或壮热昏仆，神昏谵语，面红气粗，头痛项强，四肢抽搐，舌绛干燥，脉细滑数。故选择C。

51.答案：C 解析：寒淫治病表现为恶寒发热，无汗，头痛，身痛，喘咳，鼻塞，苔薄白，脉浮紧；或手足拘急，四肢厥冷，脉微欲绝；或腹痛肠鸣，泄泻，呕吐等。故选择C。

52.答案：C 解析：头晕目花为清阳之气不能升举，少气倦怠为气虚机能衰退，腹部坠胀、脱肛为气陷于下，以致诸脏器失其升举之力，舌淡苔白、脉弱为气虚血不足。患者的症状表现为气虚无力升举而反下陷的证候。故选择C。

53.答案：D 解析：脘部痞满，按之较硬而疼痛者属实证，多因实邪聚结胃脘所致；按之濡软而无痛者属虚证，多因胃腑虚弱所致；脘部按之有形而胀痛，推之辘辘有声者，为胃中有水饮。按之局部灼热，痛不可忍者，为内痈。按之如囊裹水，且腹壁凹痕者，为水臌。以手叩之如鼓，无波动感，按之亦无凹痕者，为气臌。故选择D。

54.答案：C 解析：牙齿干燥，甚者齿如枯骨，为胃津已伤或肾阴枯竭。故选择C。

55.答案：A 解析：表情淡漠，神志

痴呆，举止失常多由肝气郁结，气郁生痰，痰浊上蒙心窍所致，属于癫证。面色晦滞为外感湿浊之邪，湿浊郁遏中焦，清阳不升，浊气上泛。脘闷作恶为胃失和降，胃气上逆。舌苔白腻、脉滑是痰浊内盛之象。故选择A。

56. 答案：A 解析：脾不统血证主要表现为面色萎黄或苍白无华，神疲乏力，气短懒言，或食少便溏，并见出血，或便血，或溺血，肌衄、鼻衄，或妇女月经过多、崩漏，舌淡，脉细无力等。该病例符合此证的临床表现。故选择A。

57. 答案：D 解析：患者平日急躁易怒说明平素具有肝阳上亢的现象，眩晕为肝阳化风，肝风内动，上扰头目，舌体颤动为风痰流窜脉络，经气不利，面赤如醉为阴虚之象，脉弦是风阳扰动的病机反映。故选择D。

58. 答案：A 解析：患者咳喘10年必有肺气虚，胸闷心悸提示心气不足，咳痰清稀，声低乏力，面白神疲，舌质淡白，脉弱等为一派肺气虚的表现。故选择A。

59. 答案：C 解析：小儿生长发育迟缓，是由于肾精不足，从题目的症状来看选项C最适合。故选择C。

60. 答案：E 解析："十八反"：本草明言十八反，半蒌贝蔹及攻乌，藻戟遂芫俱战草，诸参辛芍叛藜芦。A、B选项属于"十八反"的禁忌。"十九畏"：硫黄原是火中精，一见朴硝便相争。水银莫与砒霜见，狼毒最怕密陀僧。巴豆性烈最为上，偏与牵牛不顺情。丁香莫与郁金见，牙硝难合京三棱。川乌草乌不顺犀，人参最怕五灵脂。官桂善能调冷气，若逢石脂便相欺。大凡修合看顺逆，炮爁炙煿莫相依。C、D选项属于"十九畏"禁忌。硫黄与矿物药朴硝禁忌，而不是与皮类药厚朴禁忌。故选择E。

61. 答案：D 解析：人参最怕五灵脂，故选择D。

62. 答案：D 解析：辛夷有毛，易刺激咽喉，入汤剂宜用纱布包煎。故选择D。

63. 答案：B 解析：紫苏解表散寒，行气宽中，解鱼蟹毒。香薷发汗解表，化湿和中，利水消肿。生姜解表散寒，温中止呕，温肺止咳，解毒。白芷解表散寒，祛风止痛，通鼻窍，燥湿止带，消肿排脓。防风祛风解表，胜湿止痛，止痉。故选择B。

64. 答案：A 解析：本题所述为外感风寒，治疗宜选用辛温解表药，可排除D、E选项，A麻黄发汗力较B桂枝强，风寒表实无汗宜用，兼可宣肺平喘，C细辛长于祛风止痛、通窍、温肺化饮。故选择A。

65. 答案：D 解析：患者"外感发热，邪郁肌腠，项背强痛"，治宜解肌退热。葛根解肌退热，透发麻疹，生津止渴，升阳止泻。荆芥祛风解表，透疹消疮，止血。白芷解表散寒，祛风止痛，通鼻窍，燥湿止带，消肿排脓。薄荷疏散风热，清利头目，利咽透疹，疏肝行气。柴胡疏散退热，疏肝解郁，升阳举陷。故选择D。

66. 答案：E 解析：A石膏生用清热泻火，除烦止渴。B知母清热泻火，生津润燥。C芦根清热泻火，生津止渴，除烦止呕，利尿。D天花粉清热泻火，生津止渴，消肿排脓。E栀子泻火除烦，清热利湿，凉血解毒。故选择E。

67. 答案：A 解析：栀子泻火除烦，清热利湿，凉血解毒。焦栀子凉血止血。决明子清热明目，润肠通便。金银花清热解毒，疏散风热。夏枯草清热泻火，明目，散结消肿。芦根清热泻火，生津止渴，除烦，止呕，利尿。故选择A。

68. 答案：E 解析：A穿心莲清热解毒，凉血，消肿，燥湿。B秦皮清热解毒。C白鲜皮可清热燥湿，祛风解毒。D熊胆清热解毒，息风止痉，清肝明目。E马齿苋可清热解毒，凉血止血，止痢。故选择E。

69. 答案：B　解析：板蓝根具有清热解毒，凉血利咽的功效，多用于温热病发热、头痛、喉痛，或温毒发斑、痄腮、痈肿疮毒、丹毒、大头瘟等多种热毒炽盛之证。其他选项均不能治疗大头瘟。故选择B。

70. 答案：A　解析：生地黄清热凉血，养阴生津。牡丹皮清热凉血，活血祛瘀。赤芍清热凉血，散瘀止痛。紫草清热凉血，活血，解毒透疹。金银花清热解毒，疏散风热。故选择A。

71. 答案：E　解析：独活能够祛风湿，止痛，解表。故选择E。

72. 答案：E　解析：桑寄生祛风湿，补肝肾，强筋骨，安胎。五加皮祛风湿，补肝肾，强筋骨，利水。二者均具有祛风湿，补肝肾，强筋骨作用，用于风湿痹证，筋骨痿软。故选择E。

73. 答案：B　解析：患者"暑天乘凉饮冷"为感受寒湿、暑湿之邪。其后出现"恶心，呕吐"可知寒湿、暑湿之邪侵犯中焦脾胃。治宜化湿、止呕、解暑。故藿香为最佳选项。黄连清热燥湿，泻火解毒。生姜解表散寒，温中止呕，温肺止咳，解毒。竹茹清热化痰，除烦止呕，凉血止血。紫苏降气化痰，止咳平喘，润肠通便。故选择B。

74. 答案：E　解析：滑石的功效：利水通淋，清热解暑，祛湿敛疮。A、B、C、D均不是滑石的功效。故选择E。

75. 答案：D　解析：金钱草利湿退黄，利水通淋，解毒消肿。故选择D。

76. 答案：A　解析：肉桂的功效是：补火助阳，散寒止痛，温通经脉，引火归原。B、C、D、E均不是肉桂的功效。故选择A。

77. 答案：C　解析："患者呕吐"，病位在胃，胁肋为肝经所过，故肝郁气滞可见"嗳气频繁，胸胁闷痛，脉弦"。综合判断，

该患者为肝郁犯胃，治宜疏肝解郁，降逆止呕。吴茱萸不但可散寒止痛，同时可以疏肝解郁，降逆止呕，兼能制酸止痛。治肝郁犯胃的胁痛口苦，与黄连配伍，如左金丸。干姜温中散寒，回阳通脉，温肺化饮。高良姜温中止痛，止呕。丁香温中降逆，散寒止痛，温肾助阳。小茴香散寒止痛，理气和胃。故选择C。

78. 答案：E　解析：青皮疏肝破气，消积化滞。主要用于肝郁气滞证，气滞脘腹疼痛，食积腹痛，癥瘕积聚，久疟癖块。故选择E。

79. 答案：D　解析：患者肝郁不舒，则会出现"胁肋胀痛，常因情志变动而痛有增减，胸闷不舒"，木克脾土，则会出现"嗳气吞酸"，治宜疏肝与和胃同用。选项D佛手疏肝解郁，理气和中，燥湿化痰。川楝子行气止痛，杀虫，更适用于肝郁化火。陈皮理气健脾，燥湿化痰。木香行气止痛，健脾消食。枳实破气除痞，化痰消积。故选择D。

80. 答案：A　解析：神曲消食和胃，治疗饮食积滞，尤宜外感表证兼食积。麦芽消食健胃，回乳消胀，疏肝解郁。青皮疏肝破气，消积化滞。莪术破血行气，消积止痛。山楂消食化积，行气散瘀。故选择A。

81. 答案：C　解析：使君子杀虫消积。苦楝皮杀虫，疗癣。槟榔杀虫，消积，行气，利水，截疟。贯众清热解毒，凉血止血，杀虫。雷丸杀虫消积。故选择C。

82. 答案：E　解析：侧柏叶凉血止血，化痰止咳，生发乌发。茜草凉血化瘀止血，通经。艾叶温经止血，散寒调经，安胎。炮姜温经止血，温中止痛。三七化瘀止血，活血定痛。蒲黄止血，化瘀，利尿。紫草清热凉血，活血，解毒透疹。赤芍清热凉血，散瘀止痛。大蓟凉血止血，散瘀解毒消痈。小蓟凉血止血，散瘀解毒消痈。故选择E。

83. 答案：D 解析：三七化瘀止血，活血定痛。茜草凉血化瘀止血，通经。红花活血通经，祛瘀止痛。血竭活血定痛，化瘀止血，敛疮生肌。桃仁活血祛瘀，润肠通便，止咳平喘。故选择D。

84. 答案：D 解析：本题所述病证为血瘀经行不畅，此五个选项中，川芎为妇科要药，善治血瘀气滞痛证，活血调经，其余选项均无调经之功效。故选择D。

85. 答案：A 解析：桃仁活血祛瘀，润肠通便，止咳平喘。红花活血通经，祛瘀止痛。故它们的共同功效是活血化瘀。故选择A。

86. 答案：A 解析：患者"寒痰咳喘"治宜温肺化痰，止咳平喘。白芥子温肺化痰，利气，散结消肿。紫苏子降气化痰，止咳平喘，润肠通便。杏仁止咳平喘，润肠通便。葶苈子泻肺平喘，利水消肿。桔梗宣肺，祛痰，利咽，排脓。故选择A。

87. 答案：E 解析：海藻消痰软坚，利水消肿。竹沥清热降火，豁痰利窍。贝母清热化痰，润肺止咳，散结消肿。昆布消痰软坚，利水消肿。瓜蒌清热化痰，宽胸散结，润肠通便。故选择E。

88. 答案：B 解析：患者"失眠、健忘"是因血不养神，治宜养血，"自汗"治宜敛汗。酸枣仁养心益肝，安神，敛汗。朱砂清心镇惊，安神解毒。合欢皮解郁安神，活血消肿。远志宁心安神，祛痰开窍，消散痈肿。磁石镇惊安神，平肝潜阳，聪耳明目，纳气定喘。故选择B。

89. 答案：D 解析：A羚羊角平肝息风，兼能清肝明目，清热解毒。B石决明平肝潜阳，兼能清肝明目。C决明子平抑肝阳，兼能明目，润肠通便。D天麻息风止痉，兼能平抑肝阳，祛风通络，止痛。E珍珠兼能明目消翳、解毒生肌、润肤养颜。故选择D。

90. 答案：D 解析：苍术能够燥湿健脾，祛风散寒。故选择D。

91. 答案：C 解析：麻黄杏仁甘草石膏汤主治风寒入里化热，身热不解，汗出而喘，舌苔薄白，脉滑数。故选择C。

92. 答案：A 解析：桑菊饮的组成：桑叶、菊花、杏仁、连翘、薄荷、苦桔梗、生甘草、苇根。桑杏汤组成：桑叶、杏仁、沙参、象贝、香豉、栀皮、梨皮。故选择A。

93. 答案：A 解析：济川煎的组成：当归、牛膝、肉苁蓉、泽泻、升麻、枳壳。故选择A。

94. 答案：E 解析：大柴胡汤的组成：柴胡、黄芩、芍药、半夏、生姜、枳实、大枣、大黄。柴葛解肌汤的组成：柴胡、葛根、黄芩、羌活、白芷、芍药、桔梗、生姜、甘草、大枣、石膏。故选择E。

95. 答案：A 解析：本方即小柴胡汤去柴胡、生姜，加黄连、干姜而成。因无半表证，故去解表之柴胡、生姜，痞因寒热错杂而成，故加寒热平调之黄连、干姜，变和解少阳之剂，而为调和肠胃之方。半夏泻心汤配伍特点为寒热互用以和其阴阳，苦辛并进以调其升降，补泻兼施以顾其虚实。故选择A。

96. 答案：B 解析：温胆汤的组成：半夏、竹茹、枳实、陈皮、甘草、茯苓、生姜、大枣。凉膈散的组成：川大黄、朴硝、甘草、山栀子仁、薄荷、竹叶、黄芩、连翘。清骨散的组成：银柴胡、胡黄连、秦艽、鳖甲、地骨皮、青蒿、知母、甘草。温脾汤的组成：大黄、当归、干姜、附子、人参、芒硝、甘草。清胃散的组成：升麻、生地黄、当归、川黄连、牡丹皮、石膏。故选择B。

97. 答案：E 解析：仙方活命饮组成：白芷、贝母、防风、赤芍、当归、甘草、皂角刺、穿山甲、天花粉、乳香、没药、金银花、陈皮。故选择E。

98. 答案：C 解析：芍药汤组成：芍药、当归、黄连、槟榔、木香、甘草、大黄、黄芩、官桂。白头翁汤组成：白头翁、黄柏、黄连、秦皮。故选择C。

99. 答案：B 解析：大建中汤组成：蜀椒、人参、干姜、胶饴。故选择B。

100. 答案：A 解析：四逆汤主治病证为伤寒太阳病误汗伤阳，以及阳明、太阴、少阴、厥阴病和霍乱等症见四肢厥逆、恶寒蜷卧、呕吐不渴、腹痛下利、神衰欲寐、舌苔白滑、脉微欲绝者，以及瘟疫、疟疾、厥证、脱证、痛证见有上述症状，属阴证者。故选择A。

101. 答案：A 解析：胶艾汤主治证的病机是妇人冲任虚损，血虚有寒。故选择A。

102. 答案：A 解析：玉屏风散益气固表止汗。牡蛎散益气固表，敛阴止汗。故选择A。

103. 答案：D 解析：六味地黄丸主治肝肾阴虚证。症见腰膝酸软，头晕目眩，耳鸣耳聋，盗汗，遗精，消渴，骨蒸潮热，手足心热，口燥咽干，牙齿动摇，足跟作痛，小便淋沥，以及小儿囟门不合，舌红少苔，脉沉细数。故选择D。

104. 答案：D 解析：逍遥散的功用疏肝解郁，健脾和营。一贯煎的功用是滋阴疏肝。故选择D。

105. 答案：C 解析：四神丸的组成：肉豆蔻、补骨脂、五味子、吴茱萸。故选择C。

106. 答案：C 解析：固冲汤的药物组成：白术、生黄芪、龙骨、牡蛎、萸肉、生杭芍、海螵蛸、茜草、棕榈炭、五倍子。故选择C。

107. 答案：D 解析：甘麦大枣汤主治脏躁，多见于更年期综合征，其他精神失常类疾病凡属脏阴不足、虚热躁扰者均可参考使用。故选择D。

108. 答案：C 解析：至宝丹的功用是清热开窍、化浊解毒。故选择C。

109. 答案：C 解析：苏子降气汤中肉桂温肾纳气，治疗下虚，为辅药；当归养血润燥，制约大队燥药伤阴的副作用，为佐药。故选择C。

110. 答案：D 解析：旋覆代赭汤中旋覆花性温而能下气消痰，降逆止噫，是为君药。代赭石质重而沉降，善镇冲逆，但味苦气寒，故用量稍小为臣药。两药相配镇冲逆除噫气。故选择D。

111. 答案：A 解析：生化汤：当归、川芎、桃仁、炮姜、甘草。温经汤：吴茱萸、当归、芍药、川芎、人参、桂枝、阿胶、牡丹皮、生姜、甘草、半夏、麦冬。血府逐瘀汤：桃仁、红花、当归、生地黄、川芎、赤芍、牛膝、桔梗、柴胡、枳壳、甘草。通窍活血汤：赤芍、川芎、桃仁、红枣、红花、老葱、鲜姜、麝香。身痛逐瘀汤：秦艽、川芎、桃仁、红花、甘草、羌活、没药、当归、五灵脂、香附、牛膝、地龙。故选择A。

112. 答案：D 解析：槐花散清肠止血，疏风下气。主治湿浊内阻，肠胃不调，脘腹胀满，大便下血。故选择D。

113. 答案：E 解析：大定风珠的组成：白芍、阿胶、生龟甲、干地黄、麻仁、五味子、生牡蛎、麦冬、炙甘草、鸡子黄、鳖甲。故选择E。

114. 答案：A 解析：再造散的组成：黄芪、人参、桂枝、甘草、熟附子、细辛、羌活、防风、川芎、煨生姜。故选择A。

115. 答案：A 解析：百合固金汤主治肺肾阴亏，虚火上炎证。咳嗽气喘，痰中带血，咽喉燥痛，头晕目眩，午后潮热，舌红少苔，脉细数。故选择A。

116.答案：B　解析：二妙散的功用为清热燥湿止痒，主治湿热下注证。筋骨疼痛，下肢痿软无力，足膝红肿疼痛，或湿热带下，或下部湿疮等，小便短赤，舌苔黄腻者。故选择B。

117.答案：B　解析：完带汤：白术、山药、人参、白芍、车前子、苍术、甘草、陈皮、黑芥穗、柴胡。方中重用白术、山药补脾祛湿，使脾能健运，湿浊自消，苍术燥湿，以资君药祛湿。故选择B。

118.答案：B　解析：清气化痰丸主治痰热咳嗽。咳嗽气喘，咳痰黄稠，胸膈痞闷，甚则气急呕恶，烦躁不宁，舌质红，苔黄腻，脉滑数。故选择B。

119.答案：E　解析：健脾丸组成：白术、木香、黄连、甘草、白茯苓、人参、神曲、陈皮、砂仁、麦芽、山楂、山药、肉豆蔻。故选择E。

120.答案：B　解析：乌梅丸主治证候中可见食入吐蛔。乌梅丸的功用是温脏安蛔。主治蛔厥证，腹痛时作，心烦呕吐，时发时止，常自吐蛔，手足厥冷。故选择B。

121~122.答案A、E　解析：A指脉来缓，时而一止，止无定数。B指脉来数，时而一止，止无定数。C指脉来时见一止，止有定数，良久方来。D指极细极软，按之欲绝，似有若无。E指脉极软弱而沉细。

123~124.答案：C、D　解析：肝主疏泄而藏血，具有条达气机、调节情志的功能。肝病日久，则肝气郁滞，疏泄失职，故见两胁胀满疼痛。气为血帅，气滞则血凝，故见舌质瘀点、瘀斑。气短乏力，兼见月经量多，为气虚而不能统血，气虚与失血并见的证候。

125~126.答案：B、C　解析：风水，关之于肺。因风邪袭表，肺主皮毛，卫外不固，故脉浮恶风；肺失宣降，水湿停滞，流注于关节，故骨节疼痛。正水，关乎于肾，肾阳虚不能蒸化水湿，故水湿停滞，泛溢肌肤则浮肿；水湿上逆犯肺则喘；肾阳虚弱，失于温养，则可表现为腰膝酸冷，脉迟。

127~128.答案：A、E　解析：肾中所藏之精，包含肾阴和肾阳，其有两个来源，一是来源于父母的生殖之精，即"先天之精"，二是来源于人出生之后，机体从饮食物摄取的营养成分和脏腑代谢所化生的精微物质，即"后天之精"。"先天之精"和"后天之精"相互补充，才能使肾阴、肾阳生化无穷。痰饮易停滞之所为肺，所以说肺为"贮痰之器"。

129~130.答案：C、D　解析：A舌色淡红为正常舌。B舌质淡白常见于气血两虚证。C舌质绛红见于邪入营血证。D舌质紫暗见于气血瘀滞证。E舌起粗大红刺见于脏腑阳热亢盛。

131~132.答案：C、C　解析：A石膏用于外感热病，高热烦渴，肺热咳喘，胃火亢盛。B知母用于外感热病，高热烦渴，肺热咳喘，阴虚消渴，肠燥便秘。C芦根用于热病烦渴，胃热呕逆，肺热咳嗽，肺痈吐脓，热淋涩痛。D天花粉用于热病烦渴，肺热燥咳，疮疡肿毒。E夏枯草用于目赤肿痛，瘰疬瘿瘤，乳痈肿痛。

133~134.答案：D、B　解析：豨莶草祛风湿，利关节，解毒。络石藤祛风通络，凉血消肿。

135~136.答案：C、E　解析：A丁香治疗胃寒呕吐、呃逆、脘腹冷痛、阳痿宫冷。B肉桂治疗阳痿宫冷、腹痛寒疝、腰痛胸痹、阴疽、痛经闭经、虚阳上浮诸症。C吴茱萸治疗肝寒气滞诸痛、中焦虚寒、肝气上逆之颠顶头痛、胃寒呕吐、虚寒泄泻。D干姜治疗腹痛、呕吐、泄泻、亡阳证、寒饮咳喘。E花椒治疗蛔虫引起的腹痛、呕吐。

137~138.答案：B、E　解析：郁金

能够活血止痛,行气解郁,清心凉血,利胆退黄。红花活血通经,祛瘀止痛。

139～140.答案:A、D 解析:合欢皮解郁安神,活血消肿。酸枣仁养心益肝,安神,敛汗。远志宁心安神,祛痰开窍,消散痈肿。琥珀镇惊安神,活血散瘀,利尿通淋。磁石镇惊安神,平肝潜阳,聪耳明目,纳气定喘。

141～142.答案:A、E 解析:大柴胡汤中轻用大黄配枳实以内泻阳明热结,行气消痞,亦为臣药。芍药柔肝缓急止痛,与大黄相配可治腹中实痛,与枳实相伍可以理气和血,以除心下满痛。

143～144.答案:B、B 解析:导赤散主治心经火热证。心胸烦热,口渴面赤,意欲饮冷,以及口舌生疮,或心热移于小肠,小便赤涩刺痛,舌红,脉数。

145～146.答案:D、E 解析:四物汤主治营血虚滞证。症见头晕目眩,心悸失眠,面色无华,妇人月经不调,量少或经闭不行,脐腹作痛,甚或瘕块硬结,舌淡,口唇、爪甲色淡,脉细弦或细涩。归脾汤主治心脾气血两虚证。症见心悸怔忡,健忘失眠盗汗,体倦食少,面色萎黄,舌淡,苔薄白,脉细弱。当归补血汤主治血虚阳浮发热证。症见肌热面赤,烦渴欲饮,脉洪大而虚,重按无力,亦治妇人经期、产后血虚发热头痛,或疮疡溃后,久不愈合者。四君子汤主治脾胃气虚证。症见面色萎白,语声低微,气短乏力,食少便溏,舌淡苔白,脉虚弱。八珍汤主治气血两虚证。症见面色苍白或萎黄,头晕眼花,四肢倦怠,气短懒言,心悸怔忡,食欲减退,舌质淡,苔薄白,脉细虚。

147～148.答案:A、B 解析:归脾汤益气补血,健脾养心。参苓白术散益气健脾,渗湿止泻。

149～150.答案 E、D 解析:舟车丸行气逐水消肿,通利二便。保和丸消食和胃。枳实消痞丸消痞除满,健脾和胃。木香槟榔丸行气导滞,攻积泄热。枳实导滞丸消导化积,清热利湿。

第二单元

1.答案:E 解析:哮喘持续状态是指哮喘发作严重,时间持续在24小时以上。故选择E。

2.答案:A 解析:哮病的病位在肺,而与脾、肾密切相关。故选择A。

3.答案:B 解析:证属热哮,治宜清热宣肺、化痰定喘,方用定喘汤加减。故选择B。

4.答案:E 解析:喘咳气急,胸闷,咳痰稀白,伴头痛恶寒,口不渴,苔薄白,脉浮紧,可知为咳喘外感风寒证。麻杏石甘汤用于外寒之邪入里化热,气分热盛之证;桑白皮汤用于痰热郁肺证;二陈汤用于痰浊阻肺证;补肺汤用于肺气亏虚证;麻黄汤用于外感风寒证。故选择E。

5.答案:D 解析:银翘散多用于风热感冒;桑菊饮用于肺炎邪犯肺卫证;千金苇茎汤、麻杏石甘汤用于痰热壅肺证,但后者为首选;泻白散多用于儿科肺热喘咳证。故选择D。

6.答案:E 解析:低热夜甚,干咳少痰,五心烦热,神疲纳差,舌红少苔,脉细数,诊断为正虚邪恋证。故选择E。

7.答案:C 解析:哮喘持续状态是指哮喘急性严重发作,应用一般止喘药物包括静脉滴注氨茶碱仍不能在24小时以内控制的哮喘。糖皮质激素的及时、适量应用是控制和缓解哮喘发作的重要治疗措施,常用琥珀酸氢的松或地塞米松等。故选择C。

8.答案:B 解析:肺癌肿瘤侵犯胸膜

或纵隔，可产生不规则钝痛；侵入胸壁、肋骨或压迫肋间神经时可致胸痛剧烈，且有定点或局部压痛，呼吸、咳嗽则加重。故选择 B。

9. 答案：C 解析：神志恍惚，谵语，表情淡漠，嗜睡，喘促，咳痰不爽，诊断为痰蒙神窍证。方药选涤痰汤加减，另服安宫牛黄丸或至宝丹。故选择 C。

10. 答案：B 解析：慢性肺源性心脏病表现为神志恍惚，谵语，抽搐，烦躁不安，诊断为痰蒙神窍证，治法为涤痰开窍，息风止痉。故选择 B。

11. 答案：B 解析：Ⅰ型呼吸衰竭：$PaO_2 < 60mmHg$，$PaCO_2$ 正常或轻度下降；Ⅱ型呼吸衰竭 $PaO_2 < 60mmHg$，伴 $PaCO_2 > 50mmHg$。因此，本题为Ⅱ型呼吸衰竭。神志恍惚，谵语，烦躁不安，嗜睡，颜面发绀，舌暗紫，舌苔白腻，脉滑数，为痰蒙神窍证的表现。故选择 B。

12. 答案：C 解析：慢性心功能不全的病因：任何原因造成的初始心肌损伤，引起心肌结构和功能变化，最终导致心室泵血和（或）充盈功能低下。故选择 C。

13. 答案：E 解析：心悸气短，咳吐泡沫痰，面肢浮肿，畏寒肢冷，诊断为阳虚水泛证，方药为真武汤加减。故选择 E。

14. 答案：E 解析：一度房室传导阻滞与二度Ⅰ型房室传导阻滞心室率不太慢者，无须接受治疗。故选择 E。

15. 答案：B 解析：心电图表现多个导联提前出现的宽大畸形 QRS 波群，其前无相关 P 波，其后 T 波与 QRS 波群主波方向相反，代偿间歇完全，这是室性早搏的典型表现。故选择 B。

16. 答案：E 解析：略。

17. 答案：D 解析：高血压病的并发症包括心、脑、肾等靶器官损害。脑损害：由于长期高血压，导致小动脉、微动脉瘤形成及脑动脉粥样硬化，可并发急性脑血管病，包括脑出血、短暂性脑缺血、脑血栓形成以及高血压脑病。故选择 D。

18. 答案：E 解析：症见形寒肢冷，心悸气短，腰膝酸软，遗精阳痿，诊断为肾阳虚衰证。治法：温补肾阳。故选择 E。

19. 答案：D 解析：略。

20. 答案：B 解析：益气养阴，活血通络用于气阴两虚证；辛温通阳，开痹散寒用于阴寒凝滞证；滋阴益肾，养心安神用于心肾阴虚证；益气壮阳，温络止痛用于心肾阳虚证。故选择 B。

21. 答案：B 解析：症见形寒，四肢不温，冷汗自出，诊断为阴寒凝滞证，方药选枳实薤白桂枝汤合当归四逆汤加减。故选择 B。

22. 答案：B 解析：略。

23. 答案：E 解析：症见形寒畏冷，四肢不温，诊断为寒凝心脉证。故选择 E。

24. 答案：A 解析：前间壁心肌梗死特征性心电图改变，见于 V_1、V_2、V_3 导联。故选择 A。

25. 答案：A 解析：略。

26. 答案：C 解析：症见胃脘隐痛，喜温喜按，诊断为脾胃虚弱证，治法为健脾益气，温中和胃。故选择 C。

27. 答案：C 解析：活络效灵丹合丹参饮加减用于胃络瘀血证；一贯煎合芍药甘草汤加减用于胃阴不足证；化肝煎合左金丸加减用于肝胃郁热证；黄芪建中汤加减用于脾胃虚寒证；柴胡疏肝散合五磨饮子加减用于肝胃不和证。故选择 C。

28. 答案：D 解析：消化性溃疡出现呕吐，吐物为大量宿食等症状，首先考虑幽门部溃疡并发幽门梗阻。故选择 D。

29. 答案：B 解析：略。

30. 答案：C 解析：癌前状态是指发生胃癌相关的临床状况，包括：慢性萎缩性胃炎、慢性胃溃疡、胃息肉、残胃炎、巨大黏膜皱襞症等。故选择C。

31. 答案：E 解析：略。

32. 答案：E 解析：温补脾肾，通阳利水用于脾肾阳虚证；滋养肝肾，育阴利水用于肝肾阴虚证；活血化瘀，利水消肿用于肝脾血瘀证；运脾利湿，行气化水用于湿热蕴脾证；疏肝理气，健脾利湿用于气滞湿阻证。故选择E。

33. 答案：E 解析：胁下胀痛，伴舌苔薄白腻，诊断为气滞湿阻证。故选择E。

34. 答案：C 解析：略。

35. 答案：A 解析：略。

36. 答案：E 解析：症见舌红苔黄腻，脉弦数，诊断为肝胆湿热证。故选择E。

37. 答案：E 解析：在上消化道大出血早期，血红蛋白无变化，继后组织间液渗入血管内，使血液稀释，一般需3～4小时以上才出现外周血红蛋白下降。故选择E。

38. 答案：E 解析：略。

39. 答案：C 解析：慢性肾小球肾炎以蛋白尿、血尿、高血压、水肿为基本病理表现。故选择C。

40. 答案：A 解析：症见纳呆，恶心，口中黏腻，身重困倦，浮肿尿少，精神萎靡，舌苔腻，脉沉缓，诊断为湿浊证。方选胃苓汤加减。故选择A。

41. 答案：A 解析：患肾病综合征，症见身发痈疡，即可诊断为湿毒浸淫。故选择A。

42. 答案：C 解析：尿路感染的途径有上行感染、血行感染、直接感染、淋巴感染。故选择C。

43. 答案：D 解析：尿血而痛为血淋的特有症状。故选择D。

44. 答案：A 解析：济生肾气丸加减用于脾肾阳虚证；天麻钩藤汤加减用于肝风证；杞菊地黄丸用于肝肾阴虚证；金匮肾气丸用于阴阳两虚证。无比山药丸多用于尿路感染脾肾亏虚，湿热屡犯证。故选择A。

45. 答案：C 解析：症见恶心呕吐，胸闷纳呆，口淡黏腻，口有尿味，诊断为湿浊证。治法：和中降逆，化湿泄浊。方药选小半夏加茯苓汤加减。故选择C。

46. 答案：B 解析：略。

47. 答案：E 解析：再生障碍性贫血脾切除手术适用于药物治疗无效，骨髓检查存在代偿增生者，但外周血内网织红细胞检查多次为零者不宜手术。故选择E。

48. 答案：E 解析：略。

49. 答案：B 解析：白细胞$1.8×10^9$/L，诊断为粒细胞减少症。症见发热不退，口渴欲饮，面赤咽痛，头晕乏力，舌质红绛，苔黄，脉滑数，为外感温热证。方药选犀角地黄汤合玉女煎加减。故选择B。

50. 答案：B 解析：急性白血病热毒炽盛证治以黄连解毒汤合清营汤加减；气阴两虚证治以五阴煎；痰热瘀阻证治以温胆汤合桃红四物汤；阴虚火旺证治以知柏地黄丸合二至丸。故选择B。

51. 答案：A 解析：略。

52. 答案：B 解析：症见形体消瘦，面色晦暗，胸骨按痛，胁下癥块，按之坚硬刺痛，皮肤瘀斑，鼻衄、齿衄，舌质紫暗，脉细涩，诊断为瘀血内阻证，方药选膈下逐瘀汤加减。故选择B。

53. 答案：B 解析：茜根散或玉女煎加减用于阴虚火旺证；归脾汤加减用于气不摄血证；桃红四物汤加减用于瘀血内阻证；犀角地黄汤加减用于血热妄行证；黄土汤加减用于脾阳虚证。故选择B。

54. 答案：B 解析：症见下肢皮肤紫斑，月经血块多，色紫暗，面色黧黑，眼睑色青，舌紫暗有瘀斑，脉细涩，诊断为瘀血内阻证，方药选桃红四物汤加减。故选择B。

55. 答案：A 解析：逍遥散合二陈汤用于气滞痰凝证；天王补心丹、知柏地黄丸用于阴虚火旺证；生脉散用于气阴两虚证；龙胆泻肝汤用于肝火旺盛证。故选择 A。

56. 答案：E 解析：症见神疲乏力，气短汗多，口干咽燥，手足心热，诊断为气阴两虚证，方药选生脉散加味。故选择 E。

57. 答案：C 解析：糖尿病酮症酸中毒表现为烦渴、尿多、乏力、恶心呕吐、精神萎靡或烦躁、神志恍惚、嗜睡、昏迷，严重酸中毒时出现深大呼吸，呼吸有烂苹果味。故选择 C。

58. 答案：A 解析：略。

59. 答案：C 解析：症见倦怠乏力，自汗，气短懒言，口渴多饮，五心烦热，心悸失眠，溲赤便秘。舌红少津，舌体胖大，苔花剥，脉细数。诊断为气阴两虚证，故选择 C。

60. 答案：D 解析：略。

61. 答案：C 解析：高钾血症的治疗包括积极治疗原发病和紧急处理。紧急处理一是对抗钾的心脏抑制作用，包括促进钾进入细胞内，碱化细胞外液和利用钙对钾的拮抗作用，故 A、B 正确；二是促进排钾，包括肠道排钾、肾排钾和透析疗法，故 D、E 正确。故选择 C。

62. 答案：C 解析：略。

63. 答案：B 解析：症见局部灼热、红肿，得冷稍舒，痛不可触，苔黄燥，脉滑数，诊断为热邪痹阻证。方药：白虎加桂枝汤加减。故选择 B。

64. 答案：C 解析：略。

65. 答案：C 解析：症见关节肿痛且变形，屈伸受限，痛处不移，肌肤紫暗，面色黧黑，肢体顽麻，舌质暗红有瘀斑，苔薄白，脉弦涩。诊断为痰瘀互结，经脉痹阻证，治法为活血化瘀，祛痰通络。故选择 C。

66. 答案：B 解析：气营热盛证治以清热解毒，凉血化斑，方选清瘟败毒饮；瘀热痹阻证治以清热凉血，活血散瘀，方选犀角地黄汤；热郁积饮证治以清热蠲饮，方选葶苈大枣泻肺汤合泻白散；瘀热伤肝证治以疏肝清热，凉血活血，方选茵陈蒿汤合柴胡疏肝散；阴虚内热证治以养阴清热，方选玉女煎合增液汤。故选择 B。

67. 答案：D 解析：略。

68. 答案：E 解析：骨髓增生异常综合征的病机关键在于"虚""毒""瘀"，治疗上应补益虚损、解毒祛瘀。故选择 E。

69. 答案：A 解析："三偏"征见于大脑中动脉脑梗死；共济失调见于小脑梗死；吞咽困难见于小脑后动脉或椎动脉梗死；球麻痹、眩晕见于椎-基底动脉闭塞。故选择 A。

70. 答案：D 解析：略。

71. 答案：B 解析：舌红，苔黄腻，脉滑数，为痰热证的辨证要点。故选择 B。

72. 答案：A 解析：症见语言不利，口角流涎，舌强语謇，手足麻木，关节酸痛，恶寒发热，舌苔薄白，脉浮数，诊断为风痰瘀血，阻痹络脉证。故选择 A。

73. 答案：D 解析：二巯丙醇可用于重金属中毒；亚甲蓝（美蓝）对急性氰化物中毒能暂时延迟其毒性；阿托品用于有机磷中毒；亚硝酸盐-硫代硫酸钠用于抢救氰化物中毒，为氰化物中毒解毒药；纳洛酮用于治疗阿片类药物及其他麻醉性镇痛药、镇静催眠药中毒与急性酒精中毒。故选择 D。

74. 答案：B 解析：症见头痛眩晕，恶心呕吐，四肢乏力，视物不清，口唇樱桃红色，舌质淡，苔白腻，脉弦滑，诊断为肝风痰浊证。故选择 B。

75. 答案：A 解析：阿托品化表现为用阿托品后，瞳孔较前扩大、口干、皮肤干燥、心率增快和肺湿啰音消失。故选择 A。

76. 答案：B 解析：略。

77. 答案：C 解析：略。

78. 答案：E 解析：急性肺水肿可见突发的严重呼吸困难、端坐呼吸、喘息不止、烦躁不安，并有恐惧感，呼吸频率可达30～50次/分；频繁咳嗽并咳出大量粉红色泡沫样血痰；极重者可因脑缺氧而神志模糊，一般无上腹痛表现。故选择E。

79. 答案：C 解析：略。

80. 答案：E 解析：略。

81. 答案：E 解析：略。

82. 答案：E 解析：有机磷农药中毒的毒蕈碱样症状包括腺体分泌增加、平滑肌痉挛、括约肌松弛、气道分泌物明显增多等。故A、B、C、D正确。故选择E。

83. 答案：D 解析：根据题干诊断为癫痫肝肾阴虚证，治法为补益肝肾，育阴息风，治疗当用左归丸加减。故选择D。

84. 答案：A 解析：心主神明，神安则寐，神不安则不寐，故不论虚证实证，病因为何脏，总因火邪扰心，心神不安而致不寐。病位在心。故选择A。

85. 答案：C 解析：脾胃虚寒，故胃痛绵绵，喜暖喜按，进食则缓。脾虚不运故食少便溏。舌淡胖有齿痕，苔白脉沉为其特点。治宜温中健脾，用黄芪建中汤。故选择C。

86. 答案：C 解析：泄泻有虚实之分，此为脾胃虚弱导致的泄泻，应用参苓白术散健脾益气，化湿止泻。选项A、E健脾益气，止泻力弱。选项B治疗中阳衰弱，阴寒内盛之脘腹剧痛证。选项D治疗中脏虚寒之腹痛。故选择C。

87. 答案：C 解析：胸胁胀痛，走窜不定，此为肝气郁结证，应用柴胡疏肝散疏肝理气。故选择C。

88. 答案：E 解析：积聚是因正气亏虚，脏腑失和，气滞、血瘀、痰浊蕴结于腹，引发腹内结块，或胀或痛为主要临床特征的病证，都是内伤，跌打损伤是外伤，不属积聚病因。故选择E。

89. 答案：D 解析：气淋以小腹胀满疼痛为特点。热淋以小便赤热，尿时灼痛为特点；血淋以溺血而痛为特点；石淋以小便排出砂石为特点；劳淋以淋沥不已，时作时止，遇劳即发为特点。故选择D。

90. 答案：B 解析：肺为娇脏，喜润恶燥，燥热伤肺，破伤血络，故见咳血，治宜清热润肺，宁络止血。方用桑杏汤。沙参麦冬汤重在滋养肺胃，生津润燥。百合固金汤重在滋养肺肾，化痰止咳。麦门冬汤重在滋养肺胃，降逆和中。清燥救肺汤重在益气养阴，肃降肺气，比桑杏汤的滋阴力强，用于燥热伤肺的重症。故选择B。

91. 答案：B 解析：十二经别是十二正经离、入、出、合的别行部分，是正经别行深入体腔的支脉。故选择B。

92. 答案：E 解析：委中是膀胱的下合穴。故选择E。

93. 答案：D 解析：手厥阴心包经起于心中；手少阳三焦经经脉散络于心包；手太阳小肠经交会于大椎，向下进入缺盆部，联络心脏；足少阴肾经其支脉从肺出来络心，注入胸中。故A、B、C、E项均排除，只有手阳明大肠经未经过心。故选择D。

94. 答案：D 解析：手三里穴的定位在前臂背面桡侧，当阳溪与曲池穴连线上，肘横纹（曲池穴）下2寸。故选择D。

95. 答案：B 解析：A足三里可以治疗痢疾，但是不能治疗肠痈，故排除；B上巨虚穴既可以治疗痢疾，又可以治疗肠痈，故正确。其他选项没有治疗肠痈和痢疾的作用，故排除。故选择B。

96. 答案：D 解析：公孙穴的定位在足内侧缘，当第一跖骨基底的前下方。故选择D。

97. 答案：E 解析：地机穴在小腿内侧，当内踝尖与阴陵泉的连线上，阴陵泉下3寸。故选择E。

98. 答案：B 解析：神门穴的主治要点为心痛、心烦、健忘失眠、惊悸怔忡、痴呆、癫狂、痫证、目黄胁痛、掌中热、呕血、吐血、头痛、眩晕、失音等病证，且神门是治疗健忘失眠的要穴。故选择B。

99. 答案：B 解析：太溪穴属于足少阴肾经的腧穴。故选择B。

100. 答案：B 解析：翳风穴的定位：在耳垂后方，当乳突与下颌角之间的凹陷处。故选择B。

101. 答案：E 解析：足厥阴肝经的走行：起于大趾丛毛之际，上循足跗上廉，去内踝一寸，上踝八寸，交出太阴之后，上腘内廉，循股阴，入毛中，过阴器，抵小腹，夹胃属肝络胆，上贯膈，布胁肋，循喉咙之后，上入颃颡，连目系，上出额，与督脉会于巅。其支者，从目系下颊里，环唇内，其支者，复从肝，别贯膈，上注肺。故选择E。

102. 答案：A 解析：十二经脉在四肢的排列是：手足阳经为阳明在前，少阳在中，太阳在后；手足阴经为太阴在前，厥阴在中，少阴在后。阴经分布在四肢内侧，阳经分布在四肢外侧。故手太阴肺经应是分布在上肢内侧前廉。故选择A。

103. 答案：E 解析：提插补泻中先深后浅，轻插重提，幅度大，频率快，操作时间长者为泻法。故选择E。

104. 答案：D 解析：丹毒属于毒血瘀积于皮肤，应该用刺血拔罐法。故选择D。

105. 答案：B 解析：这是针灸的远部取穴原则，左侧有疾病，穴选在右侧，对侧取穴在中风治疗中很常见。故选择B。

106. 答案：A 解析：八脉交会穴歌云"公孙冲脉胃心胸"。故选择A。

107. 答案：A 解析：阴经的井荥输经合属木火土金水，阳经的井荥输经合属金水木火土。A项少府是心经的荥穴属火，B项大陵是心包经的输穴属土，C项后溪是小肠经的输穴属木，D项曲泉是肝经的合穴属水，E项经渠是肺经的经穴属金。故选择A。

108. 答案：D 解析：《灵枢·九针十二原》所载："所出为井，所溜为荥，所注为输，所行为经，所入为合。"故选择D。

109. 答案：E 解析：面瘫的恢复期多数患者均存在身体虚弱，所以应配足三里。故选择E。

110. 答案：B 解析：由本患者的症状可以看出本病为腰痛，有腰肌劳损，即血瘀证。所以除主穴外应选膈俞活血化瘀。故选择B。

111. 答案：B 解析：咳嗽应选用肺俞穴，肝火犯肺则应选用降火之尺泽、阳陵泉、太冲等穴位。尺泽为肺之合穴，合治内腑，宣降肺气，化痰止咳。故选择B。

112. 答案：A 解析：由本患者的症状可知，本病为呕吐之寒性呕吐。故选穴上应配胃俞穴、上脘穴等温胃散寒止吐。故选择A。

113. 答案：E 解析：由本患者的症状可知，本病为眩晕之气血虚弱证。应首选百会、足三里、脾俞、胃俞、气海等腧穴调理脾胃、补益气血。故选择E。

114. 答案：A 解析：由本患者的症状可知本病为癃闭证虚证之肾阳不足证。故在主穴的基础上应该加用温肾助阳的复溜、太溪穴。故选择A。

115. 答案：E 解析：由本患者的症状可知本病为抑郁症。抑郁从心而得，故选用心俞以宁心安神；又其不思饮食，故选用脾俞，调理脾胃；三阴交可以调整其心肾不交之证；足三里促进身体的恢复。故选择E。

116. 答案：C 解析：腰痛的内因是体

质虚衰，腰府失养，外因是感受风寒湿热之邪，关键在于肾虚。故选择 C。

117. 答案：E　解析：由本患者的症状可知本病为蛇丹，其选穴应为合谷、曲池、支沟等。合谷、曲池配合可以疏导阳明经气，支沟穴可以疏调三焦之气。故选择 E。

118. 答案：E　解析：风火牙痛应加用外关、风池穴，以疏风降火。故选择 E。

119. 答案：B　解析：痿证日久，皆可累及肝肾，肝肾不足，阴虚火旺是结果，故热多寒少，虚多实少，治宜泻南补北，清心滋肾。故选择 B。

120. 答案：D　解析：虚劳的病损部位主要在五脏，尤以脾肾两脏更为重要，为先后天之本。故选择 D。

121～122. 答案：A、D　解析：A、D 常用于肺炎的治疗。其中，清营汤用于热闭心神证，苇茎汤用于痰热壅肺证。

123～124. 答案：D、B　解析：略。

125～126. 答案：A、B　解析：略。

127～128. 答案：A、B　解析：香砂六君子汤合当归补血汤加减用于脾胃虚弱证；八珍汤合无比山药丸加减用于脾肾阳虚证；四神丸多用于脾肾阳虚泄泻；金匮肾气丸可用于再生障碍性贫血。

129～130. 答案：B、E　解析：略。

131～132. 答案：C、D　解析：有机磷农药口服中毒，可用 2% 碳酸氢钠溶液或 1:5000 高锰酸钾溶液洗胃，但敌百虫忌用 2% 碳酸氢钠溶液洗胃，有机磷乐果农药中毒忌用 1:5000 高锰酸钾溶液洗胃。

133～134. 答案：B、C　解析：痞满饮食内停用保和丸消食导滞，行气除痞。肝胃不和用越鞠丸合枳术丸疏肝解郁，理气消痞。痰湿内阻用二陈平胃散除湿化痰，理气和中。脾胃虚弱用香砂六君子汤补气健脾，行气消痞。湿热食积用枳实导滞丸消食导滞，清热祛湿。

135～136. 答案：D、B　解析：Ⅰ度房室传导阻滞 P 波后均有 QRS 群，P-R 间期≥0.21s；二度Ⅱ型房室传导阻滞 P-R 间期恒定（正常或延长），部分 P 波后无 QRS 波群（即发生心室漏搏）；二度Ⅰ型房室传导阻滞 P 波规律出现，P-R 间期进行性延长，直至发生心室漏搏；三度房室传导阻滞 P 波与 QRS 波无固定关系，P-P 与 R-R 间距各有其固定的规律性；窦房传导阻滞可表现为 P-P 间期的变化。

137～138. 答案：D、B　解析：症见胃脘隐痛、嘈杂，口干咽燥，五心烦热，大便干结，舌红少津，脉细，诊断为胃阴不足证，治法为养阴益胃，和中止痛。症见胃脘疼痛如针刺，痛有定处，拒按，入夜尤甚，舌暗红或紫暗，脉弦涩，诊断为胃络瘀血证，治法为化瘀通络，和胃止痛。

139～140. 答案：A、C　解析：便隐血试验阳性，提示出血量在 5～20mL；日出血量 50～100mL 可出现黑便；胃内蓄积血量在 250～300mL 可引起呕吐；一次出血量少于 400mL 时，一般不出现全身症状；出血量超过 400～500mL，可出现乏力、心慌等全身症状；短时间内出血量超过 1000mL，可出现周围循环衰竭表现。

141～142. 答案：A、C　解析：骨会是大杼，脉会是太渊，绝骨是髓会，膈俞是血会，膻中是气会。

143～144. 答案：D、A　解析：对原、络穴以及八脉交会穴的综合考查：太渊是肺经的原穴，且又是八会穴；合谷是大肠经的原穴；后溪是八脉交会穴；内关是心包经的络穴，且又是八脉交会穴；阳池是三焦经的原穴。

145～146. 答案：C、E　解析：曲池穴是大肠经的合穴，太溪是肾经的输穴。

147～148. 答案：B、D　解析：八会穴和八脉交会穴的考查：筋会穴是阳陵泉，八脉交会穴中通带脉的是足临泣。

149～150.答案：E、C 解析：络穴主治相表里经脉的病证，下合穴主治六腑的病证。

第三单元

1.答案：E 解析：痰肿肿势软如棉，或硬如馒，大小不一，形态各异，无处不生，不红不热，皮色不变。常见于瘰疬、脂瘤等。故选择E。

2.答案：E 解析：腰麻（蛛网膜下腔阻滞）术后的并发症：可见血压下降、呼吸抑制、恶心或呕吐、头痛、尿潴留、神经系统并发症（脑神经麻痹、粘连性蛛网膜炎、马尾综合征、脊髓炎、脑脊髓膜炎等）。故选择E。

3.答案：E 解析：低血钾的循环系统临床表现：因低钾引起心肌兴奋性、自律性增高，传导性降低。表现为心悸、心动过速、心律失常、传导阻滞，严重时出现室颤，停跳于收缩状态。故选择E。

4.答案：E 解析：用化学消毒剂消毒时，药液应按使用期限定期更换；消毒物品应与药液充分接触；经浸泡消毒器械在使用前必须用无菌生理盐水冲洗后再用；物品必须去除脓血或油污等污物并擦干后再浸泡；对金属有腐蚀作用的药液不可用于器械浸泡消毒。故选择E。

5.答案：B 解析：胃肠减压时吸出大量胃液，丧失大量H^+。肠液中$[HCO_3^-]$未被胃酸中和即再吸收，使血中$[HCO_3^-]$增高。胃肠减压同时丧失钠、氯和细胞外液，肾小管对$[HCO_3^-]$再吸收增加。低血钾时，细胞内钾释出，每3个K^+释出细胞，即有2个Na^+和1个H^+进入细胞内，出现细胞内酸中毒，而细胞外碱中毒。因此，在长时间胃肠减压时，易出现低钾性碱中毒。A、C、D、E病人出现高血钾，以及肾功能障碍，代谢性酸中毒。故选择B。

6.答案：E 解析：进行肠外营养时应合理使用中心静脉导管，做好护理，进行必要的监测。如病人的全身情况、出入量、电解质、血糖、肝肾功能和营养指标等，防止发生相关的并发症。为避免导管性脓毒症的发生，中心静脉导管一定不能多用途使用，不用它输入血制品、取血样、测压等。故选择E。

7.答案：A 解析：输血的适应证有：贫血、出血、重症感染、凝血机制障碍。脱水及代谢性酸中毒应当针对病因用输液和补充碱性物质纠正，而不能靠输血治疗。故选择A。

8.答案：B 解析：因为自体输血是收集自体血液输还本人，所以不需检测血型和交叉配血试验，可减少输血反应，没有传播疾病的危险。当有胸腹腔内出血（如脾破裂、异位妊娠破裂）或心血管大手术出血时，可用血液回收机收集，经自动处理去除血浆和有害物质后，得到HCT达50%～65%的浓缩红细胞回输，称回收式自体输血。但若是胸腹腔开放性损伤超过4小时，被视为血液可能被污染，不能再回输。当择期手术时，对符合条件的病人于术前1个月开始定期反复采血储存，在手术时输还病人，称预存式自体输血。自体血液可以适当稀释后回输，称稀释式自体输血。即在麻醉前开始采血，从病人一侧静脉采血，同时从另一侧静脉输入采血量3～4倍的电解质溶液或适量血浆代用品。每次可采800～1000mL血，视需要而定。一般以血细胞比容不低于25%、白蛋白30g/L以上、血红蛋白100g/L左右为限。采血速度为每5分钟200mL。稀释的血液不会影响组织供氧和凝血机制，有利于降低血液黏稠度和改善微循环。在回输操作时，应当先输后采的血，因为最先采取的血液中含红细胞和凝血因子的成分最多，宜最后输入。故选择B。

9. 答案：D　解析：胎火胎毒之丹毒，多见于新生儿，治当凉营清热解毒，方选犀角地黄汤加减。故选择D。

10. 答案：B　解析：脾是腹部最容易受损的内脏器官，在腹部闭合性损伤中，脾破裂占20%~40%。故选择B。

11. 答案：C　解析：诊断肺癌常用的也是主要的手段是胸部X线检查，大多数肺癌经X线摄片和CT检查可获得临床诊断。痰细胞学检查须连续3天收集清晨痰液进行，阳性率80%，但有假阳性1%~3%。纤维支气管镜检查，对中心型肺癌可见到肿瘤并直视下取活检或刷检，阳性率80%。胸水检查，对胸腔有积液者可进行，阳性检出率为38%~80%。经胸壁穿刺活检用于周围型肺癌，在X线透视、CT或B超引导下进行，阳性率70%~90%，但有气胸、出血、感染、癌细胞沿针道种植等并发症。故选择C。

12. 答案：C　解析：深Ⅱ度烧伤：伤及皮肤的真皮层，介于浅Ⅱ度和Ⅲ度之间。故选择C。

13. 答案：D　解析：多数纤维瘤大小不等，柔软无弹性，常见于面、颈及胸背部。生长缓慢，质硬，实质性，光滑，边界清楚，与周围组织无粘连，活动度大，无压痛，很少引起压迫症状和功能障碍。故选择D。

14. 答案：E　解析：转移性右下腹痛为阑尾炎的特征性体征；出现全腹痛，腹膜刺激征阳性，以右下腹为著，肠鸣音减弱，考虑阑尾炎穿孔引起腹膜炎。故选择E。

15. 答案：E　解析：症见胁下痞块，烦躁易怒，嗳气，脘腹痞闷，舌暗苔薄，脉弦涩，诊断为肝郁气滞。故选择E。

16. 答案：B　解析：胆囊炎基本证型的治疗，肝胆蕴热证治以金铃子散合大柴胡汤；肝胆湿热证治以茵陈蒿汤合大柴胡汤；肝胆脓毒证治以黄连解毒汤合茵陈蒿汤。故选择B。

17. 答案：E　解析：甲状腺疾病属中医"瘿病"的范畴，一般本病分为气瘿、血瘿、肉瘿、筋瘿、石瘿等。故选择E。

18. 答案：B　解析：症见胸闷，舌苔薄白，脉弦，诊断为肝郁气滞。故选择B。

19. 答案：C　解析：略。

20. 答案：E　解析：乳腺增生病基本证型治疗，肝郁气滞证治以逍遥散加减；痰瘀凝结证治以失笑散合开郁散加减；气滞血瘀证治以桃红四物汤合失笑散加减；冲任失调证治以二仙汤加减。故选择E。

21. 答案：D　解析：乳腺癌基本证型的治疗，肝郁气滞证治以逍遥散加减；冲任失调证治以二仙汤加味；热毒蕴结证治以清瘟败毒饮合桃红四物汤加减；气血两虚证治以人参养荣汤加减。故选择D。

22. 答案：E　解析：呕吐呈反射性，吐出物为食物或胃液，往往是早期肠梗阻的表现。当出现绞窄时，多数呕吐物为棕褐色或血性。其他几个选项均是绞窄性肠梗阻的表现特点。故选择E。

23. 答案：E　解析：急骤发生的剧烈腹痛持续不减，或由阵发性绞痛转变为持续性腹痛，疼痛的部位较为固定；腹部有压痛、反跳痛和腹肌强直，腹胀与肠鸣音亢进则不明显；呕吐物、胃肠减压引流物、腹腔穿刺液含血液，亦可有便血；全身情况急剧恶化，毒血症表现明显，可出现休克；X线平片检查可见梗阻部位以上肠段扩张并充满液体，状若肿瘤或呈"C"形面，被称为"咖啡豆征"，在扩张的肠管间常可见有腹水。呕吐呈反射性，吐出物为食物或胃液是各型肠梗阻的共有表现。故选择E。

24. 答案：E 解析：急性梗阻性化脓性胆管炎发病急、进展快、病情重，容易发生感染中毒性休克和多器官功能损害。紧急手术，解除胆道梗阻并引流是最有效的治疗手段。其他选项的非手术治疗措施可作为围手术期处理应用。故选择E。

25. 答案：D 解析：急性乳腺炎脓肿形成后行切开引流时，为避免损伤乳管，应行放射状切开，乳晕下脓肿应沿乳晕边缘行弧形切口，深部脓肿或乳房后脓肿可沿乳房下缘行弧形切口。脓肿切开后应以手指轻轻分开脓肿的多房间隔，以利引流。故选择D。

26. 答案：E 解析：略。

27. 答案：C 解析：凉血地黄汤、槐花散加减用于风伤肠络证；补中益气汤加减用于脾虚气陷证；止痛如神汤加减用于气滞血瘀证；脏连丸加减用于湿热下注证。故选择C。

28. 答案：B 解析：幽门梗阻的临床表现是胃痛和发作性呕吐。胃痛为阵发性胃收缩痛和上腹膨胀感，呕吐多在下午或晚间，呕吐量大，有大量宿食。故选择B。

29. 答案：A 解析：骨盆的类型。骨盆的类型理论上分四种：女型、男型、扁平型、类人猿型，临床上多见为女型。故选择A。

30. 答案：D 解析：略。

31. 答案：A 解析：卵巢是产生与排出卵子，并分泌甾体激素的性器官。故选择A。

32. 答案：C 解析：略。

33. 答案：E 解析：羊水是充满在羊膜腔内的液体，胚胎在羊水中生长发育。羊水的功能：保证胎儿一定限度的活动；供给胎儿一定的营养；保持胎儿恒温；保护胎儿免受外来撞击；隔离羊膜与胎体。故选择E。

34. 答案：B 解析：预产期的推算应从末次月经第一日算起，月份减3或加9，日数加7（农历日数加14）。末次月经是2000年8月26日，预产期月份减3为5月，日数再加7，为2001年6月2日。故选择B。

35. 答案：D 解析：略。

36. 答案：B 解析：软产道是由子宫下段、子宫颈、阴道和骨盆底软组织构成的弯曲通道。故选择B。

37. 答案：E 解析：临产开始的主要标志是有规律而逐渐增强的子宫收缩，持续30秒及以上，间歇5~6分钟，并伴有进行性宫颈管消失、宫口扩张和胎先露部下降。故选择E。

38. 答案：D 解析：由于子宫阵发性收缩引起下腹部剧烈疼痛称为"产后宫缩痛"。于产后1~2天出现，持续2~3天自然消失，多见于经产妇。中医学称之为"儿枕痛"。故选择D。

39. 答案：C 解析：略。

40. 答案：A 解析：略。

41. 答案：C 解析：略。

42. 答案：E 解析：略。

43. 答案：B 解析：妊娠剧吐的主要发病机理是：由于脾胃虚弱或肝胃不和导致冲气上逆，胃失和降。故选择B。

44. 答案：A 解析：难免流产一旦确诊，应尽早使胎胚、胎盘组织完全排出。故选择A。

45. 答案：C 解析：略。

46. 答案：C 解析：症见阴道少量血性黏液或出血，色淡红，质稀，神疲乏力，舌淡，苔薄白，脉细滑无力，诊断为气血虚弱，方药选用胎元饮。故选择C。

47. 答案：C 解析：脾虚证选用白术散；肾虚证选用五苓散；气滞证选用正气天香散；脾虚肝旺证选用半夏白术天麻汤；阴虚肝旺证选用杞菊地黄丸。故选择C。

48. 答案：D 解析：症见颧赤唇红，

手足心热，口干喜饮，舌质嫩红，少苔，脉细数，诊断为阴虚内热证，方用保阴煎。故选择D。

49. 答案：C 解析：本例不孕，继发痛经。子宫后倾不活动，双附件囊实性包块，欠活动，双骶韧带痛性结节等，故支持盆腔子宫内膜异位症的诊断。其余几项均有慢性腹痛、不孕，与继发痛经无大关系。故选择C。

50. 答案：D 解析：肌瘤小，无症状者，可以定期随访，无须特殊治疗。其他几项均正确。故选择D。

51. 答案：D 解析：妊娠可加重糖尿病病情；糖尿病患者妊娠后易发生感染，易并发妊高征、羊水过多、巨大儿、畸胎、死胎、产程延长及产后出血；畸胎死胎发生率高。故选择D。

52. 答案：E 解析：妊娠期，尤其是妊娠初期，突发寒战、高热（体温40℃以上）、腰痛，伴恶心、呕吐，有尿频、尿急、尿痛、排尿不尽感等膀胱刺激症状，肾区疼痛及叩痛，可以诊断急性肾盂肾炎。一般无膀胱区压痛。故选择E。

53. 答案：B 解析：综观其脉症，为痛经寒凝气滞证，治法为温经散寒，活血止痛，方用少腹逐瘀汤。故选择B。

54. 答案：C 解析："月经淋沥日久不净"提示本病是崩漏，辨证为实热证，治法为清热凉血，固冲止血。故选择C。

55. 答案：D 解析：略。

56. 答案：A 解析：题中列举的方法均可测定卵巢功能，对未婚妇女来讲，最常用而且简便、易行的方法是测定血中性激素水平。故选择A。

57. 答案：D 解析：羊水栓塞指在分娩过程中羊水进入母体血循环引起的肺栓塞、休克、弥漫性血管内凝血（DIC）、肾功能衰竭等一系列病理改变。羊水中有胎脂及角化上皮。故选择D。

58. 答案：B 解析：产后发热基本证型的治疗，感染邪毒证治以五味消毒饮合失笑散；热入营血证治以清营汤；血瘀发热证治以生化汤；热陷心包证治以清营汤送服安宫牛黄丸或紫雪丹。故选择B。

59. 答案：B 解析：症见情志抑郁，食欲不振，乳汁减少，乳房胀硬，诊断为肝郁气滞证。故选择B。

60. 答案：A 解析：硬化性苔藓多见于40岁左右妇女。主要表现为病损区发痒，大阴唇或肛周皮肤及黏膜变白、变薄、干燥、皲裂，并失去弹性，阴蒂多萎缩，且与包皮粘连，小阴唇平坦、消失。早期皮损颜色暗红为外阴鳞状上皮增生的表现。故选择A。

61. 答案：E 解析：外阴炎基本证型的治疗，湿热下注证治以龙胆泻肝汤，湿毒浸渍证治以五味消毒饮，肝肾阴虚证治以知柏地黄汤。故选择E。

62. 答案：C 解析：该病例在临产2小时后破膜，故不能诊断胎膜早破。临产12小时，宫口开大8cm，目前已进入正常活跃期。故选择C。

63. 答案：A 解析：清宫术后10天，下腹疼痛拒按，寒热往来，带下量多，可知为术后感染导致急性盆腔炎；色黄，臭秽，小便赤，大便燥结，舌红，苔黄厚，脉弦滑，其证为热毒壅盛证。故选择A。

64. 答案：C 解析：闭经气血虚弱证治以益气健脾，养血调经，方用人参养荣汤。故选择C。

65. 答案：B 解析：症见经行小腹胀痛拒按，月经量少，色紫暗有块，块下痛减，伴胸胁、乳房作胀，舌暗，脉弦，诊断为气滞血瘀证，方用膈下逐瘀汤。故选择B。

66. 答案：E 解析：有尿急、尿失禁，或反复发作膀胱炎为尿路感染的临床表现。

故选择 E。

67. 答案：D　解析：略。

68. 答案：C　解析：膈下逐瘀汤用于气滞血瘀证；少腹逐瘀汤用于寒湿凝滞证；开郁二陈汤用于痰湿瘀阻证；金匮肾气丸合桂枝茯苓丸用于肾虚血瘀证；圣愈汤用于气虚血瘀证；大黄牡丹汤用于湿热瘀阻证。故选择 C。

69. 答案：C　解析：略。

70. 答案：C　解析：略。

71. 答案：E　解析：子宫内膜异位症基本证型的治疗，气滞血瘀证治以膈下逐瘀汤；寒凝血瘀证治以少腹逐瘀汤；瘀热互结证治以清热调血汤；痰瘀互结证治以苍附导痰汤合桃红四物汤；气虚血瘀证治以理冲汤；肾虚血瘀证治以归肾丸合桃红四物汤。故选择 E。

72. 答案：A　解析：子宫腺肌病病因可能是遗传因素及多次妊娠和分娩时子宫壁的创伤、慢性子宫内膜炎或高水平雌孕激素使其基底层子宫内膜侵入肌层所致。故选择 A。

73. 答案：B　解析：Ⅱ度子宫脱垂：轻型：子宫颈已脱出阴道口，但宫体仍在阴道内；重型：宫颈及部分宫体已脱出阴道口。故选择 B。

74. 答案：A　解析：女性不孕症指夫妻同居，配偶生殖功能正常，未避孕 1 年而未妊娠者。婚后未避孕而未妊娠者称为原发性不孕；曾有妊娠而后同居未避孕 1 年而未妊娠者称为继发性不孕。故选择 A。

75. 答案：D　解析：腹腔镜是诊断子宫内膜异位症的最佳方法，镜下可看到典型的病灶，也可取活体组织检查。美国生殖医学协会制定的分期，也只有在腹腔镜或剖腹探查的直视下方可确诊。宫腔镜检查对此诊断毫无意义。其他几项，如病史及妇科检查、彩色超声多普勒检查、血清 CA125 测定等均可作为诊断的参考。故选择 D。

76. 答案：A　解析：各种疾病急性期，或严重的全身性疾病不能耐受者；妊娠 14 周以上者不适宜人工流产。故 B、C、D、E 均不适用人工流产。故选择 A。

77. 答案：E　解析：穿孔小无脏器损伤或内出血，手术已完成，可注射子宫收缩剂保守治疗，并给予抗生素预防感染。故选择 E。

78. 答案：C　解析：略。

79. 答案：D　解析：以下公式通常用于粗略估计小儿的体重。1 周岁内：1～6 个月体重（kg）=出生时体重+月龄×0.7。7～12 个月体重（kg）=6+0.25×月龄。2～12 岁体重（kg）=年龄×2+8。故选择 D。

80. 答案：C　解析：对婴儿时期动作的发育过程，可归纳为"二抬（头）四翻（身）六会坐，七翻八爬周岁走"。故选择 C。

81. 答案：C　解析：维生素 C 能清除自由基，改善心肌代谢，有助于心肌炎的恢复。故选择 C。

82. 答案：A　解析：牛乳是最常用的代乳品，所含蛋白质虽然较多，但不易消化。另外，牛乳中含不饱和脂肪酸少，明显低于人乳，牛乳中乳糖含量亦低于人乳。稀释度与小儿月龄有关，生后不满 2 周采用 2:1 奶（即 2 份牛奶加 1 份水）；以后逐渐过渡到 3:1 或 4:1 奶；满月后即可进行全奶喂养。加糖量为每 100mL 加 5～8g。在不易获得乳制品的地区或对牛奶过敏的婴儿，还可选用大豆类代乳品进行喂养。故选择 A。

83. 答案：D　解析：小儿疾病的治疗原则：①治疗及时、中病即止。②中西医有机结合，取长补短。③注意顾护脾胃。④整体治疗，合理调护，应注重整体治疗，即身、心两方面的治疗。故选择 D。

84. 答案：B 解析：哭时少泪为中度脱水的典型表现。表述为"哭时有泪"为轻度，"哭时无泪"为重度。故选择 B。

85. 答案：B 解析：略。

86. 答案：B 解析：荆防败毒散用于风寒感冒；新加香薷饮用于暑湿感冒；银翘散用于风热感冒；三拗汤用于风寒夹痰感冒；桑菊饮用于风热咳嗽。故选择 B。

87. 答案：A 解析：略。

88. 答案：B 解析：正常新生儿出生时身长平均约为50cm，正常新生儿出生时头围约为34cm。故选择 B。

89. 答案：B 解析：略。

90. 答案：D 解析：由题干可知其为感冒后病毒性心肌炎，应当卧床休息，以减轻心脏负荷。故选择 D。

91. 答案：E 解析：小儿疾病的治疗原则包括治疗及时、中病即止，中西医有机结合，取长补短，注意顾护脾胃，整体治疗，合理护理等方面。由于小儿生机旺盛，有"小儿慎补"之训，所以补益脾肾不是小儿疾病的治疗原则。故选择 E。

92. 答案：D 解析：小儿疱疹性口炎基本证型的治疗，风热乘脾证治以凉膈散，心火上炎证治以泻心导赤汤，虚火上炎证治以六味地黄丸。故选择 D。

93. 答案：C 解析：消食导滞，和中止泻用于伤食泻；疏风散寒，理气化湿用于风寒泻；清热利湿，清肠止泻用于湿热泻；健脾益气，升提助运用于脾虚泻；补脾温肾，固涩止泻用于脾肾阳虚泻。故选择 C。

94. 答案：E 解析：急性肾小球肾炎的病因包括：A组乙型溶血性链球菌、葡萄球菌、肺炎链球菌、革兰阴性杆菌，病毒（如流感病毒、腮腺炎病毒、柯萨奇病毒B_4和埃可病毒等）、真菌、钩端螺旋体、立克次体、疟原虫等。最常见原因为A组乙型溶血性链球菌。故选择 E。

95. 答案：E 解析：鹅口疮是真菌——白色念珠菌引起的。故选择 E。

96. 答案：E 解析：肾病综合征的并发症有感染、电解质紊乱、血栓形成、肾上腺危象。故选择 E。

97. 答案：C 解析：略。

98. 答案：E 解析：营养性缺铁性贫血是一种小细胞低色素性贫血。用铁剂治疗，口服铁剂应选用二价铁盐，其易吸收。常用制剂硫酸亚铁（含元素铁20%）剂量按元素铁每日4～6mg/kg，分2～3次口服，最好两餐间服。同时服维生素C能促进铁的吸收。故选择 E。

99. 答案：B 解析：病毒性脑炎治疗应采用抗病毒治疗、对症治疗、康复治疗。早期应用糖皮质激素容易造成病毒扩散。故选择 B。

100. 答案：D 解析：癫痫发作连续30分钟以上，或反复发作持续30分钟以上，发作间期意识不恢复者称为癫痫持续状态。故选择 D。

101. 答案：C 解析：多发性抽动症的临床表现：相继或同时出现多组肌肉抽搐和发声，或伴秽语。神经系统检查无异常。故选择 C。

102. 答案：D 解析：由于小儿"脾常不足""肾常虚"，故而容易产生贫血。故选择 D。

103. 答案：E 解析：营养性缺铁性贫血，铁剂治疗在血红蛋白达正常水平后继续服用6～8周停药，以补足铁的贮存量。故选择 E。

104. 答案：D 解析：紫癜基本证型的治疗，血热伤络证治以犀角地黄汤，气不摄血证治以归脾汤，阴虚火旺证治以大补阴丸合茜根散，气滞血瘀证治以桃仁汤。故选择 D。

105. 答案：A　解析：本患儿为足月新生儿，血清总胆红素达15mg/dL（大于12mg/dL，高于正常值），结合胆红素大于1.5mg/dL，间接胆红素增高为主，属于病理性黄疸，应予治疗。光照治疗是降低胆红素的常用方法，使间接胆红素转变成水溶性异构体，经胆汁和尿排出。本患儿无换血指征。故选择A。

106. 答案：C　解析：症见面白少华，形寒肢冷，小便清长，伴见咳嗽痰多，喉间痰鸣，舌质淡，苔白腻，脉细弱，诊断为虚实夹杂证。故选择C。

107. 答案：A　解析：略。

108. 答案：C　解析：咳嗽持续超过1个月，长期抗生素治疗无效，支气管扩张剂可使咳嗽缓解，符合咳嗽变异性哮喘的诊断标准。支气管扩张剂有效是诊断本病的基本条件。故选择C。

109. 答案：C　解析：注意皮疹的特点及分布，皮疹多见于腰以下，两侧对称，结合皮肤紫癜特点，有胃肠道或关节症状，以及实验室检查，可明确诊断。注意与特发性血小板减少性紫癜、败血症、腹部外科病鉴别。特发性血小板减少性紫癜皮肤、黏膜可见出血点及瘀斑，分布在全身各处，出血点或瘀斑不突出于表面，实验室检查见血小板降低，出血时间延长。故选择C。

110. 答案：B　解析：除对症、支持疗法外，主要是对抗血管炎症和对抗血小板凝集，常用阿司匹林和潘生丁。在发病10天内用大剂量丙种球蛋白静滴可有效地预防冠状动脉瘤。故选择B。

111. 答案：A　解析：略。

112. 答案：E　解析：维生素D缺乏性佝偻病临床按病程分为活动早期、活动期、恢复期和后遗症期。故选择E。

113. 答案：A　解析：佝偻病活动早期常自患儿2～3个月开始出现非特异性神经精神症状，表现为易激惹、烦躁、睡眠不安、夜惊夜啼，常伴与室温、季节无关的多汗，患儿因汗多而摇头擦枕导致枕秃。故选择A。

114. 答案：B　解析：婴幼儿期应用维生素D预防佝偻病，每天予维生素D 400～800U。故选择B。

115. 答案：D　解析：麻疹的治疗中"麻不厌透"之说，故其诊疗要点为"透"。故选择D。

116. 答案：D　解析：风疹病毒不耐热，在37℃室温中很快灭活。故选择D。

117. 答案：E　解析：水痘病原为水痘－带状疱疹病毒。故选择E。

118. 答案：B　解析：略。

119. 答案：D　解析：猩红热在恢复期无色素沉着，但有大片脱皮；幼儿急疹、风疹也无色素沉着，无脱屑；麻疹可有棕色色素沉着及糠麸样脱屑。故选择D。

120. 答案：E　解析：腮腺炎病毒感染，腮腺肿大的特点是以耳垂为中心，向前、后、下蔓延。故选择E。

121. 答案：A　解析：中毒性细菌性痢疾系由革兰阴性痢疾杆菌引起，属志贺菌属。故选择A。

122. 答案：D　解析：略。

123. 答案：C　解析：蛔虫的防治包括开展卫生教育，养成良好的卫生习惯，饭前便后洗手，勤剪指甲，不吃生冷及未洗净的瓜果，搞好环境卫生，加强粪便管理，杜绝传染来源。蛔虫病常证的治疗在于及时有效地驱虫。常用驱蛔灵、甲苯达唑等。故选择C。

124. 答案：A　解析：一般心肺复苏的正确步骤是：通畅气道、人工呼吸、心脏按压、建立人工循环、复苏药物应用、心电图监护、消除心室纤颤等。故选择A。

125. 答案：D　解析：桑菊饮加减用于

风热咳嗽；清金化痰汤加减用于痰热咳嗽；沙参麦冬汤加减用于阴虚咳嗽；金沸草散加减用于风寒咳嗽；二陈汤加减用于痰湿咳嗽。故选择D。

126. 答案：B　解析：积滞以不思乳食，腹胀嗳腐，大便不调为特征。故选择B。

127. 答案：B　解析：高热，突然起病，意识丧失，双手握拳，头向后仰，眼球固定，双目发直，眼露白睛，口吐白沫，牙关紧闭，抽动不已。严重者可有颈项强直，角弓反张，呼吸不整，双唇青紫，二便失禁。持续数秒至数分钟或更长，继而转入嗜睡或昏迷状态。新生儿发作的特点为面部或一侧肢体的局部阵挛，或无定型异常动作，如呼吸暂停、两眼凝视、眨眼或眼斜视等。故选择B。

128. 答案：E　解析：略。

129. 答案：C　解析：症见大便带血，血色鲜红，间或有便后滴血，舌淡红，苔薄黄，脉弦，诊断为风伤肠络证，治法为清热凉血祛风。故选择C。

130. 答案：C　解析：腹股沟直疝和斜疝是根据疝发生的位置而命名的疝。腹股沟直疝突出的部位是直疝三角；腹股沟斜疝是从腹股沟管内口（内环）沿腹股沟管向体表突出。因此，当腹股沟管内环被压迫、堵塞后，斜疝便不出现突出，但直疝不受影响，因此是鉴别直疝和斜疝最有意义的体征。故选择C。

131. 答案：A　解析：前列腺增生症最常见的早期症状是尿频，夜间尤甚，系增生的前列腺充血刺激引起。随着病情发展，出现前列腺增生最重要的症状排尿困难，典型表现有尿迟、断续、尿流细而无力、射程短、排尿时间延长、终末滴沥、尿不尽感等，残余尿过多逐渐发生尿潴留及充盈性尿失禁，合并感染或结石时可发生尿频、尿急、尿痛和血尿。故选择A。

132. 答案：E　解析：来自肠系膜下动脉的直肠上动脉是直肠供应动脉中最主要的一支。它在直肠上端背面分为左右两支，沿直肠两侧下行，达齿状线上方黏膜下层，是内痔的主要供应血管，其分支分别位于左侧、右前和右后。因此，这三处成为痔的好发部位。当病人位于截石位时相当于3、7、11点处。故选择E。

133. 答案：D　解析：孕激素的生理功能包括：降低子宫平滑肌兴奋性及其对缩宫素的敏感性，抑制子宫收缩，有利于胚胎及胎儿宫内生长发育；使增生期子宫内膜转化为分泌期内膜，为受精卵着床做准备；使宫颈口闭合，黏液分泌减少，性状变黏稠；抑制输卵管平滑肌节律性收缩频率和振幅；加快阴道上皮细胞脱落；促进乳腺小叶及腺泡发育；孕激素在月经中期具有增强雌激素对垂体LH排卵峰释放的正反馈作用；在黄体期对下丘脑、垂体有负反馈作用，抑制促性腺激素分泌；兴奋下丘脑体温调节中枢，使基础体温在排卵后升高0.3～0.5℃；促进水钠排泄等。A、B、C、E为雌激素的生理作用。故选择D。

134. 答案：A　解析：略。

135. 答案：C　解析：略。

136. 答案：D　解析：影响产程的因素包括产力、产道、胎儿和精神心理因素4个方面，其中胎儿因素包括胎儿大小、胎位、有无畸形等，胎儿颅骨过硬属胎儿大小因素。故选择D。

137～138. 答案：A、E　解析："稚阴稚阳"之说表述了小儿机体柔弱，阴阳二气均较幼稚，形体和功能未臻完善的特点。"纯阳"之说指的是小儿生长迅速的特点。

139～140. 答案：E、B　解析：水痘皮疹首先见于头皮、面部或躯干，最初为红色斑疹，然后发展为丘疹及水疱疹，结痂，同时存在不同期皮疹是水痘的特征，皮疹分布呈向心性。幼儿急疹高热3~5天，热退疹出，皮疹为充血性丘疹，可多可少。典型麻疹多在发热后3~4天出现皮疹，出疹时体温更高，始见于耳后、颈部、沿发际边缘，24小时内向下发展，遍及面部、躯干及上肢，第3天皮疹累及下肢及足部，病情严重者皮疹常融合。

141~142. 答案：A、B 解析：麻疹常见喉炎、肺炎、神经系统等并发症；流行性腮腺炎常见脑膜脑炎、睾丸炎、附睾炎、卵巢炎、胰腺炎等并发症。

143~144. 答案：A、E 解析：略。

145~146. 答案：D、E 解析：上感病原90%以上为病毒，主要为合胞病毒、流感病毒、副流感病毒、腺病毒、鼻病毒、柯萨奇病毒、冠状病毒等。其中以鼻病毒最为多见，其次为肠道病毒、冠状病毒及肺炎支原体等。疱疹性咽峡炎病原体为柯萨奇A组病毒。咽结膜热病原体为腺病毒3、7、11型。

147~148. 答案：D、C 解析：孕激素的生理功能包括降低子宫平滑肌兴奋性及其对缩宫素的敏感性，抑制子宫收缩，有利于胚胎及胎儿宫内生长发育；使增生期子宫内膜转化为分泌期内膜，为受精卵着床进行准备；使宫颈口闭合，黏液分泌减少，性状变黏稠；抑制输卵管平滑肌节律性收缩频率和振幅；加快阴道上皮细胞脱落；促进乳腺小叶及腺泡发育；孕激素在月经中期具有增强雌激素对垂体LH排卵峰释放的正反馈作用；在黄体期对下丘脑、垂体有负反馈作用，抑制促性腺激素分泌；兴奋下丘脑体温调节中枢，使基础体温在排卵后升高0.3~0.5℃；促进水钠排泄等。雌激素和孕激素的协同作用表现为，孕激素在雌激素作用的基础上，进一步促使女性生殖器和乳房的发育，为妊娠准备条件，二者有协同作用。

149~150. 答案：B、E 解析：先兆流产中医称为"胎漏""胎动不安"；难免流产中医称为"胎动欲堕"；不全流产中医称为"堕胎""小产"；完全流产中医称为"堕胎""小产""暗产"；习惯性流产中医称之为"滑胎""屡孕屡堕"。

第四单元

1. 答案：D 解析：引起胸痛的原因有：①胸壁疾病。②心脏与大血管疾病。③呼吸系统疾病。④纵隔疾病。⑤食管、腹腔脏器疾病等。胸壁疾病引起胸痛的特点是：疼痛部位多固定于病变处；局部常有压痛；深呼吸、咳嗽、举臂动作可致胸痛加剧。所以，情绪激动诱发的胸痛不符合胸壁疾患所致胸痛的特点。它诱发的胸痛多见于心绞痛、心肌梗死等。故选择D。

2. 答案：A 解析：急性腹痛又称急腹症，常见原因：①急性腹膜炎，如胃、十二指肠溃疡穿孔及阑尾炎穿孔。②腹腔脏器急性炎症，如急性胆囊炎、急性胰腺炎等。③空腔脏器的梗阻或扩张，如肠梗阻等。④腹腔内脏器扭转或破裂，如异位妊娠破裂、肠扭转、卵巢扭转等。⑤腹腔内血管阻塞，如缺血性肠病、脾栓塞。⑥腹壁疼痛，如腹壁挫伤、脓肿等。⑦中毒与代谢障碍，如铅中毒、糖尿病酮症酸中毒、血紫质病等。⑧胸部疾病的牵扯痛，如急性下壁心肌梗死、肺梗死、肺炎等。结核性腹膜炎是慢性腹痛的原因。故选择A。

3. 答案：D 解析：干性咳嗽指咳嗽而无痰或痰量甚少，常见于急性咽喉炎与急性支气管炎的初期、胸膜炎、轻症肺结核、肺癌等。肺炎表现为湿性咳嗽。其他几项均正确。故选择D。

4. 答案：D 解析：咯血的颜色对临床

疾病诊断有辅助意义。粉红色泡沫样痰提示急性左心衰竭（亦称肺水肿）；支气管扩张咯血为鲜红色；典型大叶性肺咯血为铁锈色；肺栓塞时咳黏稠的暗红色血痰；二尖瓣狭窄合并肺淤血时咯血不是鲜红色，一般为暗红色。故选择D。

5.答案：C 解析：肺源性呼吸困难包括：①吸气性呼吸困难：表现为吸气显著困难，重症患者会出现"三凹征"（胸骨上窝、锁骨上窝、肋间隙明显凹陷），见于各种原因引起的喉、气管、大支气管的狭窄与梗阻。②呼气性呼吸困难：主要表现为呼气费力，呼气时间延长或缓慢，可伴哮鸣音，见于肺泡和（或）小支气管病变，如支气管哮喘、喘息性支气管炎、慢性阻塞性肺气肿等。③混合性呼吸困难：表现为吸气与呼气均感到费力，呼吸频率增快、变浅，常伴有呼吸音异常，常见于气胸、大量胸腔积液、重症肺炎等。故选择C。

6.答案：E 解析：喷射性呕吐常发生在患有脑部疾病时，如脑炎或脑部肿瘤，因颅内压增高而出现喷射性呕吐。故选择E。

7.答案：D 解析：幽门梗阻时，呕吐重，呕吐物量大，有隔夜食物及酸臭味，不混有胆汁。故选择D。

8.答案：E 解析：凡能引起溶血的疾病均能致溶血性黄疸，可见于：①先天性溶血性贫血，如珠蛋白生成障碍性贫血（地中海贫血）、遗传性球形细胞增多症（红细胞膜的异常）。②后天获得性溶血性贫血，如误输异型血、自身免疫性溶血性贫血、阵发性睡眠性血红蛋白尿等。败血症引起肝细胞性黄疸。故选择E。

9.答案：C 解析：意识障碍的严重程度是不同的，最严重的深度昏迷表现为全身肌肉松弛，对各种刺激全无反应，深浅反射均消失。中度昏迷对剧烈刺激尚可出现防御反应，角膜反射减弱，瞳孔对光反射迟钝，眼球无转动。轻度昏迷的意识部分丧失，无自主运动，对疼痛刺激尚可出现痛苦表情及防御反应，反射可存在，眼球有转动。昏睡是处于熟睡状态，不易唤醒，虽在强刺激下可被唤醒，但很快又入睡，醒时答话含糊或答非所问。嗜睡是最轻的意识障碍，是一种病理性倦睡，可被唤醒，并能正确回答问题和作出各种反应，但当刺激除去后又很快入睡。故选择C。

10.答案：A 解析：谵妄是一种以兴奋性增高为主的高级神经中枢急性活动失调状态，是在意识清晰度降低的同时，表现有定向力障碍及自身认识障碍，并产生大量的幻觉、错觉并躁动不安，并无意识丧失。故选择A。

11.答案：C 解析：过清音是属于鼓音范畴的一种变音，介于鼓音与清音之间。过清音的出现提示肺组织含气量增多，弹性减弱，临床常见于肺气肿。故选择C。

12.答案：D 解析：现病史中有关诊治经过的询问内容包括患者在何处诊治，诊断措施和结果是什么，曾接受过的治疗，药物的名称、剂量和用法，用药的时间和疗效如何，副作用怎样等。其余四项均属于现病史中的其他内容。故选择D。

13.答案：A 解析：蜘蛛痣是由一支中央小动脉和许多向外辐射的细小血管形成，形如蜘蛛，检查时用火柴棍压迫中央，则周围扩张的小血管充血消失，多出现在上腔静脉分布的区域内，见于急、慢性肝炎及肝硬化患者。故选择A。

14.答案：A 解析：有机磷中毒双侧瞳孔缩小。脑肿瘤、脑疝两侧瞳孔大小不等。青光眼、视神经萎缩瞳孔扩大。故选择A。

15.答案：A 解析：大量胸腔积液、气胸或纵隔肿瘤及不对称性甲状腺肿大，可将气管推向健侧；肺不张、胸膜粘连等可将气管拉向患侧。故选择 A。

16. 答案：B　解析：血压测量时血压计袖带的正确位置应该是袖带下缘距肘窝横纹 2~3cm，否则会影响血压测量的准确性。故选择 B。

17. 答案：A　解析：营养状态应根据皮肤、毛发、皮下脂肪、肌肉等情况，结合年龄、身高和体重进行综合判断，其余各项均与营养状况无关。故选择 A。

18. 答案：B　解析：右下肺受肝脏影响叩诊稍浊，如在正常肺泡呼吸音部位听到支气管呼吸音即为异常支气管呼吸音，或称管状呼吸音。常见于肺组织实变、肺内大空腔、压迫性肺不张。故选择 B。

19. 答案：C　解析：心包摩擦音可在整个心前区听到，但以胸骨左缘第 3、4 肋间最响，坐位前倾时更明显。故选择 C。

20. 答案：B　解析：胸骨左缘 3~4 肋间收缩期震颤，应首先考虑为室间隔缺损（先天性）。故选择 B。

21. 答案：C　解析：如安静状态下出现明显的颈动脉搏动，提示心排血量增加或脉压增加的疾病，常见于甲状腺功能亢进症、高血压、主动脉瓣关闭不全或严重贫血等。如颈静脉在心室收缩期显著搏动，提示三尖瓣关闭不全，心室收缩时血液从右心室向右心房方向反流。故选择 C。

22. 答案：D　解析：肺动脉瓣区第二心音增强见于肺动脉内压力增高的疾病，如二尖瓣狭窄、二尖瓣关闭不全、左心衰竭等，也可见于房间隔缺损、室间隔缺损、动脉导管未闭等左至右分流的先天性心脏病。故选择 D。

23. 答案：D　解析：前室间支是左冠状动脉主干的延续，沿前室间沟下行，绕过心尖切迹达后室间沟下部，常与右冠状动脉的后室间支相吻合。前室间支分布于左、右心室前壁的一部分和室间隔的前 2/3 部。如

前室间支受阻塞，则引起前壁心肌及室间隔前部心肌梗死。故选择 D。

24. 答案：D　解析：振水音是胃内气体和液体撞击的声音。正常人在餐后或饮入多量液体时可查及振水音。在空腹时胃已排空而不出现振水音。幽门梗阻时，胃内容物排空障碍，空腹也可出现振水音。肝硬化腹水、肾病综合征、结核性腹膜炎和急性肠炎一般均不出现胃排空明显障碍。故选择 D。

25. 答案：E　解析：腹内积气，胃肠道内大量积气，可致全腹膨隆，变换体位时其形状无明显改变，可见于各种原因所致的肠梗阻或肠麻痹。故选择 E。

26. 答案：C　解析：柏油样便或呕血见于上消化道出血，如消化性溃疡、胃癌、肝癌致食管静脉曲张破裂。鲜血便见于下消化道出血，如慢性溃疡性结肠炎、克罗恩病、肠结核、结肠癌等。故选择 C。

27. 答案：D　解析：腰肌劳损腰部有压痛。脑膜炎、蛛网膜下腔出血有脑膜刺激征。腰椎间盘突出可以有腰痛，腰部活动受限。检查：脊柱叩击痛，坐骨神经刺激征（+）。肾下垂腰部酸痛占 92%。故选择 D。

28. 答案：D　解析：深反射检查包括（肱二头肌、膝腱、跟腱反射）。故选择 D。

29. 答案：B　解析：血细菌培养阳性即 "O" "H" 凝集价均有增高者可诊断伤寒。故选择 B。

30. 答案：A　解析：再生障碍性贫血红细胞、白细胞和血小板均减少。缺铁性贫血为小细胞低色素性贫血，MCV < 80fL，MCHC < 32%。溶血性贫血红细胞计数下降、血清间接胆红素增多。失血性贫血由于血管收缩，红细胞计数、血红蛋白和红细胞比容反见增高，但在几小时内，组织液进入血循环而使血液稀释，红细胞计数和血红蛋白的降低与出血的严重程度一致。巨幼红细胞性贫血重者全血细胞减少，红细胞大小不

等，中性粒细胞分叶过多。故选择A。

31. 答案：D　解析：血尿素氮正常值为2.9～6.4mmol/L。肾脏本身的疾病，如慢性肾炎、肾血管硬化症等可引起血尿素氮增高；肾前或肾后因素引起的尿量显著减少或无尿，如脱水、循环衰竭、尿路结石或前列腺肿大引起的尿路梗阻等均可引起血尿素氮增高；体内蛋白质过度分解疾病，如急性传染病、上消化道出血、大面积烧伤等可引起血尿素氮增高。故选择D。

32. 答案：E　解析：血清钾增高见于：①肾脏排钾减少，如急、慢性肾功能不全及肾上腺皮质功能减退等。②摄入或注射大量钾盐，超过肾脏排钾能力。③严重溶血或组织损伤，红细胞或组织的钾大量释放入细胞外液。④组织缺氧或代谢性酸中毒时大量细胞内的钾转移至细胞外。故选择E。

33. 答案：C　解析：胰腺广泛坏死时，尿淀粉酶可增高不明显。血淀粉酶在发病8～12小时开始升高，12～24小时达到高峰，2～5天恢复正常。血淀粉酶超过500U时对急性胰腺炎具有诊断意义，其他急腹症时通常低于该值。尿淀粉酶在发病12～24小时开始升高，下降速度也比血淀粉酶慢（3～10天恢复正常），故急性胰腺炎后期，尿淀粉酶更具有诊断价值。故选择C。

34. 答案：D　解析：①功能性蛋白尿见于剧烈运动、精神紧张等。②体位性（直立性）蛋白尿以青少年多见。③病理性蛋白尿分为肾前性（如血红蛋白尿和肌红蛋白尿）；肾性（如肾小球和肾小管炎症、血管病变、中毒等）；肾后性（如肾盂、输尿管、膀胱和尿道炎症，肿瘤及结石等）。故选择D。

35. 答案：E　解析：漏出液为非炎症性积液，其他均非漏出液特点。故选择E。

36. 答案：E　解析：导致胸痛最常见的疾病有：气胸、肺栓塞、肺炎、心包炎、细菌性或病毒性胸膜炎等。肺癌早期胸痛较轻，主要表现为闷痛、隐痛、部位不一定。带状疱疹也可引起疼痛。故选择E。

37. 答案：C　解析：触觉语音震颤增强主要见于：①肺泡炎症浸润，肺组织实变，使语音传导良好，如大叶性肺炎实变期和肺梗死等。②接近胸膜的肺内巨大空腔，尤其当空腔周围有炎性浸润并与胸壁靠近时，如空洞型肺结核、肺脓肿等。③压迫性肺不张。其余各项均使触觉语音震颤减弱或消失。故选择C。

38. 答案：D　解析：肺癌剧烈干咳，痰中带血丝。肺脓肿咳脓痰。肺结核痰中带血丝，伴低热、盗汗。急性肺水肿咳粉红色泡沫样痰。支气管扩张痰量较多，为湿性咳嗽。故选择D。

39. 答案：A　解析：吸气性呼吸困难主要是由气管上段及咽喉部的阻塞性疾病引起，如咽后脓肿、喉炎、肿瘤、异物、白喉等。故选择A。

40. 答案：E　解析：正常人两侧肺下界大致相同，即平静呼吸时位于锁骨中线上第6肋间，腋中线上第8肋间，肩胛下角线上第10肋间。但在生理情况下，即体型和发育情况不同，肺下界可有改变。如瘦长体型者的肺下界可低一肋；儿童及矮胖者可升高一肋；妊娠末期，两侧肺下界上升。病理情况下，两侧肺下界下降，常见于肺气肿；两侧肺下界上升，常见于腹内压升高，如高度腹水、气腹、鼓肠及巨大腹腔肿瘤；一侧肺下界上升，见于同侧肺不张、胸腔积液、肝或脾肿大、膈下脓肿等。故选择E。

41. 答案：D　解析：干啰音为一种持续时间较长带乐音性的呼吸附加音；音调较高（仅鼾音的音调低）；持续时间较长，吸气及呼气时均可闻及，以呼气时为明显；干啰音的强度和性质易改变，部位易改变，在瞬间内数量可明显增减；发生于主支气管以上的干啰音，有时不用听诊器亦可闻及。故选择D。

42. 答案：D 解析：捻发音是一种极细而均匀一致的湿啰音，出现于吸气末，颇似在耳边用手捻搓一束头发时所发出的声音，多见于肺底部，几次深吸气后可消失，若持续存在则有病理意义，出现于细支气管和肺泡炎症或充血时，如肺淤血、肺炎早期和肺泡炎等。变换体位后捻发音不会增多。故选择D。

43. 答案：C 解析：脑膜刺激征包括克尼格征、布鲁津斯基征和颈项强直。其余各项中，巴宾斯基征和霍夫曼征属于病理反射，肱二头肌反射属于深反射，而跖反射和腹壁反射、提睾反射、肛门反射均属于浅反射。故选择C。

44. 答案：C 解析：嗜酸性粒细胞减少主要见于长期应用肾上腺皮质激素和某些传染病（伤寒）的极期，而其余四种疾病均是引起嗜酸性粒细胞增多的常见疾病。故选择C。

45. 答案：D 解析：正常成人的尿相对密度（尿比重）为1.010～1.025。故选择D。

46. 答案：D 解析：渗出液多由炎症、肿瘤或物理化学刺激所致，外观不定，可为黄色、脓性、血性、乳糜性，多混浊，比重高于1.018，能自凝，Rivalta试验（+），蛋白质＞40g/L，细胞数＞$500×10^6$/L。故选择D。

47. 答案：B 解析：正常QRS波群的时限为≤0.11s。故选择B。

48. 答案：A 解析：急腹症包括腹膜炎症，腹腔器官急性炎症（如急性胃、肠、胰腺、胆囊炎，急性出血性坏死性肠炎），空腔脏器阻塞扩张（如肠梗阻、胆道结石、泌尿系结石、胆道蛔虫病），脏器扭转破裂（如肠扭转、肠绞窄、肠系膜或大网膜扭转、卵巢扭转、肝脾破裂、异位妊娠破裂等），腹腔内血管阻塞（如缺血性肠病、夹层腹主动脉瘤），腹壁疾病（腹壁挫伤、腹壁脓肿、带状疱疹），胸部疾病（如肺炎、肺梗死、心绞痛、心肌梗死、急性心包炎、胸膜炎），全身性疾病（如腹型过敏性紫癜、尿毒症、铅中毒等）。故选择A。

49. 答案：D 解析：主诉应记录患者就诊的主要原因及其发生的时间。其原因通常为患者自诉的主要（或最痛苦）症状及其性质。因此，不能是"尽量使用诊断术语"。故选择D。

50. 答案：C 解析：意识障碍伴有瞳孔缩小见于吗啡类、巴比妥类及有机磷农药等中毒。呼吸有大蒜臭味，是急性有机磷农药中毒。故选择C。

51. 答案：C 解析：题干给出的内容是典型的隐性感染的特点。隐性感染又称亚临床感染，是指病原体侵袭人体后，仅导致机体发生特异性免疫应答，而不引起或只引起轻微的组织损伤，因而在临床上不显出任何症状和体征，甚至亦无生化变化，只能通过免疫学检查才能发现感染。故选择C。

52. 答案：A 解析：对消化道传染病，"三管一灭"是指管好水源、饮食、粪便和消灭苍蝇。故选择A。

53. 答案：B 解析：乙肝的HBsAg转阴后一段时间，在疾病的恢复期开始出现抗-HBs，这是一种保护性抗体，因此对乙肝病毒感染具有保护性作用，而抗-HBe和抗-HBc虽然也是抗体，但不是保护性抗体。DNA聚合酶和抗核抗体与乙肝无关。故选择B。

54. 答案：E 解析：戊型肝炎病毒与甲型肝炎病毒一样，粪-口传播是其主要传播途径，特别是饮用水污染可引起戊型肝炎病毒暴发流行。其他途径均不是戊型肝炎病毒的传播途径。故选择E。

55. 答案：E 解析：流行性出血热病毒是汉坦病毒属，为负性单链RNA病毒。故选择E。

56. 答案：C 解析：流行性出血热的潜伏期4～46天，一般1～2周。故选择C。

57. 答案：C 解析：人类免疫缺陷病毒为含反转录酶的单链RNA病毒，外层有类脂包膜。故选择C。

58. 答案：E 解析：艾滋病的传播途径为性接触传播；血源传播，通过输血、器官移植、药瘾者共用针具等方式传播；母婴传播等。故选择E。

59. 答案：B 解析：流脑以5岁以下儿童尤其是6个月～2岁的婴幼儿发病率最高。故选择B。

60. 答案：B 解析：伤寒杆菌培养阳性是确诊伤寒最可靠的依据，而血培养的阳性率最高，在病程第1～2周的阳性率达到80%～90%，第3周约50%。粪便培养出现阳性较晚，通常在第3～4周，阳性率较血培养低。胆汁培养需要行十二指肠引流，操作不便，病人不适，很少采用。故选择B。

61. 答案：B 解析：伤寒杆菌不产生外毒素，菌体裂解时释放的内毒素是伤寒杆菌的主要致病因素。故选择B。

62. 答案：B 解析：急性菌痢病程迁延超过2个月，病情未愈者，为慢性菌痢。故选择B。

63. 答案：E 解析：下列情况属于医院感染：①对于无明显潜伏期的感染，规定在入院48小时后发生的感染为医院感染。有明确潜伏期者则以住院时起超过该平均（或常见）潜伏期的感染为医院感染。②本次感染直接与上次住院有关。③在原有感染基础上出现其他部位新的感染（除外脓毒血症迁徙灶），或在原感染已知病原体基础上又分离出新的病原体（排除污染和原来的混合感染）的感染。④新生儿经产道时获得的感染。⑤由于诊疗措施激活的潜在性感染，如疱疹病毒、结合杆菌等的感染。故选择E。

64. 答案：D 解析：该病人体检时发现血清HBsAg阳性，HBsAg本身无传染性，但是为HBV存在的间接指标，间接说明体内有乙肝病毒存在，该病人无任何症状，而且转氨酶等其他肝功能检查均正常，所以为病原体携带。故选择D。

65. 答案：E 解析：该中年女性病人2个月前手术时输过血，2个月后出现消化道症状和转氨酶升高，同时丙肝抗体阳性，一般急性丙型肝炎的潜伏期为50日（15～150日），输血引起的肝炎主要是丙型肝炎。病人虽然抗-HBc（+）和抗-HBs（+），只是说明过去感染过乙肝病毒。甲肝抗体（-），故也不是甲型肝炎。故选择E。

66. 答案：E 解析：该年轻男性病人发病半个月，有发热、乏力等全身感染症状，有食欲不振和转氨酶升高的肝炎症状，有尿色浓茶样和胆红素升高的黄疸表现，因此肯定为急性黄疸型肝炎。结合HAVIgM（+），支持急性甲型黄疸型肝炎。病人还有HBsAg（+）和抗HBcIgG（+），说明是乙肝病毒携带。故选择E。

67. 答案：C 解析：该肝硬化腹水病人于近2天来发热，伴腹痛，腹部检查有压痛和反跳痛，首先考虑腹水继发感染，因此应首先查血常规和腹水常规，以确定感染是否存在，其他检查均不是首选检查，对诊断的意义相对较小。故选择C。

68. 答案：D 解析：该中年男性病人于11月30日发病，这是流行性出血热的发病高峰期（11月份至次年1月份），有典型的流行性出血热的三大主征，即发热、出血和肾损害，因此最可能的诊断是流行性出血热，其他可能性均小。故选择D。

69. 答案：D 解析：该中年男性病人曾在国外居住多年，可能有流行病学史，而且半年持续低热、体重减轻、周身淋巴结肿大、口腔黏膜反复感染而大量抗生素治疗无效，因而最可能是艾滋病。因为高危人群若存在下列情况两项或两项以上，应考虑艾滋病可能：①体重下降10%以上。②慢性咳嗽或腹泻1个月以上。③间歇性或持续性发热1个月以上。④全身淋巴结肿大。⑤反复出现带状疱疹或慢性播散性疱疹。⑥口腔念珠菌感染。若要诊断艾滋病还要检查抗HIV。故选择D。

70. 答案：A 解析：该患者突然寒战，高热达39℃，同时有细菌性痢疾的典型表现，如腹泻伴里急后重，稀便转为脓血便，化验便常规结果也支持细菌性痢疾，因此最可能的诊断是细菌性痢疾。如要确诊，应行细菌培养，找到痢疾杆菌。故选择A。

71. 答案：E 解析：该年轻男性在饮用江水后突然出现剧烈腹泻，呕吐在后，吐泻物呈现霍乱时典型的"米泔水"样物，所以最可能的诊断是霍乱，其他可能性均小。故选择E。

72. 答案：B 解析：该中年男性病人发热3周，肝脾肿大，血白细胞偏低，肥达反应"O"和"H"均阳性，首先考虑伤寒，因并发中毒性肝炎，所以可有黄疸和肝功能异常。若要确定诊断，则应找到伤寒杆菌。病人病程已3周，尽管可用粪便培养，但阳性率低，骨髓细菌培养的阳性率较高，而且阳性持续时间亦较长，所以最有利于确定诊断的检查是骨髓细菌培养。故选择B。

73. 答案：C 解析：该中年男性病人伤寒已进入缓解期，大约相当于病程的第4周，这时回肠下段肠壁组织坏死后脱落，已形成溃疡，易发生穿孔和出血并发症，不限制饮食，可能会促进并发症的发生，其他治疗措施均正确。故选择C。

74. 答案：C 解析：治疗指数为药物的安全性指标，常用半数致死量（LD_{50}）或半数中毒量（TD_{50}）/半数有效量（ED_{50}），即LD_{50}/ED_{50}或TD_{50}/ED_{50}的比值表示。比值越大，药物毒性越小，越安全。故选择C。

75. 答案：D 解析：阿托品引起口干亦称副反应，为药物在治疗剂量下所产生的与治疗目的无关的效应。产生的原因与药物作用的选择性低，涉及多个效应器官有关。当药物的某一效应用作治疗目的时，其他效应就成为副作用。故选择D。

76. 答案：B 解析：绝大多数药物按一级动力学消除，即体内药物按瞬时血药浓度以恒定的百分比消除，每隔一个$t_{1/2}$给药一次，则体内药量（或血药浓度）可逐渐累积，经过5个$t_{1/2}$后，消除速度与给药速度相等，达到稳态。故选择B。

77. 答案：D 解析：弱酸性药物在酸性体液中或弱碱性药物在碱性体液中，药物的非离子型部分较多，较易转运进入组织细胞。反之，弱酸性药物在碱性体液或弱碱性药物在酸性体液中，则药物离子型部分较多，难以进行分布。因此，改变体液的酸碱度可以明显影响药物的跨膜转运。临床上当弱酸性药物（如巴比妥类）过量中毒时，常碱化血液和尿液，以加速药物从肾脏排泄。故选择D。

78. 答案：B 解析：药物与受体结合引起生理效应要具备两个条件：一是药物与受体相结合的能力，即亲和力，二是药物能产生效应的能力，即内在活性。受体激动剂表现为药物与受体有较强的亲和力，也有较强的内在活性，因此能兴奋受体，产生明显效应，如吗啡兴奋阿片受体，引起镇痛和欣快作用。故选择B。

79. 答案：A 解析：药物口服吸收后经门静脉入肝脏，如首次通过肝脏就发生转化，从而使进入体循环的药量减少，此即为首关消除。因而首关消除明显的药物应避免口服给药。舌下及直肠给药后其吸收途经不经肝门静脉,故可避免首关消除。故选择A。

80. 答案:A 解析:闭角型青光眼(急性或慢性充血性青光眼)患者的前房角狭窄、房水回流受阻,因而眼内压升高,毛果芸香碱滴眼后易透过角膜进入眼房,可使眼内压降低,从而缓解或消除青光眼症状。故选择A。

81. 答案:D 解析:新斯的明是可逆性胆碱酯酶抑制药,可用于骨骼肌进行性肌无力的重症肌无力,可改善肌无力症状。本品还能兴奋胃肠道平滑肌和膀胱逼尿肌,促进排气和排尿,可用于手术后腹胀气和尿潴留。此外,通过拟胆碱作用使心率减慢,用于阵发性室上性心动过速,并可解救非除极化型肌松药如筒箭毒碱过量中毒。故选择D。

82. 答案:B 解析:多巴胺除能直接激动心脏β_1受体,增强心肌收缩力,增加心排出量外,尚能选择性激动血管平滑肌的多巴胺受体,引起肾血管和肠系膜血管扩张,增加肾血流量和肾小球滤过率,使尿量增加。故选择B。

83. 答案:D 解析:局麻药若剂量和浓度过高,或误将药物注入血管,使血中药物达到一定浓度,可对中枢神经系统、心血管系统产生毒性反应。酯类局麻药,如普鲁卡因,其代谢产物在小部分人群中会产生过敏反应,故用前应行皮试。常用的局麻药利多卡因安全范围较大。丁卡因毒性最大。故选择D。

84. 答案:D 解析:苯二氮䓬类药物如地西泮,小剂量即有较好的抗焦虑作用,改善紧张、忧虑、激动和失眠症状。其作用部位可能在边缘系统。故选择D。

85. 答案:D 解析:服用氯丙嗪后引起的不良反应中锥体外系反应较为常见,包括帕金森综合征、急性肌张力障碍和静坐不能,这三种症状可用中枢抗胆碱药治疗。而迟发性运动障碍可能与氯丙嗪长期阻断突触后DA受体,使DA受体数目增加有关。因而用抗胆碱药治疗反可使之加重。故选择D。

86. 答案:A 解析:吗啡用于治疗心源性哮喘是因为:①抑制呼吸中枢,减弱过度的不能起代偿作用的反射性呼吸兴奋,使喘息得到缓解。②扩张外周血管,减少回心血量,减轻心脏负担,有利于肺水肿的消除。③镇静作用减弱了病人紧张不安的情绪,间接减轻心脏的耗氧量。故选择A。

87. 答案:E 解析:治疗剂量的哌替啶与吗啡相似,可引起眩晕、口干、恶心、呕吐、出汗、心动过速,有时也可引起体位性低血压。长期应用亦可成瘾。芬太尼成瘾性小。阿司匹林、对乙酰氨基酚、布洛芬为解热镇痛抗炎药,一般无成瘾性。故选择E。

88. 答案:A 解析:尼莫地平、尼卡地平、桂利嗪、氟桂利嗪等钙拮抗剂对脑血管有较强的选择性舒张作用,增加脑血流量,改善脑缺血后神经功能障碍症状。临床上用于治疗脑血管痉挛和脑供血不足等疾病。故选择A。

89. 答案:C 解析:抗心律失常药作用复杂,利多卡因只对室性心律失常有效,是心肌梗死引起的室性心律失常的首选药。普萘洛尔主要用于室上性快速型心律失常。胺碘酮延长APD,阻滞Na^+内流,为广谱抗心律失常药,用于各种室上性和室性心律失常。故选择C。

90. 答案:A 解析:血管紧张素转化酶抑制剂(ACEI)如卡托普利能抑制ACE,减少循环组织中的血管紧张素Ⅱ(ATⅡ),使血管扩张,血压下降。可用于各型高血压,而且降压时不引起反射性心率加快。可逆转心肌肥厚,有效地治疗慢性心力衰竭,对肾脏有保护作用,长期用不引起电解质紊乱。故选择A。

91.答案:C 解析:地高辛有正性肌力作用,加强心肌收缩性;负性频率作用,可减慢窦房结频率;对传导的影响为减慢房室结传导而减慢心室率,用于心房纤颤、心房扑动,可缓解心功能不全的症状,但对大多数病人并不能制止房颤。故选择C。

92.答案:A 解析:氯沙坦为血管紧张素Ⅱ(ATⅡ)受体拮抗药,具有良好的抗高血压、逆转心肌肥厚作用,氯沙坦及其活性代谢物能有效地阻断血管紧张素Ⅱ与AT_1受体的结合,即拮抗ATⅡ受体活性,降低外周血管阻力,使血压下降。故选择A。

93.答案:B 解析:噻嗪类利尿药是临床广泛应用的一类口服利尿药和降压药。利尿作用机制是抑制髓袢升支粗段皮质部(远曲小管开始部位)对NaCl的再吸收,产生中等效能的利尿作用。故选择B。

94.答案:D 解析:螺内酯为保钾利尿药,与醛固酮竞争醛固酮受体而发挥抗醛固酮作用。本品利尿作用不强,久用可引起高血钾,尤其当肾功能不良时。尚可引起男子乳房女性化和性功能障碍,致妇女多毛症。故选择D。

95.答案:A 解析:奥美拉唑在临床上治疗其他药物无效的消化性溃疡有较好效果。主要是奥美拉唑口服后,浓集在胃壁细胞分泌小管周围,抑制了胃壁细胞上的质子泵(H^+-K^+-ATP酶)功能,减少胃酸的分泌,还间接促进促胃液素的分泌,利于溃疡愈合。故选择A。

96.答案:D 解析:糖皮质激素类药物用于:①替代疗法,如急慢性肾上腺皮质功能减退症、肾上腺次全切术后。②严重感染,如中毒性菌痢、暴发型流行性脑膜炎时应用为辅助治疗,使病人度过危险期,应同时应用有效、足量的抗生素治疗感染。腮腺炎为病毒感染,不用糖皮质激素。③自身免疫性疾病、过敏性疾病,如风湿热、风湿性和类风湿关节炎,以及荨麻疹、支气管哮喘和过敏性休克等。④抗休克,如感染中毒性休克、心源性休克等。⑤治疗某些血液病,如急性淋巴细胞白血病、再生障碍性贫血等。⑥局部用于接触性皮炎、湿疹和银屑病等。故选择D。

97.答案:A 解析:肝素在体内外均有强大的抗凝作用,可延长凝血时间,其作用机制是加强或激活抗凝血酶Ⅲ(AT-Ⅲ)的作用,灭活凝血因子Ⅱa、Ⅸa、Ⅹa、Ⅺa、Ⅻa而发挥抗凝血作用。故选择A。

98.答案:D 解析:第三代头孢菌素对革兰阴性菌,如肠杆菌属、绿脓杆菌、厌氧菌(如脆弱类杆菌等)有较强作用,对革兰阳性菌的作用不如第一、二代。本类药作用时间长、体内分布广、组织穿透力强,对多种β内酰胺酶有较高稳定性,对肾脏基本无毒。主要用于严重的感染,如尿路感染及危及生命的败血症、脑膜炎、肺炎等。故选择D。

99.答案:B 解析:半合成青霉素包括耐酸青霉素,耐酶青霉素如苯唑西林、氯唑西林等,广谱青霉如氨苄青霉素(氨苄西林)、羟氨苄青霉素(阿莫西林)等。阿莫西林对肺炎链球菌和变形杆菌的杀菌作用较氨苄西林强,治疗肺炎链球菌引起的下呼吸道感染效果超过氨苄西林。故选择B。

100.答案:D 解析:利福平有广谱抗菌作用,对结核杆菌、麻风杆菌和革兰阳性球菌(如金黄色葡萄球菌、肺炎链球菌)、革兰阴性球菌(如脑膜炎球菌、淋球菌)有强大抗菌作用,对革兰阴性杆菌(如大肠杆菌、伤寒杆菌、痢疾杆菌、绿脓杆菌)也有抑制作用。故选择D。

101. 答案：C 解析：常用的抗疟药分为三类：①主要用于控制症状的抗疟药有氯喹、奎宁和青蒿素等。②主要用于控制复发和传播的抗疟药有伯氨喹。③主要用于病因性预防的为乙胺嘧啶，而且是首选药，作用持久，服药一次，预防作用可持续一周以上。故选择C。

102. 答案：C 解析：氟康唑为咪唑类抗真菌药，具有广谱抗真菌作用，对深部、浅部真菌均有抗菌作用，尤其对念珠菌、隐球菌具有较高的抗菌活性，在体内分布较广，可通过血脑屏障进入脑脊液，不良反应较小。故选择C。

103. 答案：A 解析：医学伦理学的研究对象是医学道德现象与医学道德的关系，而不是职业道德。故选择A。

104. 答案：E 解析：东汉张仲景在其著作《伤寒杂病论》的序言中对医学道德进行了精辟论述。他主张对病人认真负责，一丝不苟，坚决反对行医中"按寸不及尺，握手不及足""相对斯须，便处汤药"的草率作风。故选择E。

105. 答案：C 解析：语出《希波克拉底誓言》。故选择C。

106. 答案：E 解析：医德品质的内容：仁爱、诚挚、公正、严谨、奉献。故选择E。

107. 答案：A 解析：公益论要求在处理个体利益与集体利益、当前利益与长远利益的关系时，坚持个体利益与群体利益兼顾，以群体利益为重；局部利益与整体利益兼顾，以整体利益为重；当前利益与长远利益兼顾，以长远利益为重的基本原则。故选择A。

108. 答案：E 解析：在进行具体案例分析时，基本原则之间很可能存在冲突的情况，需要具体分析。故选择E。

109. 答案：B 解析：不伤害原则不是绝对的，但在医务人员的观念中，应该首先考虑到不能对病人造成伤害，包括生理和心理的伤害。临床中客观存在的很多对病人造成伤害的情况是可以避免的。故选择B。

110. 答案：E 解析：尊重原则是指医务人员要尊重病人及其作出的理性决定。但医务人员尊重病人的自主性，决不意味要放弃自己的责任。因为，尊重病人也包括对病人的帮助、劝导、说服，甚至限制病人进行选择。故选择E。

111. 答案：E 解析：关于医疗保密，从古希腊开始强调，到现在仍然备受关注。它是医务人员的一个责任，不能依据患者是否提出保密要求来决定是否为患者保密。故选择E。

112. 答案：E 解析：医师的权利具有一定的自主性，使医务人员正当的职业道德权利受到尊重和维护，医务人员的权利和义务是相辅相成的，尊重病人的自主性，决不意味要放弃自己的责任。故选择E。

113. 答案：A 解析：卫生法的基本原则第一条规定保护公民身体健康原则，是指卫生法的制定和实施要从广大人民群众的根本利益出发，把维护公民身体健康作为卫生法的最高宗旨，使每个公民都依法享有改善卫生条件、获得基本医疗保健的权利，以增进身体健康。故选择A。

114. 答案：C 解析：民事责任的构成四要件：行为的违法性；损害事实的客观存在性；违法行为与损害事实之间有因果关系；行为人的过错。行为违法有作为和不作为两种表现形式。即作为的违法行为和不作为的违法行为。所以，"必须是不作为的违法行为"是不全面的。故选择C。

115. 答案：B 解析：我国的行政处分包括警告、记过、记大过、降级、降职、撤职、留用察看及开除等。故选择B。

116. 答案：C 解析：参见《中华人民共和国执业医师法》第二十二条：医师在

执业活动中履行下列义务：（一）遵守法律、法规，遵守技术操作规范。（二）树立敬业精神，遵守职业道德，履行医师职责，尽职尽责为患者服务。（三）关心、爱护、尊重患者，保护患者的隐私。（四）努力钻研业务，更新知识，提高专业技术水平。（五）宣传卫生保健知识，对患者进行健康教育。使用排除法可以得到本题答案。故选择C。

117.答案：E 解析：参见《中华人民共和国执业医师法》第十六条：医师注册后有下列情形之一的，其所在的医疗、预防、保健机构应当在三十日内报告准予注册的卫生行政部门，卫生行政部门应当注销注册，收回医师执业证书：（一）死亡或者被宣告失踪的；（二）受刑事处罚的；（三）受吊销医师执业证书行政处罚的；（四）依照本法第三十一条规定暂停执业活动期满，再次考核仍不合格的；（五）中止医师执业活动满二年的；（六）有国务院卫生行政部门规定不宜从事医疗、预防、保健业务的其他情形的。故选择E。

118.答案：C 解析：参见《中华人民共和国执业医师法》第十一条：以师承方式学习传统医学满三年或者经多年实践医术确有专长的，经县级以上人民政府卫生行政部门确定的传统医学专业组织或者医疗、预防、保健机构考核合格并推荐，可以参加执业医师资格或者执业助理医师资格考试。考试的内容和办法由国务院卫生行政部门另行制定。故选择C。

119.答案：A 解析：麻醉药品的每张处方，注射剂不得超过二日常用量，片剂、酊剂、糖浆剂等不超过三日常用量。故选择A。

120.答案：C 解析：根据《中华人民共和国药品管理法》，对生产、销售、使用假药、劣药的，行政处罚种类有：没收、罚款、责令停产、停业整顿、吊销执照等。故选择C。

121.答案：D 解析：《突发公共卫生事件应急条例》第四十一条规定，对传染病病人和疑似传染病病人，应当采取就地隔离、就地观察、就地治疗的措施。故选择D。

122.答案：B 解析：参见《医疗事故处理条例》第二十一条：设区的市级地方医学会和省、自治区、直辖市直接管辖的县（市）地方医学会负责组织首次医疗事故技术鉴定工作。省、自治区、直辖市地方医学会负责组织再次鉴定工作。故选择B。

123.答案：B 解析：《中华人民共和国中医药条例》第三条规定：国家保护、扶持、发展中医药事业，实行中西医并重的方针，鼓励中西医相互学习、相互补充、共同提高，推动中医、西医两种医学体系的有机结合，全面发展我国的中医药事业。故选择B。

124.答案：D 解析：参见《中华人民共和国执业医师法》第十四条：医师经注册后，可以在医疗、预防、保健机构中按照注册的执业地点、执业类别、执业范围执业，从事相应的医疗、预防、保健业务。故选择D。

125~126.答案：C、B 解析：《麻醉药品和精神药品管理条例》第四十一条规定：医疗机构应当对麻醉药品和精神药品处方进行专册登记，加强管理。麻醉药品处方至少保存3年，精神药品处方至少保存2年。

127~128.答案：C、A 解析：由于胆石在肠道内的移动使胆囊或胆总管平滑肌扩张及痉挛而产生胆绞痛，一般在中上腹或右上腹持续加重。由于溃疡发生后可自行愈合，但每于愈合后又好复发，故常有上腹疼痛长期反复发作的特点，并且与饮食之间的关系具有明显的相关性和节律性。

129~130.答案：D、B 解析：红细

胞管型常见于急性肾炎。白细胞管型常见于肾盂肾炎。上皮细胞管型主要见于以下情况：①肾上皮细胞管型：可见于急性肾小管坏死、肾淀粉样变性、急性肾小球肾炎、慢性肾炎、肾病综合征、肾移植后排斥反应、金属及其他化学物质的中毒。②透明管型：较细，为无色透明，内部不含颗粒的圆柱状体。正常人晨尿（要有足够的时间形成管型）中可有透明管型出现，常见于肾炎、肾淤血、发热性疾病等。③蜡样管型：由肾小管中长期停留的颗粒管型、细胞管型变性，或直接由淀粉样变性上皮细胞溶解后形成，提示严重的肾小管坏死，预后不良。也见于肾小球肾炎晚期、肾功能衰竭、肾淀粉样变性。

131～132. 答案：C、E 解析：腹痛、呕吐、腹胀、便秘和停止排气是肠梗阻的典型症状。腹痛、血便、腹部肿块是肠套叠的典型症状。

133～134. 答案：C、B 解析：呕吐物为隔餐食物，带腐臭味，为幽门梗阻的临床表现。呕吐物为黄绿色，带粪臭味，为急性胆囊炎的临床表现。呕吐物为大量黏液及食物为胃肠炎的临床表现。呕吐物为血液为上消化道出血的临床表现。吐出胃内容物后仍干呕不止为早孕呕吐。

135～136. 答案：B、C 解析：脉搏短绌发生于心房颤动、频发室性期前收缩等。水冲脉主要见于主动脉瓣关闭不全，也可见于甲状腺功能亢进症、严重贫血、动脉导管未闭等。奇脉在大量心包积液、缩窄性心包炎时可发生。颈静脉搏动见于右心衰竭。交替脉为左心衰竭的重要体征之一。

137～138. 答案：D、E 解析：淀粉酶提示急性胰腺炎。血清转氨酶、谷氨酰基转肽酶与肝脏疾病引起的肝功能损伤有关。血清碱性磷酸酶临床意义：①肝胆疾病：阻塞性黄疸时，由于胆汁排泄不畅，使碱性磷酸酶（AKP）滞留血中而增高。急慢性黄疸型肝炎或肝癌时也可使AKP升高。②骨骼系统疾病：骨细胞瘤、骨折恢复期、骨转移癌等，血清AKP增高。肌酸磷酸激酶：急性心肌梗死时血清酶中升高最早的是肌酸磷酸激酶（CPK）。

139～140. 答案：B、A 解析：假药是指药品所含成分的名称与国家药品标准或者省、自治区、直辖市药品标准规定不符合。劣药是指药品成分的含量与国家药品标准或者省、自治区、直辖市药品标准规定不符合。

141～142. 答案：A、E 解析："无恒德者，不可以作医，人命死生之系"，出自的著作是《省心录·论医》。"启我爱医术，复爱世间人，愿绝名利心，尽力为患者，无分爱与憎，不问富与贫，凡诸疾病者，一视如同仁"，出自的著作是古阿拉伯时期的《迈蒙尼提斯祷文》。

143～144. 答案：B、E 解析：医患关系本质是具有道德意义较强的社会关系。医患关系内容是患者与治疗者在诊疗和保健中所建立的联系。

145～146. 答案：A、D 解析：左心衰竭指左心室代偿功能不全而发生的心力衰竭，以肺循环淤血及心排血量降低表现为主，呼吸困难是其最早和最重要的症状。右心衰竭主要见于肺源性心脏病及某些先天性心脏病，以体循环淤血为主要表现，身体最低垂部位的对称性可压陷性水肿是其典型体征。

147～148. 答案：B、E 解析：呋塞米为高效利尿药，其不良反应除引起水与电解质紊乱、高尿酸血症和高氮质血症外，尚引起耳毒性，且呈剂量依赖性，引起眩晕、耳鸣、听力减退或暂时性耳聋。因此，若与其他肾毒性药物，如氨基苷类抗生素，第一、二代头孢菌素（如头孢拉定、头孢氨苄、头孢呋辛等）联合应用时，可加重这一不良反应。肝素为抗凝血药，过量可导致黏膜、内脏及伤口出血。此时应停用肝素，缓慢静脉注射肝素特异性解毒剂鱼精蛋白解救。鱼精蛋白带有正电荷，可与肝素结合形成稳定的复合物，使肝素失去抗凝血作用。

149～150. 答案：C、D 解析：尿激酶为自尿中分离出的一种蛋白水解酶，无抗原性，能直接激活纤溶酶原，使之成为纤溶酶而溶解纤维蛋白，临床主要用于治疗急性血栓栓塞性疾病，对深静脉栓塞、肺栓塞、眼底血管栓塞均有效，对新鲜血栓效果较好。糖皮质激素不良反应较多，可引起类肾上腺皮质亢进综合征，如满月脸、向心性肥胖、高血压、糖尿等。由于抑制骨基质蛋白质合成，增加钙、磷排泄，抑制肠道钙吸收，可致骨质疏松，严重时易发生骨折和缺血性骨坏死，如引起股骨头无菌性坏死。其他不良反应如诱发加重感染、诱发加重溃疡、延缓伤口愈合、影响生长发育等。